U. Engelhardt, R. Nögel, P. Krinninger

Leitfaden Chinesische Diätetik

ZU BEACHTEN

Kennzeichen der kulinarischen Diätküche Yaoshan 藥膳 und ihrer Restaurants sind:
- Kombination von Arznei- und Lebensmitteln
- theoretische Verwurzelung in der chinesischen Medizin
- Kombination von traditionellen, verfeinerten Kochmethoden mit speziellen Aufbereitungsmethoden
- Schmackhaftigkeit der präventiv und kurativ wirkenden Gerichte
- vorwiegend zuführende und stützende Wirkung (*zibu* 滋補)
- meistens ohne individuelle Diagnose
- kommerzielle Ausrichtung (Restaurants und Fertigprodukte)

1.4.3 „Ernährungstherapie" (*shiliao* 食療 oder *shizhi* 食治)

Die „Ernährungstherapie" (*shizhi* oder *shiliao*) wird meistens in Kliniken oder Ambulanzen angewendet und basiert auf den drogenkundlichen Beschreibungen *(bencao)* von Lebensmitteln (➤ Abb. 6, ➤ Abb. 7). Diese Form der chinesischen Diätetik lässt sich mindestens bis ins 6. Jh. n. u. Z. zu dem bekannten Arzt Sun Simiao (581–682) zurückverfolgen, der im 26. Kapitel seiner „Rezepte, die tausend Goldstücke Wert sind" *(Qianjin fang)* erstmals den Begriff „Ernährungstherapie" *(shizhi)* verwendet hat (Engelhardt 2001).

Im Gegensatz zur rasanten Entwicklung der *Yaoshan*-Restaurants benötigte die „Ernährungstherapie" deutlich mehr Zeit, um sich in Krankenhäusern, Ambulanzen und TCM-Universitäten zu etablieren. 1980 gab es im Xiyuan-Hospital in Beijing und in der Akademie für TCM in Hangzhou erste Versuche, die „Ernährungstherapie" einzuführen,

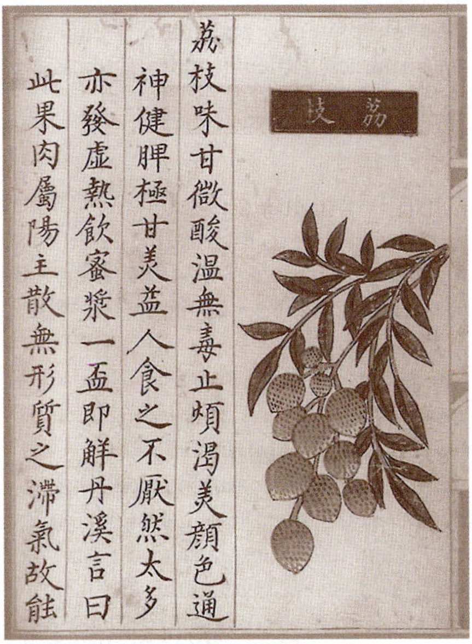

Abb. 6 Einzelmittelbeschreibung zu Litschi aus der illustrierten „Lebensmittel-Drogenkunde" *Shiwu bencao* 食 物 本 草 aus dem 16. Jh.

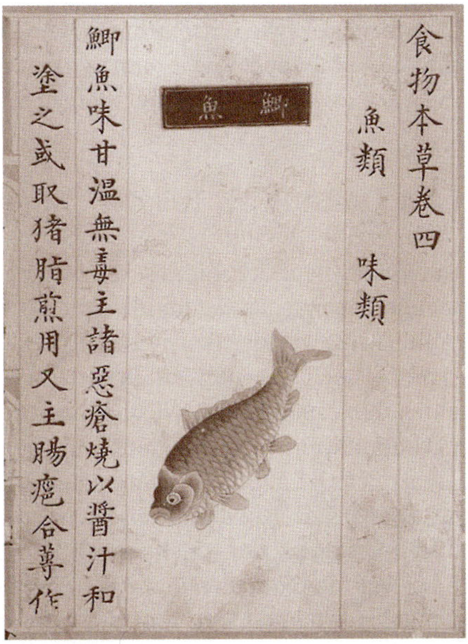

Abb. 7 Einzelmittelbeschreibung zu Karpfen aus der illustrierten „Lebensmittel-Drogenkunde" *Shiwu bencao* 食 物 本 草 aus dem 16. Jh.

aber schon nach wenigen Monaten mussten diese Abteilungen wieder schließen. Der einzige uns bekannte Ort, in dem sich die „Ernährungstherapie" bereits in den 1990er-Jahren erfolgreich etablieren konnte, waren die Krankenhäuser und die TCM-Universität in Chengdu in Sichuan. Inzwischen gibt es an mehreren TCM-Universitäten Ausbildungsgänge für Diätassistenten.

ZU BEACHTEN

Die Ernährungstherapie (*shiliao* 食療 oder *shizhi* 食治) hat folgende Charakteristika:

- fast ausschließliche Verwendung von Lebensmitteln
- theoretische Verwurzelung in der TCM mit besonderer Betonung der drogenkundlichen Tradition *(bencao)*
- präventive und kurative Wirkung
- individuelle Diagnose
- relativ einfache Zubereitungsmethoden (z. B. Breie oder Abkochungen)
- klinische und akademische Ausrichtung

Die „Ernährungstherapie" ist die Form der chinesischen Diätetik, die diesem Buch zugrunde liegt. Sie eignet sich besonders gut für die Übernahme in eine andere Kultur, da die Wirkung der als milde Therapeutika eingesetzten Lebensmittel wie die von Arzneimitteln in Hinblick auf ihre Wirkung im menschlichen Organismus beschrieben wird. Es liegt ihnen also dasselbe Ordnungsschema zugrunde, auf dem auch die chinesische Diagnostik und die anderen Therapieverfahren der chinesischen Medizin, v. a. die Arzneimitteltherapie, aufbauen. Ein weiterer Vorteil dieser Form der chinesischen Diätetik liegt darin, dass sich viele unserer westlichen Nahrungsmittel trotz geringfügiger Unterschiede zu den chinesischen für den Einsatz nach dem gleichen drogenkundlichen Paradigma eignen. Darüber hinaus sind die einfachen Zubereitungsformen der chinesischen „Ernährungstherapie" (wie Getreidebreie, Reis- oder Gemüsepfannen) auch ohne Weiteres in unserer Kultur und Küche umzusetzen. Deshalb müssen Patienten oder interessierte Laien keineswegs von heute auf morgen rein „chinesisch" kochen.

1.4.4 Diätetik als Teil der chinesischen Medizin

Im Gesamtgefüge der chinesischen Medizin kommt der Diätetik neben Akupunktur, Arzneimitteltherapie, Bewegungstherapien (Qigong oder Taiji) und der chinesischen Massage Tuina eine wichtige Bedeutung zu.

Deshalb soll hier kurz auf die jeweiligen Vorteile der einzelnen therapeutischen Verfahren der chinesischen Medizin hingewiesen werden.

- **Akupunktur** ist eine Methode, mit der sich die in den Leitbahnen fließenden Energien Qi und Xue an anatomisch genau definierten Punkten durch Nadeln beeinflussen lassen. Auf diese Weise können schädigende Einflüsse (Schrägläufigkeiten, Heteropathien, *xie*) gezielt ausgeleitet werden. Zudem dient die Akupunktur zur Lösung von Blockaden und zur Förderung des Qi-Flusses im Leitbahnbereich. Die mit der Akupunktur verwandte **Moxibustion** (Abbrennen von Beifußkraut über Akupunkturpunkten) eignet sich v. a. zur Zuführung aktiver Energien und zur Erwärmung.

- Die **Arzneimitteltherapie,** die sich vorwiegend Heilpflanzen, selten auch mineralischer oder tierischer Bestandteile bedient, ist eine sehr breit anwendbare Therapiemethode: Es lassen sich schädigende Qi-Einflüsse (Schrägläufigkeiten, Heteropathien, *xie*) herauslösen und Stauungen regulieren. Darüber hinaus eignet sie sich hervorragend zur Stützung der verschiedenen Energieformen (Qi, Yang, Xue und Yin-Säfte). Da jedoch die Arzneimittel im Vergleich zu den Lebensmitteln in ihrem Temperaturverhalten *(natura, xing)* und ihrer Geschmacksrichtung *(sapor, wei)* viel ausgeprägter sind und manche auch eine gewisse Toxizität aufweisen, kann dies bei unsachgemäßer Handhabung zu Nebenwirkungen führen.
- Die **chinesischen Bewegungstherapien,** wie Qigong und Taiji, wirken insgesamt regulierend auf den Qi- und Xue-Fluss des menschlichen Organismus. Qigong gilt im Vergleich zu Akupunktur oder chinesischer Arzneimitteltherapie als die unspezifischste Methode der chinesischen Medizin, gleichzeitig aber auch als die am breitesten wirksame. In Qigong-Übungen verbinden sich zahlreiche Übungsinhalte und Wirkfaktoren, die übergreifend die körperlichen, seelischen und geistigen Bereiche des menschlichen Lebens ansprechen. Bei den verschiedenen Übungsmethoden werden diese Wirkfaktoren unterschiedlich gewichtet und unterschiedlich stark hervorgehoben, sie sind aber immer in ihrer Gesamtheit vorhanden. Deshalb lassen sich die gleichen Qigong-Übungen durch unterschiedliche Betonung der Wirkfaktoren bei verschiedensten Erkrankungen einsetzen.
- **Tuina** (wörtlich „Schieben und Greifen“) umfasst Massagetechniken und manuelle therapeutische Praktiken, die sich auf die theoretischen Grundlagen der traditionellen chinesischen Medizin stützen und v. a. dazu herangezogen werden, um die Leitbahnen durchlässig zu machen, den Qi- und Xue-Fluss zu regulieren und die einzelnen Funktionskreise aufeinander abzustimmen. Neben der klassischen Anwendung bei Erkrankungen des Bewegungsapparates kann mit Tuina auch eine Vielzahl anderer Krankheiten therapiert werden, die von akuten grippalen Infekten über Regel- und Schlafstörungen bis hin zu chronischen Krankheiten reichen.
- Die **chinesische Diätetik** eignet sich v. a. zu einer gleichmäßigen und sanften Stützung des gesamten menschlichen Organismus. Nach der Theorie der chinesischen Medizin wirkt sie v. a auf die „Mitten“-Funktionskreise (Fk „Milz“ und „Magen“, *oo. lienalis et stomachi, pi wei*) und kräftigt somit nachhaltig die „erworbene Konstitution“. Die „Mitten“-Funktionskreise sind der Dreh- und Angelpunkt des gesamten Funktionskreissystems und gelten als der Ort, an dem Qi und Xue entstehen. In der chinesischen Ernährungstherapie zielt die Behandlung in erster Linie auf die „Mitte“ ab. Deshalb gilt hier noch mehr als in den anderen Bereichen der chinesischen Medizin der klassische Grundsatz: „Wer sich auf die Behandlung der 'Mitten'-Funktionskreise versteht, vermag alle Funktionskreise aufeinander abzustimmen.“ Darüber hinaus kann aber mit Lebensmitteln auch gezielt auf jeden anderen Funktionsbereich und auf energetische Entgleisungen eingewirkt werden. Außerdem gehört die chinesische „Ernährungstherapie“ zu den nachhaltigsten therapeutischen Methoden.

KAPITEL

2 Einzelmittel

2.1 Zur Auswahl und Darstellung der Nahrungsmittel

Aus der Vielzahl der Lebensmittel, die in den diätetischen Drogenkunden im Laufe der Jahrhunderte in China beschrieben wurden und auch heute noch beschrieben werden, haben wir für dieses Buch eine Auswahl von 105 Einzelmitteln getroffen, die durch Untergruppen auf insgesamt 124 Einträge erweitert wurden.

Diese Auswahl soll als nützliche Zusammenstellung für die Ernährungstherapie und Ernährungsberatung dienen. Hierzu haben wir uns zum einen danach gerichtet, dass die Lebensmittel auch bei uns gut verfügbar sind und in der alltäglichen Küche verwendet werden können. Zum anderen wurden besonders wirksame Mittel wie Longanen oder Lotossamen aufgenommen, die in der Chinesischen Medizin auch als Arzneimittel gelten.

Bei den Wirkbeschreibungen haben wir uns v. a. auf die beiden älteren Bücher (Engelhardt und Hempen 2006, Engelhardt und Nögel 2009) gestützt und diesen 10 neue Lebensmittelbeschreibungen hinzugefügt. Die Wirkbeschreibungen aus den beiden früheren Büchern stammen sowohl aus alten chinesischen als auch aus modernen Werken zur chinesischen Diätetik (die genauen Hinweise zu den Quellen bitten wir den beiden genannten Büchern zu entnehmen). Die Wirkbeschreibungen beziehen sich grundsätzlich auf das Lebensmittel in Rohform. Durch unterschiedliche Zubereitungsformen, die in der Einführung detailliert beschrieben werden, kann die Wirkweise verändert werden.

Die tabellarische Darstellung mit einer differenzierteren Abstufung der Wirkung soll für eine gute Übersichtlichkeit und Verständlichkeit dienen und eine praktische Hilfe für die gezielte Anwendung sein. Sie basiert neben den Angaben in der Literatur auch auf unseren eigenen langjährigen Erfahrungen in der Ernährungsberatung und -therapie.

Bei der Wertung des Temperaturverhaltens möchten wir darauf hinweisen, dass sie relativ auf die Lebensmittelgruppen bezogen ist. So wird z. B. Hirse, die nur im Vergleich zu den anderen Getreidearten als „warm“ gilt, mit einem + gekennzeichnet, wohingegen Ingwer, der innerhalb der insgesamt deutlich wärmeren Gemüsearten als „warm“ qualifiziert wird, mit zwei ++ gekennzeichnet wird, da er deutlich wärmer ist als Hirse.

Besonders wichtige Hinweise zum Gebrauch der jeweiligen Lebensmittel wurden im Abschnitt „Zu beachten“ hervorgehoben. Im Abschnitt „Zubereitungsarten/Rezepte“ findet der Leser Hinweise auf Rezepte, die im Kapitel „Rezepte“ dieses Buches zu finden sind.

Eine weitere wichtige Neuerung ist die Aktualisierung der Taxonomie. Die Nomenklatur botanischer sowie zoologischer Arten, Gattungen und Familien hat sich durch DNA basierten Studien in den letzten Jahren deutlich verändert. Hierzu wurden international anerkannte taxonomische Verzeichnisse für botanische (https://powo.science.kew.org, https://herbtrack.science.kew.org/) und zoologische (https://marinespecies.org/index.php, https://zoobank.org) Nomenklatur verwendet.

2.2 Getreide und Samenfrüchte

Sowohl in den frühesten chinesischen Arzneimittelbüchern als auch in den ersten erhaltenen diätetischen Handbüchern werden Getreide und Samenfrüchte in einer gesonderten Abteilung behandelt. Diese Abteilung wurde mit dem Begriff *gu* 谷 (穀) oder *gumi* 谷米 (穀米) überschrieben. *Gu* 谷 (穀) ist der Oberbegriff für alle samentragenden Pflanzen, die als Grundnahrungsmittel dienen, darunter nicht nur Gräser, sondern auch Hülsenfrüchte, Nüsse und andere Samen.

Nach der chinesischen Diätetik wird das Grundbedürfnis nach Nahrung in erster Linie mit Getreide und Samenfrüchten abgedeckt. In einem berühmten Zitat aus den „Unbefangenen Fragen“ *(Suwen)* des „Innern Klassikers des Gelben Fürsten“ (*Huangdi neijing*, aus dem 2.Jh. v. Chr.), einem der wichtigsten Werke der chinesischen Medizin, kommt diese Einschätzung sehr deutlich zum Ausdruck: *„Die Fünf Getreidearten nähren, die Fünf Früchtearten dienen der Unterstützung, die Fünf Fleischarten (domestizierter Tiere) dienen der Mehrung und die Fünf Gemüsearten vervollständigen“* (*Huangdi neijing Suwen*, Kap.22/4).

Die unter die Kategorie Getreide fallenden Lebensmittel haben in der Regel ein neutrales Temperaturverhalten oder eine Tendenz zu Kühle oder Wärme; es gibt keine Getreideart mit extremem, d. h. heißem oder kaltem Temperaturverhalten. Ihr Sapor ist im Allgemeinen süß, was auf ihre Säfte spendende und aktive Energie bereitstellende Wirkung hinweist. Entsprechend stützen die Getreidearten die Fk „Milz“ und „Magen“, *(oo. lienalis et stomachi, pi wei)*, indem sie das Yang des Fk „Milz“ *(yang lienale, piyang)* emporsteigen lassen und den Fk „Milz“ „trocken“ halten sowie das Qi des Fk „Magen“ *(qi stomachi, weiqi)* absenken und den Fk „Magen“ befeuchten.

Die gängigste Zubereitungsart für Getreide ist das Kochen. Patienten mit einer energetischen Schwäche der „Mitte“ (Fk „Milz“ und „Magen“, *oo. lienalis et stomachi, pi wei*) sollten hart gekörntes Getreide weitgehend meiden, da dies zu Qi-Blockaden und Verdauungsstörungen führen kann. Bei einer solchen Schwäche-Symptomatik der „Mitten“-Funktionskreise ist erwärmter Getreidebrei zu empfehlen (➤ Grundrezepte Breie). Darüber hinaus wäre zu beachten, dass raffiniertes Weizenmehl „Hitze“-Prozesse *(calor, re)* begünstigen kann.

Die meisten Bohnenarten/Hülsenfrüchte weisen ein neutrales Temperaturverhalten oder eine Tendenz zur Kühle auf. In der Regel haben sie einen süßen Sapor, stützen die Fk „Milz“ und „Magen“ und können zugleich „Feuchtigkeit“ *(humor, shi)* umwandeln und ausleiten. Üblicherweise werden Hülsenfrüchte gekocht oder weiterverarbeitet verwendet, bei der Sojabohne v. a. als Sojabohnenmilch, Tofu oder auch als Sprossen (gekeimt).

Nüsse und andere Samenfrüchte sind in der Regel süß und neutral; einige tendieren zur Wärme und grundsätzlich wirken sie v. a. stützend auf die „Mitte“ und befeuchten das Yin. Durch die Röstung werden die eher neutralen Nüsse und Samenfrüchte eher warm in ihrem Temperaturverhalten. Deshalb ist bei dem Verzehr von rohen Nüssen auf die Entstehung von „Feuchtigkeit“ *(humor, shi)* zu achten, bei Verzehr von gerösteten Nüssen zusätzlich auf die Entstehung von „Hitze“ *(calor, re)*.

2.2.1 Getreide

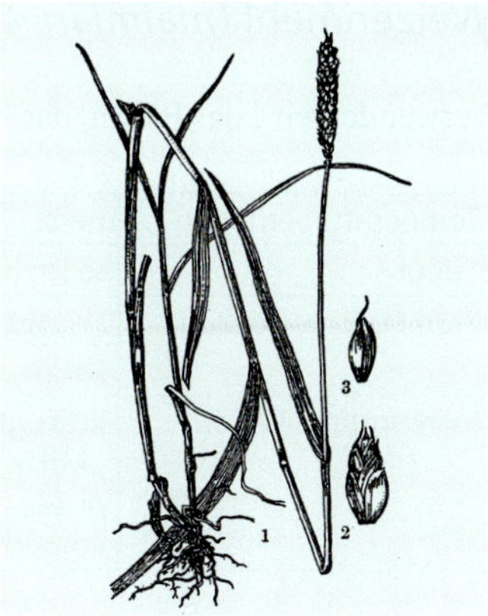

Weizen (*xiaomai*小麦，小麥)

Verwendet wird die reife Samenfrucht des Weizens (*Triticum aestivum* L.) aus der Familie der Süßgräser *(Poaceae)*. Zum Verzehr wird der Weizen getrocknet und von der Schale (Spelzen) befreit.

Zu beachten ist die Unterscheidung zwischen gekörntem bzw. grob geschrotetem oder gekeimtem Weizen, der „Hitze" *(calor, re)* im Fk „Herz" *(o. cardialis, xin)* oder im unteren Wärmebereich *(Calorium, xiajiao)* kühlt und raffiniertem Weizenmehl, das im Gegensatz dazu „Hitze"-Prozesse sogar begünstigen kann.

2

Gekörnter oder grob geschroteter Weizen

Temperaturverhalten	kühl, neutral	+
Sapor	süß	+
Funktionskreisbezug	Fk „Herz" *(o. cardialis, xin)*	+++
	Fk „Milz" *(o. lienalis, pi)*	+
Wirkung/Indikation	**stützt den Fk „Herz"** Erregungs- und Angstzustände, sog. „Funktionskreis-Unruhe" (*zangzao*, endogene Gemütslabilität mit Symptomen wie häufiger Bedrücktheit und Traurigkeit sowie Neigung zum Weinen, Desorientiertheit, Entschlusslosigkeit, innere Unruhe, Gereiztheit, Schlaflosigkeit)	++
	beseitigt Unruhe und „Hitze" *(calor, re)* **und stillt Durst** Unruhe aufgrund von „Hitze"-Symptomatik, Diabetes, trockener Mund	++
	hält den Schweiß zurück spontane oder nächtliche Schweiße aufgrund von energetischer Schwäche *(depletio, xu)* des Yin des Fk „Herz" *(yin cardiale, xin yin)*	++
	kräftigt den Fk „Milz" Unruhe- und Gemütslabilität durch energetische Schwäche des Xue *(depletio xue, xuxue)*, Appetitlosigkeit	+

Zubereitungsarten/Rezepte Getreidebrei (➤ Grundrezepte Breie), Dekokt/Abkochung (➤ Dekokt mit Weizen, chinesischen Datteln und Longanen), Suppeneinlage.

Weizenmehl (*maimian* 麦面)

Verwendet wird das Pulver, das beim feinen Mahlen von Weizenkörnern entsteht.

Temperaturverhalten	warm	++
Sapor	süß	++
Funktionskreisbezug	Fk „Milz" *(o. lienalis, pi)*	++
	Fk „Herz" *(o. cardialis, xin)*	+
Wirkung/Indikation	**kräftigt bei energetischer Schwäche** *(depletio, xu)* **die „Mitte" (Fk „Milz" und „Magen"**, *oo. lienalis et stomachi, pi wei)* Schwäche, Appetitlosigkeit, Durchfallneigung	+

ZU BEACHTEN

- Weizenmehl kann „Hitze"-Prozesse *(calor, re)* begünstigen und heteropathisches Qi mobilisieren. Dies gilt umso mehr für unsere heutigen raffinierten Weißmehlarten. Hier ist von einem zu großen Verzehr abzuraten.
- Generell gilt: Je raffinierter ein Lebensmittel ist, desto stärker tendiert sein Temperaturverhalten zur Wärme.

Zubereitungsarten/Rezepte Teigwaren (Teigtaschen), Nudeln, Brot.

Weizenkleie (*maifu* 麦麸)

Weizenkleie entsteht als Siebrückstand beim Mahlen des gereinigten Weizenkorns. Kleie besteht aus der Schalen- und Randschicht sowie dem Keimling des Korns.

Temperaturverhalten	Tendenz zur Kälte	+
Sapor	süß	+
Funktionskreisbezug	Fk „Herz" *(o. cardialis; xin)*	++
	Fk „Milz" *(o. lienalis, pi)*	+
Wirkung/Indikation	**harmonisiert die „Mitte" (Fk „Milz" und „Magen"**, *oo. lienalis et stomachi, pi wei)* wirkt abschwellend	+
	beseitigt „Hitze" *(calor, re)*	+
	hemmt Schweiße aufgrund von energetischer Schwäche *(depletio, xu)*	+

Zubereitungsarten/Rezepte Getreidebrei, Dekokt/Abkochung.

Gekeimter Weizen (Weizenkeime) (*maimiao* 麦苗)

Verwendet wird das gekeimte Weizenkorn.

Temperaturverhalten	kalt	+
Sapor	scharf	+
Funktionskreisbezug	Fk „Herz" *(o. cardialis; xin)*	++
	Fk „Dünndarm" *(o. intestini tenuis, xiaochang)*	+
Wirkung/Indikation	**kühlt „Hitze"-Prozesse** *(calor, re)* **und entgiftet** Ikterus infolge von übermäßigem Alkoholgenuss	+

Zubereitungsarten/Rezepte Getreidebrei, Dekokt/Abkochung.

Dinkel (gekörnt, grob geschrotet oder in Flockenform) (*sipei erte xiaomai* 斯佩耳特小麦) – interpoliert

Verwendet wird die reife Samenfrucht des Dinkels (*Triticum aestivum* subsp. *spelta L.*) aus der Familie der Süßgräser *(Poaceae)*. Zum Verzehr wird der Dinkel getrocknet und von der Schale (Spelzen) befreit.

Temperaturverhalten	warm	+
Sapor	süß	++
Funktionskreisbezug	Fk „Milz" *(o. lienalis, pi)*	+
Wirkung/Indikation	**stützt und erwärmt die „Mitte" (Fk „Milz" und „Magen",** *oo. lienalis et stomachi, pi wei)* Allgemeine Schwäche, Durchfälle	+
	wandelt „Feuchtigkeit" *(humor, shi)* **um** Gedunsenheit, Wassereinlagerungen	+

Zubereitungsarten/Rezepte Getreidebrei (➢ Grundrezepte Breie), Suppeneinlage, Nudeln, Mehl.

Reis (*jingmi* 粳米, *xianmi* 籼米)

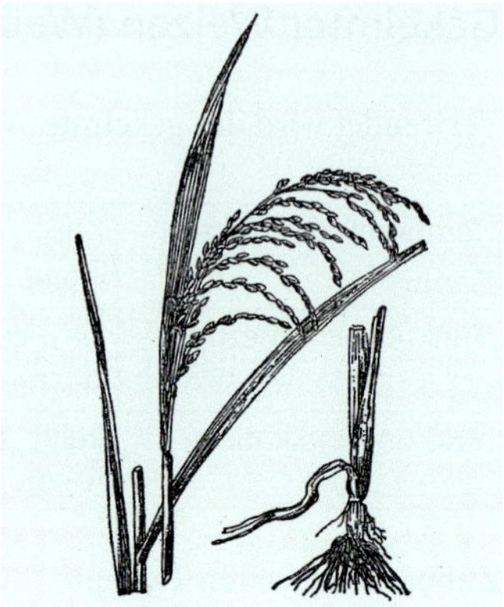

In der chinesischen Diätetik unterscheidet man v.a. Rundkornreis *jingmi* 粳米 und Langkornreis *xianmi* 籼米.

Rundkorn-Reis (*jingmi* 粳米)

Verwendet wird der reife Samen von Reis (*Oryza sativa* subsp. *japonica*) aus der Familie der Süßgräser (*Poaceae*). Zum Verzehr wird der Reis getrocknet und entspelzt. Unter den Reissorten *Oryza sativa* L. haben die *japonica*-Arten im Allgemeinen ein eher breites und kurzes Korn; sie werden beim Kochen schnell weich und verfügen über eine geringe Quellfähigkeit. Sie entsprechen unserem Milchreis oder Risottoreis.

Temperaturverhalten	neutral	+
Sapor	süß	++
Funktionskreisbezug	Fk „Milz" *(o. lienalis, pi)*	+++
	Fk „Magen" *(o. stomachi, wei)*	+++
Wirkung/Indikation	**kräftigt die „Mitte" (Fk „Milz" und „Magen",** *oo. lienalis et stomachi, pi wei)* **und stützt das Qi** energetische Schwäche *(depletio, xu)* der Fk „Milz" und „Magen", Diarrhö	++
	harmonisiert den Fk „Magen" Disharmonie, Defizienz oder Kontravektionen des Qi des Fk „Magen": Erbrechen, verminderter Appetit	+
	beseitigt Unruhe und Durst „Hitze"-Schädigungen des Yin des Funktionskreises „Magen" *(calor yin stomachi, weiyin re)*: Unruhe, Durst und trockener Mund	+

TIPP

Reis, und insbesondere Rundkornreis, kann als das „neutrale Nahrungsmittel" schlechthin gelten. Weil er die „Mitte" stützt, „Feuchtigkeit" *(humor, shi)* sanft ausleitet und Heteropathien herauslöst, kann man mit Reis Infektionsneigungen entgegenwirken und Diätfehler korrigieren. Auch bei Verdauungsblockaden und chronischer Gastritis hat sich eine Reisdiät bewährt, bei der über mehrere Tage hinweg nur gedämpfter Reis oder Reisbrei (evtl. mit Ingwer oder Zwiebeln abgeschmeckt) gegessen wird.

Zubereitungsarten/Rezepte Getreidebrei (> Grundrezepte Breie), Beilage, Suppeneinlage, Salat (Sushisalat).

(Langkorn-) Reis (*xianmi* 籼米)

Verwendet wird die reife Samenfrucht von Reis *(Oryza sativa subsp. indica),* der zur Familie der Süßgräser *(Poaceae)* gehört. Zum Verzehr wird der Reis getrocknet und entspelzt. Es handelt sich bei diesen *Indica*-Arten im Allgemeinen um Langkornreis mit geringer Klebrigkeit, jedoch mit verhältnismäßig großer Quellfähigkeit.

In der diätetischen Literatur wird die Wirkung von Langkorn- *(indica-)* Reis grundsätzlich ähnlich wie die von Rundkorn- *(japonica-)* Reis beschrieben.

Temperaturverhalten	Tendenz zur Wärme	+
Sapor	süß	++
Funktionskreisbezug	Fk „Milz" *(o. lienalis, pi)*	++
	Fk „Magen" *(o. stomachi, wei)*	++
Wirkung/Indikation	**stützt das Qi und erwärmt die „Mitte" (Fk „Milz" und „Magen",** *oo. lienalis et stomachi, pi wei)*	++
	stützt den Fk „Magen" *(o. stomachi, wei)*	+
	transformiert „Feuchtigkeit" *(humor, shi)*	+
	beseitigt Diarrhö	+

Zubereitungsarten/Rezepte Getreidebrei (➤ Grundrezepte Breie), Beilage, Suppeneinlage, Salat (➤ Sushisalat).

Gerste (*damai* 大麦, 大麥)

Verwendet wird die reife Samenfrucht der Gerste (*Hordeum vulgare* L.), die zur Familie Familie der Süßgräser (*Poaceae*) gehört und in ganz China angebaut wird. Zum Verzehr wird die Gerste getrocknet und von der Schale befreit (entspelzt).

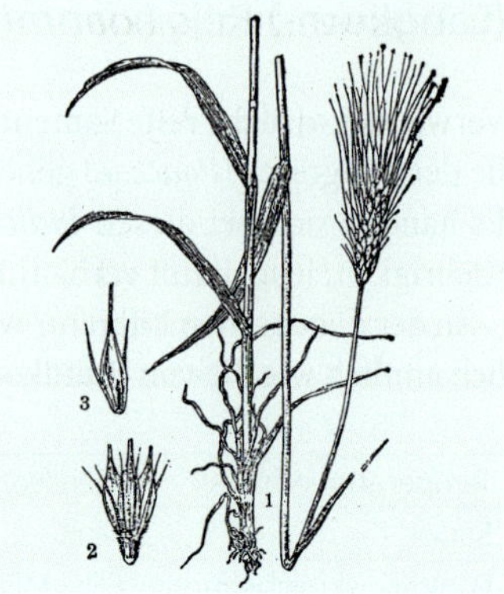

Temperaturverhalten	kühl	+
Sapor	süß, salzig	++
Funktionskreisbezug	Fk „Milz" *(o. lienalis, pi)*	++
	Fk „Magen" *(o. stomachi, wei)*	+
	Fk „Blase" *(o. vesicalis, pangguang)*	+
Wirkung/Indikation	**Fk „Milz" kräftigend und harmonisierend** Verminderter Appetit, Diarrhö	++
	Verdauungsblockaden beseitigend Schmerzen und Völlegefühl im Unterbauch	+
	„Hitze" *(calor, re)* **kühlend** Unruhe, Trockenheit des Mundes Harnwegsbeschwerden (z. B. Blasenentzündung)	+
	diuretisch erschwerte und schmerzhafte Miktion	+

TIPP

Bei geschwächter „Mitte" (Fk „Milz" und „Magen", *oo. lienalis et stomachi, pi wei*) ist v. a. an die Darreichungsform von Gerstengraupen zu denken. Graupen sind Gerstenkörner (manchmal auch Weizenkörner), die in einer speziellen Mühle geschält, poliert und dann rundgeschliffen wurden.

Zubereitungsarten/Rezepte Getreidebrei (➤ Grundrezepte Breie), Beilage, Suppeneinlage, Eintöpfe, Bratlinge, Dekokt/Abkochung.

Buchweizen (*qiaomai* 荞麦, 蕎麥)

Verwendet wird die reife Samenfrucht von Buchweizen (*Fagopyrum esculentum* Moench), der zur Familie der Knöterichgewächse *(Polygonaceae)* gehört. Zum Verzehr wird Buchweizen getrocknet und von seiner harten Fruchtschale befreit.

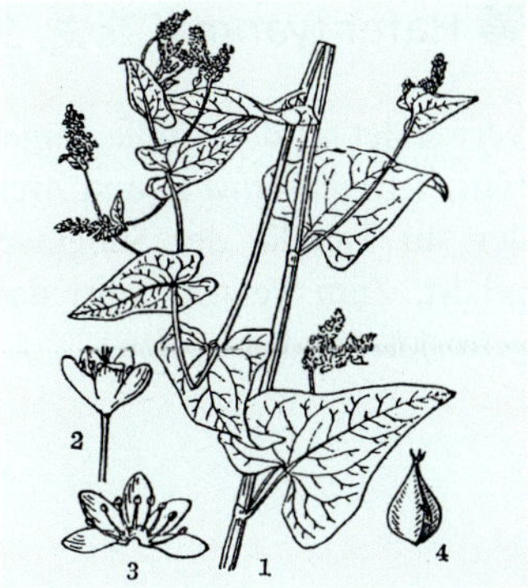

Temperaturverhalten	neutral, kühl	++
Sapor	süß	++
Funktionskreisbezug	Fk „Milz" *(o. lienalis, pi)*	++
	Fk „Magen" *(o. stomachi, wei)*	++
	Fk „Dickdarm" *(o. intestini crassi, dachang)*	+
Wirkung/Indikation	**Fk „Milz" kräftigend**	++
	tastbare Verhärtungen (*concretiones*) **auflösend** Qi absenkend, Fk „Magen" öffnend, den Fk „Dickdarm" freimachend, Schmerzen und Spannungsgefühle im Abdomen	++
	„Feuchtigkeit" *(humor, shi)* **eliminierend** Diarrhö, weißlicher, trüber Urin, weißlicher Ausfluss (Fluor albus)	+
	„Feuchtigkeit-Hitze" *(calor humidus, shire)* **ausleitend** Spannungsgefühle und Schmerzen im Unterbauch, Colitis, Hepatitis, rheumatische Beschwerden, Harnwegsinfekte	+

TIPP

Buchweizen ist ein wichtiges Mittel, das bei „Feuchtigkeit-Hitze" *(calor humidus, shire)*-Erkrankungen wie z.B. Kolitis, rheumatischen Beschwerden oder Harnwegsinfekten einzusetzen ist. Er lässt sich gut in den morgendlichen Brei mischen oder auch in Form von Buchweizennudeln verzehren.

Zubereitungsarten/Rezepte Getreidebrei (➢ Grundrezepte Breie), Beilage, Nudeln, Mehl, Dekokt/Abkochung: in Form von Getreidemilch als Kuhmilchalternative.

Hafer (*yanmai* 燕麦, 燕麥)

Verwendet wird die reife Samenfrucht von Hafer (*Avena sativa* L. und *Avena nuda* L.), der zur Familie der Süßgräser (*Poaceae*) gehört. Zum Verzehr wird das Haferkorn getrocknet und entspelzt.

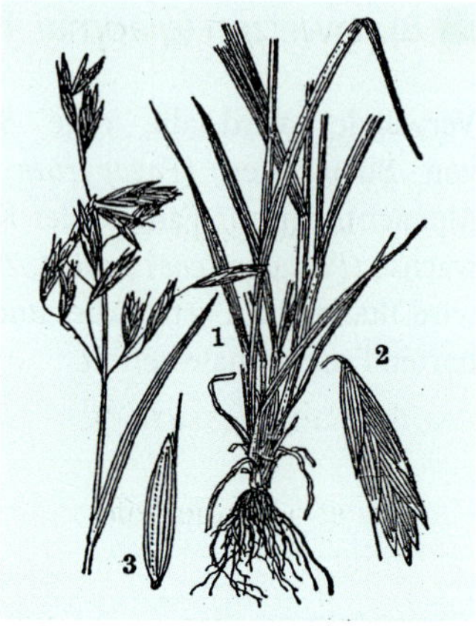

Temperaturverhalten	neutral	+
Sapor	süß	++
Funktionskreisbezug	Fk „Milz" *(o. lienalis, pi)*	++
	Fk „Magen" *(o. stomachi, wei)*	++
	Fk „Herz" *(o. cardialis, xin)*	+
Wirkung/Indikation	**die „Mitte" (Fk „Milz" und „Magen",** *oo. lienalis et stomachi, pi wei)* **freimachend, Qi absenkend** Völlegefühl, Appetitlosigkeit, trockener Stuhl	++
	Fk „Milz" kräftigend Muskeln und Sehnen kräftigend, Gedunsenheit, spontane Schweiße, Schwäche nach Erbrechen	++
	Fk „Herz" stützend Schweiß zurückhaltend	(+)

TIPP

Im Vergleich zu Weizen wirkt der Hafer mehr auf die „Mitte", hat aber auch einen Bezug zum Fk „Herz" und kann Schweiße zurückhalten, allerdings deutlich schwächer als dies beim kühlen Weizen der Fall ist.

Zubereitungsarten/Rezepte Getreidebrei (➤ Grundrezepte Breie), Suppeneinlage, in Form von Getreidemilch als Kuhmilchalternative.

Hirse (*sumi* 粟米)

Zwei Arten von Hirse lassen sich unterscheiden: die Kolben- und Rispenhirse. Die bei uns im Westen zum Verzehr übliche Hirse ist die Rispenhirse.

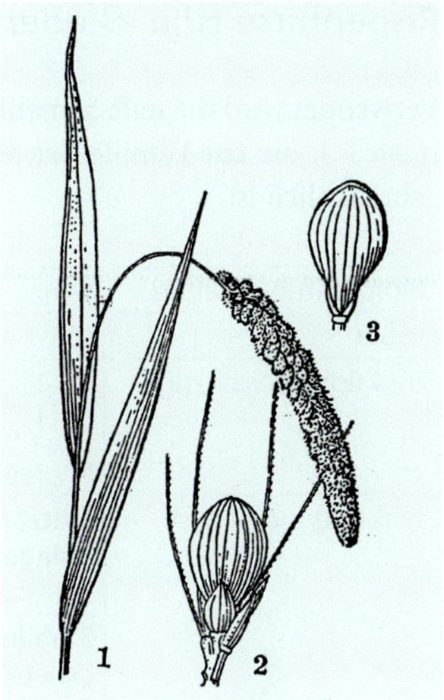

Kolbenhirse (*sumi* 粟米)

Verwendet wird die reife Samenfrucht von Kolbenhirse (auch Borstenhirse, Vogelhirse *Setaria italica* [L.] P. Beauv.), die zur Familie der Süßgräser (*Poaceae*) gehört. Zum Verzehr wird Kolbenhirse getrocknet und von der Schale befreit.

Temperaturverhalten	kühl	++
Sapor	süß, salzig	++
Funktionskreisbezug	Fk „Milz" *(o. lienalis, pi)*	++
	Fk „Magen" *(o. stomachi, wei)*	++
	Fk „Niere" *(o. renalis, shen)*	+
Wirkung/Indikation	**die „Mitte" (Fk „Milz" und „Magen",** *oo. lienalis et stomachi, pi wei)* **harmonisierend und kräftigend** Verminderter Appetit, Diarrhö	+
	Fk „Niere" stützend Diarrhö, Miktionsstörungen, Gedeihstörungen	+
	„Hitze" *(calor, re)* **beseitigend** unstillbarer Durst, trockener Mund, auf „Hitze" beruhende Unruhe, auf „Hitze" beruhende Miktionsstörungen	+

TIPP
Während Kolbenhirse, v. a. die nicht klebrigen Sorten, in China ein wichtiges Grundnahrungsmittel darstellten, wurde Rispenhirse von alters her deutlich weniger angebaut. Sie galt als Delikatesse oder wurde v. a. zur Weinherstellung verwendet.

Zubereitungsarten/Rezepte Getreidebrei, Dekokt/Abkochung.

Rispenhirse (*shu* 黍 oder ji 稷)

Verwendet wird die reife Samenfrucht der Rispenhirse (auch Echte Hirse, *Panicum miliaceum* L.), die zur Familie der Süßgräser *(Poaceae)* gehört und bei uns im Westen sehr gebräuchlich ist.

Temperaturverhalten	warm	+
Sapor	süß	++
Funktionskreisbezug	Fk „Milz" *(o. lienalis, pi)*	++
	Fk „Magen" *(o. stomachi, wei)*	+
	Fk „Niere" *(o. renalis, shen)*	+
Wirkung/Indikation	**stützt das Qi und kräftigt die „Mitte" (Fk „Milz" und „Magen",** *oo. lienalis et stomachi, pi wei*) Durchfall, Kraftlosigkeit	+
	Stabilisierung der „Mitte" und des Funktionskreises „Niere" Gedeihstörungen	+

TIPP

Die bei uns gebräuchliche Rispenhirse ist ein wärmendes Mittel bei einer energetischen Schwäche *(depletio, xu)* des Yang der Fk „Milz" und „Niere" *(yang lienale et renale, pi shen yang)*. Als mildes Mittel ist es v. a. auch für Kinder gut einzusetzen.

Zubereitungsarten/Rezepte Getreidebrei (➢ Grundrezepte Breie), Beilage, Suppeneinlage.

Mais (*yumi* 玉米)

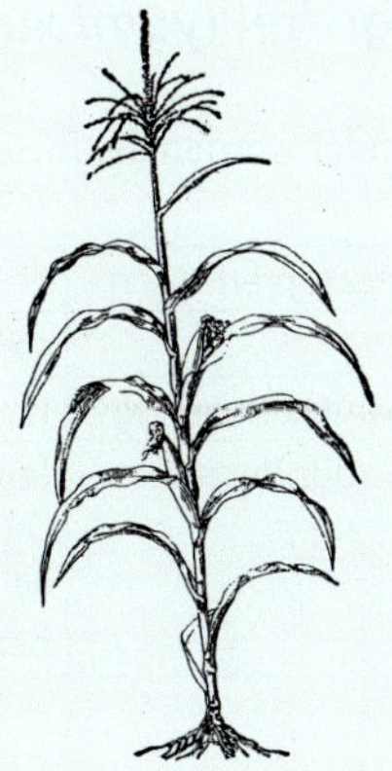

Verwendet wird der Samen von Mais (*Zea mays* L.), zur Familie der Süßgräser *(Poaceae)* gehörend. Zum Verzehr wird Mais entweder frisch verwendet, oder die einzelnen Körner werden vom Kolben gelöst und getrocknet.

Temperaturverhalten	neutral	+
Sapor	süß	++
Funktionskreisbezug	Fk „Milz" *(o. lienalis, pi)*	++
	Fk „Magen" *(o. stomachi, wei)*	++
	Fk „Blase" *(o. vesicalis, pangguang)*	+
Wirkung/Indikation	**die „Mitte" (Fk „Milz" und „Magen"**, *oo. lienalis et stomachi, pi wei*) **regulierend** Appetitlosigkeit, verminderte Nahrungsaufnahme, Durchfallneigung	+
	den Fk „Magen" öffnend und harmonisierend Verdauungsblockaden, verminderter Appetit	+
	„Feuchtigkeit" *(humor, shi)* **Blockaden lösend** Miktionsstörungen, Ödeme, Gedunsenheit	+
	diuretisch Harnwegsbeschwerden	+

TIPP

Mais ist ein wichtiges Mittel zum Stützen der „Mitte" und zugleich zur diuretischen Ausleitung von „Feuchtigkeit", auch „Feuchtigkeit-Hitze" *(calor humidus, shire)* in der „Mitte" (Ödeme und Gedunsenheit, Aszites). Bei geschwächter „Mitte" ist v.a. an die Darreichungsform von Maisgrieß (Polenta) zu denken.

Zubereitungsarten/Rezepte Maiskolben oder Maiskörner gekocht, Maisgrieß (Polenta), Maismehl.

Maisgriffel (*yumi xu* 玉米须)

Verwendet werden die Büschel am oberen Ende des Maiskolbens, auch „Maisbart“ genannt.

Temperaturverhalten	neutral	+
Sapor	süß	+
Funktionskreisbezug	Fk „Blase“ *(o. vesicalis, pangguang)*	++
Wirkung/Indikation	**leitet „Feuchtigkeit“** *(humor, shi)* **diuretisch aus** Ödeme, Gedunsenheit, Bluthochdruck, Miktionsstörungen, harntreibend	++
	beseitigt „Hitze“ *(calor, re)*	+

TIPP

Maisgriffel sind ein wichtiges Mittel bei beginnender Blasenentzündung, die durch die Kombination mit Löwenzahn noch entzündungshemmender wirkt und dann auch zur Klärung von anderen entzündlichen Prozessen verwendet werden kann

Zubereitungsarten/Rezepte Dekokt/Abkochung (➤ Maisgriffeltee und Dekokt aus Löwenzahn und Maisgriffel).

Hiobstränensamen (*yiyiren* 薏苡仁)

Verwendet wird der reife Samen der Hiobsträne (*Coix lacryma-jobi* L.), die zur Familie der der Süßgräser *(Poaceae)* gehört und in ganz China vorkommt und auch gezielt angebaut wird. Zum Verzehr werden die reifen Samenfrüchte von der äußeren Schale und der gelbbraunen Testa befreit, dann gesammelt, getrocknet und roh oder geröstet verwendet.

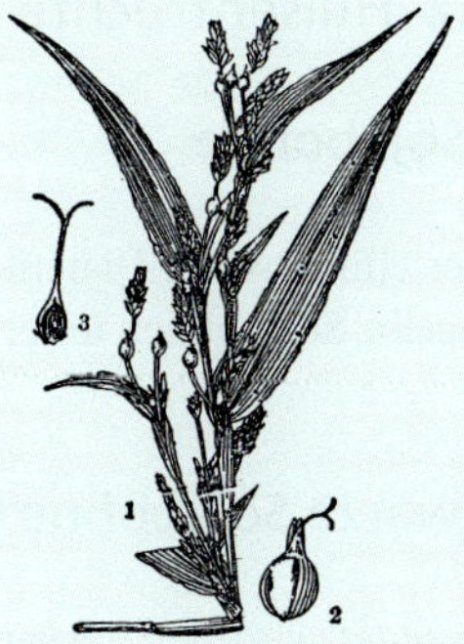

Temperaturverhalten	kühl	++
Sapor	süß, neutral	+
Funktionskreisbezug	Fk „Milz" *(o. lienalis, pi)*	+++
	Fk „Lunge" *(o. pulmonalis)*	++
	Fk „Niere" *(o. renalis, shen)*	+
Wirkung/Indikation	**Fk „Milz" kräftigend** Diarrhö, Ödeme	++
	„Feuchtigkeit" *(humor, shi)* **diuretisch ausleitend** Ausfluss bei Frauen, durch humor bedingte Ödeme, Miktionsstörungen	++
	entgiftend/desinfizierend Husten mit Auswurf, Hautentzündungen, Colitis, Enteritis	++
	„Feuchtigkeit-Hitze" *(calor humidus, shire)* **ausleitend** rheumatoide Schmerzen, Entzündungen (z. B. Haut, Darm, Lunge)	++
	„Wind-Feuchtigkeit" *(humor venti, fengshi)* **ausleitend** rheumatoide Schmerzen, Bewegungseinschränkung in den Gliedmaßen	+

TIPP

Hiobstränensamen sind ein relativ starkes diätetisches Mittel, das auch als Arzneimittel Verwendung findet. Es kann gut in den morgendlichen Getreidebrei gemischt werden.

Zubereitungsarten/Rezepte Dekokt/Abkochung, gekocht oder gemahlen in Getreidebrei, Suppeneinlage.

2.2.2 Hülsenfrüchte

Sojabohne

In der chinesischen Diätetik werden schwarze und gelbe Sojabohnen unterschieden.

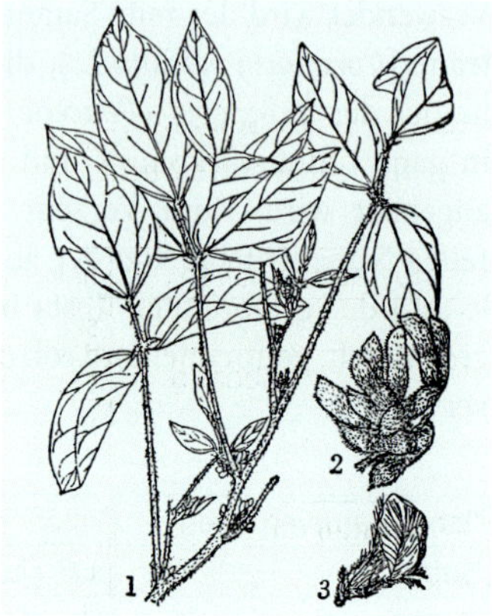

Schwarze Sojabohne (*heidou* 黑豆)

Verwendet wird der schwarze reife Samen der der Sojabohne (*Glycine max.* [L.] Merr.), die zur Familie der Schmetterlingsblütengewächse *(Fabaceae)* gehört und in ganz China angebaut wird. Die schwarze Sojabohne wird im Herbst geerntet, getrocknet, von der Hülse befreit und verwendet.

Temperaturverhalten	neutral	
Sapor	süß	++
Funktionskreisbezug	Fk „Milz" *(o. lienalis, pi)*	++
	Fk „Niere" *(o. renalis, shen)*	++
Wirkung/Indikation	**Yin des Fk „Niere" stützend** Schwindel, verschwommene Sicht, Hüft- und Knieschwäche, frühes Ergrauen der Haare, postpartale Beschwerden	++
	„Feuchtigkeit" *(humor, shi)* **ausleitend** Ödeme, Gedunsenheit, rheumatoide Schmerzen	+
	„Wind" *(ventus, feng)* **vertreibend** rheumatoide Schmerzen	+
	Xue dynamisierend krampfartige Schmerzen im Abdomen, rheumatoide Schmerzen	+

ZU BEACHTEN

Im Vergleich zu anderen Hülsenfrüchten ist die schwarze Sojabohne schwer verdaulich und sollte nicht im Übermaß genossen werden.

Zubereitungsarten/Rezepte Dekokt/Abkochung, Suppe/Eintopf (➤ Klärender Bohneneintopf).

Gelbe Sojabohne (*huangdou* 黄豆)

Verwendet wird der gelbe, reife Samen der Sojabohne (*Glycine max.* [L.] Merr.), die zur Familie der Schmetterlingsblütengewächse *(Fabaceae)* gehört und in ganz China angebaut wird. Die Sojabohnen werden im Herbst in reifem oder fast reifem Zustand geerntet, von der Hülse befreit und frisch oder getrocknet eingesetzt.

Temperaturverhalten	neutral	
Sapor	süß	++
Funktionskreisbezug	Fk „Milz" *(o. lienalis, pi)*	++
	Fk „Magen" *(o. stomachi, wei)*	++
	Fk „Dickdarm" *(o. intestini crassi, dachang)*	+
Wirkung/Indikation	**Fk „Milz" stützend** Diarrhö, energetische Schwäche *(depletio, xu)* von Qi und Xue: Auszehrung, fahler Teint	++
	„Mitte" (Fk „Milz" und „Magen", *oo. lienalis et stomachi, pi wei)* **freimachend und Durchlässigkeit des Fk „Dickdarm" fördernd** (chronische) Verdauungsstörungen, Spannungsgefühl im Abdomen	+
	„Feuchtigkeit" *(humor, shi)* **ausleitend** Gedunsenheit, Ödeme	+

ZU BEACHTEN

Bei übermäßigem Verzehr von gelben Sojabohnen können Spannungsgefühle im Abdomen und Verdauungsproblemen auftreten. Diätetisch werden daher bei Patienten mit einer stark geschwächten „Mitte" weiterverarbeitete Sojabohnen-Produkte (z. B. Tofu) empfohlen.

Zubereitungsarten/Rezepte Dekokt/Abkochung, Suppe/Eintopf.

Tofu (*doufu* 豆腐)

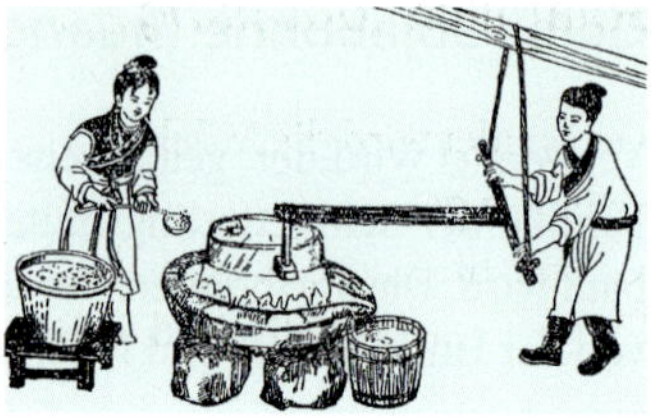

Verwendet wird Sojaquark, der durch Kochen von Sojamilch und Zufügen eines Gerinnungsmittels wie Kalziumsulfat oder Salzmutterlauge ausflockt und sich verfestigt; dann gibt man die Sojaflocken in ein Tuch und presst den Wasseranteil aus. Auf diese Weise bleibt zuletzt ein Tofu-Quader (Stück) zurück.

Temperaturverhalten	kühl	+
Sapor	süß	+
Funktionskreisbezug	Fk „Milz" *(o. lienalis, pi)*	+
	Fk „Magen" *(o. stomachi, wei)*	+
	Fk „Dickdarm" *(o. intestini crassi, dachang)*	+
Wirkung/Indikation	**„Trockenheit"** *(ariditas, zao)* **befeuchtend, ohne dass „Feuchtigkeit"** *(humor, shi)* **liegen bleibt** Husten, spärlicher Urin	++
	„Hitze" *(calor, re)* **kühlend** gerötete Augen, Diabetes (sitis diffundens), Enteritis, Harnwegsentzündungen, Bronchitis	++
	Qi des Fk „Milz" *(o. lienalis, pi)* **stützend** allgemeiner Schwäche, verminderter Appetit	+
	„Mitte" (Fk „Milz" und „Magen", *oo. lienalis et stomachi, pi wei*) **freimachend und harmonisierend** Spannungsgefühl im Unterbauch	+

TIPP

Tofu ist gut geeignet bei „Feuchtigkeit-Hitze" *(calor humidus, shire)*-Belastungen, da er „Hitze" *(calor, re)* kühlend und entgiftend wirkt.

Zubereitungsarten/Rezepte Gericht (➤ Eingelegter Tofu), Aufstrich (➤ Tofu-Avocado-Paste), Suppeneinlage.

Sojamilch (*doujiang* 豆浆)

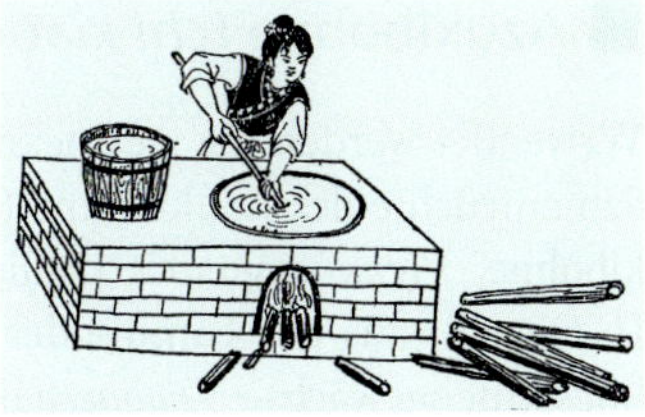

Verwendet wird die Milch, die durch Einweichen der getrockneten, gelben Sojabohne in Wasser und anschließendem Pürieren und Filtrieren hergestellt wird.

Temperaturverhalten	neutral, kühl	+
Sapor	süß	+
Funktionskreisbezug	Fk „Milz" *(o. lienalis, pi)*	++
	Fk „Magen" *(o. stomachi, wei)*	++
	Fk „Lunge" *(o. pulmonalis)*	+
	Fk „Dickdarm" *(o. intestini crassi, dachang)*	+
	Fk „Blase" *(o. vesicalis, pangguang)*	+
Wirkung/Indikation	**Fk „Milz" und Fk „Magen" stützend** verminderter Appetit, Abmagerung, Husten aufgrund von Erschöpfungssymptomatik	++
	Fk „Lunge" kühlend, „Schleim" *(pituita, tan)* **umwandelnd** Husten, Keuchatmung, Kurzatmigkeit	+
	„Trockenheit" *(ariditas, zao)* **befeuchtend** Husten, trockener Stuhl	+
	Fk „Blase" kühlend und befeuchtend schmerzhafte, brennende Miktion	+

TIPP

Sojamilch ist gut geeignet bei geschwächter „Mitte" (Fk „Milz" und „Magen", *oo. lienalis et stomachi, pi wei*) als Alternative zur Kuhmilch.

Azukibohne (*chi xiaodou* 赤小豆)

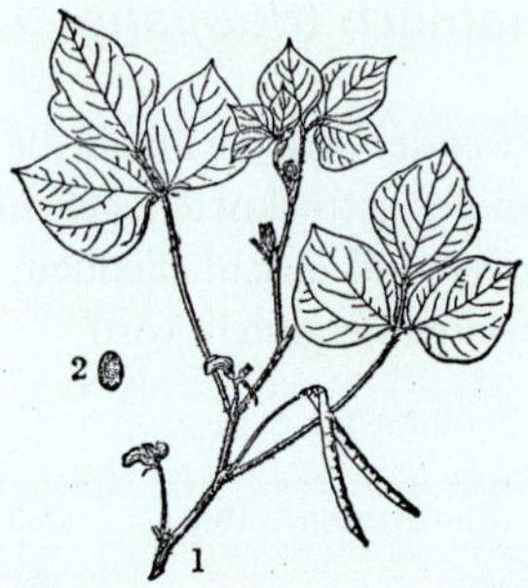

Verwendet werden die getrockneten, reifen Samenfrüchte der Azukibohne (auch Adzukibohne, *Vigna angularis* [Willd.] Ohwi & H. Ohashi) aus der Familie der Schmetterlingsblütengewächse *(Fabaceae)*. Im Sommer oder Herbst, wenn die Hülsen reif und noch nicht aufgesprungen sind, werden die ganzen Pflanzen abgeerntet, in der Sonne getrocknet, die Kerne herausgelöst und verwendet

Azukibohnen sind ein wichtiges Arzneimittel und spielen in der chinesischen Küche bei der Herstellung von Süßspeisen eine wichtige Rolle. Meistens werden sie zu einer süßen Paste verarbeitet, die als Füllung von Teigwaren oder Dampfnudeln dient.

Temperaturverhalten	neutral	
Sapor	süß	+
	sauer	+
Funktionskreisbezug	Fk „Milz" *(o. lienalis, pi)*	++
	Fk „Dünndarm" *(o. intestini tenuis, xiaochang)*	++
	Fk „Herz" *(o. cardialis, xin)*	+
Wirkung/Indikation	**„Feuchtigkeit"** *(humor, shi)* **ausleitend** Aszites, Gedunsenheit, Ödeme, Schwellungen, Miktionsstörungen	+++
	entgiftend und desinfizierend entzündliche Hautprozesse (Furunkel, Geschwüre, Karbunkel), Darmentzündungen, Ikterus, urologische Infektionen	+++
	Fk „Milz" kräftigend Gedunsenheit, Ödeme, verminderte Milchbildung	++

TIPP

Azukibohnen stützen die „Mitten"-Funktionskreise *(oo. lienalis et stomachi, pi wei)* (z. B. bei Frauen zur Förderung der Milchproduktion), sie wirken zugleich „Feuchtigkeit" *(humor, shi)* umwandelnd und sanft „Hitze" *(calor, re)* kühlend. Wichtig bei Entzündungen.

Zubereitungsarten/Rezepte Dekokt/Abkochung, Suppe/Eintopf (➤ Klärender Bohnen-Eintopf).

Mungbohne (*lüdou* 绿豆)

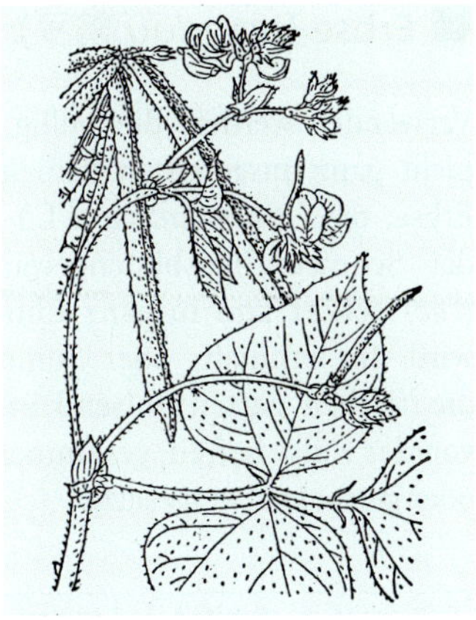

Verwendet wird der reife, grüne oder braune Samen der Mungbohne (auch Mungobohne, *Vigna radiata* [L.] R.Wilczek) die zur Familie der Schmetterlingsblütengewächse *(Fabaceae)* gehört und in ganz China angebaut wird.

Im Herbst, wenn die Hülsen reif und noch nicht aufgesprungen sind, werden die Pflanzen geerntet, getrocknet und die Samen von Hülsen und Verunreinigungen befreit. Aus dem Mehl der Mungbohne werden Kuchen und Nudeln (die sog. „Glasnudeln“) hergestellt.

Temperaturverhalten	kühl	++
Sapor	süß	+
Funktionskreisbezug	Fk „Herz“ *(o. cardialis, xin)*	++
	Fk „Magen“ *(o. stomachi, wei)*	++
Wirkung/Indikation	**„Hitze“** *(calor, re)* **kühlend und „Sommerhitze“** *(aestus, shu)* **Heteropathien herauslösend** Unruhe, trockener Mund, Fieber, Diabetes (*sitis diffundens*), Miktionsstörungen	++
	Schwellungen beseitigend Gedunsenheit, Ödeme	++
	diuretisch Miktionsstörungen	+
	„Feuchtigkeit-Hitze“ *(calor humidus, shire)* **ausleitend, entgiftend** Durchfall, Geschwüre	+

TIPP

Die Mungbohne gilt als die kälteste Bohnenart und ist bei „Feuchtigkeit-Hitze“ *(calor humidus, shire)*-Prozessen besonders empfehlenswert.

Zubereitungsarten Dekokt/Abkochung, Suppe/Eintopf (➤ Klärender Bohnen-Eintopf), Glasnudeln aus Mungbohnen (➤ Glasnudelsalat).

Erbse (*wandou* 豌豆)

Verwendet werden die völlig oder noch nicht ganz ausgereiften Samenfrüchte der Erbse, die (*Pisum sativum* L.) zur Familie der Schmetterlingsblütengewächse *(Fabaceae)* gehört und in ganz China angebaut wird. Im Frühjahr oder Sommer werden die frischen, zarten Hülsenfrüchte geerntet, von der Hülse befreit, gesammelt und frisch oder getrocknet eingesetzt.

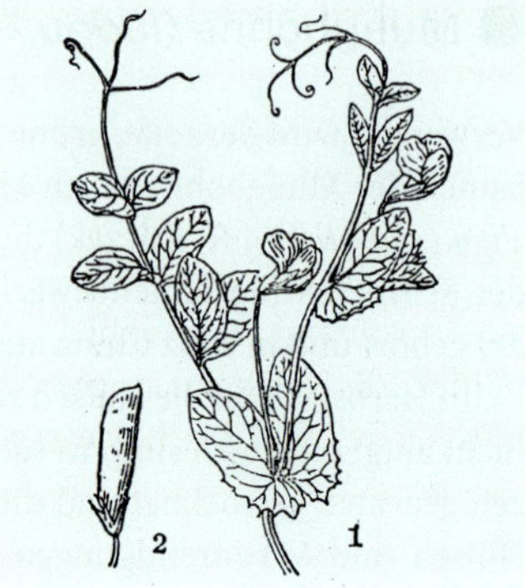

Temperaturverhalten	neutral	
Sapor	süß	+
Funktionskreisbezug	Fk „Milz" *(o. lienalis, pi)*	++
	Fk „Magen" *(o. stomachi, wei)*	++
Wirkung/Indikation	**„Mitte" (Fk „Milz" und „Magen",** *oo. lienalis et stomachi, pi wei)* **harmonisierend, Säfte hervorbringend** Brechdurchfall, Trockenheit von Rachen und Mund, Stillschwäche	++
	„Feuchtigkeit" *(humor, shi)* **ausleitend, diuretisch** oberflächliche Schwellungen und Gedunsenheit, verminderte Harnausscheidung	+
	entgiftend	+

TIPP

Die Erbse ist sehr gut geeignet bei Disharmonie der „Mitte" mit „Feuchtigkeits"-Belastung, beispielsweise bei Brechdurchfall. Die Kombination mit Koriander kann die Wirkung dabei unterstützen. Besonders empfehlenswert auch für Kinder.

Zubereitungsarten: Dekokt/Abkochung, Suppe/Eintopf.

Saubohne (*candou* 蠶豆)

Verwendet wird die reife Samenfrucht der Saubohne, auch Acker-, Puff- oder Dicke Bohne genannt (*Vicia faba* L.), zur Familie der Schmetterlingsblütengewächse *(Fabaceae)* gehörend. Im Frühjahr oder Herbst werden die Saubohnen geerntet, von der Hülse befreit und frisch oder getrocknet verwendet.

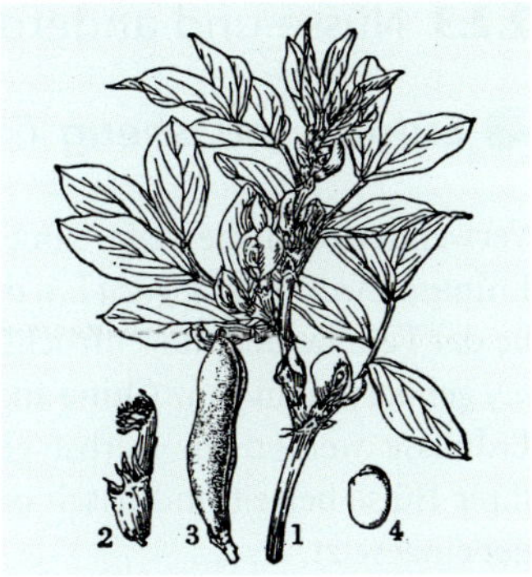

Temperaturverhalten	neutral	
Sapor	süß	+
Funktionskreisbezug	Fk „Milz" *(o. lienalis, pi)*	++
	Fk „Magen" *(o. stomachi, wei)*	++
Wirkung/Indikation	**„Mitten"-Funktionskreise** *(oo. lienalis et stomachi, pi wei)* **stützend** verminderter Appetit, Diarrhö	++
	„Feuchtigkeit" *(humor, shi)* **ausleitend** Ödeme, Gedunsenheit, Miktionsstörungen	++
	Blutungen stillend blutiger Auswurf, Gebärmutterblutungen in der Schwangerschaft	+

Zubereitungsarten Dekokt/Abkochung, Suppe/Eintopf, Gericht, Salat.

2.2.3 Nüsse und andere Samenfrüchte

Erdnuss (*huasheng* 花生)

Verwendet wird die reife Samenfrucht der Erdnuss (*Arachis hypogaea* L.), die zur Familie der Familie der Hülsenfrüchtler *(Fabaceae)* gehört und in ganz China angebaut wird. Erdnüsse werden im Herbst geerntet, von ihrer Hülse befreit und frisch oder getrocknet eingesetzt.

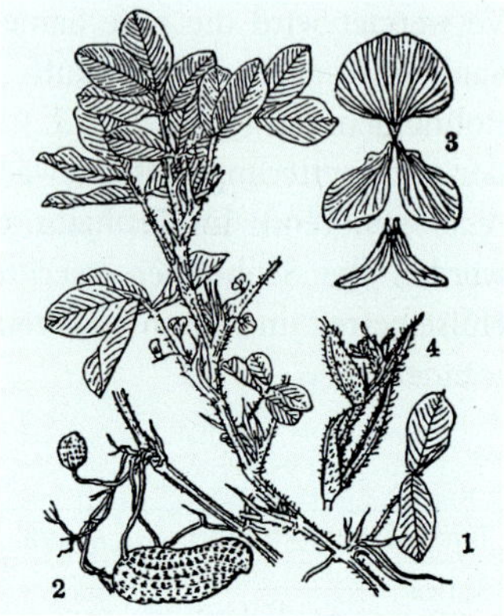

Temperaturverhalten	neutral	
Sapor	süß	++
Funktionskreisbezug	Fk „Milz" *(o. lienalis, pi)*	++
	Fk „Lunge" *(o. pulmonalis, fei)*	+
	Fk „Dünndarm" und „Dickdarm" *(o. intestinorum, chang)*	+
Wirkung/Indikation	**die „Mitte" (Fk „Milz" und „Magen",** *oo. lienalis et stomachi, pi wei)* **suppletierend, den Fk „Magen"** *(o. stomachi, wei)* **harmonisierend** verminderter Appetit, Schwellungen, Aufstoßen	+
	befeuchtend Husten stillend, Erschöpfungshusten, trockener Husten, Obstipation	+
	Qi und Xue stützend Milchbildung fördernd	+
	Blutungen stillend (mit rötlich-brauner Haut) Nasen- oder Zahnfleischbluten	+

TIPP

Werden Erdnüsse roh verwendet, sind sie eher neutral/leicht kühl und stärker laxierend. Gekocht sind sie wichtige Mittel zum Suppletieren der „Mitten"-Funktionskreise *(oo. lienalis et stomachi, pi wei)*. Geröstet können sie der Erwärmung des „Inneren" *(intima, li)* dienen und mit ihrer rötlich-braunen Haut zusammen (die Haut kann auch alleine verwendet werden) können sie Blutungen stillen.

ZU BEACHTEN

Erdnüsse sind zu meiden bei Durchfallneigung (v.a. rohe Erdnüsse); geröstete Erdnüsse haben trocknende und wärmende Wirkung und können „Hitze" *(calor, re)* bis hin zu „Glut" *(ardor, huo)* fördern.

Zubereitungsarten/Rezepte Roh, gekocht, gedämpft, geröstet, Erdnussmus.

Sesam (*zhima* 脂麻, *huma* 胡麻)

Verwendet wird die reife Samenfrucht von Sesam (*Sesamum indicum* L.), die zur Familie der Sesamgewächse *(Pedaliaceae)* gehört und in ganz China angebaut wird. Im Herbst wird Sesam geerntet, getrocknet und gedroschen.

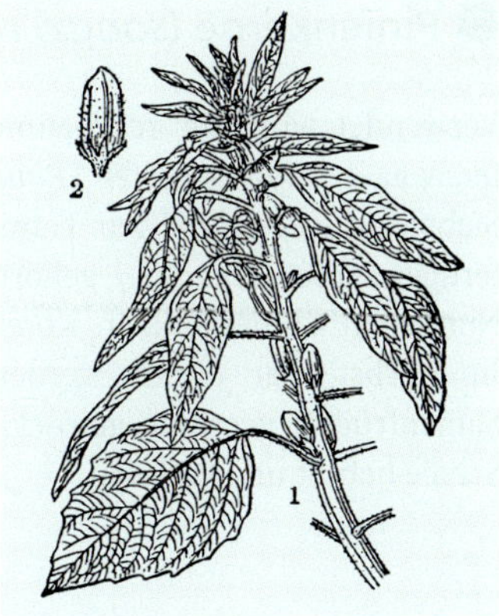

Temperaturverhalten	neutral	
Sapor	süß	+
Funktionskreisbezug	Fk „Leber" *(o. hepaticus, gan)*	++
	Fk „Niere" *(o. renalis, shen)*	++
	Fk „Dickdarm" *(o. intestini crassi, dachang)*	+
Wirkung/Indikation	**die Fk „Leber" und „Niere" suppletierend und befeuchtend, Struktivpotential** *(jing)* **stützend** im Alter, frühes Ergrauen der Haare, Drehschwindel, Tinnitus, Schwäche und Muskelschmerzen in Knien und im Lumbalbereich, Kraftlosigkeit von Armen und Beinen, verschwommene Sicht	+++
	Xue stützend Obstipation, trockener Husten, verminderter Milchfluss nach der Geburt	+

TIPP

Man unterscheidet schwarze, weiße und gelbliche Sesamsamen. Für die Arzneitherapie sind die schwarzen, als Lebensmittel die weißen am gebräuchlichsten.
Aufgrund seiner hervorragenden medizinischen Qualitäten, seines hohen Nährwerts und seines guten Geschmacks galt Sesam schon früh als der „König des Getreides" und wurde deshalb häufig in drogenkundlichen und diätetischen Werken als erstes Mittel aufgeführt. Aufgrund seiner stützenden Wirkung auf die Fk „Leber" und „Niere" wurde Sesam von Daoisten bereits früh als Ersatz für die üblichen Getreidearten geschätzt und als „Nahrung zum Langen Leben" angesehen.

Zubereitungsarten Ungeschält, geschält, geröstet, Sesammus (Tahin), Sesamsalz (Gomasio), Getreidebrei (➤ mit geröstetem Sesam).

Pinienkerne (*songzi ren* 松子仁)

Verwendet wird der reife Samen der Kiefer, v. a. der Korea-Kiefer (*Pinus koraiensis* Siebold et Zucc.), die zur Familie der Kieferngewächse *(Pinaceae)* gehört. Sie ist im Nordosten Chinas und in Korea verbreitet. Im Herbst oder Winter werden die reifen Samenfrüchte geerntet, getrocknet, von der Schale befreit und verlesen.

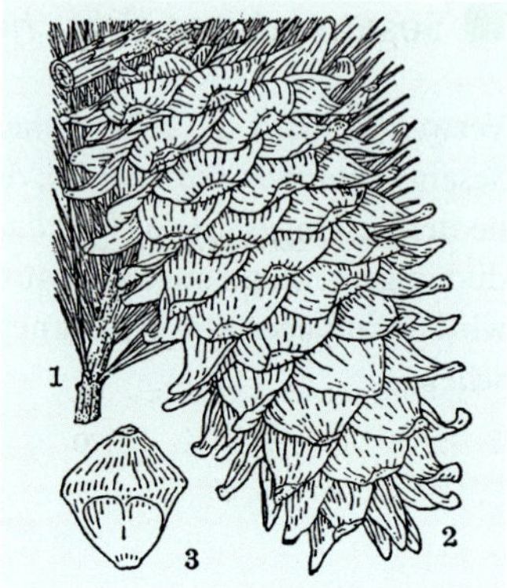

Temperaturverhalten	leicht warm	+
Sapor	süß	++
Funktionskreisbezug	Fk „Lunge" *(o. pulmonalis, fei)*	++
	Fk „Leber" *(o. hepaticus, gan)*	+
	Fk „Dickdarm" *(o. intestini crassi, dachang)*	+
Wirkung/Indikation	**Xue stützend, Yin rigierend, den Fk „Lunge" befeuchtend** trockener Husten ohne oder mit wenig Schleim, blutiger Auswurf, Trockenheit von Haaren und Haut,	++
	Fk „Dünndarm" und „Dickdarm" *(o. intestinorum, chang)* **befeuchtend und glättend** Obstipation	+
	Xue stützend, „Wind" *(ventus, feng)* **vertreibend** rheumatische Gelenkschmerzen, Benommenheit, Schwindel	+

Zubereitungsarten/Rezepte Roh, gekocht, geröstet, Pinienkernmus, Getreidebrei mit Pinienkernen.

Walnusskerne (*hutao ren* 胡桃仁)

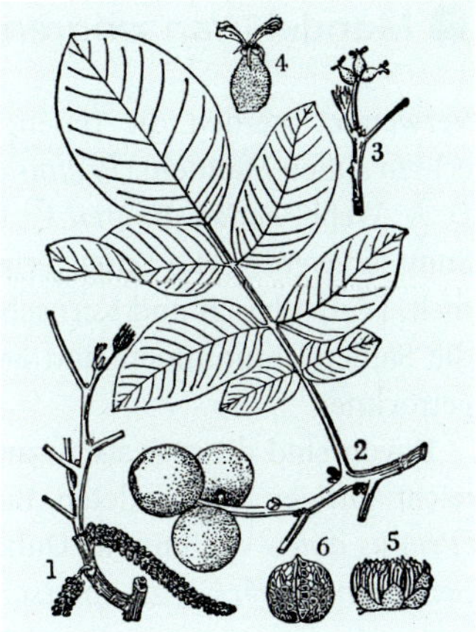

Verwendet wird der reife Samen der Walnuss (*Juglans regia* L.), der zur Familie der Walnussgewächse *(Juglandaceae)* gehört und in China v.a. in den Nordwest-Provinzen kultiviert wird. Im Herbst werden die reifen Samenfrüchte geerntet, von der äußeren Fruchtschale befreit, getrocknet und zum Verzehr verwendet.

Temperaturverhalten	warm	+
Sapor	süß	++
Funktionskreisbezug	Fk „Niere" *(o. renalis, shen)*	++
	Fk „Lunge" *(o. pulmonalis, fei)*	+
	Fk „Dickdarm" *(o. intestini crassi, dachang)*	+
Wirkung/Indikation	**den Fk „Niere" suppletierend, das Struktivpotential** *(jing)* **konsolidierend** Schwäche und Muskelziehen im Lumbalbereich und in den Knien, Samenverlust, Impotenz, gehäufte Miktion, verhaltene, schmerzhafte Miktion mit Ausscheidung von kleinen Konkrementen	+++
	Qi und Yang der Fk „Niere" und „Lunge" stützend und erwärmend Keuchatmung, Husten, Kurzatmigkeit	++
	Fk „Dünndarm" und „Dickdarm" *(o. intestinorum, chang)* **befeuchtend** laxierend bei Obstipation	+

Zubereitungsarten/Rezepte Roh, gekocht, geröstet (➤ Chinesischer Lauch mit Walnüssen), Walnussmus, Getreidebrei mit Walnüssen.

Mandel (*tian xingren* 甜杏仁)

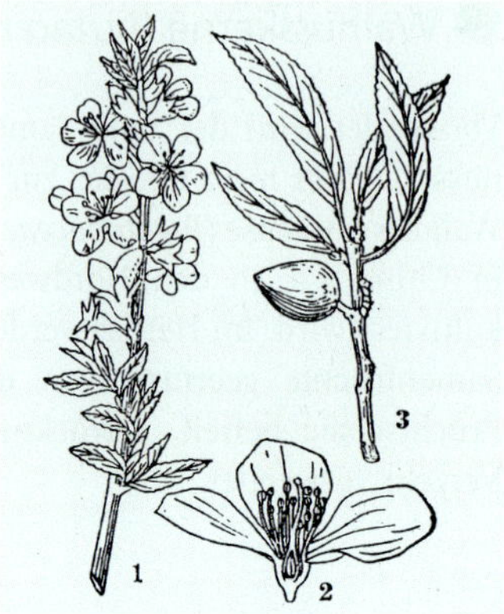

Verwendet werden die reifen, Samen der echten süßen Mandeln (*Prunus dulcis* [Mill.] D. A. Webb, *badan xingren* 巴旦杏仁). Im Sommer werden die reifen Früchte gesammelt, Fruchtfleisch und Kernschale entfernt, die Samen entnommen und an der Sonne getrocknet.

Davon sind die v. a. als Arzneimittel und leicht giftigen verwendeten Bittermandeln (*Prunus dulcis* var. *amara* [Duhamel] Buchheim, *xingren* 杏仁) zu unterscheiden.

Temperaturverhalten	neutral	
Sapor	süß	++
Funktionskreisbezug	Fk „Lunge" *(o. pulmonalis)*	+++
	Fk „Dickdarm" *(o. intestini crassi, dachang)*	+
Wirkung/Indikation	**den Fk „Lunge" befeuchtend** Erschöpfungshusten, Keuchatmung, Trockenheit des Rachens	++
	Qi absenkend Husten und Keuchen stillend	+++
	Fk „Dickdarm" befeuchtend, laxierend Obstipation	+

Zubereitungsarten Roh, geröstet, Mandelmus, Mandelmilch.

Maroni/Kastanie (*lizi* 栗子)

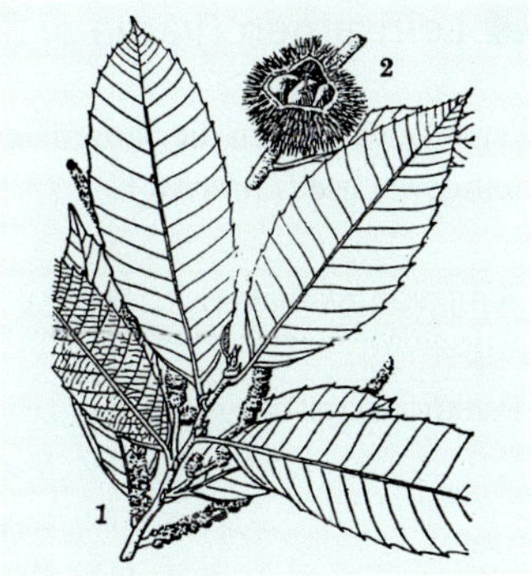

Verwendet werden die reifen Samenfrüchte der Chinesischen Kastanie (*Castanea mollissima* Blume) aus der Familie der Buchengewächse *(Fagaceae)*, die v. a. in den mittleren und südlichen Provinzen Chinas sowie in Shenxi, Gansu etc. verbreitet ist. Obgleich es sich bei dieser Species um eine besondere, in China beheimatete Kastanien-Art handelt, scheint die Ähnlichkeit zu unserer Esskastanie (*Castanea sativa* Mill.) nicht von der Hand zu weisen zu sein. Die Kastanien werden im Herbst geerntet, getrocknet oder frisch verwendet.

Temperaturverhalten	warm	+
Sapor	süß	++
Funktionskreisbezug	Fk „Niere" *(o. renalis, shen)*	++
	Fk „Milz" *(o. lienalis, pi)*	+
	Fk „Magen" *(o. stomachi, wei)*	+
Wirkung/Indikation	**den Fk „Niere" suppletierend** Schwäche von Hüften und Knien, Beinschwäche (im Senium oder bei kleinen Kindern)	++
	die „Mitte" (Fk „Milz" und „Magen", *oo. lienalis et stomachi, pi wei)* **stützend, Yang der Fk „Milz" und „Niere" stützend** Diarrhö, Aufstoßen	+

TIPP

Kastanien sind ein wirksames Mittel zum Stützen der Fk „Mitte" und des Fk „Niere". Sie sind auch für Kinder besonders empfehlenswert (z. B. Maronenmus als Brotaufstrich).

Zubereitungsarten/Rezepte Gekocht, zu Fleischgerichten, Maronenmus, Maronensuppe.

Leinsamen (*yama zi* 亚麻子)

Verwendet werden die Samen des Saat-Leins (*Linum usitatissimum* L.) aus der Familie der Leingewächse *(Linaceae)*.

Temperaturverhalten	neutral	
Sapor	süß	+
Funktionskreisbezug	Fk „Leber" *(o. hepaticus, gan)*	++
	Fk „Niere" *(o. renalis, shen)*	++
	Fk „Lunge" *(o. pulmonalis, fei)*	+
	Fk „Milz" *(o. lienalis, pi)*	+
Wirkung/Indikation	**Yin besonders der Fk „Leber" und „Niere" stützend und ergänzend** früh ergrauendes Haar, vorgealtertes Gesicht, Kraftlosigkeit, Erschöpfbarkeit	++
	Säfte ergänzend, laxierend trockene, faltige Haut, Obstipation	++

TIPP

Leinsamen ergänzen das Yin der Fk „Leber" und „Niere" *(yin hepatici et renale, gan shen yin)* und wirken zugleich „Trockenheit" *(ariditas, zao)* befeuchtend. Entsprechend werden Leinsamen als Laxativ gegen Obstipation insbesondere im Alter eingesetzt.

Zubereitungsarten/Rezepte Eingeweicht in warmem Wasser, in Getreidebrei.

Pistazie (*wumingzi* 無名子, *kaixinguo* 開心果)

Verwendet wird die getrocknete Frucht der Pistazie (*Pistacia vera* L.) aus der Familie der Sumachgewächse *(Anacardiaceae)*, die wahrscheinlich unter der Tang-Zeit nach China gelangte.

Temperaturverhalten	warm	++
Sapor	süß	++
	scharf	+
	adstringierend	+
Funktionskreisbezug	Fk „Niere" *(o. renalis, shen)*	+++
	Fk „Milz" *(o. lienalis, pi)*	++
	Fk „Leber" *(o. hepaticus, gan)*	++
Wirkung/Indikation	**Fk „Niere" erwärmend, Struktivpotential** *(jing)* **mehrend** „Kälte" *(algor, han)* im Unterbauch, Potenzschwäche, häufiges nächtliches Wasserlassen	++
	Fk „Milz" erwärmend bei „Kälte"-Dysenterie, Durchfällen, verminderter Appetit	++
	Fk „Leber" lösend psychische Angespanntheit, Gereiztheit, depressive Verstimmung	++

TIPP

Die Pistazie ist ein wirksames Mittel zum Erwärmen und Stützen der Fk „Milz" und „Niere". Da Pistazien auch den Fk „Leber" lösen und regulieren, ist sie unter dem schönen Namen *Kaixinguo* (wörtl. „Das Herz öffnende Frucht") bekannt.

Zubereitungsarten/Rezepte Roh, geröstet, Pistazienmus.

Lotossamen (*lianzi* 莲子)

Verwendet wird der reife, getrocknete Samen des Lotos (*Nelumbo nucifera* Gaertn), aus der Familie der Lotusgewächse *(Nelumbonaceae)*.

Temperaturverhalten	neutral	
Sapor	süß	++
	adstringierend	+
Funktionskreisbezug	Fk „Niere" *(o. renalis, shen)*	+++
	Fk „Herz" *(o. cardialis, xin)*	++
	Fk „Milz" *(o. lienalis, pi)*	+
Wirkung/Indikation	**Struktivpotential** *(jing)* **stützend** Potenzstörungen, Fluor albus, uterine Blutungen, Frühgeburtsbestrebungen	+++
	Fk „Herz" stützend/beruhigend und ausgleichend Palpitationen, psychische Labilität, Schlaflosigkeit	++
	Den Fk „Milz" stützend chronische Diarrhö, Fluor albus, Blutungen	++

TIPP

Neben der Stützung des Fk „Milz" harmonisiert der Lotossamen v. a. die physiologische Beziehung zwischen Fk „Niere" und „Herz".

Zubereitungsarten Dekokt/Abkochung, in Getreidebrei, in Suppen.

2.3 Gemüse

Wie bereits erwähnt, wurde das Grundbedürfnis nach Nahrung in China in erster Linie mit Getreide (speziell Reis) abgedeckt, während Gemüse v. a. der geschmacklichen Abrundung diente. Im Hinblick auf die unterschiedliche Bedeutung von Getreide und Gemüse bei der Ernährung zitiert Li Shizhen, der Autor der „Systematischen Drogenkunde" (*Bencao gangmu*, 1596 datiert) in seiner Einführung zu den Gemüsekapiteln folgenden berühmten Passus aus dem *Suwen* (Kap. 22/4): *„Die Fünf Getreidearten nähren, die Fünf Gemüsearten vervollständigen"*. Dem fügt er kommentierend hinzu: *„Deshalb unterstützen sie (die Gemüsearten) das Getreide-Qi (qi frumentarium, guqi), lösen Blockaden und machen durchlässig"* (GM Kap.26 1990:1571).

Die verschiedenen Gemüsearten, zu denen auch wild wachsende Sorten und Wasserpflanzen gerechnet werden, findet man bereits seit dem diätetischen Kapitel im *Qianjin fang* („Rezepte die tausend Goldstücke Wert sind" von Sun Simo um 650 verfasst) in Arzneimittelbüchern und diätetischen Werken unter der Abteilung „Gemüse", *cai* 菜 oder *shucai* 蔬菜, aufgeführt.

Ähnlich vielfältig wie die verschiedenen Gemüsearten sind auch die ihnen zugeschriebenen diätetischen Wirkungen. Im Groben lassen sich dazu folgende Aussagen treffen:

- Die „stark (penetrant) riechenden und scharfen" Gemüsearten, die sich zum Teil mit unseren Zwiebelgemüsen decken, sind in ihrem Temperaturverhalten meistens warm, besitzen einen scharfen Sapor und wirken die „Oberfläche" *(extima, biao)* öffnend, „Kälte" *(algor, han)* zerstreuend, die „Mitte" (Fk „Milz" und „Magen" *oo. lienalis et stomachi, pi wei*) erwärmend, Qi absenkend und Verdauungsblockaden beseitigend. Sie dienen v. a. zum Würzen.
- Die Wurzelgemüse (wie Karotte, Rettich) haben meistens einen süßen Sapor und ein neutrales oder kühles Temperaturverhalten. In ihrer Wirkung sind sie v. a. „Hitze" *(calor, re)* kühlend und diuretisch und ähneln somit in ihrer Wirkung den Kürbisgemüsen. Sie werden meistens gekocht oder gebraten.
- Knollengemüse, wie z. B. Kartoffeln, die auch zu den Wurzelgemüsen gehören, weisen in ihrer Wirkung gewisse Eigenheiten auf: Sie sind im Allgemeinen süß und neutral und wirken das Qi suppletierend, den Fk „Milz" *(o. lienalis, pi)* kräftigend und energetische Schwäche *(depletio, xu)* suppletierend. Mit der Yams-Wurzel *(shanyao)* kann man darüber hinaus das Struktivpotential konsolidieren und Ausfluss beseitigen, mit Taro tastbare Verhärtungen und Verknotungen zerstreuen sowie entgiften.
- Die „weichen und schlüpfrigen" Gemüsearten, die zum Teil unseren Blattgemüsen entsprechen, sind im Allgemeinen neutral oder kühl und süß. Sie wirken insbesondere „Hitze" kühlend und laxierend oder diuretisch. Man nimmt sie v. a. blanchiert und kurz gebraten zu sich.
- Die Kürbisgemüse weisen meistens kühles oder neutrales Temperaturverhalten sowie einen süßen Sapor auf. Sie wirken hauptsächlich Säfte erzeugend, „Trockenheit" *(ariditas, zao)* befeuchtend, Durst stillend und „Hitze" sowie Xue kühlend.
- Pilze haben gewöhnlich ein neutrales oder kühles Temperaturverhalten sowie einen süßen Sapor und wirken den Fk „Magen" *(o. stomachi, wei)* stützend und den Fk

„Lunge“ *(o. pulmonalis, fei)* befeuchtend (oder allgemein suppletierend und befeuchtend). Pilze können gebraten, gekocht oder gedünstet verzehrt werden.

- „Wasserpflanzen“ wie verschiedene Algenarten tendieren zur Kühle, sind im Allgemeinen salzig und werden zur Umwandlung von „Schleim“ *(pituita, tan)*, zur Erweichung von Verhärtungen und zur Kühlung von „Hitze“ eingesetzt. Sie werden meistens Suppen zugesetzt oder gekocht genossen (Liu 1987, Shi 1988).

Chinesischer Lauch (*jiucai* 韭菜)

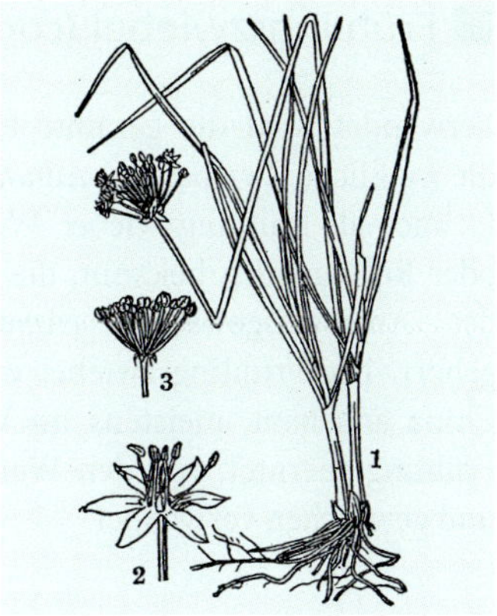

Verwendet werden Blätter und Zwiebeln des eher schnittlauchähnlichen Lauchs (auch Schnittknoblauch, *Allium tuberosum* Rottler ex Spreng.), einer anderen Species des bei uns gebräuchlichen Porree oder Lauch, *Allium ampeloprasum* L., der zur Familie der Amaryllisgewächse *(Amaryllidaceae)* gehört und in ganz China angebaut wird. Er wird im Allgemeinen im Frühling oder Sommer geerntet.

Temperaturverhalten	warm	++
Sapor	scharf	++
	süß	+
Funktionskreisbezug	Fk „Magen" *(o. stomachi, wei)*	++
	Fk „Niere" *(o. renalis, shen)*	++
Wirkung/Indikation	**„Mitte"-Funktionskreise** *(oo. lienalis et stomachi, pi wei)* **erwärmend** Schluckstörungen und Aufstoßen, Schmerzen im Abdomen, verminderter Appetit	++
	Yang des Fk „Niere" erwärmend Impotenz, Samenverlust, unwillkürliches Wasserlassen, Schwäche und Muskelschmerzen in Knien und Hüften, Kurzatmigkeit im Alter	++
	kontravektives Qi absenkend Husten, Keuchatmung	+
	Qi bewegend, Xue-Stasen zerstreuend „Kälte" *(algor, han)* bedingte Schmerzen (Brustbereich, Rücken, Bauch), Blutungen durch Stasen	+

TIPP

Chinesischer Lauch wärmt, im Gegensatz zu den anderen Allium-Gewächsen, nicht nur die „Mitte", sondern auch den Fk „Niere". Als Alternative kann auch Bärlauch verwendet werden.

Zubereitungsarten/Rezepte Gegart als Gemüse (➤ Chinesischer Lauch mit Walnüssen), Suppeneinlage, Würzmittel (z. B. bei Füllungen von Teigtaschen).

Frühlingszwiebel (*cong* 葱)

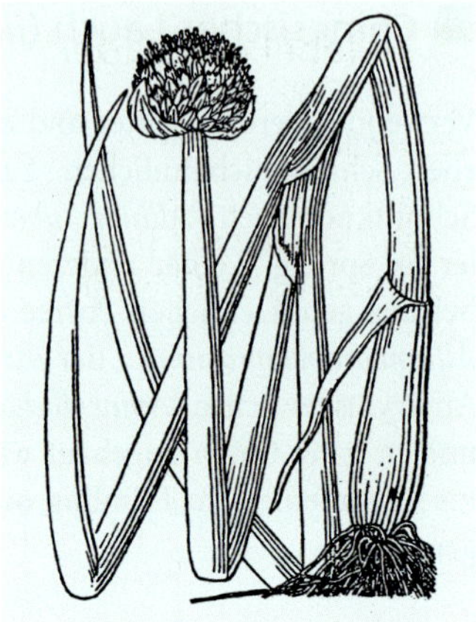

Verwendet wird die gesamte Pflanze oder die weißliche Zwiebel von *Allium fistulosum* L., auch als Frühlingzwiebel, Winterzwiebel oder Röhrenlauch bekannt, die zur Familie der Amaryllisgewächse *(Amaryllidaceae)* gehört. Die Frühlingszwiebel wird in ganz China angebaut, meistens im Winter oder Frühling geerntet, von den Wurzeln befreit und gewaschen verwendet.

Temperaturverhalten	warm	++
Sapor	scharf	+++
Funktionskreisbezug	Fk „Lunge" *(o. pulmonalis, fei)*	+++
	Fk „Magen" *(o. stomachi, wei)*	++
Wirkung/Indikation	**wärmend die Oberfläche** *(extima, biao)* **lösend** Erkältungen aufgrund von „Wind-Kälte" *(algor venti, fenghan)*: Kälteabneigung und Schüttelfrost, Fieber ohne viel Schweiß, Kopfschmerzen, verstopfte Nase	+++
	„Kälte" *(algor, han)* **der „Mitte" (Fk „Milz" und „Magen",** *oo. lienalis et stomachi, pi wei)* **zerstreuend** abdominale Schmerzen, Diarrhö	++
	entgiftend beginnende (Brust-) Geschwüre, antiparasitisch	+

TIPP

Die Frühlingszwiebel gilt als das am weitesten außen (an der Oberfläche) wirkende Zwiebelgewächs, das v.a. bei „Wind-Kälte"*(algor venti, fenghan)*-Erkältungen angezeigt ist und entsprechend als Hausmittel auch mit Ingwer bei beginnenden Erkältungen kombiniert wird.

ZU BEACHTEN

Aufgrund ihrer Wärme sollten Frühlingszwiebeln bei „Hitze" *(calor, re)* sowie bei energetischer Schwäche *(depletio, xu)* des Qi nur in geringen Maßen verwendet werden.

Zubereitungsarten/Rezepte Getreidebrei (➤ Frühlingszwiebel und Ingwer), Gemüsegerichte (➤ Yamswurzelgemüse), Suppeneinlage (➤ Misosuppe), Teigtaschenfüllung (➤ Garnelen und Frühlingszwiebeln), Salat (➤ Glasnudelsalat), Dekokt (➤ Dekokt aus Frühlingszwiebel, Ingwer und braunem Zucker).

Zwiebel (*yangcong* 洋葱)

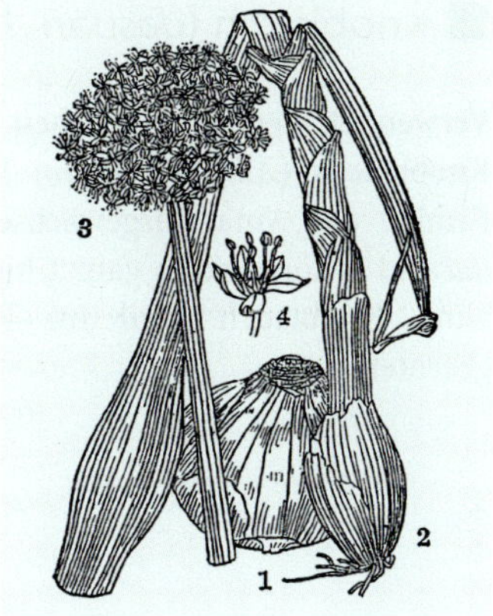

Verwendet werden die Zwiebeln der Küchenzwiebel (*Allium cepa* L.), die zur Familie der Amaryllisgewächse *(Amaryllidaceae)* gehört und heute in ganz China angebaut wird.

Temperaturverhalten	warm	++
Sapor	scharf	++
	süß	+
Funktionskreisbezug	Fk „Magen" *(o. stomachi, wei)*	++
Wirkung/Indikation	**Qi regulierend und die „Mitte" (Fk „Milz" und „Magen",** *oo. lienalis et stomachi, pi wei)* **freimachend** verminderter Appetit, gespanntes Abdomen, Diarrhö Reguliert das Qi an der Oberfläche (*extima, biao*) und in der „Mitte"	++
	Fk „Magen" kräftigend verminderter Appetit, gespanntes Abdomen, Diarrhö	+

TIPP

Die Qi bewegende und öffnende Wirkung der Zwiebel eignet sich auch zur äußeren Anwendung (z. B. bei Ohrenschmerzen: rohe oder warme [im Wasserbad] Zwiebelhälften in Säckchen auflegen).

ZU BEACHTEN

Da die Qi bewegende Wirkung zu Blähungen führen kann, sollte die Zwiebel bei geschwächter „Mitte" in der Regel gedünstet oder leicht gebraten verwendet werden, da sie so besser verträglich ist.

Zubereitungsarten Gemüsegericht (➤ Gemüse-Allerlei, Yamswurzel-Gemüse) bei Fleischgerichten, Suppe, Saft.

2

Knoblauch (*dasuan* 大蒜)

Verwendet werden die Zehen des Echten Knoblauchs (*Allium sativum* L.), der zur Familie der Amaryllisgewächse *(Amaryllidaceae)* gehört und in ganz China angebaut wird. Knoblauch wird im Frühsommer geerntet.

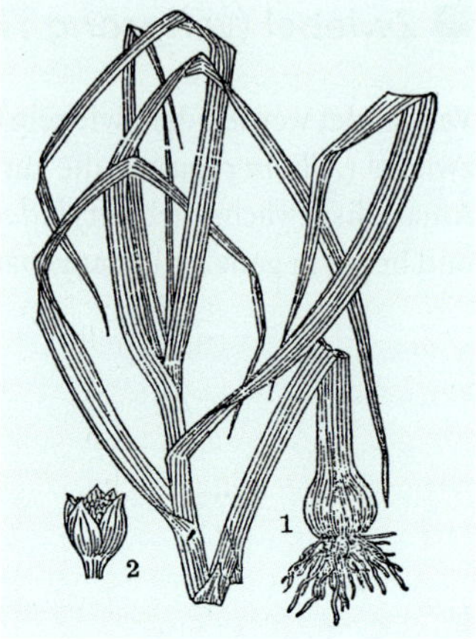

Temperaturverhalten	warm	++
Sapor	scharf	+++
Funktionskreisbezug	Fk „Milz" *(o. lienalis, pi)*	++
	Fk „Magen" *(o. stomachi, wei)*	++
	Fk „Lunge" *(o. pulmonalis, fei)*	+
Wirkung/Indikation	**das Qi bewegend, die „Mitte" (Fk „Milz" und „Magen",** *oo. lienalis et stomachi, pi wei*) **erwärmend** Schmerzen im Abdomen und Oberbauch aufgrund von „Kälte" *(algor, han)*, Verdauungsblockaden, die mit tastbaren Verhärtungen im Abdomen einhergehen können, bei beginnender Erkältung	++
	Fk „Magen" kräftigend Magen-Darmbeschwerden nach falscher oder schlechter Nahrung	++
	„Feuchtigkeit" *(humor, shi)* **und „Schleim"** *(pituita, tan)* **ausleitend** Ulzerationen, Schwellungen und Eiterungen	++
	entgiftend, antiparasitisch Endoparasitenbefall	+

ZU BEACHTEN

Bei „Hitze"-Prozessen *(calor, re)* und energetischer Schwäche *(depletio, xu)* des Yin sollte Knoblauch mit Vorsicht angewendet werden.

Zubereitungsarten/Rezepte Gemüsegericht (➤ Gemüse-Allerlei), Gewürz, Marinade (➤ Eingelegter Tofu), Salate (➤ Meeresalgensalat), Dekokt/Abkochung.

Chili, Paprika (*lajiao* 辣椒)

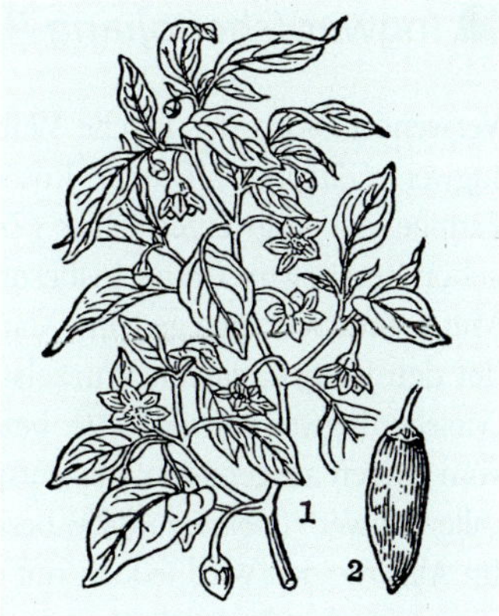

Verwendet werden verschiedene Arten von der Pflanzengattung Chili/Paprika (*Capsicum* L.) wie z. B. die reifen Chilischoten (*Capsicum frutescens* L.) und auch die noch grünen, gelben oder roten Paprikaschoten (*Capsicum annuum* L.), die zur Familie der Nachtschattengewächse *(Solanaceae)* gehören und in ganz China angebaut werden. Im Allgemeinen werden die etwas weniger scharfen grünen, roten und gelben Früchte frisch und zwar meistens als Gemüse verwendet; die schärferen roten Paprika- oder Chilischoten werden jedoch auch oftmals erst getrocknet und dann gemahlen als Gewürz oder als Arzneimittel eingesetzt.

Temperaturverhalten	heiß: Chili	+++
	heiß: Paprika	+
Sapor	scharf: Chili	+++
	scharf: Paprika	+
Funktionskreisbezug	Fk „Magen" *(o. stomachi, wei)*	+++
	Fk „Milz" *(o. lienalis, pi)*	++
	Fk „Herz" *(o. cardialis, xin)*	+
Wirkung/Indikation	**„Kälte" zerstreuend** Blockaden aufgrund von „Feuchtigkeit-Kälte" (*humor algidus, shihan)*: Verminderter Appetit, klebriger Zungenbelag, Müdigkeit und Abgeschlagenheit, Muskelschmerzen in den Extremitäten. Gelenkbeschwerden aufgrund von „Wind-Kälte" *(algor venti, fenghan)* oder „Feuchtigkeit". „Wind-Kälte" Erkältungen mit Kälteabneigung, Schüttelfrost, wenig Schweiß	+++
	„Mitte" (Fk „Milz" und „Magen", *oo. lienalis et stomachi, pi wei)* **erwärmend** verminderter Appetit, durch „Kälte" *(algor, han)* hervorgerufene Schmerzen im Abdomen	++
	Fk „Magen" öffnend Verdauungsblockaden	++

ZU BEACHTEN

Bei „Hitze"-Prozessen *(calor, re)* und energetischer Schwäche *(depletio, xu)* des Yin sowie bei Magenbeschwerden, Reflux, Darmentzündungen und allgemein bei Kindern sollte Chili mit Vorsicht angewendet werden.

Zubereitungsarten/Rezepte Chili: Gewürz, Gewürz-Paste, Paprika: Gemüse- oder Fleischgerichte (➤ Gemüse-Allerlei), Suppe.

Ingwer (*shengjiang* 生姜)

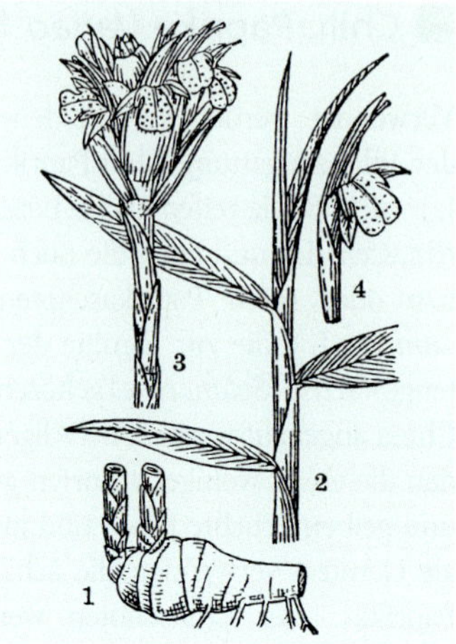

Verwendet wird der frische Wurzelstock des Ingwers (*Zingiber officinale* Roscoe), der zur Familie der Ingwergewächse *(Zingiberaceae)* gehört und in ganz China, insbesondere aber in Mittel- und Südchina gedeiht. Man unterscheidet den jungen, zarten Wurzelstock, der als „violetter Ingwer" *zijiang* 紫姜 bezeichnet wird, vom älteren ausgereiften, der entsprechend als „alter Ingwer" (*laojiang* 老姜) bezeichnet wird. Im Allgemeinen wird jedoch mit der Bezeichnung „frischer Ingwer", *shengjiang* 生姜 der Ausgereifte gemeint. Ingwer wird im Herbst ausgegraben, von den feinen Nebenwurzeln befreit, gewaschen und frisch verwendet.

Temperaturverhalten	warm	++
Sapor	scharf	+++
Funktionskreisbezug	Fk „Lunge" *(o. pulmonalis, fei)*	++
	Fk „Milz" *(o. lienalis, pi)*	++
	Fk „Magen" *(o. stomachi, wei)*	++
Wirkung/Indikation	**die „Oberfläche"** *(extima, biao)* **lösend und schweißtreibend** leichte, beginnende „Wind-Kälte"(algor venti, fenghan)-Erkältungen mit Kälteabneigung, Schüttelfrost, Fieber, Kopfschmerzen, verstopfte Nase	+++
	„Mitte" (Fk „Milz" und „Magen", *oo. lienalis et stomachi, pi wei*) **erwärmend, Qi des Fk „Magen" harmonisierend** Übelkeit, Erbrechen, verminderter Appetit	++
	Fk „Lunge" erwärmend, hustenstillend „Feuchtigkeit-Kälte" (*humor algidus, shihan*): Husten, Keuchatmung	++
	„Schleim" *(pituita, tan)* **umwandelnd** Übelkeit, Erbrechen, Klumpengefühl	+

TIPP

Ingwer löst nicht nur die „Oberfläche" und leitet „Kälte" *(algor, han)* aus, sondern erwärmt zudem die „Mitte" und wandelt „Feuchtigkeit" und „Schleim" um. Der frische Ingwer ist schärfer, öffnender und bewegt das Qi stärker. Der getrocknete Ingwer ist wärmer und wirkt v. a. auf die „Mitte".

ZU BEACHTEN

Bei „Hitze"-Prozessen *(calor, re)* und energetischer Schwäche *(depletio, xu)* des Yin sollte Ingwer mit Vorsicht oder nicht über eine längere Zeit hinweg angewendet werden.

Zubereitungsarten/Rezepte Dekokt/Abkochung (➢ Dekokt aus Frühlingszwiebel, Ingwer und braunem Zucker, Dekokt aus Ingwer und getrockneten Mandarinenschalen), Salate (➢ Sushisalat), frisch und getrocknet als Gewürz.

Koriander (*husui* 胡荽)

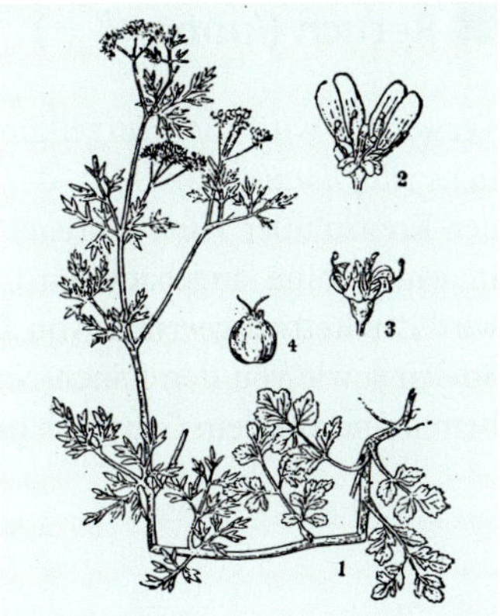

Verwendet wird die ganze Pflanze (Kraut, Stengel, Frucht und Wurzel) des Korianders (*Coriandrum sativum* L.), der zur Familie der Doldengewächse *(Apiaceae)* gehört und in ganz China angebaut wird. Koriander wird im Frühling oder Sommer geerntet und vor dem Gebrauch gewaschen. Die frischen Korianderfrüchte werden vor dem Gebrauch getrocknet.

Temperaturverhalten	warm	++
Sapor	scharf	+
Funktionskreisbezug	Fk „Lunge" *(o. pulmonalis, fei)*	++
	Fk „Milz" *(o. lienalis, pi)*	+
Wirkung/Indikation	**die „Oberfläche"** *(extima, biao)* **lösend, schweißtreibend** „Wind-Kälte"(algor venti, fenghan)-Erkältungen wenig Fieber, Schweißlosigkeit, Schüttelfrost, Kinderkrankheiten wie z. B. Masern	++
	„Mitte" (Fk „Milz" und „Magen", *oo. lienalis et stomachi, pi wei)* **wärmen und harmonisieren** verminderter Appetit, Übelkeit, Verdauungsblocken und Schmerzen Aufgrund von „Kälte" *(algor, han)*	++
	Qi absenkend	+

Zubereitungsarten/Rezepte Dekokt/Abkochung (➤ Dekokt aus Karotte, Wasserkastanie und Koriander), Salate (➤ Glasnudelsalat, Sushisalat), als Gewürz.

2

Rettich (*luobo* 萝卜)

Verwendet wird die Wurzelknolle des Rettichs (*Raphanus sativus* L.), der zur Familie der Kreuzblütler *(Brassicaceae)* gehört und in ganz China angebaut wird. Im Winter wird der Rettich geerntet, von Blättern und Stielen sowie von den feinen Nebenwurzeln befreit und vor dem Gebrauch gewaschen.

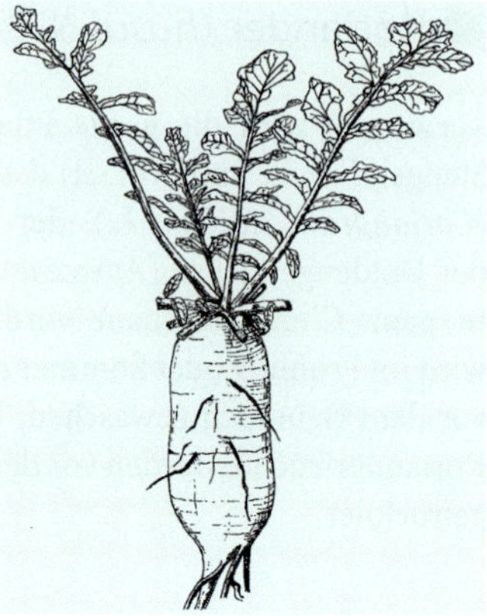

Temperaturverhalten	kühl (gegart: neutral mit Tendenz zur Wärme)	++
Sapor	scharf	++
	süß	+
Funktionskreisbezug	Fk „Lunge" *(o. pulmonalis, fei)*	++
	Fk „Magen" *(o. stomachi, wei)*	++
Wirkung/Indikation	**roher Rettich**	
	„Schleim" *(pituita, tan)* **umwandelnd** Husten mit zähem Schleim, Stimmenverlust	++
	die „Oberfläche" *(extima, biao)* **öffnend** grippale Infekte mit calor-Zeichen: Bronchitis Halsschmerzen, Stimmverlust	++
	„Hitze" *(calor, re)* **kühlend, befeuchtend** Halsschmerzen, Heiserkeit, Husten, Durst, trockener Mund	++
	Xue kühlend Blutungen verschiedenster Art: Nasenbluten, blutiger Auswurf, blutiger Stuhl	+
	gegarter Rettich	
	öffnet den Fk „Magen", senkt das Qi ab Verdauungsblockaden, Spannungsgefühl im Unterbauch, Durchfall, Übelkeit, Erbrechen	++

TIPP

- Im **rohen Zustand** wirkt der scharfe Rettich öffnend und „Hitze" kühlend. Dies kann zur Befreiung des Fk „Lunge" verhelfen. Darüber hinaus zeigt der Rettich eine befeuchtende und zugleich „Schleim" umwandelnde Wirkung. Er eignet sich daher besonders bei trockenem Husten mit zähem Schleim.
- Im **gegarten Zustand** wird die ursprüngliche Schärfe des Rettichs abgemildert und das kalte Temperaturverhalten in ein leicht wärmendes umgewandelt. Der Rettich hat dadurch einen verstärkten Bezug zum Fk „Magen". Zudem löst der gegarte Rettich Verdauungsblockaden, harmonisiert die „Mitte" (Fk „Milz" und „Magen", *oo. lienalis et stomachi, pi wei*) und wirkt Qi absenkend.

Zubereitungsarten Roh: Salat, Saft, gegart: Gemüsegericht, zu Fleischgerichten (➤ Lammfleisch mit Rettich).

Karotte (*hu luobo* 胡萝卜)

Verwendet wird die Wurzel der Karotte, Gartenmöhre oder Mohrrübe (*Daucus carota* subsp. *sativus* [Hoffm.] Schübl. et G. Martens), die zur Familie der Doldengewächse *Apiaceae* gehört und in ganz China angebaut wird. Nach der Ernte wird sie von Stielen und Blättern befreit, gewaschen und frisch verwendet oder an der Luft getrocknet.

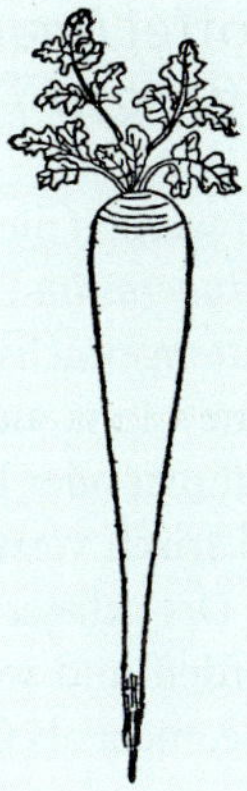

Temperaturverhalten	neutral, kühl	+
Sapor	süß	++
Funktionskreisbezug	Fk „Milz" *(o. lienalis, pi)*	++
	Fk „Leber" *(o. hepaticus, gan)*	++
	Fk „Lunge" *(o. pulmonalis, fei)*	+
Wirkung/Indikation	**Fk „Milz" kräftigend** Verdauungsblockaden, tastbare Verhärtungen im Abdomen, Diarrhö, Obstipation	++
	stützt den Fk „Leber" Verschwommene Sicht, Nachtblindheit, Kopfschmerzen, Schwindel, Bluthochdruck	++
	Sicht klärend	++
	„Hitze" *(calor, re)* **kühlend im Fk „Lunge", Qi absenkend** Husten, Keuchhusten	+

TIPP

Karotten sind ein wichtiges neutrales Mittel bei einer energetischen Schwäche *(depletio, xu)* im Fk „Milz" *(oo. lienalis, pi)* und im Fk „Leber". Vor allem im gedünsteten oder gekochten Zustand können sie Verdauungsblockaden, Blähungen, Obstipation oder Diarrhö beseitigen. Karotten werden aus diesen Gründen auch bei Kindern häufig verwendet.

Zubereitungsarten/Rezepte Suppe (➢ kräftigende Hühnersuppe), Gemüsegerichte (➢ Gemüse-Allerlei), Teigtaschenfüllung (➢ Teigtaschen mit Karottengemüse und Staundensellerie), Salat (➢ Glasnudelsalat), Dekokt (➢ Dekokt aus Karotte, Wasserkastanie und Koriander).

Kartoffel (*malingshu* 马铃薯 oder *yangyu* 洋芋)

Verwendet werden die Knollen der Kartoffel (*Solanum tuberosum* L.), die zur Familie der Nachtschattengewächse *(Solanaceae)* gehört und in ganz China angebaut wird. Sie werden im Sommer oder Herbst geerntet, gewaschen und frisch verwendet oder an einem trockenen Ort gelagert. In der chinesischen Küche wurden und werden Kartoffeln stets als Gemüse, nicht als Grundnahrungsmittel, verwendet.

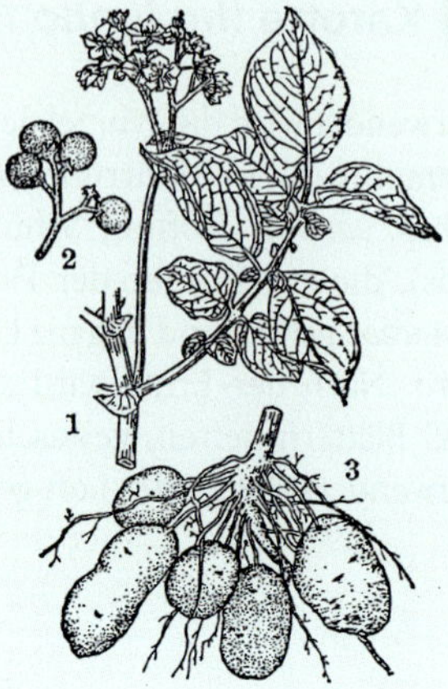

Temperaturverhalten	neutral	
Sapor	süß	++
Funktionskreisbezug	Fk „Milz" *(o. lienalis, pi)*	++
	Fk „Magen" *(o. stomachi, wei)*	++
Wirkung/Indikation	**Fk „Milz" kräftigend, das Qi stützend** Verdauungsprobleme, Diarrhö	++
	„Mitte" (Fk „Milz" und „Magen", *oo. lienalis et stomachi, pi wei*) **harmonisierend, akute Schmerzzustände lindernd** Schmerzen im Abdomen oder Oberbauch, Obstipation	++
	entzündliche Prozesse lindernd (äußerlich als Saft oder als Wickel/Packungen) Entzündungen oder Verletzungen	+

TIPP

- Die schmerzstillende Wirkung eignet sich auch zur äußeren Anwendung: Bei Schmerzen im Abdomen oder Oberbauchschmerzen warme gekochte Kartoffeln in ein Baumwolltuch einschlagen und auflegen.
- Kartoffelsaft kann auch zur inneren Anwendung bei Magenentzündungen verwendet werden.

Zubereitungsarten/Rezepte Suppe, Eintopf, Pellkartoffel, Ofenkartoffel, Püree.

Yamswurzelknolle (*shanyao* 山药)

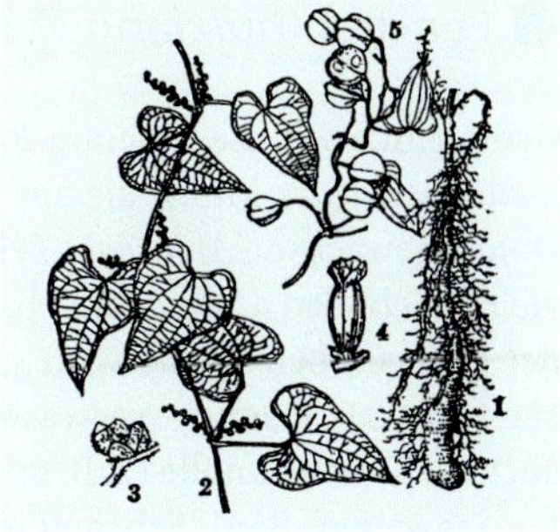

Verwendet wird die Wurzelknolle der Yamswurzel (*Dioscorea polystachya* Turcz.) aus der Familie der Yamswurzelgewächse *(Dioscoreaceae)*, die in Henan, Hebei, Shandong, Shanxi und den südlichen Regionen wild verbreitet ist sowie in breitem Umfang angebaut wird. Der Wurzelstock wird nach der Ernte im Winter vom Wurzelkopf befreit, gewaschen, geschält und frisch oder getrocknet verwendet. Die Yamswurzelknolle wird auch häufig als Arzneimittel eingesetzt.

Temperaturverhalten	neutral	
Sapor	süß	++
Funktionskreisbezug	Fk „Lunge" *(o. pulmonalis, fei)*	++
	Fk „Milz" *(o. lienalis, pi)*	+++
	Fk „Niere" *(o. renalis, shen)*	+
Wirkung/Indikation	**Fk „Milz" kräftigend** verminderter Appetit, Diarrhö, Ausfluss bei Frauen, spontane Schweiße, Müdigkeit, Auszehrung	+++
	Fk „Lunge" suppletierend persistierender Husten, Trockenheit der Kehle	++
	Fk „Niere" konsolidierend, Struktivpotential *(jing)* **stützend** Samenverlust, gehäufte Miktion, Ausfluss	+

TIPP

Die Yamswurzel ist ein wirkkräftiges Mittel, das in der Chinesischen Medizin auch als Arzneimittel eingesetzt wird. Sie stützt die „Mitte" (Fk „Milz" und „Magen", *oo. lienalis et stomachi, pi wei*), suppletiert den Fk „Lunge" und konsolidiert das Struktivpotential.

Zubereitungsarten/Rezepte Suppe, Gemüsegericht (➤ Yamswurzel-Gemüse).

Fenchel (*huixiang* 茴香)

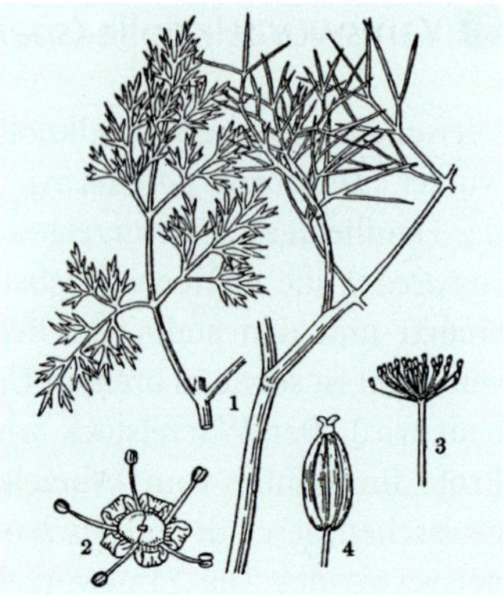

Gebraucht wird die gesamte Pflanze (*Foeniculum vulgare* Mill.), die zur Familie der Doldengewächse *(Apiaceae)* gehört und in vielen Gebieten Chinas angebaut wird. In der chinesischen Küche wird v. a. das Fenchelkraut als Gemüse verwendet, seltener auch die Fenchelknolle (z. B. mit geschmorten Schweinefüßen). Fenchelsamen werden als Gewürz (ein Bestandteil des „Fünf-Düfte-Pulvers") und v. a. auch als Arzneimittel geschätzt. Da Fenchelkraut (junge Stiele und Blätter) und -knolle sehr ähnlich wirken, behandeln wir sie hier gemeinsam.

Fenchel wird im Frühling oder Sommer geerntet, gewaschen und frisch verwendet.

Fenchelknolle (*huixiang* 茴香)

Temperaturverhalten	warm	+
Sapor	süß	+
	scharf	+
Funktionskreisbezug	Fk „Leber" *(o. hepaticus, gan)*	++
	Fk „Niere" *(o. renalis, shen)*	+
	Fk „Milz" *(o. lienalis, pi)*	+
	Fk „Magen" *(o. stomachi, wei)*	+
Wirkung/Indikation	**Qi bewegend und regulierend** „Kälte" *(algor, han)* bedingte, stechende Schmerzen im Unterbauch, in den Genitalien und Leistenbereich oder bei Kältegefühl, Blähungen und Schmerzen im Bauchbereich	++
	„Mitte" (Fk „Milz" und „Magen", *oo. lienalis et stomachi, pi wei)* **harmonisierend** Spannung und Beklemmungsgefühle im Abdomen, Aufstoßen, Erbrechen, verminderter Appetit, Blähungen	++
	„Wind" *(ventus, feng)* **vertreibend** Gelenkschmerzen aufgrund von „Wind-Feuchtigkeit" *(humor venti, fengshi)*	+

Zubereitungsarten/Rezepte Gemüsegericht, Salat.

Fenchelsamen (*xiao huixiang* 小茴香)

Temperaturverhalten	warm	++
Sapor	scharf	++
Funktionskreisbezug	Fk „Leber" *(o. hepaticus, gan)*	+++
	Fk „Niere" *(o. renalis, shen)*	+
	Fk „Milz" *(o. lienalis, pi)*	+
	Fk „Magen" *(o. stomachi, wei)*	+
Wirkung/Indikation	**Qi bewegend und regulierend, Schmerz beseitigend** Blockaden oder Schmerzen durch „Kälte" *(algor, han)*: Schmerzen im Leisten- und Genitalbereich, lanzinierende Schmerzen im (Unter-)Bauch, Schmerzen im Verlauf der „Leber"-Leitbahn *(s. hepaticia)*	+++
	„Kälte" *(algor, han)* **erwärmend** Blockaden im unteren Wärmebereich *(calorium, xiajiao)*, Kältegefühl im Abdomen oder im Unterbauch, Aufstoßen, Appetitverlust, Verdauungsstörungen, Schmerzen im Abdomen	++

TIPP

Fenchelsamen lösen Qi-Stagnationen, vertreiben „Kälte" und wirken somit schmerzstillend. Sie sind auch gut geeignet für Kinder (v. a. als Tee).

Zubereitungsarten/Rezepte Dekokt/Abkochung, Gewürz.

Staudensellerie (*qincai* 芹菜)

Gebraucht werden Stiele und Blätter des Bleich-, Stiel-, oder Staudenselleries (*Apium graveolens* subsp. *dulce* [Mill.] Schübl. et G.Martens), der zur Familie der Doldengewächse *(Apiaceae)* gehört und in China v.a. in den Süd- und Ostprovinzen angebaut wird. Er wird im Frühjahr oder Herbst geerntet, von den Wurzeln befreit und gewaschen verwendet.

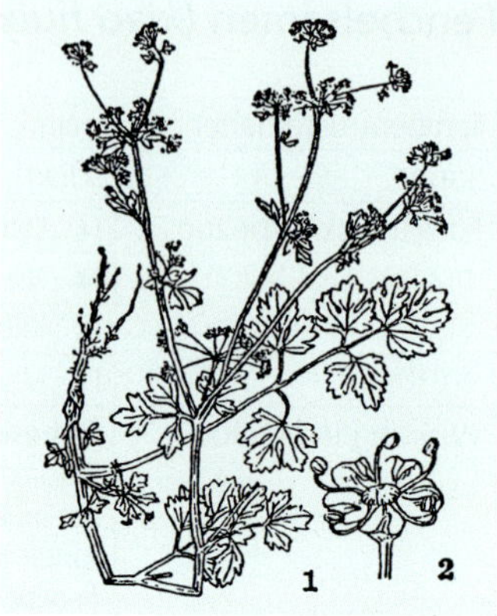

Temperaturverhalten	kühl	++
Sapor	süß (etwas bitter)	+
Funktionskreisbezug	Fk „Leber" *(o. hepaticus, gan)*	++
	Fk „Magen" *(o. stomachi, wei)*	+
Wirkung/Indikation	**„Hitze"** *(calor, re)* **kühlend und die Aktivitäten des Fk „Leber" besänftigend, „Wind"** *(ventus, feng)* **absenkend** Schwindel, Kopfschmerzen, gerötetes Gesicht und Augen, Bluthochdruck, Regelstörungen	++
	„Hitze" *(calor, re)* **kühlend** Unruhe, Durst (auch nach übermäßigem Alkoholkonsum)	++
	„Feuchtigkeit" *(humor, shi)* **ausleitend** Übelkeit mit Erbrechen, verminderter Appetit	+
	Blutungen stillend Regelstörungen: vorzeitiges Eintreten der Regelblutung, massive Blutungen	+
	diuretisch Miktionsstörungen aufgrund von „Hitze": erschwerte, schmerzhafte Miktion, blutiger oder trüber Urin	+

TIPP

Der Staudensellerie ist mit seinem kühlen Temperaturverhalten, seiner den Fk „Leber" besänftigenden und „Wind" *(ventus, feng)* absenkenden Wirkung ein wichtiges Mittel bei heutigen „Zivilisationserkrankungen" wie Allergien („Wind"), Kopfschmerzen und Bluthochdruck (hochschlagendes Yang des Fk „Leber").

Zubereitungsarten/Rezepte Gemüsegerichte (➤ Tintenfisch mit Staudensellerie), Teigtaschenfüllung (➤ Karottengemüse und Staudensellerie), Suppe (➤ Kräftigende Hühnersuppe), Saft.

Chinakohl (*baicai* 白菜)

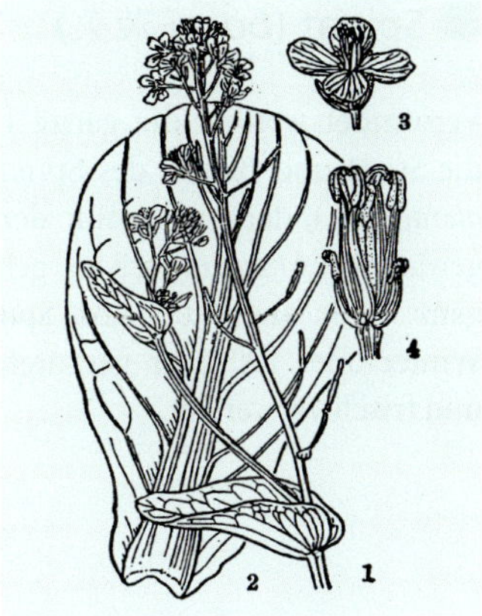

Verwendet werden die Schößlinge und Blätter des China- oder Schantungkohls (*Brassica rapa* subsp. *pekinensis* [Lour.] Hanelt und *Brassica rapa* subsp. *chinensis* [L.] Hanlet), die zur Familie der Kreuzblütengewächse (*Brassicaceae*) gehören und in ganz China angebaut werden. Grundsätzlich unterscheidet man den „großen Chinakohl" (*da baicai* 大 白菜) (*Brassica rapa* subsp. *pekinensis* [Lour.] Hanelt), der dem auch im Westen gebräuchlichen gelblich-weißen Chinakohl entspricht, vom „kleinen Chinakohl" (*xiao baicai* 小白菜), oder auch „grünen Chinakohl" (*qingcai* 青菜), (*Brassica rapa* subsp. *chinensis* [L.] Hanlet), der aus kleineren, grünen, salatähnlichen Blättern besteht, der bei uns auch als „Pak Choi" bekannt ist. Chinakohl wird im Winter oder Frühling geerntet, von den Wurzeln befreit, gewaschen und frisch verwendet.

Temperaturverhalten	neutral, kühl	+
Sapor	süß	+
Funktionskreisbezug	Fk „Magen" *(o. stomachi, wei)*	++
	Fk „Lunge" *(o. pulmonalis, fei)*	++
	Fk „Dünndarm" *(o. intestini tenuis, xiaochang)*	+
	Fk „Dickdarm" *(o. intestini crassi, dachang)*	+
Wirkung/Indikation	**„Hitze"** *(calor, re)* **kühlend im Fk „Lunge" oder Fk „Magen"** Husten in Verbindung mit Obstipation, fiebrige Erkältung, Nervosität, Durst, Verdauungsblockaden aufgrund von „Hitze": Blähungen, Obstipation	++
	Fk „Magen" stützend, Säfte *(jinye)* **hervorbringend**	+
	„Hitze" *(calor, re)* **kühlend im Fk „Blase"** *(o. vesicalis, pangguang)* Miktionsstörungen, Harnwegsentzündungen	+

TIPP

Die kühlende und Säfte hervorbringende Wirkung des Chinakohls eignet sich besonders gut bei Husten, Nervosität und Harnwegsentzündungen, die durch „Hitze" bedingt sind.

Zubereitungsarten/Rezepte Suppe, Gemüsegericht, Salat.

Spinat (*bocai* 菠菜)

Verwendet werden die ganze Pflanze oder die Stiele und Blätter des Spinats (*Spinacia oleracea* L.), der zur Familie der Amaranthgewächse (*Amaranthaceae*) gehört und in ganz China angebaut wird. Spinat wird im Winter oder Frühjahr geerntet, gewaschen und frisch verwendet.

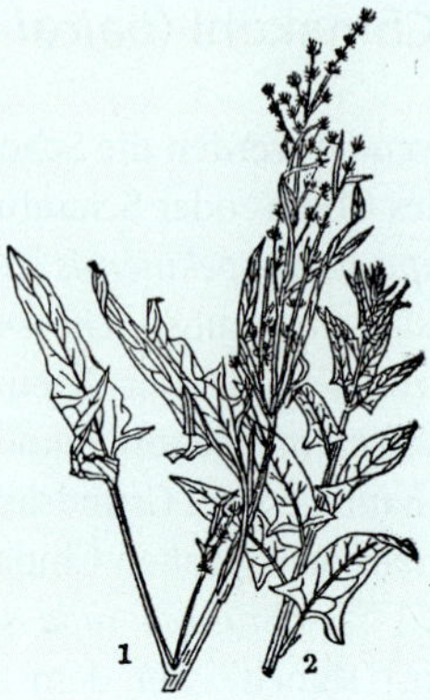

Temperaturverhalten	kühl	++
Sapor	süß	+
Funktionskreisbezug	Fk „Dickdarm" *(o. intestini crassi, dachang)*	++
	Fk „Magen" *(o. stomachi, wei)*	++
	Fk „Leber" *(o. hepaticus, gan)*	++
Wirkung/Indikation	**Fk „Leber"** *(o. hepaticus, gan)* **stützend und kühlend** Schwindel, Kopfschmerzen, Unruhe, gerötete Augen	++
	„Hitze" *(calor, re)* **kühlend** trockener Mund, Unruhe, Durst, nach übermäßigem Alkoholkonsum	++
	Fk „Dünndarm" *(o. intestini tenuis, xiaochang)* **und „Dickdarm" befeuchtend und glättend** chronische Obstipation auch im Seinem, Analfisteln, Hämorrhoiden	++
	Xue erhaltend, Yin zusammenhaltend verschwommene Sicht, Nachtblindheit	+
	Blutungen stillend Nasenbluten, Blut im Stuhl	+
	Qi absenkend	+

Zubereitungsarten/Rezepte Getreidebrei (➤ Getreidebrei mit Spinatblätter), Gemüsegericht.

Löwenzahn (*pugongying* 蒲公英)

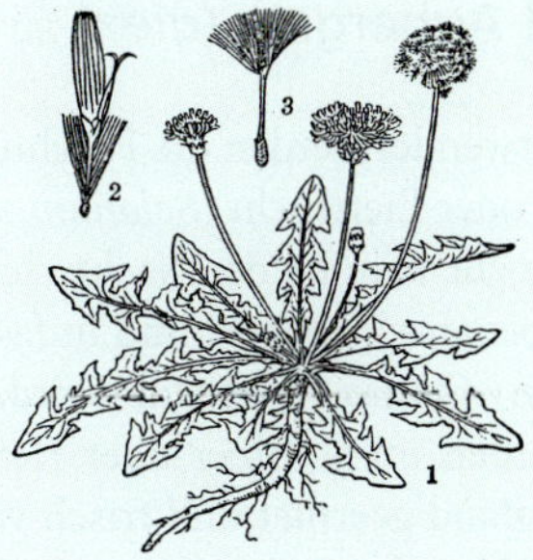

Verwendet wird die junge, zarte, ganze Pflanze (Kraut und Wurzeln) oder nur Blätter und Stiele des Löwenzahns (*Taraxacum mongolicum* Hand.-Mazz.) oder andere Löwenzahnarten (wie *Taraxacum sect. Taraxacum* F. H.Wigg.*)*, die zur Familie der Korbblütengewächse (*Asteraceae*) gehören und in ganz China wild wachsen. Löwenzahn wird im Frühjahr oder Sommer gepflückt, entweder mit oder ohne Wurzel gewaschen und frisch verwendet oder in der Sonne getrocknet. Löwenzahn wird in China als alltägliches Nahrungsmittel, als Arzneimittel und als Nahrungsmittel für Notzeiten verwendet.

Temperaturverhalten	kalt	++
Sapor	bitter	++
	süß	+
Funktionskreisbezug	Fk „Leber" *(o. hepaticus, gan)*	++
	Fk „Magen" *(o. stomachi, wei)*	+
Wirkung/Indikation	**entgiftend, abschwellend** Furunkel, Karbunkel, Harnwegsentzündungen, gerötete und geschwollene Augen, Mastitis	+++
	„Hitze" *(calor, re)* **kühlend und „Feuchtigkeit"** *(humor, shi)* **ausleitend** Halsschmerzen, entzündliche Schwellungen (Lymphknoten, Furunkel, Karbunkel, Mastitis), Harnwegsentzündungen, gerötete und geschwollene Augen	++

TIPP

Der Löwenzahn mit seinem kalten Temperaturverhalten und der bitteren Geschmacksrichtung beseitigt „Hitze" im Fk „Leber" und ist bei allen Arten von Entzündungen, die mit Schwellungen und Sekretabsonderungen einhergehen, gut einzusetzen. Als Alternative kann auch Rucola (interpoliert) verwendet werden, der jedoch nicht so stark kühlend wirkt wie Löwenzahn.

Zubereitungsarten/Rezepte Dekokt/Abkochung (➤ Dekokt aus Löwenzahn, ➤ Dekokt aus Löwenzahn und Maisgriffeln), Salat, Saft.

Aubergine (*qiezi* 茄子)

Verwendet werden die Früchte der Aubergine oder Eierfrucht (*Solanum melongena* L.), die zur Familie der Nachtschattengewächse *(Solanaceae)* gehört und in fast allen Regionen Chinas angebaut wird. Auberginen werden im Sommer oder Herbst in reifem Zustand geerntet und frisch verwendet. Die Wirkbeschreibung deckt verschiedene Arten von Auberginen ab: lange, spitz zulaufende, oder dicke, runde sowie dunkelrote, weiße und grüne.

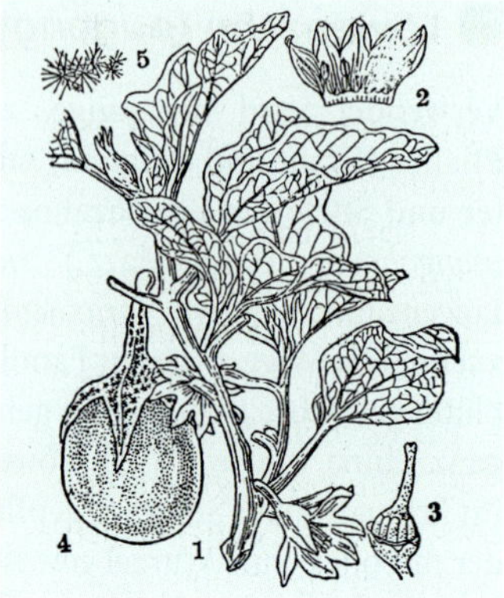

Temperaturverhalten	kühl	+
Sapor	süß	+
Funktionskreisbezug	Fk „Dickdarm" *(o. intestini crassi, dachang)*	++
	Fk „Magen" *(o. stomachi, wei)*	+
Wirkung/Indikation	**„Hitze"** *(calor, re)* **kühlend** Obstipation, entzündliche Geschwüre auf der Haut, Husten	++
	Xue dynamisierend und kühlend, Xue-Stasen zerstreuend blutiger Stuhl, blutende Hämorrhoiden, Blutungen	++

TIPP

Die Aubergine kühlt „Hitze"-Prozesse, kühlt und bewegt das Xue. Sie ist besonders bei blutigem Stuhl sowie blutenden Hämorrhoiden einzusetzen.

Zubereitungsarten/Rezepte Gemüsegericht (➤ Gemüse-Allerlei), Aufstrich.

Tomate (*fanqie* 番茄)

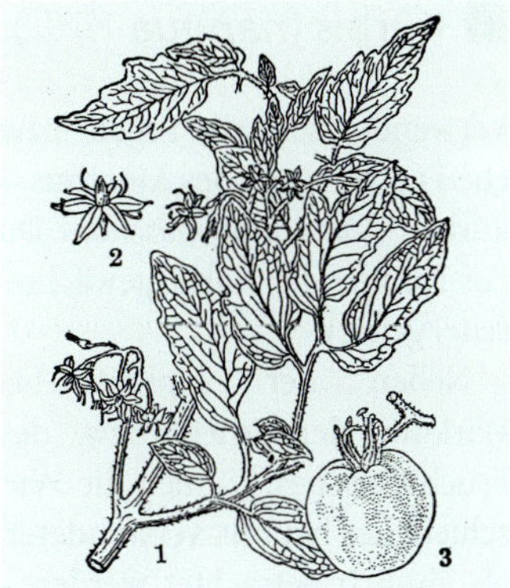

Verwendet wird die reife Frucht der Tomate (*Solanum lycopersicum* L.), die zur Familie der Nachtschattengewächse *(Solanaceae)* gehört und in den meisten Regionen Chinas angebaut wird. Sie wird im Sommer geerntet, gewaschen und frisch verwendet.

Wie auch ihr Name „Ausländische Aubergine" (*fanqie*) zeigt, wurde die Tomate um etwa 1500 aus den westlichen Nachbarländern nach China eingeführt.

Temperaturverhalten	kühl	++
Sapor	süß	++
	sauer	+
Funktionskreisbezug	Fk „Magen" *(o. stomachi, wei)*	+++
	Fk „Leber" *(o. hepaticus, gan)*	++
Wirkung/Indikation	**„Hitze"** *(calor, re)* **kühlend, Säfte** *(jinye)* **erzeugend** Durst, Unruhe, verminderter Appetit, Trockenheit der Kehle	+++
	Yin (v.a. Yin des Fk „Leber", *yin hepatici, ganyin)* **stützend** verschwommene Sicht, Trockenheit der Augen, Nachtblindheit	++
	Xue kühlend „Hitze" im Xue auf der Basis eines Yin Mangels: Nasenbluten, Zahnfleischbluten	++
	Aktivitäten des Fk „Leber" besänftigend Kopfschmerzen, Schwindel, Bluthochdruck	++

Zubereitungsarten/Rezepte Suppe, Gemüsegericht (➤ Gemüse-Allerlei), Salat, Saft.

Kürbis (*nangua* 南瓜)

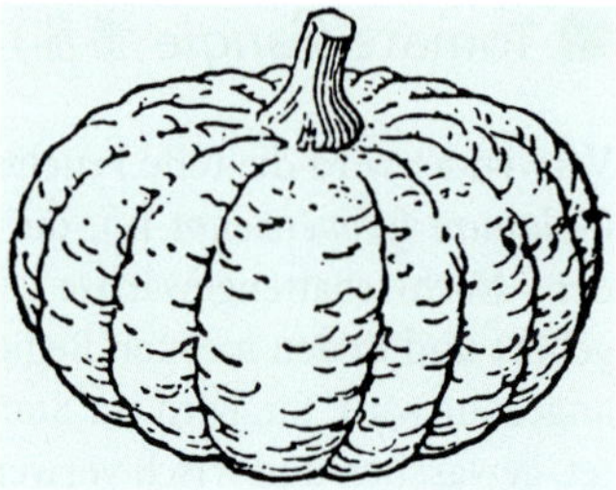

Verwendet wird die Frucht bzw. das gelbliche Fruchtfleisch des Moschus- oder Bisamkürbis, (*Cucurbita moschata* Duchesne) die zur Familie der Kürbisgewächse *(Cucurbitaceae)* gehört.

Neben der explizit beschriebenen Wirkung der Frucht bzw. des gelblichen Fruchtfleisches, können die Wirkungen verschiedener bei uns verwendeter Kürbisarten, wie des Hokkaido- oder des Gartenkürbis als ähnlich betrachtet werden. Die Kürbisse werden im Spätsommer oder Herbst reif geerntet, von der Schale befreit, gewaschen und frisch verwendet.

Temperaturverhalten	leicht warm	+
Sapor	süß	+
Funktionskreisbezug	Fk „Milz" *(o. lienalis, pi)*	++
	Fk „Magen" *(o. stomachi, wei)*	+
Wirkung/Indikation	**„Mitte" (Fk „Milz" und „Magen",** *oo. lienalis et stomachi, pi wei)* **sanft stützend** Gedunsenheit, Ödeme, Übergewicht, Abmagerung	++
	„Feuchtigkeit" *(humor, shi)* **und „Schleim"** *(pituita, tan)* **umwandelnd** Gedunsenheit, Ödeme, Übergewicht, bronchiale Verschleimung mit Husten	+

TIPP

Durch die sättigende und zugleich milde stützende Wirkung mit Umwandlung von „Feuchtigkeit" *(humor, shi)* ist Kürbis sehr geeignet zur Gewichtsabnahme.

Zubereitungsarten/Rezepte Suppe, Püree, Ofenkürbis.

Gurke (*huanggua* 黄瓜)

Verwendet wird die Frucht der Gurke (*Cucumis sativus* L.), die zur Familie der Kürbisgewächse (*Cucurbitaceae)* gehört und in ganz China in verschiedenen Sorten angebaut wird. Gurken werden im Sommer oder Herbst geerntet, gewaschen und frisch verwendet.

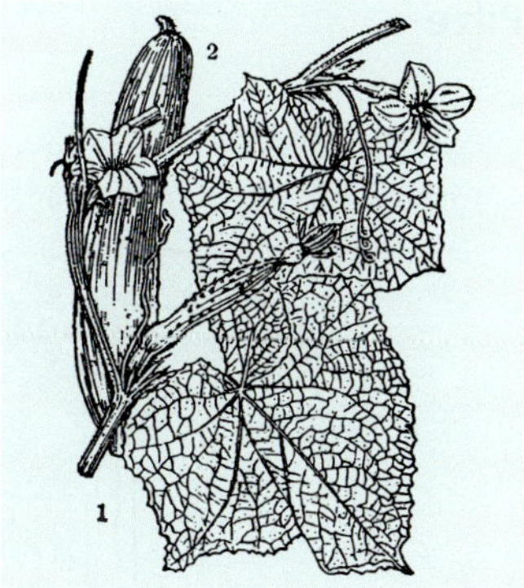

Temperaturverhalten	kühl	++
Sapor	süß	+
	bitter	+
Funktionskreisbezug	Fk „Milz" *(o. lienalis, pi)*	+
	Fk „Magen" *(o. stomachi, wei)*	+
	Fk „Dickdarm" *(o. intestini crassi, dachang)*	+
	Fk „Blase" *(o. vesicalis, pangguang)*	+
Wirkung/Indikation	**„Hitze"** *(calor, re)* **kühlend** Unruhe, Durst, Halsschmerzen, Verbrennungen (äußerlich)	+
	diuretisch, abschwellend Gedunsenheit, Ödeme, Miktionsstörungen, Schwellungen im Hals, geschwollene Augen	+
	entgiftend, „Feuchtigkeit-Hitze" *(calor humidus, shire)* **ausleitend** Durchfall, Akne, entzündliche Halsschwellungen	+

Zubereitungsarten/Rezepte Salat, Saft, warmes Gemüsegericht (z. B. Schmorgurke).

Pilze

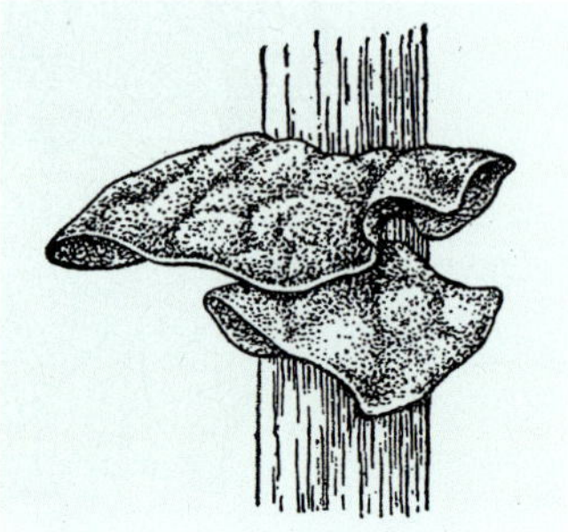

Judasohr

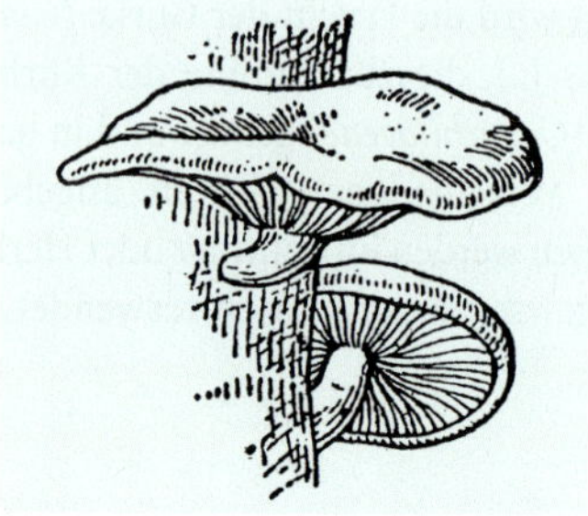

Shiitake

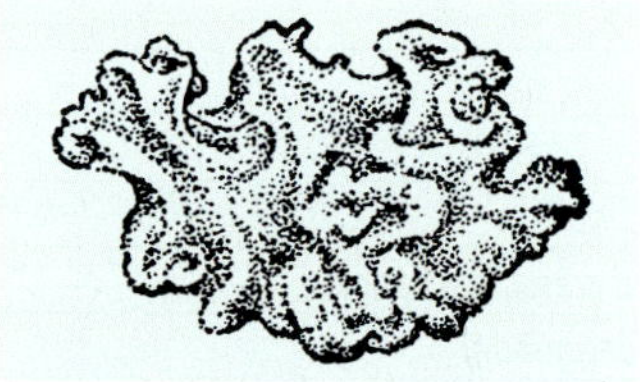

Silbermorchel

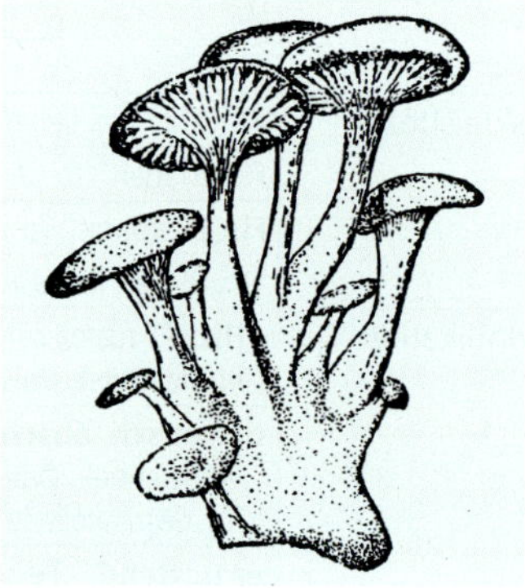

Austernpilz

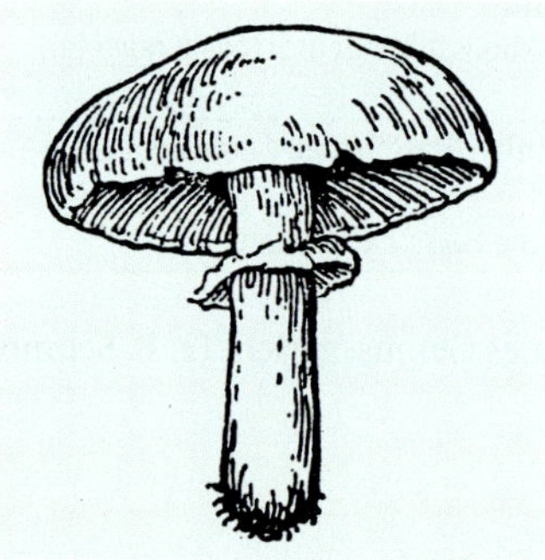

Champignon

Hier fassen wir grob die Wirkungen verschiedener Pilze zusammen.

- Die Pilzarten **Shiitake**, (*Lentinula edodes* [Berk.] Pegler, *xianggu* 香菇), **Champignons** (*Agaricus campestris* L., *mogu* 蘑菇) und **Austernpilz** (*Pleurotus ostreatus* [Jacq.] P. Kumm., *pinggu*, 平菇) haben v. a. eine die „Mitte“ (Fk „Milz“ und „Magen“, *oo. lienalis et stomachi, pi wei*) stützende Wirkung.
- Pilzarten wie **Judasohr** (in Chinaläden manchmal auch als „Schwarze Morcheln“ bezeichnet) (*Auricularia auricula-judae [*Bull.] Quél, *muer* 木耳) und **Weiß**- oder **Silbermorchel** (*Tremella fuciformis* Berk., *yiner* 银耳) befeuchten v. a. das Yin.

Pilze werden im Sommer oder Herbst gesammelt, von der Erde befreit, gewaschen und frisch oder getrocknet verwendet.

Temperaturverhalten	neutral	
Sapor	süß	+
Funktionskreisbezug	Fk „Milz" *(o. lienalis, pi)*	++
	Fk „Magen" *(o. stomachi, wei)*	+
	Fk „Lunge" *(o. pulmonalis, fei)*	+
	Fk „Leber" *(o. hepaticus, gan)*	+
Wirkung/Indikation	**„Mitte" (Fk „Milz" und „Magen",** *oo. lienalis et stomachi, pi wei*) **stützend** (Champignon, Shiitake-Pilz und Austernpilz) Müdigkeit, Kraftlosigkeit, verminderter Appetit, Übelkeit, Diarrhö, verminderter Milchfluss	++
	Yin der Fk „Magen", „Lunge" *(yin stomachi et pulmonale, wei fei yin)* **befeuchtend** (Weiß- und Silbermorchel und Judasohr) trockener Husten, Obstipation, Trockenheit der Haut und Schleimhäute	++
	Yin des Fk „Leber" *(yin hepatici, gan yin)* **befeuchtend** (Austernpilz) Muskelkrämpfe und Parästhesien (Austernpilz)	++

Zubereitungsarten/Rezepte Pilzgericht, Suppe, getrocknet.

Algen/Tang

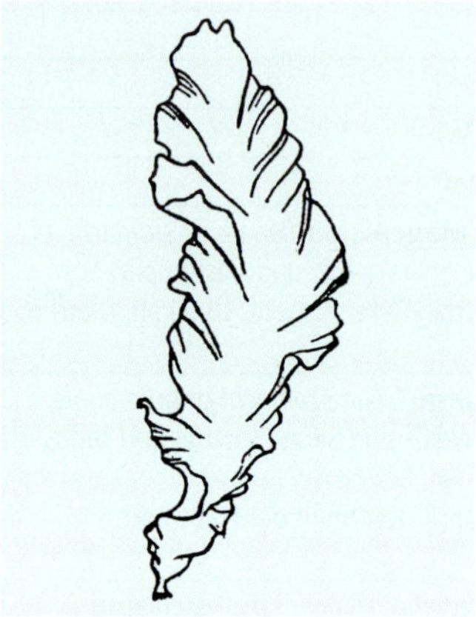

Rotalge

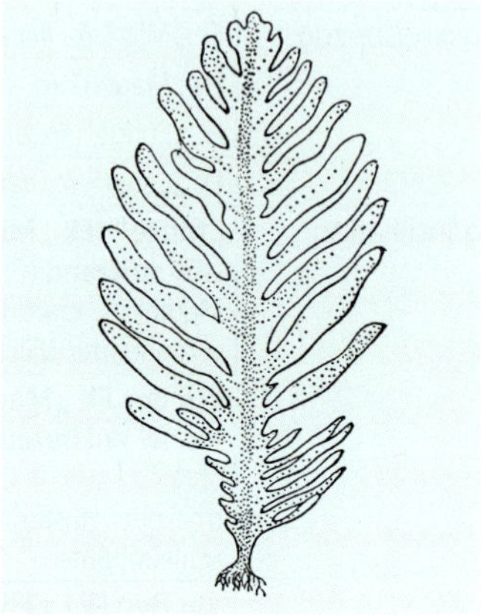

Brauntang

An dieser Stelle fassen wir die Wirkungen mehrerer Tang-Arten zusammen: von den Brauntang-Arten *Ecklonia kurome* Okamura (*kunbu* 昆布, jap. *konbu* auch *kombu*), aus der Familie der *Lessoniaceae,* Japanischer Blatttang (*Saccharina japonica* Aresch., *haidai* 海带) aus der Familie der *Laminariaceae* und *Undaria pinnatifida* (Harv.)Sur. (*qun daicai* 裙带菜; jap. *wakame*) aus der Familie der *Alariaceae* sowie von den Rotalgen *Pyropia tenera* (Kjellman) N.Kikuchi, M.Miyata, M. S.Hwang et H. G.Choi (*gan zicai* 甘紫菜, jap. *nori*), *Pyropia suborbiculata* (Kjellman) J. E.Sutherland, H. G.Choi, M. S.Hwang et W. A.Nelson (*yuan zicai* 圆紫菜) und *Pyropia dentata* (Kjellman) N.Kikuchi & M.Miyata (*chang zicai* 长紫菜), alle drei aus der Familie der *Bangiaceae*.

Brauntang wird im Sommer oder Herbst, die Rotalgenarten werden im Herbst oder Winter geerntet und vor dem Gebrauch getrocknet.

Vor der Verwendung in der Küche werden die Algen-Arten mit heißem Wasser übergossen, bis sie weich werden und gewaschen. Sie werden als Suppeneinlage geschätzt, können aber auch als kalte, salatähnliche Zubereitung oder als Füllung (von z. B. Teigtaschen) dienen.

Temperaturverhalten	kalt	++
Sapor	Brauntang: salzig	++
	Rotalge: salzig und süß	+
Funktionskreisbezug	Brauntang: Fk „Leber" *(o. hepaticus, gan)* Fk „Magen" *(o. stomachi, wei)* Fk „Niere" *(o. renalis, shen)* Rotalge: Fk „Lunge" *(o. pulmonalis, fei)*	 ++ + + +
Wirkung/Indikation	**„Schleim"** *(pituita, tan)* **umwandelnd, Verhärtungen erweichend** Knotenbildungen und Schwellungen (wie Lymphknoten, Struma [s.u.]), organische Verdichtungen Brauntang: Schwellungen und Schmerzen im genital- und Leistenbereich Rotalge: Husten mit zähem, gelbem Schleim	+++
	diuretisch Ödeme, Gedunsenheit, Miktionsstörungen	+

ZU BEACHTEN

Tang ist jodhaltig. Diese Eigenschaft unterstützt aus westlicher Sicht die Funktion der Schilddrüse und verhindert Knotenbildungen. Dies deckt sich somit mit der chinesischen Wirkbeschreibung. Da der Jodgehalt des Brauntangs stark variieren kann, sollte zur Vermeidung einer jodinduzierten Schilddrüsenüberfunktion oder der Verschlechterung einer bestehenden Überfunktion das Gericht nicht öfter als einmal pro Woche eingenommen werden. Die offizielle Empfehlung liegt bei 0,2 mg Jod pro Tag, eine Tagesmenge von 0,5 mg sollte nicht überschritten werden.

Zubereitungsarten/Rezepte Suppe (➤ Miso-Suppe), Salat (➤ Sushisalat, Meeresalgensalat).

2.4 Früchte

Im Gegensatz zum nährenden, die Basis der Ernährung bildenden Getreide und dem vervollständigenden bzw. richtungsgebenden Gemüse kommt den Früchten eine unterstützende und insbesondere eine Säfte *(jinye)* bereitstellende Wirkung zu. Die meisten Früchte haben eine süße und/oder saure Geschmacksrichtung sowie ein zu Kälte bzw. Kühle tendierendes Temperaturverhalten. Sie wirken v. a. Säfte hervorbringend, „Hitze"-Prozesse *(calor, re)* kühlend und zum Teil diuretisch. Demzufolge lassen sich mit Früchten das Yin und der Säftebereich stützen sowie „Hitze" kühlen; allerdings sind sie latent die „Mitte" (Fk „Milz" und „Magen", *oo. lienalis et stomachi, pi wei*) belastend und „Feuchtigkeit" *(humor, shi)* erzeugend.

- Besonders hervorzuheben ist hier die Birne. Mit ihrem kühlen Temperaturverhalten und ihrer süßen und leicht sauren Geschmacksrichtung kühlt sie „Hitze"-Prozesse im Fk „Lunge" *(o. pulmonalis, fei)* und im Fk „Magen" und kann zugleich „Feuchtigkeit"/„Schleim" *(pituita, tan)* umwandeln. Gerade bei langwierigen bronchialen Infekten ist Birnenkompott das Mittel der Wahl, da es das Yin des Fk „Lunge" *(yin pulmonale, feiyin)* und die „Mitte" sanft stützt und gleichzeitig dafür sorgt, dass der Fk „Lunge" seiner absenkenden Funktion wieder vollständig nachkommen kann.
- Im Vergleich dazu stützt der Apfel stärker das Yin des Fk „Milz" *(yin lienale, piyin)* und ist bei Verdauungsstörungen aufgrund anhaltender energetischer Schwäche *(depletio, xu)* des Qi des Fk „Milz" *(qi lienale, piqi)* oder nach chronischen Erkrankungen indiziert.
- Bei Zitrusfrüchten muss zwischen Fruchtfleisch und Schale unterschieden werden. Während die Schale in der Regel warm, scharf und bitter ist und als Regulatorium des Qi und zur Umwandlung von „Feuchtigkeit"/„Schleim" eingesetzt werden kann, ist das Fruchtfleisch kühl, süß und sauer, befeuchtet die Fk „Lunge" und „Magen" *(oo. pulmonalis et stomachi, fei wei)* nachhaltig und birgt somit auch die Gefahr von „Feuchtigkeit"-/„Schleim"-Bildung.
- Einige Früchte eignen sich speziell zur Suppletion von Xue und Yin. Hier ist an erster Stelle die Longane zu nennen, die Xue und Yin des Fk „Herz" *(xue et yin cardiale, xin xue yin)* und „Milz" stützt und daher v. a. bei Schlaflosigkeit, Vergesslichkeit und Angstzuständen aufgrund energetischer Schwäche des Yin des Fk „Herz" *(depletio yin cardiale, xinyin xu)* angezeigt ist.
- Auch die neutralen Weintrauben stützen das Xue sowie die Fk „Leber" Fk „Niere" *(o. renalis, shen)* und Fk „Leber" *(o. hepaticus, gan)* und eignen sich als Rosinen besonders zur Stützung des Qi des Fk „Niere" *(qi renale, shenqi)*.

Früchte werden meistens frisch und roh verzehrt, aber auch in Form von Konfitüre oder Trockenobst genossen. In der chinesischen Diätetik werden Früchte bevorzugt gekocht als Kompott oder Sirup verwendet, um das kühle Temperaturverhalten abzumildern und den stützenden Charakter insbesondere auf die „Mitten"-Funktionskreise zu betonen. Um bei „Hitze"-Prozessen die Säfte hervorbringende Wirkung zu betonen und krankhaften Durst zu stillen, werden frisch gepresste Frucht-Säfte verwendet.

In diesem Kapitel werden einige wirkkräftige Trockenfrüchte genannt, welche sowohl als Lebensmittel als auch als Arzneimittel gelten. Diese sollten gezielt eingesetzt werden. Die angegebene maximale Tagesdosis, bezieht sich auf Dekokte bzw. Abkochungen und soll als Anhaltspunkt für den maximalen täglichen Verzehr dienen.

Birne (*lizi* 梨子)

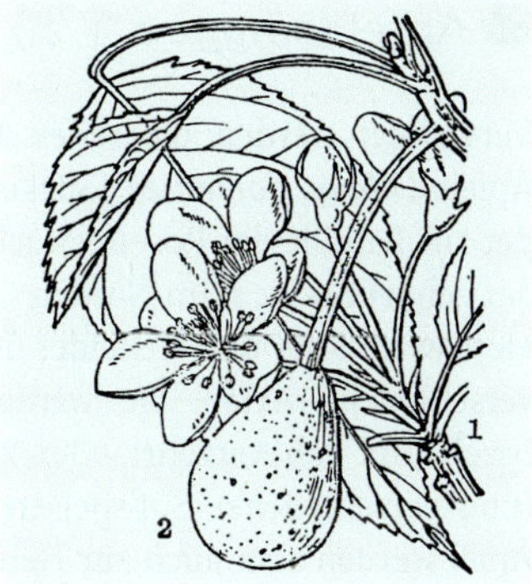

Verwendet werden die reifen Früchte des Birnbaums (*Pyrus* L.) und zwar speziell Arten mit festen, rundlichen Früchten wie *Pyrus bretschneideri* Rehder („weiße Birne" *baili* 白梨), *Pyrus pyrifolia* (Burm.f.) Nakai („Sandbirne" *shali* 沙梨) und *Pyrus ussuriensis* Maxim. („Herbstbirne" *qiuzili* 秋子梨), die zur Familie der Rosengewächse *(Rosaceae)* gehören und in vielen Gebieten Chinas angebaut werden. Birnen werden in entkerntem und geschältem Zustand verzehrt.

Obgleich in China grundsätzlich andere Birnenarten vorherrschend sind als in Europa, gelten sie in ihrer Wirkung vergleichbar.

Birnen werden in China gerne roh verzehrt; sie werden aber auch gedämpft, getrocknet oder zu Sirup verarbeitet.

Temperaturverhalten	kühl	++
Sapor	süß	++
	sauer	+
Funktionskreisbezug	Fk „Lunge" *(o. pulmonalis, fei)*	+++
	Fk „Magen" *(o. stomachi, wei)*	++
	Fk „Herz" *(o. cardialis, xin)*	+
Wirkung/Indikation	**„Hitze"** *(calor, re)* **kühlend und befeuchtend** Husten, Schluckbeschwerden, Halsentzündungen, Unruhe, Durst, trockener Mund, trockener fester Stuhl, geistige Unruhe, Verwirrtheit, nach übermäßigem Alkoholkonsum	++
	„Schleim" *(pituita, tan)* **umwandelnd** trockener Husten mit zähem Schleim	++

TIPP

Die Birne kann als das Mittel für den Fk „Lunge" gelten, da sie das Yin des Fk „Lunge" stützt und kühlt und somit die Befeuchtung und die Funktion des Absenkens des Fk „Lunge" gewährleistet. Sie kann aber auch „Schleim-Hitze" *(calor pituitae, tanre)* umwandeln z. B. mit Ingwer und Honig zusammen.
Mit Birnenkompott mit Reis und Zimt können die Fk „Lunge" und „Mitte" (Fk „Milz" und „Magen", *oo. lienalis et stomachi, pi wei*) (z. B. bei Kindern) mild gestützt werden, dies gilt auch bei langwierigen bronchialen Infekten bei Erwachsenen.

ZU BEACHTEN

In rohem Zustand wirkt die Birne v. a. „Hitze" kühlend, in gegartem Zustand das Yin befeuchtend und stützend.

Zubereitungsarten/Rezepte Roh, Saft, Kompott, Getreidebrei (➤ Getreidebrei mit Birne), Sirup, getrocknet.

Apfel (*pingguo* 苹果)

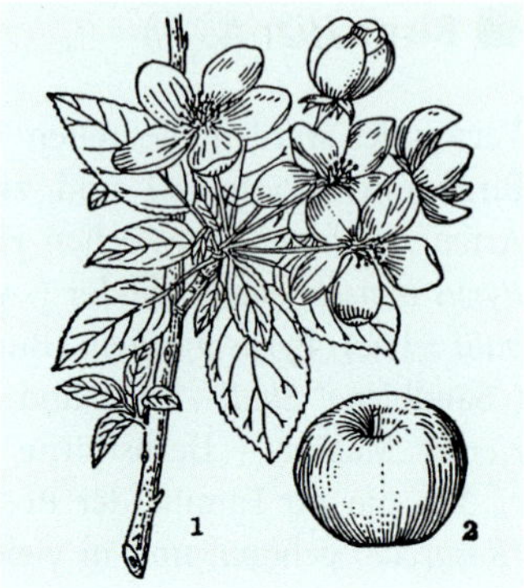

Verwendet werden die reifen Früchte des Apfels (*Malus domestica* [Suckow] Borkh.), der zur Familie der Rosengewächse *(Rosaceae)* gehört und v. a. im Norden Chinas kultiviert wird. Man unterscheidet über zwanzig verschiedene Arten. Sie werden meistens frisch und roh verzehrt oder zur Zubereitung verschiedener Süßspeisen verwendet. Äpfel werden aber auch zur Herstellung von Fruchtsuppen, Trockenfrüchten und zur Schnapsherstellung gebraucht.

Temperaturverhalten	kühl (gerieben: leicht warm)	+
Sapor	süß	++
	sauer	+
Funktionskreisbezug	Fk „Milz" *(o. lienalis, pi)*	++
	Fk „Magen" *(o. stomachi, wei)*	++
	Fk „Lunge" *(o. pulmonalis, fei)*	+
Wirkung/Indikation	**„Hitze"** *(calor, re)* **und bei „Sommerhitze"** *(aestus, shu)* **kühlend und befeuchtend** Unruhe, Durst, nach übermäßigem Alkoholgenuss	++
	Yin des Fk „Magen" stützend Verdauungsstörungen, verminderter Appetit, Diarrhö	++

TIPP

Der Apfel kann das Yin des Fk „Milz" *(yin lienale, piyin)* stärken und ist bei Verdauungsstörungen aufgrund anhaltender energetischer Schwäche *(depletio, xu)* des Qi des Fk „Milz" *(qi lienale, piqi)* oder nach chronischen Erkrankungen indiziert. So gilt Apfelsirup oder Apfelkraut als „Elixier für ein jadeglänzendes Antlitz", da Haut- und Bindegewebe befeuchtet und gestützt werden.

ZU BEACHTEN

Geriebener Apfel ist leichter verdaulich und gilt daher als wärmer, er kann auch bei Diarrhö eingesetzt werden. Apfelsaft hingegen ist kühl und kann leicht Diarrhö erzeugen.

Zubereitungsarten/Rezepte Roh, Saft, gerieben, Kompott, Sirup (➤ Elixier für ein jadeglänzendes Antlitz), Getreidebrei mit Apfel, getrocknet.

Mandarine (*juzi* 橘子) und Apfelsine (*chenzi* 橙子)

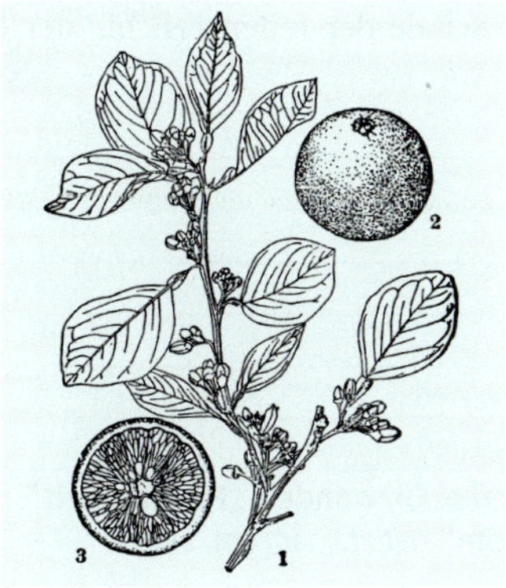

Mandarine

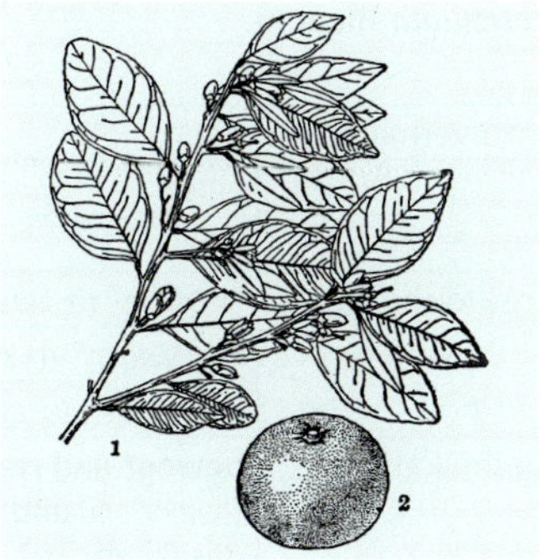

Apfelsine

Verwendet werden die reifen Früchte der Mandarine (*Citrus reticulata* Blanco) und auch verwandte, kultivierte Formen wie Tangerine (*Citrus* × *tangerina* Yu.Tanaka) und Satsuma (*Citrus* × *unshiu* Yu.Tanaka ex Swingle), die alle zu der Familie der Rautengewächse *(Rutaceae)* sowie die Früchte der Apfelsine (Orange) der Arten *Citrus* × *sinensis* (L.) Osbeck oder Yuzu (*Citrus* × *junos* Siebold ex Yu. Tanaka), die ebenfalls zur Familie der Rautengewächse *(Rutaceae)* gehören und v. a. in den südchinesischen Provinzen kultiviert werden.

Temperaturverhalten	kühl	++
Sapor	süß	++
	sauer	+++
Funktionskreisbezug	Fk „Lunge" *(o. pulmonalis, fei)*	++
	Fk „Magen" *(o. stomachi, wei)*	++
Wirkung/Indikation	**Säfte hervorbringend, durststillend, den Fk „Lunge" und „Magen" befeuchtend** Trockenheit des Mundes, Durst, Diabetes *(sitis diffundens)*	++

ZU BEACHTEN

Bei Mandarine und Apfelsine muss, wie bei allen Zitrusfrüchten, zwischen Fruchtfleisch und Schale unterschieden werden.

- Das Fruchtfleisch ist kühl, süß und sauer und befeuchtet die Fk „Lunge" und „Magen" nachhaltig, es birgt somit die Gefahr von „Feuchtigkeit"-/„Schleim"-Bildung *(humor/pituita, shi tan)*.
- Die Schale ist hingegen in der Regel warm, scharf und bitter und kann als Regulatorium des Qi und zur Umwandlung von „Feuchtigkeit"/„Schleim" eingesetzt werden kann.

Zubereitungsarten/Rezepte Roh, Saft, Kompott.

Mandarinenschale (*chenpi* 陈皮, 陳皮)

Verwendet wird die frische oder getrocknete Schale der reifen Früchte der Mandarine (*Citrus reticulata* Blanco).

Temperaturverhalten	warm	++
Sapor	bitter	++
	scharf	+
Funktionskreisbezug	Fk „Milz" *(o. lienalis, pi)*	+++
	Fk „Magen" *(o. stomachi, wei)*	+++
	Fk „Lunge" *(o. pulmonalis, fei)*	++
Wirkung/Indikation	**bewegt und reguliert das Qi, wandelt „Feuchtigkeit"** *(humor, shi)* **und „Schleim"** *(pituita, tan)* **um, senkt das Qi ab** Spannungsgefühl im Ober- und Unterbauch, Völlegefühl, Brechreiz, Aufstoßen, Husten mit viel Auswurf	+++

TIPP

Die Mandarinenschale ist in der chinesischen Arzneimittellehre ein wichtiges Medikament zur Regulierung des Qi.

ZU BEACHTEN

Die maximale Tagesdosis für Mandarinenschalen beträgt 10 g, was etwa 3 TL entspricht. Sie sollten unbehandelt sein.

Zubereitungsarten/Rezepte Dekokt/Abkochung, als Gewürz, in Konfitüre.

Zitrone (*ningmeng* 柠檬, 檸檬)

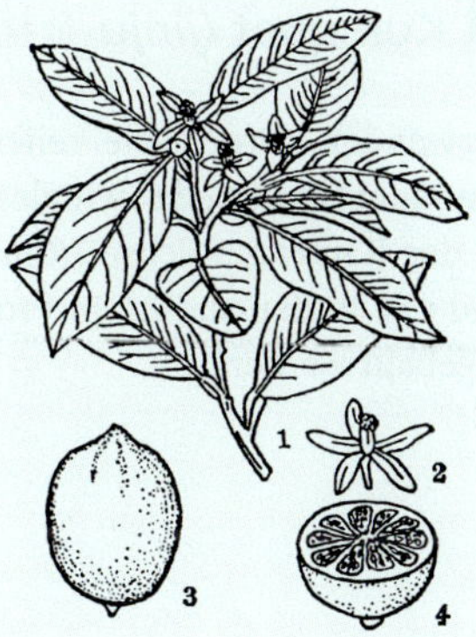

Verwendet werden die reifen Früchte der bei uns gebräuchlichen Zitrone (*Citrus × limon* [L.] Osbeck) (*yang ningmeng* 洋柠檬), die zur Familie der Rautengewächse *(Rutaceae)* gehören und in den südlichen Provinzen Chinas angebaut werden. Es wird angenommen, dass Zitronen in der Song- bzw. Yuan-Zeit (11.–14.Jh.) aus dem Westen (eventuell über Indien oder über Südostasien) nach China gelangten.

Temperaturverhalten	kühl	++
Sapor	sauer	+++
	süß	+
Funktionskreisbezug	Fk „Lunge" *(o. pulmonalis, fei)*	++
	Fk „Magen" *(o. stomachi, wei)*	++
	Fk „Leber" *(o. hepaticus, gan)*	+
Wirkung/Indikation	**„Hitze"** *(calor, re)* **kühlend und „Sommerhitze"** *(aestus, shu)* **herauslösend, Säfte erzeugend und durststillend** Durst, Unruhe	+++
	„Schleim" *(pituita, tan)* **umwandelnd** Husten aufgrund von „Schleim-Hitze" *(calor pituitae, tanre)*	++
	Fk „Magen" harmonisierend, Kontravektionen absenkend Brechreiz, Aufstoßen, verminderter Appetit, unruhiger Fetus	+

TIPP

Die Zitrone wird (neben dem Pfirsich) als besonders „für die Frau geeignete Frucht" bezeichnet, denn sie vermag Säfte *(jinye)* zu halten und nach unten zu führen, was förderlich ist z. B. bei Übelkeit und Brechreiz in der Schwangerschaft. Außerdem stützt sie durch das Saure das Yin des Fk „Leber", was auf den Fetus beruhigend wirken kann.

Das Hausmittel einer heißen Zitrone mit Schale wirkt durch das Saure säftespendend und (und insbesondere durch die Zitronenschale) „Schleim" umwandelnd, was bei „Schleim-Hitze"(calor *pituitae, tanre*)-Husten empfehlenswert ist.

Zubereitungsarten/Rezepte Zitronensaft, heiße Zitronen, Zitronenschale als Gewürz.

Kumquat (*jinju* 金橘)

Verwendet werden die reifen Früchte der Kumquat (*Fortunella* Swingle), die zur Familie der Rautengewächse *(Rutaceae)* gehören und v. a. in den südlichen Provinzen Chinas angebaut werden.

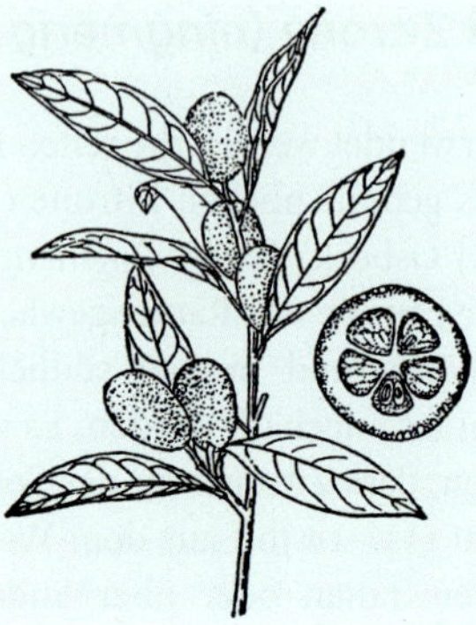

Temperaturverhalten	warm	+
Sapor	scharf	++
	süß	++
	sauer	++
Funktionskreisbezug	Fk „Lunge" *(o. pulmonalis, fei)*	++
	Fk „Magen" *(o. stomachi, wei)*	++
	Fk „Leber" *(o. hepaticus, gan)*	++
Wirkung/Indikation	**Qi regulierend** Verhärtungen im Abdomen aufgrund von Verdauungsblockaden, Klumpen- und Beklemmungsgefühl im Abdomen, verminderter Appetit	++
	Qi regulierend, Stasen auflösend im Bereich des Fk „Leber" Spannungs- und Beklemmungsgefühle, Schmerzen in Brust und Flankenbereich	++
	„Schleim" *(pituita, tan)* **umwandelnd** Husten	++

TIPP

Da Kumquats immer mit Schale verzehrt werden, wirken sie durch das Fruchtfleisch sowohl befeuchtend als auch durch die Schale das Qi regulierend, „Schleim" umwandelnd und Stasen auflösend.

Zubereitungsarten/Rezepte Roh mit Schale, Kompott.

Pfirsich (*taozi* 桃子)

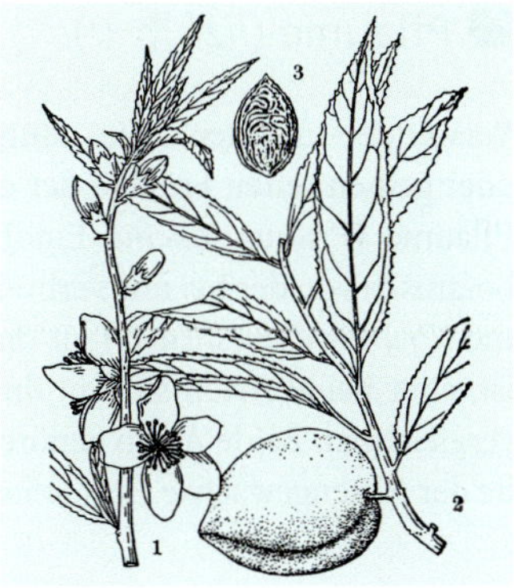

Verwendet werden die reifen Früchte des Pfirsichs (*Prunus persica* [L.] Batsch) und anderer Unterarten, die zur Familie der Rosengewächse *(Rosaceae)* gehören und in ganz China angebaut werden.

Der Pfirsich ist in China mindestens seit dem 4./5. Jahrtausend v. Chr. bekannt und gehört seit dem Altertum zu den fünf wichtigsten Fruchtarten. Er ist eine der symbolträchtigsten Früchte Chinas: So gilt er als „Frucht des langen Lebens" *(shoutao)* und ist auch in der bildenden Kunst eine der am meisten dargestellten Früchte.

Temperaturverhalten	warm	+
Sapor	süß	++
	sauer	+
Funktionskreisbezug	Fk „Magen" *(o. stomachi, wei)*	++
	Fk „Dickdarm" *(o. intestini crassi, dachang)*	++
	Fk „Leber" *(o. hepaticus, gan)*	++
Wirkung/Indikation	**Säfte hervorbringend, Fk „Dick"- und „Dünndarm"** *(oo. intestinorum, chang)* **befeuchtend** Obstipation, chronische Obstipation im Alter	++
	Xue dynamisierend schmerzhafte Regelblutung, tastbare Verhärtungen	++
	Yin des Fk „Magen" *(o. stomachi, wei)* **stützend** Durst, Trockenheit des Mundes und des Rachens	++

TIPP

Der Pfirsich wird (neben der Zitrone) als besonders „für die Frau geeignete Frucht" bezeichnet, da er das Xue dynamisiert und reguliert.

Zubereitungsarten/Rezepte Roh, Saft, Kompott.

Pflaume (*lizi* 李子)

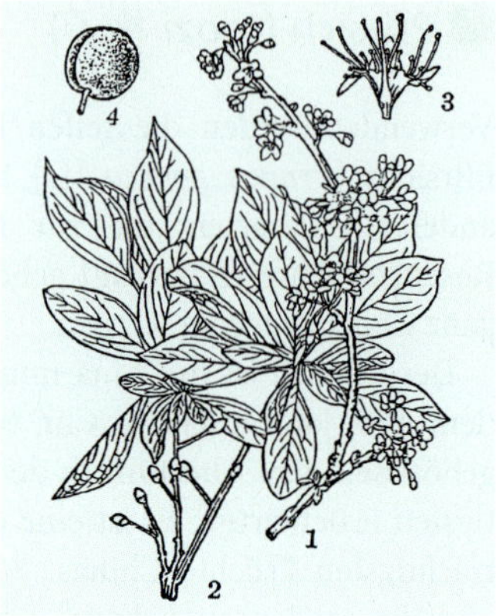

Verwendet werden die dunkelvioletten oder gelben reifen Früchte der chinesischen Pflaume (*Prunus salicina* Lindl.), die zwar botanisch von der bei uns verbreiteten Pflaume (*Prunus domestica* L.) zu unterscheiden ist, aber beide Arten sind in ihrer Wirkung vergleichbar. Beide Arten gehören zur Familie der Rosengewächse *(Rosaceae)*.

Temperaturverhalten	neutral	
Sapor	süß	++
	sauer	++
Funktionskreisbezug	Fk „Leber" *(o. hepaticus, gan)*	+
	Fk „Magen" *(o. stomachi, wei)*	++
	Fk „Niere" *(o. renalis, shen)*	+
Wirkung/Indikation	**„Hitze"** *(calor, re)* **aufgrund von energetischer Schwäche** *(depletio, xu)* **im Fk „Leber" und Fk „Niere" kühlend** Erschöpfungssyndrom, Nachtschweiß, Unruhe	+
	Yin des Fk „Magen" *(o. stomachi, wei)* **stützend** Durst, Trockenheit des Mundes und des Rachens	++

TIPP

Die Pflaume ist insbesondere als Saft (evtl. mit Honig) sehr geeignet, tiefgreifende Erschöpfungszustände aufgrund von „Hitze" zu lindern, die durch chronische Überarbeitung oder auch hormonelle Veränderungen in den Wechseljahren entstanden sind und mit Unruhe, Hitzezuständen, Nachtschweißen und Trockenheit einhergehen

Zubereitungsarten/Rezepte Roh, Saft, Kompott, Konfitüre.

Japanaprikose (Umeboshi-Pflaume, *meishi* 梅实)

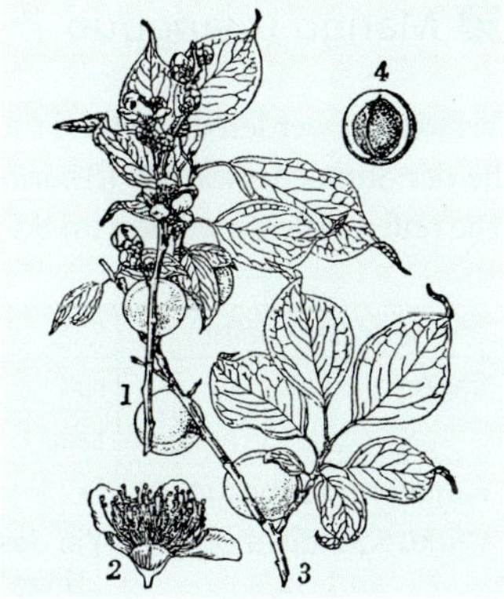

Verwendet werden die Früchte der Japanaprikose (*Prunus mume* [Siebold] Siebold et Zucc.) aus der Familie der Rosengewächse *(Rosaceae)*, die häufig nicht ganz richtig als Pflaumen, Chinesische Pflaumen oder Chinesische Essigpflaumen bezeichnet werden. Eigentlich steht *mei* 梅 botanisch der Aprikose näher und wird daher auch als Japanische Aprikose bezeichnet. Die getrockneten *mei*-Arten sind bei uns auch unter der japanischen Bezeichnung Umeboshi-Pflaumen (梅干) bekannt.

In der Regel werden die grünen, nicht schmackhaften *mei* weiterverarbeitet und werden bei schwacher Flamme getrocknet, bis sie gelblich-bräunlich und runzelig werden, und anschließend in einem geschlossenen Topf so lange geschmort, bis sie ganz schwarz werden, dann spricht man von „schwarzen *mei*" (*wumei* 乌梅). Letztere sind als Arzneimittel unter dem Namen *Mume fructus* am gebräuchlichsten. Beide Arten von *mei* werden auch als Würzmittel verwendet oder zu Soßen oder erfrischenden Getränken weiterverarbeitet.

Temperaturverhalten	neutral, Tendenz zur Wärme	+
Sapor	sauer	++
	adstringierend	+
Funktionskreisbezug	Fk „Lunge" *(o. pulmonalis, fei)*	++
	Fk „Dickdarm" *(o. intestini crassi, dachang)*	++
	Fk „Leber" *(o. hepaticus, gan)*	+
	Fk „Milz" *(o. lienalis, pi)*	+
Wirkung/Indikation	**Energien des Fk „Lunge" sammelnd** chronischer, trockener Husten	+++
	Fk „Dick- und Dünndarm" *(oo. intestinorum, chang)* **adstringierend** Durchfall, Dysenterie, Blut im Stuhl (und Urin)	+++
	Säfte hervorbringend Durst (durch vermehrtes Schwitzen, Entzündungen, Säfteverlust)	++
	antiparasitisch Wurmerkrankungen, Spulwürmer	++

TIPP

Durch ihre adstringierende Wirkung ist schwarze Japanaprikose ein relativ kräftiges Mittel, das den Fk „Lunge" stützen kann und bei chronischem Husten angezeigt ist. Außerdem kann sie die Fk „Dick- und Dünndarm" aufrauen und so Diarrhö beheben.

Zubereitungsarten/Rezepte Ganze Frucht, Paste, Würzsauce, zu Gemüse- oder Fleischgerichten.

Mango (*mangguo* 芒果)

Verwendet werden die reifen Früchte des Mangobaumes (*Mangifera indica* L.), die zur Familie der Sumachgewächse *(Anacardiaceae)* gehören und v. a. in Südchina angebaut werden. Die reifen Früchte werden im Sommer geerntet, gewaschen, entkernt und frisch gebraucht.

Temperaturverhalten	kühl	+
Sapor	süß	++
	sauer	+
Funktionskreisbezug	Fk „Magen" *(o. stomachi, wei)*	++
Wirkung/Indikation	**Yin des Fk „Magen" stützend, Säfte hervorbringend, „Hitze"** *(calor, re)* **kühlend** Durst, Trockenheit des Mundes	++
	Qi des Fk „Magen" stützend Drehschwindel, Übelkeit und Erbrechen, Reisekrankheit	+
	„Feuchtigkeit" *(humor, shi)* **beiseitigend** Husten mit Schleimauswurf	+

Zubereitungsarten/Rezepte Roh, Saft, Kompott, Konfitüre.

Ananas (*boluo* 菠萝, 菠蘿)

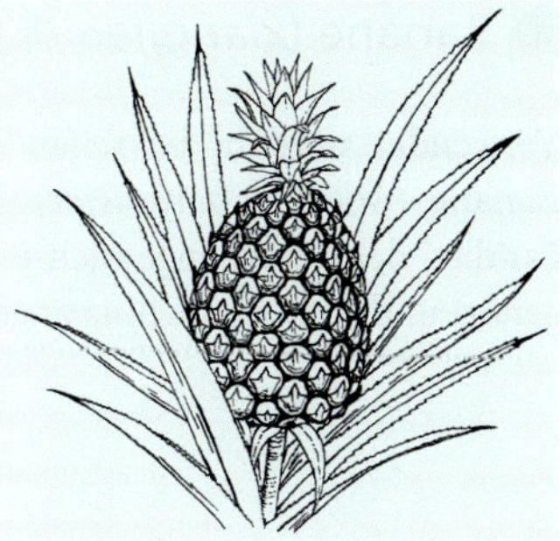

Verwendet werden die reifen Früchte der Ananas (*Ananas comosus* [L.] Merr.), die zur Familie der Bromeliengewächse (*Bromeliaceae)* gehören und Anfang des 17.Jhs. wohl von den Portugiesen von Malakka nach Macao eingeführt wurden und sich von dort nach Guangdong, Hainan, Fujian und Taiwan verbreitet haben.

Temperaturverhalten	neutral, Tendenz zur Kälte	+
Sapor	süß	++
	sauer	+
Funktionskreisbezug	Fk „Milz" *(o. lienalis, pi)*	++
	Fk „Magen" *(o. stomachi, wei)*	++
	Fk „Blase" *(o. vesicalis, pangguang)*	++
Wirkung/Indikation	**„Hitze"** *(calor, re)* **und „Sommerhitze"** *(aestus, shu)* **kühlend, Säfte hervorbringend** Unruhe, Durst, Trockenheit des Mundes, Übelkeit, Erbrechen, verminderter Appetit	++
	diuretisch, abschwellend Miktionsstörungen, Ödeme, Gedunsenheit	++

TIPP

Bromelain, ein Enzym aus der Ananas mit entzündungshemmenden Eigenschaften, wird aus westlicher naturheilkundlicher Sicht als Begleittherapie bei akuten und chronischen Entzündungen sowie Schwellungszuständen nach Verletzungen eingesetzt.
Dieses Anwendungsgebiet lässt sich mit der kühlenden und abschwellenden Wirkbeschreibung aus Sicht der Chinesischen Medizin gut in Einklang bringen.

Zubereitungsarten/Rezepte Roh, Saft, warm zu Gericht.

Banane (*xiangjiao* 香蕉)

Verwendet werden die reifen Früchte der Banane (*Musa × paradisiaca* L.), die zur Familie der Bananengewächse (*Musaceae)* gehört und v. a. in Südchina angebaut wird.

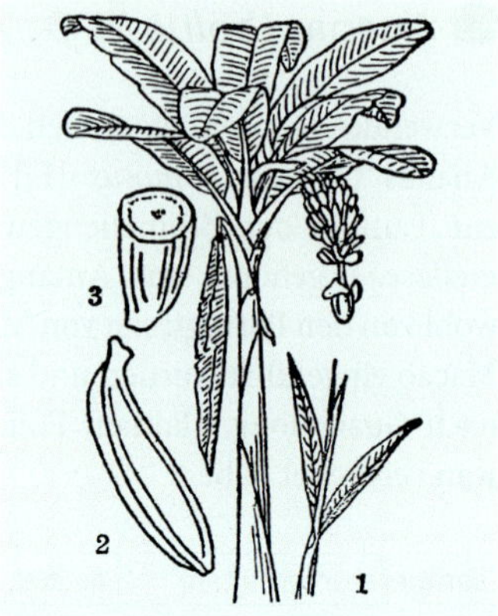

Temperaturverhalten	kalt	++
Sapor	süß	++
Funktionskreisbezug	Fk „Magen" *(o. stomachi, wei)*	++
	Fk „Dickdarm" *(o. intestini crassi, dachang)*	++
Wirkung/Indikation	**„Hitze"** *(calor, re)* **kühlend und Fk „Dick- und Dünndarm"** *(oo. intestinorum, chang)* **befeuchtend** Obstipation, blutige Hämorrhoiden	++
	Säfte hervorbringend und Yin des Fk „Magen" stützend Trockenheit des Rachens, Durst, Unruhe, chronischer Husten (ohne Schleim)	++

TIPP

Die Banane ist ein kaltes Mittel, das rasch Säfte spendet und daher auch bei Sportlern beliebt ist. Im Übermaß genossen besteht die Gefahr einer „Kälte"(*algor, han*)-Affektion. Reife, zerdrückte Bananen haben ein wärmendes Temperaturverhalten und wirken bei weichem Stuhl stützend.

Zubereitungsarten/Rezepte Roh, Saft, gebraten (mit wenig Fett).

Wassermelone (*xigua* 西瓜)

Verwendet werden die reifen Früchte der Wassermelone (*Citrullus lanatus* [Thunb.] Matsumura et Nakai), die zur Familie der Kürbisgewächse (*Curcubitaceae*) gehören.

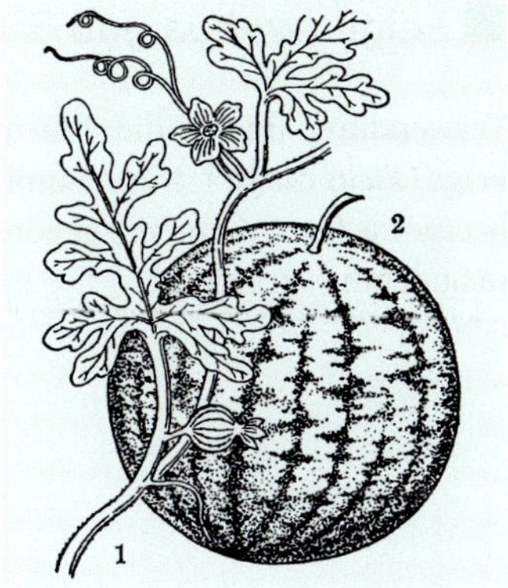

Temperaturverhalten	kalt	+++
Sapor	süß	++
Funktionskreisbezug	Fk „Magen" *(o. stomachi, wei)*	+++
	Fk „Herz" *(o. cardialis, xin)*	+
	Fk „Blase" *(o. vesicalis, pangguang)*	+
Wirkung/Indikation	**„Hitze"** *(calor, re)* **kühlend** entzündliche Hals- und Rachenerkrankungen, Durst, Unruhe	+++
	„Sommerhitze" *(aestus, shu)* **herauslösend, Unruhe und Durst beseitigend** Fieber, Unruhe, Durst	+++
	Säfte ergänzend Durst, verminderter, konzentrierter Urin	+++

TIPP

Die Wassermelone hat eine ausgeprägte „Hitze" *(calor, re)* und „Sommerhitze" (*aestus, shu*) kühlende und Säfte ergänzende Wirkung, sodass sie in der Chinesischen Medizin auch als Arzneimittel gilt. In besonderen Zubereitungsformen wird sie als Tablette oder Rachenspray bei Halsentzündungen angewendet.

ZU BEACHTEN

Bei „Kälte"-Symptomatik *(algor, han)* der „Mitte" (Fk „Milz" und „Magen", *oo. lienalis et stomachi, pi wei*) oder bei starker „Feuchtigkeit"-Belastung *(humor, shi)* eher zu meiden.

Zubereitungsarten/Rezepte Roh, Saft.

Feige (*wuhua guo* 无花果)

Verwendung finden die Fruchtstände der Feige (*Ficus carica* L.), zur Familie der Maulbeergewächse *(Moraceae)* gehörend und v. a. in Südchina verbreitet.

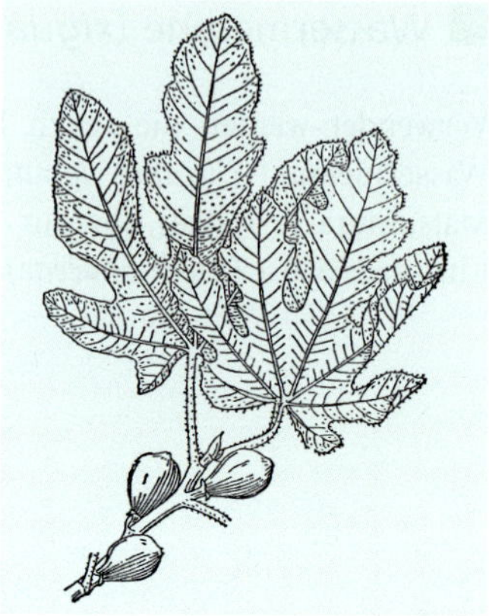

Temperaturverhalten	neutral	
Sapor	süß	++
Funktionskreisbezug	Fk „Dickdarm" *(o. intestini crassi, dachang)*	++
	Fk „Milz" *(o. lienalis, pi)*	+
	Fk „Lunge" *(o. pulmonalis, fei)*	+
Wirkung/Indikation	**kühlt und befeuchtet die Fk „Dick- und Dünndarm"** *(oo. intestinorum, chang)* Obstipation, blutende Hämorrhoiden	++
	kühlt und befeuchtet den Fk „Lunge" *(o. pulmonalis, fei)* Heiserkeit, Halsschmerzen, Husten	+
	getrocknete Feige: Fk „Milz" und „Magen" stützend Verdauungsstörungen, verminderter Appetit, Durchfall	+

TIPP

In roher Form kühlt und befeuchtet die Feige die Fk „Lunge" und „Dickdarm". Getrocknet oder als Abkochung (ohne Fett angeröstet und zerkleinert) verändert sich das Temperaturverhalten zu warm. Die Feige erhält in dieser Darreichungsform einen Charakter, der die „Mitte-" (Fk „Milz" und „Magen", *oo. lienalis et stomachi, pi wei*) stützt und kann bei vermindertem Appetit und Durchfallneigung eingesetzt werden. Besonders empfehlenswert auch für Kinder.

Zubereitungsarten/Rezepte Roh, getrocknet, Abkochung/Dekokt.

Longane (*longyan rou* 龍眼肉)

Verwendet wird das reife Fruchtfleisch (bzw. der Samenmantel) der Longane, auch Drachenauge genannt (*Dimocarpus longan* Lour.), aus der Familie der Seifenbaumgewächse *(Sapindaceae)*, die v.a. in Südchina angebaut wird. In China sind über dreißig verschiedene Arten von Longanen bekannt.

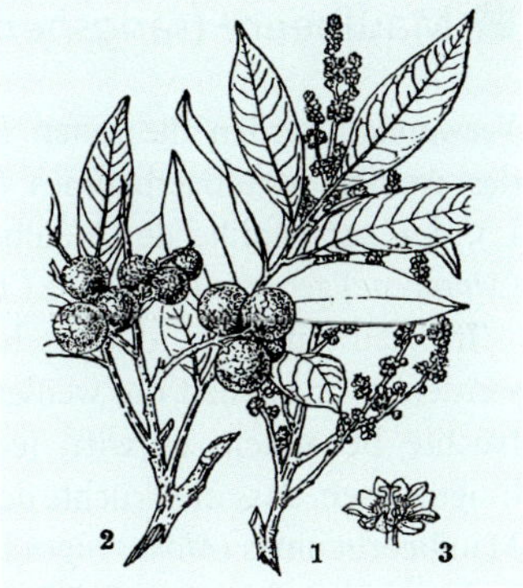

Temperaturverhalten	leicht warm	+
Sapor	süß	++
Funktionskreisbezug	Fk „Herz" *(o. cardialis, xin)*	++
	Fk „Milz" *(o. lienalis, pi)*	++
Wirkung/Indikation	**Xue und Yin der Fk „Herz" und „Milz" stützend, sedierend, beruhigend** Schlafstörungen, Unruhe, Angst- und Schreckzustände, Vergesslichkeit, spontane und nächtliche Schweiße, Palpitationen	++
	Qi und Xue ergänzend Erschöpfungssymptomatik, geschwächte Konstitution vor und nach Geburten oder nach Operationen (gut mit Hafer oder Weizen zu kombinieren), bei energetischer Schwäche *(depletio, xu)* der „Mitte" (Fk „Milz" und „Magen", *oo. lienalis et stomachi, pi wei*) mit vermindertem Appetit, Diarrhö oder auf energetischer Schwäche zurückführende Schwellungen	+

TIPP

Bei der Longane, wörtlich „Drachenauge", handelt es sich um ein wirkkräftiges Mittel, das auch als Arzneimittel gilt und in seiner stützenden und zugleich beruhigenden Wirkung sogar mit Ginseng verglichen wurde.

ZU BEACHTEN

Die maximale Tagesdosis für getrocknete Longane beträgt 15 g, was etwa 3 TL entspricht.

Zubereitungsarten/Rezepte Roh, getrocknet, Dekokt/Abkochung (➤ Dekokt mit Weizen, chinesischen Datteln und Longanen), Sirup, Getreidebrei (➤ Getreidebrei mit Longanen).

Maulbeere (*sangshen* 桑椹)

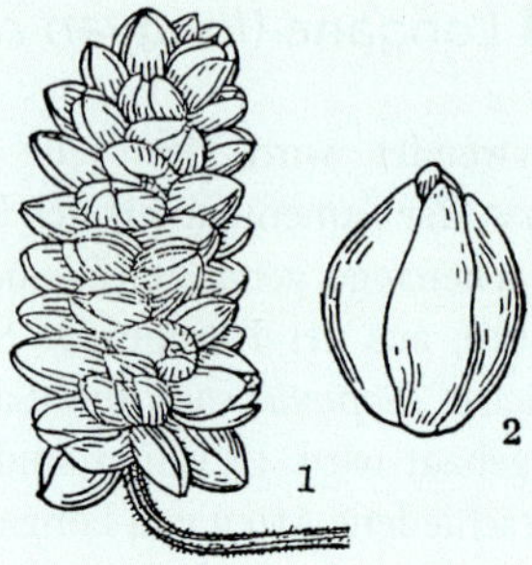

Verwendet werden die reifen Fruchtstände des weißen Maulbeerbaumes (*Morus alba* L.), der zur Familie der Maulbeergewächse (*Moraceae*) gehört und in ganz China gedeiht.

In den meisten diätetischen Werken werden zwar explizit die weißen Maulbeerfrüchte behandelt, es wird jedoch darauf hingewiesen, dass die Früchte des schwarzen Maulbeerbaumes *(Morus nigra* L.*)* schmackhafter sind und in ihrer Wirkung den Weißen in nichts nachstehen.

Temperaturverhalten	kalt	+
Sapor	süß	++
Funktionskreisbezug	Fk „Herz" (*o cardialis, xin*)	++
	Fk „Leber" *(o. hepaticus, gan)*	++
	Fk „Niere" *(o. renalis, shen)*	++
Wirkung/Indikation	**Xue und Yin der Fk „Leber" und „Niere" stützend** früh ergrauendes Haar, Schwäche im Lumbal- und Kniebereich, Schwerhörigkeit, Sehschwäche, Schwindel, Ohrgeräusche, Amenorrhö	++
	Xue und Yin des Fk „Herz" stützend und ergänzend Schwindel, Palpitationen, Nervosität, Schlafstörungen	++
	„Trockenheit" *(ariditas, zao)* **in den Fk „Dick- und Dünndarm"** *(oo. intestinorum, chang)* **befeuchtend, Säfte hervorbringend** Obstipation durch „Trockenheit"	++

TIPP

Die Maulbeerfrüchte gelten auch als Arzneimittel, da sie deutlich das Xue und Yin nähren. Als Sirup (mit Honig) wird diese Wirkung noch verstärkt und kann über längere Zeit eingenommen werden.

ZU BEACHTEN

Die maximale Tagesdosis für Maulbeeren beträgt 15 g, was etwa 3 EL entspricht.

Zubereitungsarten: Roh, getrocknet, Dekokt/Abkochung, Sirup, Getreidebrei mit Maulbeeren.

Weintraube (*putao* 葡萄)

Verwendet werden die reifen Beeren der Weinrebe (*Vitis vinifera* L.), die zur Familie der Weinrebengewächse *(Vitaceae)* gehören.

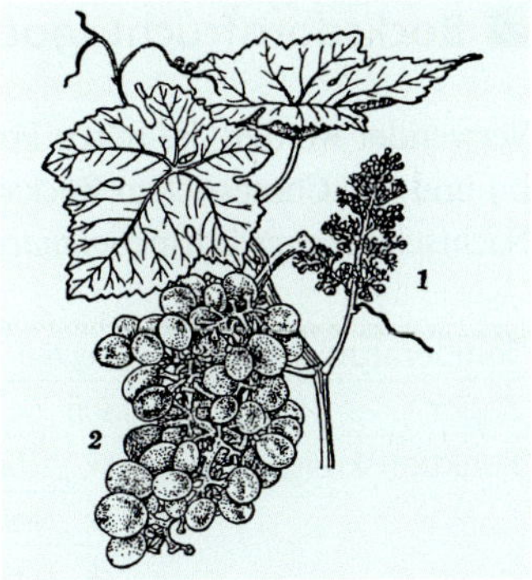

Temperaturverhalten	neutral	
Sapor	süß	++
	sauer	+
Funktionskreisbezug	Fk „Niere" *(o. renalis, shen)*	++
	Fk „Leber" *(o. hepaticus, gan)*	++
	Fk „Milz" *(o. lienalis, pi)*	+
Wirkung/Indikation	**Fk „Niere" und „Leber" suppletierend, stärkt die Funktionen der Muskeln, Sehnen und Knochen** Schwäche und Schmerzen in Hüfte und Knien	++
	Qi und Xue ergänzend Palpitationen, Schwindel, geistige Abgeschlagenheit, nächtliche Schweiße, allgemeine Kraftlosigkeit	++
	Yin der Fk „Magen" *(o. stomachi, wei)* **stützend** Trockenheit des Mundes, Unruhe und Durst, Säftemangel nach „Hitze" *(calor, re)* Erkrankungen	++

ZU BEACHTEN

Bei frischen Weintrauben steht v. a. die Säfte erzeugende Wirkung im Vordergrund, während sie als Rosinen stärker die Fk „Niere" und „Leber" stützen sowie das Qi und Xue ergänzen.

Zubereitungsarten/Rezepte Roh, Saft, getrocknet, Getreidebrei mit Rosinen.

Bocksdornfrucht (*gouqi zi* 枸杞子)

Verwendet werden die reifen Früchte des Gewöhnlichen Bocksdorns (*Lycium barbarum* L.) und des Chinesischen Bocksdorns (*Lycium chinense* Mill.), die beide zur Familie der Nachtschattengewächse *(Solanaceae)* gehören, die auch als Goji-Beeren bezeichnet werden.

Temperaturverhalten	neutral	
Sapor	süß	++
Funktionskreisbezug	Fk „Leber" *(o. hepaticus, gan)*	+++
	Fk „Niere" *(o. renalis, shen)*	++
	Fk „Lunge" *(o. pulmonalis, fei)*	+
Wirkung/Indikation	**Yin und Struktivpotential** *(jing)* **stützend** Schwäche in Knie und Hüfte, Schwindel, allgemeine Schwäche, Sehschwäche, Impotenz, Schwerhörigkeit	+++
	Augen und Kopf klärend Kopfschmerzen, Sehschwäche, unscharfes Sehen, trockene Augen	++
	Husten stillend trockener Husten, trockene Schleimhäute, Durst	+

TIPP

Bei den Bocksdornfrüchten, bei uns auch unter Goji-Beeren als „Superfood" bekannt, handelt es sich aus Sicht der chinesischen Medizin um ein Stärkungsmittel des Yin des Fk „Leber" *(yin hepatici, ganyin)*, das dafür gezielt eingesetzt werden sollte.

ZU BEACHTEN

Im Übermaß genossen, kann es zu Völlegefühl oder weichem Stuhl führen. Aus diesem Grund empfiehlt es sich, eine Tagesdosis für Bocksdornfrüchte von etwa 12 g (entspricht etwa 3 EL) nicht zu überschreiten

Zubereitungsarten/Rezepte Roh, getrocknet, Sirup, Dekokt/Abkochung (➤ Juwelentee für die Augen), Getreidebrei mit Bocksdornfrüchten.

Jujubenfrucht (Chinesische Dattel, *dazao* 大枣)

Verwendet werden die reifen Früchte der Jujubenfrucht (*Ziziphus jujuba* Mill.) aus der Familie der Kreuzdorngewächse (*Rhamnaceae)*, die in China sowohl als Lebens- als auch als Arzneimittel vielfach verwendet werden.

Temperaturverhalten	warm	+
Sapor	süß	+++
Funktionskreisbezug	Fk „Milz" *(o. lienalis, pi)*	+++
	Fk „Magen" *(o. stomachi, wei)*	+++
	Fk „Herz" *(o. cardialis, xin)*	++
Wirkung/Indikation	**Fk „Milz" und „Magen" stützend, Qi und Xue ergänzend** Erschöpfbarkeit, Müdigkeit, Kurzatmigkeit	++
	Yin des Fk „Herz" stützend, beruhigend und ausglei-chend Nervosität, depressive Verstimmung, Dünnhäutigkeit	++

TIPP

Die chinesische Dattel oder Jujube wird gerne bei energetischer Schwäche *(depletio, xu)* der „Mitte" (Fk „Milz" und „Magen", *oo. lienalis et stomachi, pi wei*) mit Müdigkeit, Erschöpfbarkeit, Kurzatmigkeit und bei energetischer Schwäche *(depletio, xu)* des Yin des Fk „Herz" *(yin cardiale, xinyin)* mit Nervosität, depressiver Symptomatik und emotionaler Labilität eingesetzt. Sie gilt aufgrund ihrer milden, aber nachhaltigen Wirkung auch als chinesisches Arzneimittel.

ZU BEACHTEN

Die maximale Tagesdosis für Jujubenfrucht beträgt 10–30 g, was etwa 3–10 Stück entspricht.

Zubereitungsarten/Rezepte Dekokt/Abkochung (➤ Dekokt mit Weizen, chinesischen Datteln und Longanen).

2.5 Fleisch und Geflügel

Im Gegensatz zum nährenden, die Basis der Ernährung bildenden Getreide und dem vervollständigenden bzw. richtungsgebenden Gemüse sowie den die Säfte *(jinye)* bereitstellenden und regulierenden Früchten dient Fleisch einer zusätzlichen Stützung der Fk „Milz“ und „Magen“, *(oo. lienalis et stomachi, pi wei)* bzw. „Mehrung“ des Qi und des Xue und ist v. a. bei energetischer Schwäche *(depletio, xu)* angezeigt.

Das Muskelfleisch der meisten Geflügel- und Säugetierarten zeigt ein warmes, ausgewogenes Temperaturverhalten *(natura, xing)* und eine süße Geschmacksrichtung *(sapor, wei)*. Es kräftigt das Yang oder befeuchtet das Yin. Fettes Fleisch sollte grundsätzlich gemieden werden, da Fett Stagnationen fördert und die Hervorbringung von trüber „Feuchtigkeit“/„Schleim“ *(humor/pituita, shi tan)* begünstigt.

Deshalb gilt es, bei der Verwendung von Fleisch v. a. zwei Dinge zu beachten:

- Ausschlaggebend ist v. a. die Zubereitungsart: In Wasser gekochtes oder weich gedünstetes Fleisch stützt die „Mitte“ (Fk „Milz“ und „Magen“, *oo. lienalis et stomachi, pi wei*) besser als scharf in Öl angebratenes oder lange geschmortes Fleisch.
- In kleine Stücke geschnittenes Fleisch gilt als besser verträglich als große Stücke.

Zur Stützung des Yang ist zunächst Hühnerfleisch zu nennen. Es eignet sich hervorragend zur sanften Erwärmung des Yang des Fk „Milz“ (*yang lienale, piyang*) und damit zur Stützung von Qi und Xue. Entsprechend wird es häufig bei jungen Müttern nach einer Entbindung und zur Rekonvaleszenz eingesetzt. Schaf- und Ziegenfleisch erwärmt neben dem Yang des Fk „Milz“ auch das Yang des Fk „Niere“ *(yang renale, shenyang)*, weshalb es bei energetischer Schwäche *(depletio, xu)* des Fk „Niere“ *(o. renalis, shen)* mit Anzeichen wie Muskelziehen in Hüften und Knien, Impotenz, nächtliche Ejakulation, Schwindel und Tinnitus angewendet wird.

Viele Fleisch- und Geflügelarten befeuchten nachhaltig das Yin. Hier ist an erster Stelle das neutrale, süße und salzige Schweinefleisch zu nennen, das das Yin der Fk „Milz“, „Magen“ und „Niere“ *(yin lienalie, stomachi et renale, pi wei shen yin)* befeuchtet, aber auch bei „Trockenheit“ *(ariditas, zao)* im Fk „Lunge“ *(o. pulmonalis, fei)* mit trockenem Husten angezeigt ist.

Die essbaren Eingeweide der Haustiere wirken in der Regel suppletiv auf den entsprechenden Funktionskreis des Menschen aus. So wirkt z. B. Gefügelleber suppletiv auf den Fk „Leber“ *(o. hepaticus, gan)* und das Xue. Geflügeleier gelten ebenfalls als bewährte Mittel zum Stützen von Qi und Xue oder zum Stützen des Fk „Niere“.

Hühnerfleisch (*jirou* 鸡肉)

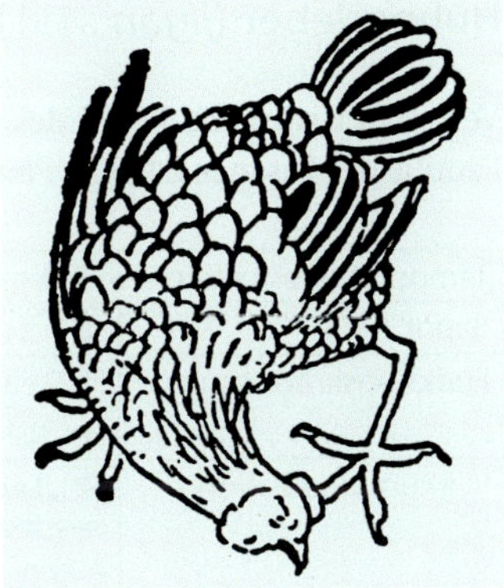

Verwendet wird das Fleisch des Haushuhns (*Gallus gallus domesticus* Gmelin) sowie des Seidenhuhns (*Gallus gallus domesticus* Brisson, *wugu ji*, 乌骨鸡), aus der Familie der Fasanenartigen *(Phasianidae)*.

Temperaturverhalten	warm	++
Sapor	süß	+
Funktionskreisbezug	Fk „Milz" *(o. lienalis, pi)*	++
	Fk „Magen" *(o. stomachi, wei)*	++
	Fk „Niere" *(o. renalis, shen)*	+
Wirkung/Indikation	**Fk „Milz" und „Magen" stützend und erwärmend** allgemeine Schwäche (nach langer langer oder chronischer Krankheit), verminderter Appetit, Diarrhö, Ödeme und Gedunsenheit, Kältegefühl in der Leibesmitte	+++
	Qi und Xue stützend allgemeine Schwäche nach der Geburt, Palpitationen, Schwindel, verminderter Milchfluss	+++
	Fk „Niere" und das Struktivpotential *(jing)* **suppletierend, das Knochenmark ergänzend** spärliche gehäufte Miktion, Samenverlust, Ohrrauschen, Knochenschmerzen, Schmerzen in Knie und Hüfte, Regelstörungen	+

TIPP

Das Fleisch des weiblichen Huhns gilt in seinem Temperaturverhalten als leicht warm und relativ ausgewogen und eignet sich daher besonders zur *suppletio* von Yin und Xue. Bei Hähnchenfleisch hingegen ist das warme Temperaturverhalten besonders ausgeprägt, entsprechend wirkt es v.a. erwärmend und suppletiv auf das Yang-Qi.

In der chinesischen Diätetik gilt das „Schwarzknochen-Huhn" bei uns bekannt als Seidenhuhn (*wugu ji*, 乌骨鸡), dessen Knochen und Haut schwärzlich sind, als besonders effektiv den Fk „Niere" stützend.

Zubereitungsarten/Rezepte Gekocht, gedämpft, gedünstet, gebraten; Suppe, Eintopf, Fleischgerichte (➢ Kräftigende Hühnersuppe, ➢ Glasnudelsalat mit Hühnerfleisch, ➢ Hühnerfleisch mit gebratenem Lauch und Erdnüssen).

Hühnerleber (*jigan* 鸡肝)

Verwendet wird die Leber des Haushuhns (*Gallus gallus domesticus* Gmelin), aus der Familie der Fasanenartigen *(Phasianidae)*.

Temperaturverhalten	Tendenz zur Wärme	+
Sapor	süß	+
Funktionskreisbezug	Fk „Leber" *(o. hepaticus, gan)*	++
	Fk „Niere" *(o. renalis, shen)*	+
Wirkung/Indikation	**Fk „Leber" stützend, die Sicht klärend** verschwommene Sicht, Nachtblindheit oder Schleier vor den Augen infolge von chronischen Verdauungsstörungen	++
	Yang des Fk „Niere" *(yang renale, shenyang)* **stützend** Impotenz, nächtliches Wasserlassen	+

Hühnerei (*jidan* 鸡蛋)

Verwendet wird das Ei des Haushuhns (*Gallus gallus domesticus* Gmelin), aus der Familie der Fasanenartigen *(Phasianidae)*. In der Wirkung ist das Eiweiß vom Eigelb zu unterscheiden.

Temperaturverhalten	Eiweiß: kühl	+
	Eigelb: neutral	
Sapor	süß	+
Funktionskreisbezug	Eiweiß:	
	Fk „Lunge" *(o. pulmonalis, fei)*	++
	Eigelb:	
	Fk „Niere" *(o. renalis, shen)*	++
	Fk „Herz" *(o. cardialis, xin)*	+
Wirkung/Indikation	**Yin und Xue befeuchtend** verminderter Milchfluss, Drehschwindel, Nachtblindheit, Schlafstörungen, Palpitationen	++
	Qi und Xue stützend, „Mitte" (Fk „Milz" und „Magen", *oo. lienalis et stomachi, pi wei*) **harmonisierend (Eiweiß und Eigelb)** körperliche Schwäche nach schweren Krankheiten, schlechter Ernährungszustand	++
	Fk „Lunge" befeuchtend (Eiweiß) Stimmenverlust, Halsschmerzen, Heiserkeit, trockener Husten	++
	„Hitze" *(calor, re)* **bei energetischer Schwäche des Yin** *(depletio yin, xuyin)* **kühlend, „Trockenheit" befeuchtend** Nervosität, gerötete Augen, unruhiger Fetus, ausgeprägter Durst nach Geburten	++
	Fk „Herz" suppletierend (Eigelb) Schlafstörungen, Palpitationen, Drehschwindel	+

TIPP

Mit dem ganzen Ei lassen sich Qi und Xue stützen und das Yin befeuchten.

Entenfleisch (*yarou* 鸭肉)

Verwendet wird das Fleisch der Hausente (*Anas platyrhynchos domesticus* L.), die zur Familie der Entenvögel *(Anatinae)* gehört.

Temperaturverhalten	Tendenz zur Kälte	++
Sapor	süß	+
	salzig	+
Funktionskreisbezug	Fk „Lunge" *(o. pulmonalis, fei)*	++
	Fk „Milz" *(o. lienalis, pi)*	+
	Fk „Magen" *(o. stomachi, wei)*	++
	Fk „Niere" *(o. renalis, shen)*	++
Wirkung/Indikation	**Yin stützend, „Hitze"** *(calor, re)* **kühlend** bei „Hitze" bedingter energetischer Schwäche des Yin *(depletio yin, yinxu)* tiefgreifendes Erschöpfungssyndrom mit Hitzegefühl, Nachtschweißen, Unruhe, Husten mit wenig Schleim, Trockenheit in Rachen und Hals	++
	Xue stützend nach Blutverlusten bei der Geburt, nach schweren Krankheiten, Drehschwindel, verschwommene Sicht, Kopfschmerzen, Palpitationen, Kurzatmigkeit, Schlafstörungen	++
	Fk „Milz" und „Magen" stützend, diuretisch Ödeme, Gedunsenheit, Miktionsstörungen	+

ZU BEACHTEN

Bei Durchfall aufgrund energetischer Schwäche *(depletio, xu)* des Fk „Milz" *(o. lienalis, pi)*, bei Qi-Blockaden oder bei noch nicht bereinigten, äußerlichen Affektionen sollte man Entenfleisch eher meiden.

Zubereitungsarten/Rezepte Gekocht, gedämpft, gedünstet, gebraten; Suppe, Eintopf, Fleischgericht.

Rindfleisch (*niurou* 牛肉)

Verwendet wird das Fleisch des Hausrindes, *Bos taurus* L. (*huangniu* 黄牛), das zur Familie der Hornträger *(Bovidae)* gehört und in ganz China gezüchtet wird.

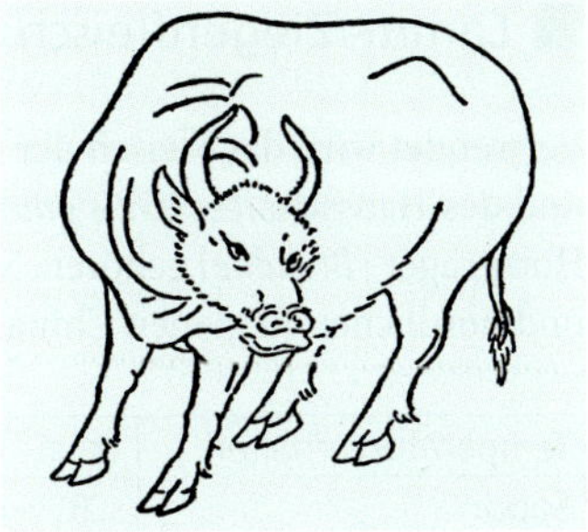

Temperaturverhalten	warm	++
Sapor	süß	+
Funktionskreisbezug	Fk „Milz" *(o. lienalis, pi)*	++
	Fk „Magen" *(o. stomachi, wei)*	++
Wirkung/Indikation	**Fk „Milz" und „Magen" stützend** verminderter Appetit, Diarrhö, Ödeme und Gedunsenheit, Kraftlosigkeit	++
	Qi und Xue stützend spontane Schweiße, allgemeine Kraftlosigkeit, Abmagerung, Muskel- und Sehnenschwäche	++

Zubereitungsarten/Rezepte Gekocht, gedämpft, gedünstet, gebraten; Suppe, Eintopf, Fleischgericht.

Rinderleber (*niugan* 牛肝)

Verwendet wird die gesäuberte Leber des Hausrindes, *Bos taurus* L. (*huangniu* 黄牛), das zur Familie der Hornträger *(Bovidae)* gehört.

Temperaturverhalten	neutral	
Sapor	süß	+
Funktionskreisbezug	Fk „Leber" *(o. hepaticus, gan)*	++
Wirkung/Indikation	**Xue des Funktionskreises „Leber"** *(xue hepatici, ganxue)* **suppletierend, Sicht klärend** Schwindel, verschwommene Sicht, Nachtblindheit, Trübsichtigkeit	++
	Xue stützend gelblicher, welker Teint, Palpitationen, Kraftlosigkeit, verschwommene Sicht	++

Lamm-/Ziegenfleisch (*yangrou* 羊肉)

Verwendet wird das Fleisch der Hausziege (*Capra aegagrus hircus* L., *shanyang*， 山羊), und des Hausschafes, (*Ovis gmelini Aries* L., *mianyang*, 绵羊), die beide zur Familie der Hornträger *(Bovidae)* gehören. Schafe werden besonders zahlreich in den nordwestlichen und nördlichen Regionen Chinas gehalten.

Temperaturverhalten	warm	++
Sapor	süß	+
Funktionskreisbezug	Fk „Milz" *(o. lienalis, pi)*	++
	Fk „Niere" *(o. renalis, shen)*	++
Wirkung/Indikation	**Yang des Funktionskreises „Niere"** *(yang renale, shenyang)* **stützend** Impotenz, Schwäche und Ziehen in Knien und Lumbalregion, Kälteabneigung und Schüttelfrost, gehäufte Miktion	++
	Stützt und erwärmt die „Mitte" (Fk „Milz" und „Magen" *oo. lienalis et stomachi, pi wei*) verminderter Appetit, Abmagerung, Diarrhö, kalte Extremitäten, geistige Abgeschlagenheit, Kraftlosigkeit, Aufstoßen	++
	Xue stützend verminderter Milchfluss nach der Geburt	+

Zubereitungsarten/Rezepte Gekocht, gedämpft, gedünstet, gebraten; Suppe, Eintopf, Fleischgericht (> Lammfleisch mit Rettich).

Hirschfleisch (*lurou* 鹿肉)

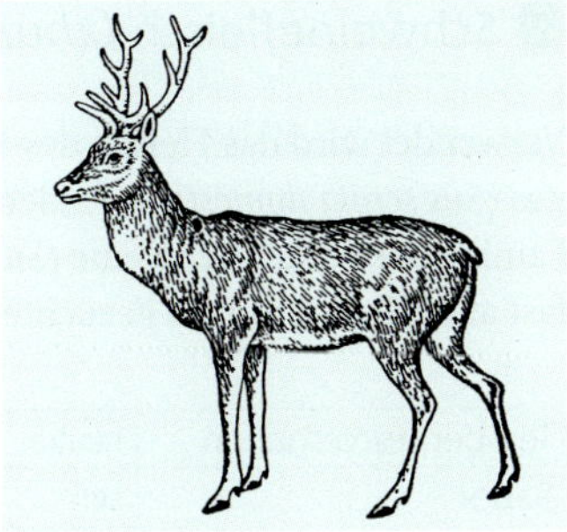

Verwendung findet das Fleisch des Rothirsches, *Cervus elaphus* L. (*malu*, 马鹿) und des Sikahirsches, *Cervus nippon* Temminck (*meihua lu*, 梅花鹿), die zur Familie der Hirsche (*Cervidae*) gehören und v.a. im Nordosten Chinas, in der Inneren Mongolei, im Nordwesten und Südwesten Chinas gezüchtet werden.

Temperaturverhalten	warm	+++
Sapor	süß	+
Funktionskreisbezug	Fk „Niere" *(o. renalis, shen)*	+++
Wirkung/Indikation	**Yang des Fk „Niere"** *(yang renale, shenyang)* **stützend, Fk „Niere" suppletierend** Defizienz des Struktivpotentials (*jing*), Impotenz, Kälteabneigung und Schüttelfrost, kalte Extremitäten, Schmerzen und Ziehen im Lumbal- und Beinbereich, Beinschwäche	+++
	Qi und Xue stützend Erschöpfung, Abmagerung, Abgeschlagenheit, Kraftlosigkeit, verminderter Milchfluss	++

TIPP

Hirschfleisch wird in der „Systematischen Drogenkunde" (*Bencao gangmu*, 1596 datiert, Kap.51, 1990: 2856) als „Reines Yang" bezeichnet und gilt als eines der potentesten Mittel zur Entfaltung des Yang des Fk „Niere".

Zubereitungsarten/Rezepte Gekocht, gedämpft, gedünstet, gebraten; Eintopf, Fleischgericht.

Schweinefleisch (*zhurou* 猪肉)

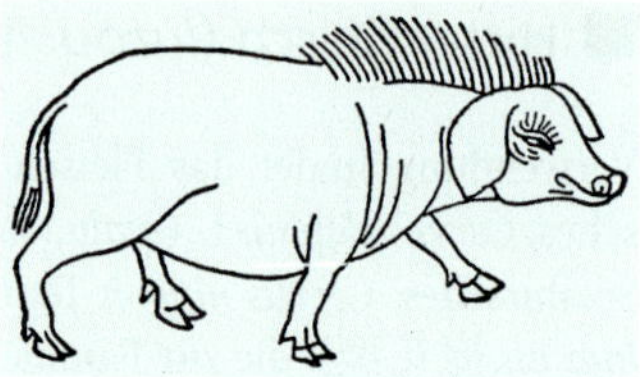

Verwendet wird das Fleisch des Hausschweines (*Sus scrofa domesticus* Erxleben), aus der Familie der Echten Schweine *(Suidae)*, das in fast allen Teilen Chinas gezüchtet wird.

Temperaturverhalten	neutral	
Sapor	süß	++
	salzig	+
Funktionskreisbezug	Fk „Magen" *(o. stomachi, wei)*	++
	Fk „Milz" *(o. lienalis, pi)*	+
	Fk „Niere" *(o. renalis, shen)*	+
Wirkung/Indikation	**Yin und Xue stützend** Schmerzen und Schwäche in Knien und Hüften, Schwindel, verschwommene Sicht, Palpitationen, häufige Schweiße	+++
	„Trockenheit" *(ariditas, zao)* **befeuchtend, Säfte** *(jinye)* **hervorbringend** starker Durst, Obstipation, trockener Husten, trockene Haut	++
	Qi und Xue stützend Abmagerung, Kraftlosigkeit	++

ZU BEACHTEN

Schweinefleisch, insbesondere fettes, sollte nur in geringen Mengen verzehrt werden, ansonsten kann es „Feuchtigkeit" *(humor, shi)* und „Scheim" *(pituita, tan)* fördern sowie „Wind" *(ventus, feng)* mobilisieren. Bei noch nicht bereinigten Schrägläufigkeiten (Heteropathien, *xie*) mit Vorsicht zu verwenden.

Zubereitungsarten/Rezepte Gekocht, gedämpft, gedünstet, gebraten; Suppe, Eintopf, Fleischgericht.

Schweineleber (*zhugan* 猪肝)

Verwendet wird die Leber des Hausschweines (*Sus scrofa domesticus* Erxleben), aus der Familie der Echten Schweine *(Suidae)*.

Temperaturverhalten	warm	+
Sapor	süß	+
	bitter	+
Funktionskreisbezug	Fk „Leber" *(o. hepaticus, gan)*	++
Wirkung/Indikation	**Fk „Leber", Xue suppletierend, die Sicht klärend** verschwommene Sicht, Trockenheit der Augen, gerötete oder geschwollene Augen, Nachtblindheit, welker, gelblicher Teint	++

Schweineherz (*zhuxin* 猪心)

Verwendet wird das Herz des Hausschweines (*Sus scrofa domesticus* Erxleben), aus der Familie der Echten Schweine *(Suidae)*.

Temperaturverhalten	neutral	
Sapor	süß	+
	salzig	+
Funktionskreisbezug	Fk „Herz" *(o. cardialis, xin)*	++
Wirkung/Indikation	**Fk „Herz" stützend, sedativ, Schweiße zurückhaltend** Palpitationen, Schlafstörungen, nächtliche Schweiße	++

Schinken (*huotui* 火腿)

Verwendet werden gepökelte und geräucherte Keulen des Hausschweines (*Sus scrofa domesticus* Erxleben), aus der Familie der Echten Schweine *(Suidae)*.

Temperaturverhalten	neutral	
Sapor	salzig	++
	süß	+
Funktionskreisbezug	Fk „Milz" *(o. lienalis, pi)*	+
	Fk „Magen" *(o. stomachi, wei)*	++
Wirkung/Indikation	**Fk „Milz" kräftigend, Fk „Magen" öffnend und absenkend** verminderter Appetit, persistierende Diarrhö, Schluckauf oder Schluckbeschwerden	++
	Säfte *(jinye)* **hervorbringend, Xue stützend** Palpitationen, Erschöpfung	+

TIPP

Durch die Salzigkeit wirkt Schinken besser absenkend als normales Schweinefleisch und zugleich befeuchtend. Daher ist er bei Schluckbeschwerden, Dysphagie, Schluckauf etc. indiziert.

Schweineschmalz (*zhu zhigao* 猪脂膏)

Verwendet wird das Fett des Hausschweines (*Sus scrofa domesticus* Erxleben), aus der Familie der Echten Schweine *(Suidae)*.

Temperaturverhalten	kühl	+
Sapor	süß	+
Funktionskreisbezug	Fk „Magen" *(o. stomachi, wei)*	++
	Fk „Dickdarm" *(o. intestini crassi, dachang)*	++
	Fk „Lunge" *(o. pulmonalis, fei)*	++
Wirkung/Indikation	**„Trockenheit"** *(ariditas, zao)* **der oben genannten Funktionskreise befeuchtend** Obstipationsneigung, trockener Husten äußere Anwendung bei trockener rissiger Haut und Schrunden	++

TIPP

In der Arzneimitteltherapie war Schweineschmalz seit alters her ein Standardbindemittel zur Herstellung von Pasten, Salben oder Pillen. In der Küche dient es v. a. zur Verbesserung des Geschmacks und wird nach dem Kochen bestimmten Gerichten wie z.B. Nudeln, Suppen zugegeben.

Hasen-/Kaninchenfleisch (*turou* 兔肉)

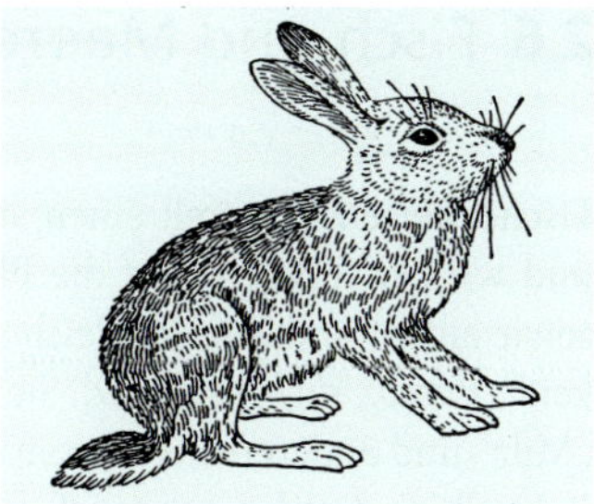

Verwendung findet das Fleisch des Hauskaninchens (*Oryctolagus cuniculus domesticus* L.) (*jiatu,* 家兔), und verschiedener Arten aus der Familie der Hasen *(Leporidae)*.

Temperaturverhalten	kühl	+
Sapor	süß	+
Funktionskreisbezug	Fk „Leber" *(o. hepaticus, gan)*	+
	Fk „Dickdarm" *(o. intestini crassi, dachang)*	+
	Fk „Milz" *(o. lienalis, pi)*	+
	Fk „Magen" (*o. stomachi, wei)*	+
Wirkung/Indikation	**„Mitte" (Fk „Milz" und „Magen",** *oo. lienalis et stomachi, pi wei)* **suppletierend, Qi stützend** Verminderter Appetit, Abgeschlagenheit, Kraftlosigkeit, Abmagerung	+
	Yin der Fk „Milz" und „Magen" *(yin lienale et stomachi, pi wei yin)* **stützend** Trockenheit des Mundes, Kraftlosigkeit, Abmagerung	+
	„Hitze" *(calor, re)* **in den Fk „Magen" und „Dickdarm" kühlend** Erbrechen, Obstipation, blutiger Stuhl	+

Zubereitungsarten/Rezepte Gekocht, gedämpft, gedünstet, gebraten; Suppe, Eintopf, Fleischgericht.

2.6 Fisch und Meeresfrüchte

Fische weisen generell einen süßen Sapor und ein neutrales Temperaturverhalten auf und wirken suppletiv auf die Fk „Milz“ und „Magen“, *(oo. lienalis et stomachi, pi wei)* sowie auf Qi und Xue. Zugleich wirken die meisten Fischarten diuretisch und „Feuchtigkeit“ *(humor, shi)* ausleitend. Sie eignen sich somit einerseits zur leichten Stützung des Fk „Milz“ und andererseits zur sanften Ausleitung von „Feuchtigkeit“.

In China werden sehr viele verschiedene Arten von Fischen und Meeresfrüchten als Nahrungsmittel verwendet. Unter den Fischen sind die Karpfenarten am gebräuchlichsten. Bei Fischen bevorzugen die Chinesen eher weißes, zartes Fleisch. Im Westen und auch in Japan geschätzte Fischarten mit festem, öligem Fleisch wie Thunfisch, Makrele, Schwertfisch oder die verschiedenen Lachs- und Forellenarten sind in China traditionell eher selten und ihre Wirkung wird nicht beschrieben.

Meeresfrüchte sind meistens salzig, kühl oder kalt. Sie wirken v. a. auf die Fk „Leber“ und Fk „Niere“ *(oo. hepaticus et renalis, gan shen)*, befeuchten das Yin und kühlen „Hitze“ *(calor, re)*. Deshalb werden sie bevorzugt bei „Yin Schwäche-“ *(depletio yin, xuyin)* Anzeichen wie nächtlichen Schweißen, Schwindel, Diabetes eingesetzt. Aufgrund ihrer diuretischen und „Feuchtigkeit-Hitze“ *(calor humidus, shire)* lösenden Wirkung werden sie auch bei Miktionsstörungen, Ikterus, Ödemen, geröteten und geschwollenen Augen angewendet. Krebse können das Xue dynamisieren. Garnelen und Langusten hingegen haben ein eher warmes Temperaturverhalten und stützen das Yang des Fk „Niere“ *(yang renale, shenyang)*.

Bei der Zubereitung ist darauf zu achten, dass v. a. bei Fischen Braten oder Schmoren das Temperaturverhalten in Richtung Wärme und Trockenheit verändert. Wenn Meeresfrüchte nach dem Kochen noch zusätzlich gebraten werden, tendieren sie merklich zur Wärme.

2.6.1 Fisch

Karpfen (*liyu* 鲤鱼)

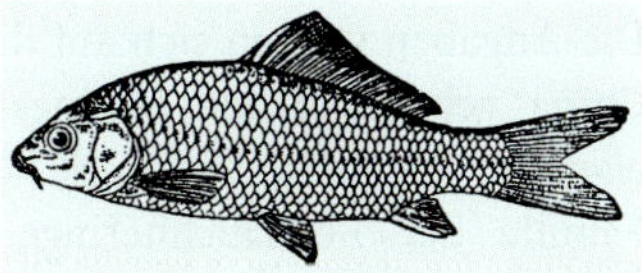

Verwendet wird das Muskelfleisch des Karpfens (*Cyprinus carpio* L.), aus der Familie der Karpfenfische *(Cyprinidae)*, der außer in Randgebieten wie Xinjiang und Yunnan in fast allen größeren Flüssen und Seen Chinas verbreitet ist, aber auch gezüchtet wird.

Temperaturverhalten	neutral	
Sapor	süß	+
Funktionskreisbezug	Fk „Milz" *(o. lienalis, pi)*	++
	Fk „Niere" *(o. renalis, shen)*	+
	Fk „Lunge" *(o. pulmonalis, fei)*	+
Wirkung/Indikation	**„Feuchtigkeit"** *(humor, shi)* **ausleitend, diuretisch** Ödeme und Gedunsenheit, Schwellungen, Miktionsstörungen, Blockaden durch „Feuchtigkeit"	++
	Fk „Milz" stützend verminderter Appetit, Durchfall, nach schweren Krankheiten und nach der Geburt, verminderter Milchfluss	++
	Fk „Lunge" *(o. pulmonalis, fei)* **stützend, Qi absenkend** chronischer Husten aufgrund von energetischer Schwäche *(depletio, xu)*, kontravektives Aufsteigen von Qi, Keuchatmung	+

TIPP

Der Karpfen gilt in China bis heute als „König der Fische" und wird aufgrund seines feinen Geschmacks, seiner Fruchtbarkeit und auch aufgrund seiner einfachen Haltung besonders geschätzt.

Zubereitungsarten/Rezepte Gekocht, gedämpft, gedünstet, gebraten; Suppe, Eintopf, Fischgericht.

Hering (*leyu* 鳓鱼 oder *shiyu* 鲥鱼)

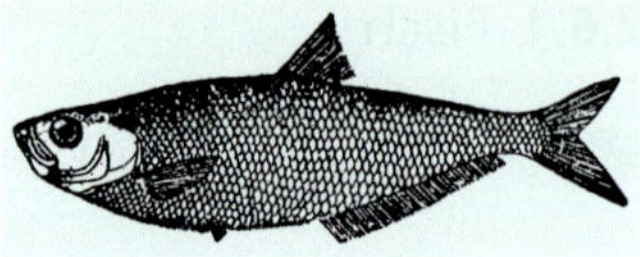

Die Angaben stützen sich auf die beiden in China gebräuchlichen Heringsarten *Ilisha elongata* (Bennett) (*leyu,* 鳓 鱼) aus der Familie der Beilbauchheringe *(Pristigasteridae)* und *Tenualosa reevesii* (Richardson) (*shiyu*, 鲥 鱼) aus der Familie der *Dorosomatidae*. Die im Westen verbreitete Heringsart *Clupea harengus* L. ist mit diesen zwar nicht identisch, weist aber ähnliche Eigenschaften auf. Alle drei Heringsarten gehören der gleichen Ordnung der Heringsartigen *(Clupeiformes)* an.

Temperaturverhalten	neutral	
Sapor	süß	+
Funktionskreisbezug	Fk „Milz" *(o. lienalis, pi)*	++
	Fk „Lunge" *(o. pulmonalis, fei)*	+
Wirkung/Indikation	**Fk „Milz" und „Magen"** *(o. stomachi, wei)* **suppletierend, Fk „Magen" öffnend, sanft erwärmend** verminderter Appetit, Diarrhö, Kraftlosigkeit, chronische Verdauungsstörungen bei Kindern	++
	Qi und Xue stützend Palpitationen, Kurzatmigkeit, verminderter Milchfluss	++

Zubereitungsarten/Rezepte Gekocht, gedämpft, gedünstet, gebraten; Suppe, Eintopf, Fischgericht.

Barsch (*luyu* 鲈鱼 oder *guiyu* 鳜鱼)

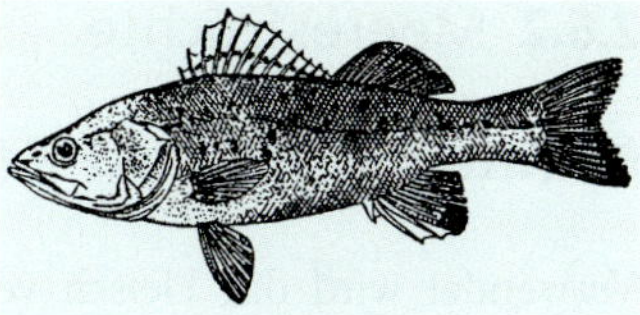

Die Angaben stützen sich auf zwei in China gebräuchliche barschähnliche Fische, Japanischer Barsch (*Lateolabrax japonicus* [Cuvier], *luyu*, 鲈鱼) und den sog. Mandarinfisch (*Siniperca chuatsi* [Basilewsky], *guiyu*， 鳜鱼) aus den Familien der *Lateolabracidae* und Barschverwandeten *(Sinipercidae)*. Die im Westen verbreiteten Barscharten wie Flußbarsch (*Perca fluviatilis* L.), Zander (*Sander lucioperca* L.) aus der Familie der Echten Barsche *(Percidae)* oder Rotbarsch (*Sebastes norvegicus* [Ascanius]) aus der Familie der Stachelköpfe *(Sebastidae)* sind mit diesen zwar nicht identisch, weisen aber große Ähnlichkeiten auf.

Temperaturverhalten	neutral	
Sapor	süß	+
Funktionskreisbezug	Fk „Milz" *(o. lienalis, pi)*	++ +
	Fk „Magen" *(o. stomachi, wei)*	+
	Fk „Leber" *(o. hepaticus, gan)*	+
	Fk „Niere" *(o. renalis, shen)*	+
Wirkung/Indikation	**Fk „Milz" und „Magen" stützend** verminderter Appetit, Diarrhö, Ödeme, Gedunsenheit	++
	Qi und Xue stützend Abmagerung, Auszehrung, Abgeschlagenheit	++
	Fk „Leber" und „Niere" stützend Schwäche von Muskeln, Sehnen und Knochen, „Wind-" *(ventus, feng)* bedingte rheumatoide Symptomatik unruhiger Fetus	+

Zubereitungsarten/Rezepte Gekocht, gedämpft, gedünstet, gebraten; Suppe, Eintopf, Fischgericht.

2.6.2 Meeresfrüchte

Tintenfisch (*moyu* 墨鱼)

Verwendet wird das Fleisch verschiedener Tintenfische, v.a. der beiden Arten *Sepia esculenta* Hoyle (*wuzei yu*, 乌贼鱼oder *jin wuzei* 金 乌 贼), und *Sepiella inermis (*Van Hasselt) (*wuzhen wuzei* 无针乌贼), die beide zur Familie der Tintenschnecken *(Sepiidae)* gehören und in den Küstengebieten Chinas weit verbreitet sind.

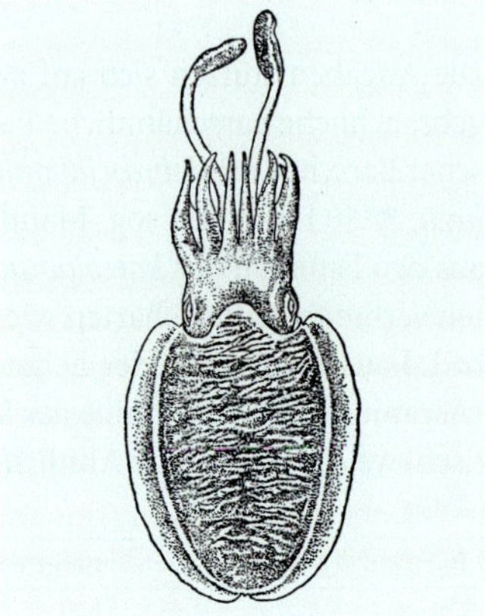

Temperaturverhalten	neutral	
Sapor	salzig	++
Funktionskreisbezug	Fk „Leber" *(o. hepaticus, gan)*	++
	Fk „Niere" *(o. renalis, shen)*	++
Wirkung/Indikation	**Fk „Leber" und „Niere" suppletierend, Yin regierend, das Xue stützend** Amenorrhö, Schwindel, Ohrrauschen, plötzliche massive Gebärmutterblutungen, Fluor, Kopfschmerzen und Bluthochdruck	++
	Qi und Xue stützend nach der Geburt, verminderter Milchfluss	+

TIPP

Beim Tintenfisch handelt es sich um ein kräftiges das Yin der Fk „Leber" und „Niere" *(yin hepatici et renale, gan shen yin)* sowie das Xue stützendes Mittel. Dadurch ist es auch zur Behandlung von Beschwerden geeignet, die durch ein hochschlagendes Yang des Fk „Leber" *(yang hepatici, ganyang)* verursacht werden.

Zubereitungsarten/Rezepte Gekocht, gedämpft, gedünstet (➤ Tintenfisch mit Staudensellerie), gebraten.

Garnele/Languste (*xia* 虾, 蝦)

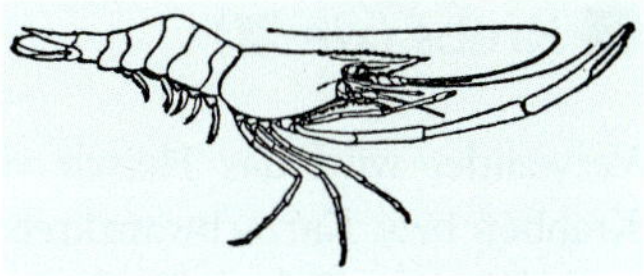

Unter dem Oberbegriff *xia* 虾, 蝦 werden verschiedene Arten der „Zehnfußkrebse“ (*Decapoda*) zusammengefasst wie z. B. die im Süßwasser lebende, 8–9 cm lange Garnele, *Macrobrachium nipponense* (De Haan, *qingxia* 青虾), aus der Familie der Felsengarnelen *(Palaemonidae)* oder die im Salzwasser lebende orientalische Geißelgarnele (*Penaeus chinensis* [Osbeck], *duixia* 对虾) aus der Familie der Geißelgarnele *(Penaeidae)* sowie verschiedene ebenfalls im Meer verbreitete Langustenarten wie z. B. *Panulirus* Fabricius (*jinxiu longxia* 锦绣龙虾), die zu den Langusten, *Palinuridae*, gehört. In die Kategorie von *xia* 虾 Garnele/Languste gehören auch Shrimps und Krabben (stehen hier für Nordseegarnelen).

Temperaturverhalten	warm (Meeresgarnele eher neutral)	+
Sapor	süß	+
	salzig	+
Funktionskreisbezug	Fk „Niere“ *(o. renalis, shen)*	++
	Fk „Leber“ *(o. hepaticus, gan)*	+
Wirkung/Indikation	**Yang des Fk „Niere“** *(yang renale, shenyang)* **kräftigend** Impotenz, Schmerzen im Lumbalbereich, Kraftlosigkeit, blasse oder schlecht heilende Geschwüre und Wunden durch energetische Schwäche *(depletio, xu)*	++
	Qi und Xue stützend, Milchfluss durchgängig machend verminderter Milchfluss	++

PRAXISTIPP

Die Garnele/Languste ist ein wirksames Mittel zum Stützen des Yang des Fk „Niere“.

Zubereitungsarten/Rezepte Gekocht, gedämpft (➤ Teigtaschen mit Garnele mit Frühlingszwiebel), gedünstet, gebraten.

Krebs (*xie* 蟹)

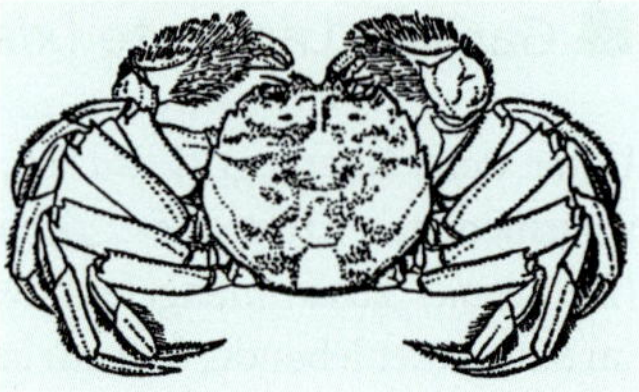

Verwendet wird das Fleisch verschiedener Krabben bzw. Kurzschwanzkrebse *(Brachyuren)*, die zu den Zehnfußkrebsen *(Decapodae)* gerechnet werden. Am verbreitetsten sind in China die im Süßwasser lebende Wollhandkrabbe (*Eriocheir sinensis* H. Milne Edwards, *zhonghua rongpangxie* 中华絨螃蟹oder nur *pangxie* 螃蟹, *hexie* 河 蟹 oder *maoxie* 毛蟹) und die Salzwasserkrabbe (*Charybdis japonica* [A. Milne-Edwards], *haixie* 海 蟹).

Temperaturverhalten	kalt	++
Sapor	salzig	++
Funktionskreisbezug	Fk „Leber" *(o. hepaticus, gan)*	++
	Fk „Magen" *(o. stomachi, wei)*	+
Wirkung/Indikation	**Xue dynamisierend, Stasen zerstreuend, Muskeln, Sehnen und Knochen stärkend** Stasen durch Unfallverletzungen, Muskel- und Sehnenrisse, Knochenbrüche Stasen des Xue die mit Schwellungen und Schmerzen einhergehen Stasen des Xue nach der Geburt mit abdominellen Schmerzen, Nichtausstoßen der Plazenta	++

TIPP

Krebse sind eines der wenigen Mittel, die mit kaltem Temperaturverhalten das Xue dynamisieren und Muskeln, Sehnen und Knochen stärken.

Zubereitungsarten/Rezepte Gekocht.

Austern (*muli rou* 牡蛎肉)

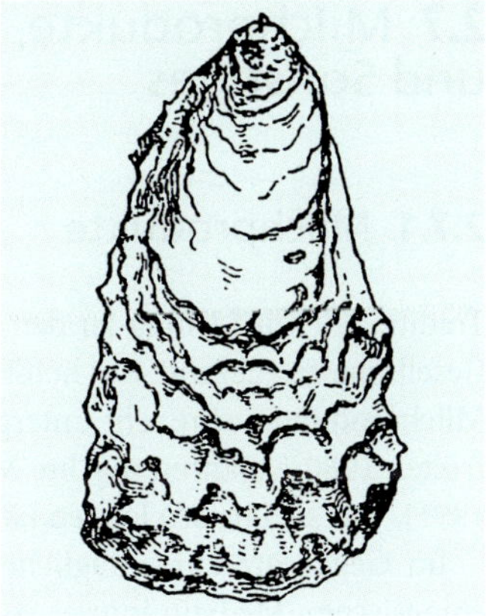

Verwendet wird das Fleisch verschiedener Austernarten wie z. B. *Magallana rivularis* Gould (*jinjiang muli* 近江牡蛎) oder *Magallana gigas* Thunb. *(chang muli* 长牡蛎*)*, die alle zur Familie der Austern *(Ostreidae)* gehören und in den Küstengebieten Chinas verbreitet sind, aber zum Teil auch gezüchtet werden.

Temperaturverhalten	neutral, mit Tendenz zur Kälte	+
Sapor	salzig	++
	süß	+
Funktionskreisbezug	Fk „Niere" *(o. renalis, shen)*	+++
	Fk „Leber" *(o. hepaticus, gan)*	+
Wirkung/Indikation	**Yin rigierend, Xue stützend, sedierend** verstärkte Gebärmutterblutungen, nächtliche Schweiße, Palpitationen, Schlafstörungen, Erschöpfungszustände	++
	„Hitze" *(calor, re)* **kühlend, sedierend** Unruhe nach übermäßigem Alkoholgenuss, starker Durst	++

Zubereitungsarten/Rezepte Roh, gekocht, gedämpft, gegart.

2.7 Milchprodukte, Gewürze, Genussmittel und Sonstiges

2.7.1 Milchprodukte

Traditionell wird China zu den „nichtmilchtrinkenden bzw. nichtmilchverarbeitenden“ Gesellschaften gezählt, das heißt, dass in der Ernährung dieser Gesellschaften Milch oder Milchprodukten eine sehr untergeordnete Rolle zukommt. Nach einer Schätzung aus den frühen 1980-er Jahren machte Milch im gesamten China weniger als 1 % aus (Simoons, 1991), was sich in den letzten Jahren rapide geändert hat (Sabban 2014, 2018).

Im Gegensatz zur alltäglichen Ernährung waren Milch und Milchprodukte in der chinesischen Medizin immer von nicht zu unterschätzender Bedeutung. Sie werden seit alters her in fast allen drogenkundlichen und diätetischen Handbüchern aufgeführt, allerdings nicht in einem gesonderten Kapitel, sondern als Anhang zu den Einzeleintragungen über tierische Lebensmittel bzw. Fleisch. Aufgrund der Bedeutung von Milch und Milchprodukten in der westlichen Ernährung haben wir Milch und Milchprodukte nicht im Zusammenhang mit Fleisch, sondern gesondert aufgeführt.

Die Bedeutung der menschlichen Milch (*ruzhi* 乳汁) erläutert Li Shizhen, der Autor der „Systematischen Drogenkunde“ (*Bencao gangmu* von 1596), wie folgt: „Soweit wir wissen, wird die Milch aus dem Yin und Xue transformiert. Sie entsteht in den Fk 'Milz' und 'Magen', *(oo. lienalis et stomachi, pi wei)* und sammelt sich in den *ss. respondens et impedimentalis* („Breite Trossstraße“ und „Aufnehmende Leitbahn“, *chong ren*). Wenn noch kein Kind empfangen wurde, senkt sich (die Flüssigkeit) als Regelblutung ab. Nach der Empfängnis verweilt sie und nährt den Fötus. Nach der Geburt des Kindes wird ihre dunkelrote Farbe zu weiß, und sie steigt als Milch nach oben. “ (*Bencao gangmu*, 1596 datiert, Kap.52, 1990:2950) Die sich daraus ableitende nährende, kräftigende, energetischer Schwäche *(depletio, xu)* suppletierende und Yin und Xue stützende Wirkung wird auch der Milch von Tieren und anderen Milchprodukten zugeschrieben. Der Genuss von Milch wird traditionell v. a. kranken oder alten Menschen empfohlen (Sabban 1986, 2014, 2018).

Milch und ihre Produkte weisen generell einen süßen Sapor und ein neutrales Temperaturverhalten, meist mit einer Tendenz zur Kälte auf, befeuchten „Trockenheit“ *(ariditas, zao)*, senken stark das Qi ab, kühlen „Hitze“ *(calor, re)* und wirken entgiftend.

Mit Vorsicht anzuwenden sind Milchprodukte bei einer energetischen Schwäche der „Mitte“ (Fk „Milz“ und „Magen“, *oo. lienalis et stomachi, pi wei*) mit Durchfallneigung, „Kälte“-Symptomatiken *(algor, han)* oder bei „Feuchtigkeit“*(humor, shi)*- und „Schleim“ *(pituita, tan)*-Belastungen. Schaf- und Ziegenmilch sind hingegen warm mit süßem Sapor und eignen sich besonders bei energetischer Schwäche *(depletio, xu)* des Yin des Fk „Magen“ *(yin stomachi, weiyin)* und als Alternative zu Kuhmilchprodukten bei oben genannten Befunden.

Kuhmilch (*niuru* 牛乳)

Verwendet wird die Milch Hausrindes (*Bos taurus* L., *huangniu* 黄牛), das zur Familie der Hornträger *(Bovidae)* gehört und in ganz China gezüchtet wird.

Temperaturverhalten	neutral, Tendenz zur Kühle	+
Sapor	süß	+
Funktionskreisbezug	Fk „Magen" *(o. stomachi, wei)*	++
	Fk „Lunge" *(o. pulmonalis, fei)*	+
	Fk „Herz" *(o. cardialis, xin)*	+
Wirkung/Indikation	**Fk „Lunge, „Magen", „Herz" stützend, Qi und Xue stützend** Überanstrengung, Kraftlosigkeit, Auszehrung, Defizient von Qi und Xue, Schwindel, verschwommene Sicht, geistige Abgeschlagenheit	++
	Yin des Fk „Magen" stützend, Säfte hervorbringend, „Hitze" *(calor, re)* **kühlend** Dysphagie und Regurgitation oder Schädigung der Säfte aufgrund von anhaltenden „Hitze"-Symptomatiken, Trockenheit des Mundes, Obstipation	++
	Fk „Dick- und Dünndarm" *(oo. intestinorum, chang)* **und Haut befeuchtend** Obstipation, Trockenheit	+

TIPP

Kuhmilch wirkt grundsätzlich befeuchtend und absenkend, sie wirkt auch das Qi des Fk „Herz" *(qi cardiale, xinqi)* absenkend und beruhigend, wie wir es als Hausmittel Kuhmilch mit Honig vor dem Schlafengehen kennen.

ZU BEACHTEN

Kontraindiziert oder mit Vorsicht anzuwenden ist Milch bei einer energetischen Schwäche der „Mitte" (Fk „Milz" und „Magen", *oo. lienalis et stomachi, pi wei*) mit Durchfallneigung, „Kälte"-Symptomatiken *(algor, han)* oder bei „Feuchtigkeit"(*humor, shi*)- und „Schleim"(*pituita, tan*)-Belastungen.

Zubereitungsarten/Rezepte Getränk, Getreidebrei mit Kuhmilch zubereitet.

Schaf-/Ziegenmilch (*yangru* 羊乳)

Verwendung findet die Milch der Hausziege (*Capra aegagrus hircus* L., *shanyang*，山羊), und des Hausschafes (*Ovis gmelini Aries* L., *mianyang*, 绵羊), die beide zur Familie der Hornträger *(Bovidae)* gehören, die in ganz China verbreitet sind.

Temperaturverhalten	warm	+
Sapor	süß	+
Funktionskreisbezug	Fk „Lunge" *(o. pulmonalis, fei)*	+
	Fk „Magen" *(o. stomachi, wei)*	++
	Fk „Niere" *(o. renalis, shen)*	+
	Fk „Herz" *(o. cardialis, xin)*	+
Wirkung/Indikation	**Qi und Xue stützend** allgemeine Schwäche, Überanstrengung, Abmagerung	++
	Yin des Fk „Magen" suppletierend Trockenheit des Mundes, Diabetes *(sitis diffundens)*, Brechreiz und Aufstoßen, Geschwüre im Mund	++
	befeuchtend bei „Trockenheit" *(ariditas, zao)* **der Fk „Dick- und Dünndarm"** *(oo. intestinorum, chang)* Obstipation	+

TIPP

Schaf-/Ziegenmilch wirkt wie Kuhmilch das Yin stützend und befeuchtend, nur hat sie ein warmes Temperaturverhalten, weshalb sie bei Patienten mit geschwächter „Mitte" (Fk „Milz" und „Magen", *oo. lienalis et stomachi, pi wei*) mit evtl. latenten „Feuchtigkeit" *(humor, shi)*-Belastungen in der Regel besser vertragen wird.

Zubereitungsarten/Rezepte Getränk, Getreidebrei mit Schaf-/Ziegenmilch zubereitet.

Joghurt (*lao* 酪)

Verwendet wird die fermentierte Milch (Joghurt oder Kefir) von Kühen, Schafen, Pferden und Kamelen; die Fermentation erfolgt unter kontrollierten Temperaturen mit thermophilen Fermenten, wobei als Ferment wie bei unserer Joghurtherstellung meistens ein Rest fermentierter Milch aus der vorangegangenen Herstellung verwendet wird.

Temperaturverhalten	fermentierte Kuhmilch: neutral (mit Tendenz zur Kühle)	+
	fermentierte Schaf-/Ziegenmilch: warm	+
Sapor	sauer	++
	süß	+
Funktionskreisbezug	Fk „Lunge" *(o. pulmonalis, fei)*	++
	Fk „Dick- und Dünndarm" *(oo. intestinorum, chang)*	+
Wirkung/Indikation	**Fk „Lunge" suppletierend, Fk „Dick- und Dünndarm"** *(oo. intestinorum, chang)* **befeuchtend, Yin stützend** „Hitze" *(calor, re)* aufgrund von energetischer Schwäche *(depletio, xu):* Unruhe und Durst, Obstipation, „Trockenheit" *(ariditas, zao)*	++
	Haut befeuchtend zur äußeren Anwendung bei welker und rauer Haut, latent vorhandene Exantheme und Juckreiz	+

TIPP

Im Allgemeinen wird Joghurt bei einer geschwächten „Mitte" (Fk „Milz" und „Magen", *oo. lienalis et stomachi, pi wei*) besser vertragen als reine Milch, v. a. Kuhmilch.

ZU BEACHTEN

Bei einer energetischen Schwäche der „Mitte" (Fk „Milz" und „Magen", *oo. lienalis et stomachi, pi wei*) mit Durchfallneigung, „Kälte"-Symptomatiken *(algor, han)* oder bei „Feuchtigkeit" *(humor, shi)*- und „Schleim" *(pituita, tan)*-Belastungen nur in geringen Mengen verwenden.

Zubereitungsarten/Rezepte Joghurt natur, mit warmem Wasser als Getränk, Getreidebrei mit Joghurt.

Butter/Sahne (*su* 酥)

Gebraucht werden die Fettbestandteile von Kuh- oder Schafmilch, die aus der fermentierten Milch durch Schlagen, Waschen und Kneten gewonnen werden. In diesem Zusammenhang ist bemerkenswert, dass im Chinesischen nicht klar zwischen Butter und Sahne unterschieden wird. Beide werden traditionell als Fettbestandteile der Milch betrachtet und unter dem Oberbegriff *su* 酥 zusammengefasst (Sabban 1986).

Temperaturverhalten	neutral, Tendenz zur Kälte (Butter bzw. Sahne aus Schaf-/Ziegenmilch: warm)	+
Sapor	süß	+
Funktionskreisbezug	Fk „Magen" *(o. stomachi, wei)*	++
	Fk „Lunge" *(o. pulmonalis, fei)*	++
	Fk „Dick- und Dünndarm" *(oo. intestinorum, chang)*	++
Wirkung/Indikation	**Qi und Xue stützend, „Trockenheit"** *(ariditas, zao)* **befeuchtend** energetische Schwäche *(depletio, xu)* des Yin und Erschöpfungssymptomatiken, aufgrund von anhaltenden „Hitze" *(calor, re)*-Prozessen, Husten, blutiger Auswurf, Diabetes *(sitis diffundens)*, Obstipation, welke, trockene Haut, Geschwüre im Mund	++

TIPP

Durch die den Fk „Lunge" befeuchtende Wirkung ist es empfehlenswert, bei trockenem Husten ein kleines Stück Butter im Mund zergehen zu lassen. Dies eignet sich auch für Kinder.

ZU BEACHTEN

Kontraindiziert oder mit Vorsicht anzuwenden bei einer energetischen Schwäche der „Mitte" (Fk „Milz" und „Magen", *oo. lienalis et stomachi, pi wei*) mit Durchfallneigung, „Kälte"-Symptomatiken *(algor, han)* oder bei „Feuchtigkeit" *(humor, shi)*- und „Schleim" *(pituita, tan)*-Belastungen.

Zubereitungsarten/Rezepte Butter: als Aufstrich, mit warmem Wasser als Getränk, zum Backen und Kochen; Sahne: Schlagsahne, zu Getränken und Gerichten.

Frischkäse (*rufu* 乳腐)

Es handelt sich dabei um eine Frischkäseart, die meistens aus Kuhmilch hergestellt wird. Diese wird zunächst abgekocht, durch Zugabe von Essig zur Gerinnung gebracht, in einem Tuch ausgepresst, mit Steinen beschwert und anschließend oftmals mit Salz konserviert.

Temperaturverhalten	Tendenz zur Kälte	+
Sapor	süß	+
Funktionskreisbezug	Fk „Lunge" *(o. pulmonalis, fei)*	+
	Fk „Milz" *(o. lienalis, pi)*	+
	Fk „Leber" *(o. hepaticus, gan)*	+
	Fk „Niere" *(o. renalis, shen)*	+
	Fk „Herz" *(o. cardialis, xin)*	+
Wirkung/Indikation	**alle fünf Funktionskreise befeuchtend** diuretisch, laxierend	++
	Energien in den 12 Hauptleitbahnen stützend, das Qi (auch heteropathisches) leicht mobilisierend	+

ZU BEACHTEN

Kontraindiziert oder mit Vorsicht anzuwenden bei einer energetischen Schwäche der „Mitte" (Fk „Milz" und „Magen", *oo. lienalis et stomachi, pi wei*) mit Durchfallneigung, „Kälte"-Symptomatiken *(algor, han)* oder bei „Feuchtigkeit" *(humor, shi)*- und „Schleim" *(pituita, tan)*-Belastungen.

Zubereitungsarten/Rezepte Als Aufstrich.

2.7.2 Süßungsmittel

Süßungsmittel wie verschiedene Zuckerarten und Honig gelten in der chinesischen Diätetik generell als süß und neutral bis warm und dienen bevorzugt zur Stützung *(suppletio, bu)* der „Mitte“ Fk „Milz“ und „Magen“, *(oo. lienalis et stomachi, pi wei)*, zur Bereitstellung von Säften sowie zur Stillung von akuten Schmerzen.

Sämtliche Zuckerformen sind wirksame Spender von Qi und aktiven Säften, fördern jedoch wegen ihrer extremen Süße und der damit verbundenen Bildung von Säften „Feuchtigkeit“ *(humor, shi)* und „Schleim“ *(pituita, tan)*. Die dadurch entstehenden Einstauungen können zusammen mit dem warmen Temperaturverhalten wiederum leicht zu „Hitze“*(calor, re)*-Prozessen im Bereich des Fk „Magen“ *(o. stomachi, wei)* oder sogar zu „Glut“ *(ardor, huo)*-Zeichen führen wie Geschwüre im Mund, Zahnfleischbluten, parasitäre Erkrankungen und Karies.

Traditionell gilt in der chinesischen Küche die wichtige Grundregel der „Ausgewogenheit der Fünf Sapores“, die kein zu starkes Überwiegen von Süßem zulässt. Erst in den letzten Jahrzehnten hat sich mit zunehmender Verwestlichung der Lebensgewohnheiten ein enormer Anstieg des Zuckerverbrauchs gezeigt (Pan, Wang und Pan 2021).

Weißer Zucker (*baitang* 白糖)

Verwendung findet der aus den Stängeln des Zuckerrohrs *(Saccharum officinarum L., ganzhe*甘蔗*)* aus der Familie der Süßgräser (*Poaceae*), gepresste Saft, der dann zu Rohzucker verarbeitet und mehrmals raffiniert wird, bis weißer, feinkörniger Zucker oder grobkristalliner Kandiszucker entsteht. Er wird direkt in seiner jeweiligen Form gebraucht. Der bei uns zumeist aus Zuckerrüben hergestellte Weiße Zucker ist in seiner Wirkung vergleichbar.

Temperaturverhalten	warm	++
Sapor	süß	+++
Funktionskreisbezug	Fk „Milz“ *(o. lienalis, pi)*	++
	Fk „Magen“ *(o. stomachi, wei)*	++
	Fk „Lunge“ *(o. pulmonalis, fei)*	+
Wirkung/Indikation	**„Mitte“ (Fk „Milz“ und „Magen“**, *oo. lienalis et stomachi, pi wei)* **suppletierend** v. a. bei Defizienz der Säfte *(jinye)* Trockenheit des Mundes und Rachens	++
	lindert Schmerzzustände Oberbauchschmerzen	++
	Fk „Lunge“ befeuchtend, Säfte hervorbringend trockener Husten	+

ZU BEACHTEN

Kontraindiziert v. a. bei „Schleim“ *(pituita, tan)*- oder „Feuchtigkeit“ *(humor, shi)*-Belastungen sowie bei „Hitze“ *(calor, re)*-Prozessen. „Bei reichlichem Genuss unterstützt (Weißzucker, *baisha tang*) 'Hitze'-Prozesse, schädigt die Zähne und bringt Parasiten hervor“ (aus dem *Yinshi xuzhi* „Wissenswertes über Essen und Trinken“, um 1367 datiert).

Zubereitungsarten/Rezepte Zur Abkochung/als Dekokt, als Süßungsmittel.

Brauner Zucker (*hongtang* 红糖)

Gebraucht wird der aus den Stängeln des Zuckerrohrs (*Saccharum officinarum L., ganzhe*甘蔗) aus der Familie der Süßgräser *(Poaceae)*, gepresste Saft, der dann weiter verarbeitet wird, bis er die charakteristische bräunliche Farbe und kristalline Form des braunen Zuckers erhält.

Temperaturverhalten	warm	+
Sapor	süß	+++
Funktionskreisbezug	Fk „Milz“ *(o. lienalis, pi)*	++
	Fk „Magen“ *(o. stomachi, wei)*	++
	Fk „Leber“ *(o. hepaticus, gan)*	+
Wirkung/Indikation	**„Mitte“ (Fk „Milz“ und „Magen“,** *oo. lienalis et stomachi, pi wei)* **suppletierend, akute Schmerzzustände lindernd** Schmerzen im Abdomen, Brechreiz und Aufstoßen, langanhaltende Diarrhö mit heftigen Schmerzen im Abdomen und bei Appetit- und Durstlosigkeit	++
	Fk „Leber“ besänftigend	++
	Xue dynamisierend und harmonisierend, Stasen lösend auf „Kälte“ *(algor, han)* beruhende Regelstörungen, schmerzhafte Regelblutung, persistierender Lochienfluss	+

TIPP

Auf die schädigende Wirkung von braunem Zucker auf die Zähne wird bereits in der „Diätetischen Drogenkunde“ (*Shiliao bencao*, von Meng Shen im Jahre 704 verfasst) hingewiesen. Zugleich wird in diesem wie auch in späteren diätetischen Werken ausdrücklich vor einem übermäßigen Zuckerkonsum gewarnt.

ZU BEACHTEN

Brauner Zucker gilt als geringfügig kühler als der Weiße Zucker, er bleibt kontraindiziert v.a. bei „Schleim“*(pituita, tan)*- oder „Feuchtigkeit“*(humor, shi)*-Belastungen sowie bei „Hitze“*(calor, re)*-Prozessen.

Zubereitungsarten/Rezepte Abkochung/Dekokt, als Süßungsmittel.

Honig (*fengmi* 蜂蜜)

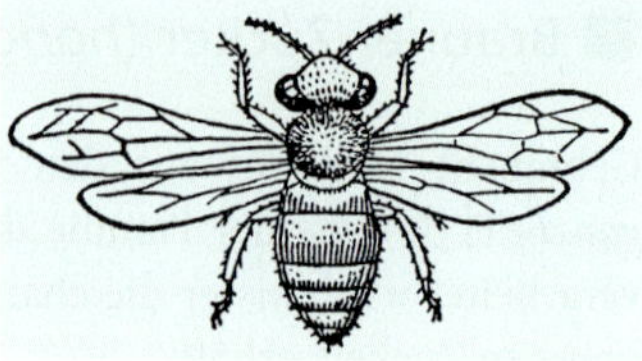

Verwendung findet Honig, der früher in China ausschließlich von der Bienenart *Apis cerana* Fabricus, auch Chinesische Honigbiene genannt (*zhonghua mifeng* 中华蜂蜜), und etwa seit den ersten Dekaden des letzten Jahrhunderts auch zunehmend von der ertragreicheren *Apis mellifera* L., der sog. Europäischen Honigbiene (*yidali mifeng* 意大利蜂蜜) produziert wird. Beide Arten gehören zu der Familie der Echten Bienen *(Apidea)*.

In der chinesischen Medizin wird Honig seit alters her als Arzneimittel geschätzt, bei der Pillenherstellung bis heute als Bindemittel sowie bei der Prozessierung von Arzneimitteln verwendet. Der suppletiv wirkende Honig war auch ein wichtiger Bestandteil der „Drogen zum Erreichen der Unsterblichkeit".

Temperaturverhalten	neutral	
Sapor	süß	+++
Funktionskreisbezug	Fk „Milz" *(o. lienalis, pi)*	++
	Fk „Lunge" *(o. pulmonalis, fei)*	++
	Fk „Dickdarm" *(o. intestini crassi, dachang)*	+
Wirkung/Indikation	**„Mitte" (Fk „Milz" und „Magen",** *oo. lienalis et stomachi, pi wei)* **suppletierend, akute Schmerzzustände lindernd** verminderter Appetit, Kraftlosigkeit, Kurzatmigkeit, Schmerzen im Abdomen, Diarrhö mit abdominellen Schmerzen und Dysenterie	++
	Fk „Lunge" befeuchtend und hustenstillend trockener Husten, wenig Auswurf, persistierender Erschöpfungshusten, trockene Kehle	++
	entgiftend Ulzerationen z. B. Mund oder Lippen oder „Hitze"-Intoxikationen, auch zur äußerlichen Anwendung	++
	„Trockenheit" *(ariditas, zao)* **im Fk „Dickdarm" befeuchtend** Schädigung der Säfte nach „Hitze" *(calor, re)*-Prozessen, Obstipation v. a. im Alter	+

TIPP

Honig dient der Befeuchtung bei „Trockenheit" *(ariditas, zao)* sowohl im Fk „Lunge" als auch in der „Mitte" sowie in den Fk „Dick- und Dünndarm" *(oo. intestinorum, chang)*. Er kann zur Hustenstillung und bei entzündlichen Prozessen im Darmbereich eingesetzt werden.
Das Temperaturverhalten von Honig ist im Gegensatz zu den vorher genannten Süßungsmitteln neutral, dadurch ist auch der Einsatz bei „Hitze" *(calor, re)*-Prozessen.

ZU BEACHTEN

Durch die Süße und die starke Befeuchtung sollte man Honig jedoch v.a. bei „Schleim" *(pituita, tan)*- oder „Feuchtigkeit" *(humor, shi)*- Belastungen mit Vorsicht verwenden.

Zubereitungsarten/Rezepte Mit warmem Wasser, zur Abkochung/Dekokt, als Süßungsmittel.

2.7.3 Gewürze und Würzmittel

Gewürze wie Pfeffer, Gewürznelken, Muskat oder Zimt haben im Allgemeinen ein warmes Temperaturverhalten und einen scharfen Sapor. Sie dienen hauptsächlich zur Erwärmung der „Mitte" (Fk „Milz" und „Magen", *oo. lienalis et stomachi, pi wei*) und zur Kräftigung des Fk „Magen" und sind somit dem Appetit und der Verdauung förderlich. Zugleich stützen sie das Yang des Fk „Niere" *(yang renale, shenyang)* und sind deshalb v. a. im Winter zu empfehlen. Weiterhin wirken sie durch die relativ kräftige Bewegung von Qi und Xue auch schmerzstillend und „Feuchtigkeit" *(humor, shi)*/„Schleim" *(pituita, tan)* umwandelnd.

Aufgrund ihrer Wärme ist bei „Hitze"*(calor, re)*/„Glut"*(ardor, huo)*-Prozessen Vorsicht geboten, aufgrund ihrer austrocknenden Schärfe auch bei „Trockenheit" *(ariditas, zao)* und „Yin Schwäche" *(depletio yin, xuyin)*.

Würzmittel wie Salz, Essig und Sojasoße nehmen eine Sonderstellung ein, die in den Einzelbeschreibungen genauer erläutert wird.

Pfeffer (*hujiao* 胡椒)

Verwendung finden die Früchte des (Schwarzen und Weißen) Pfeffers (*Piper nigrum* L.), aus der Familie der Pfeffergewächse *(Piperaceae)*, die v. a. in den chinesischen Provinzen Guangxi, Guangdong und Yunnan kultiviert werden.

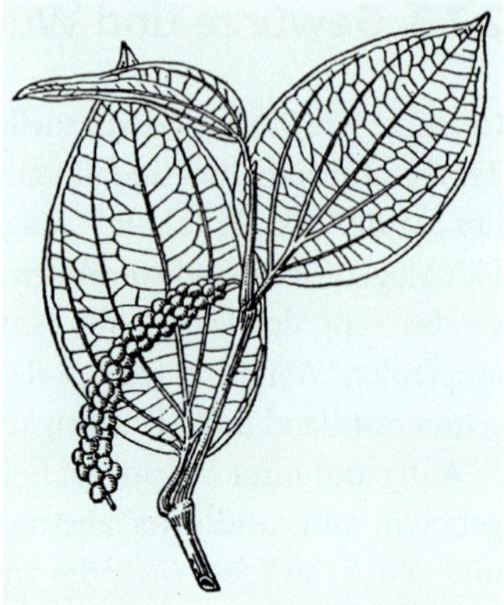

Temperaturverhalten	heiß	+++
Sapor	scharf	+++
Funktionskreisbezug	Fk „Magen" *(o. stomachi, wei)*	+++
	Fk „Dickdarm" *(o. intestini crassi, dachang)*	+
Wirkung/Indikation	**„Kälte"** *(algor, han)* **erwärmend und zerstreuend, „Schleim"** *(pituita, tan)* **beseitigend, Qi absenkend** Schmerzen im Abdomen, Verhärtungen aufgrund von Verdauungsblockaden, Schluckbeschwerden, Übelkeit, Erbrechen von klarer Flüssigkeit	+++
	„Mitte" (Fk „Milz" und „Magen", *oo. lienalis et stomachi, pi wei)* **harmonisierend und erwärmend** verminderter Appetit, Diarrhö, Brechreiz	++

TIPP

Pfeffer zerstreut „Kälte" *(algor, han)* und senkt das Qi ab; zugleich wirkt er entgiftend und schmerzstillend. Durch die erwärmende, „Mitte"- harmonisierende und „Schleim"- beseitigende Wirkung, eignet sich Pfeffer sehr gut bei Appetitlosigkeit und Verdauungsblockaden.

ZU BEACHTEN

Bei „Hitze" *(calor, re)*/„Glut" *(ardor, huo)*-Prozessen sowie bei „Trockenheit" *(ariditas, zao)* und energetischer Schwäche des Yin *(depletio yin, xuyin)* sollte Pfeffer mit Vorsicht angewendet werden.

Zubereitungsarten/Rezepte Abkochung/Dekokt, als Gewürz.

Zimt (*rougui* 肉桂 oder *guipi* 桂皮)

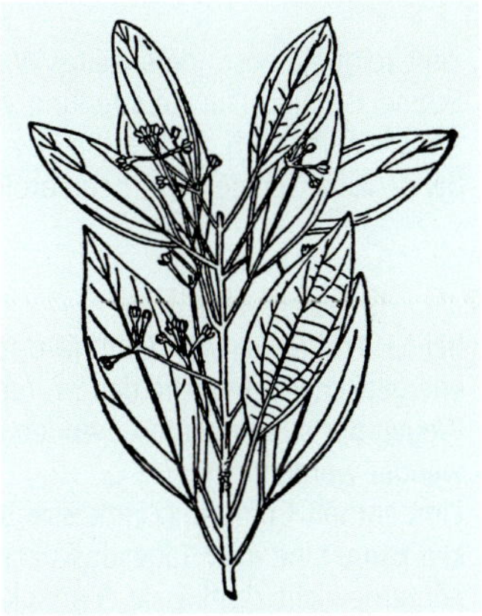

Unter Zimt versteht man generell die getrocknete, vom Kork befreite Rinde junger Schößlinge oder Stämme der Cinnamomum-Baumarten aus der Familie der Lorbeergewächse *(Lauraceae)*. In Deutschland gilt der Ceylon-Zimt mit seinem süßlichen, feurig-brennenden Geschmack als feinste Sorte. Im Handel ist jedoch hauptsächlich der Padang-Zimt mit seinem etwas süßlicheren und weniger feurigen Geschmack.

In China unterscheidet man Zimtkassie, auch Kassia oder China-Zimt genannt, *Cinnamomum cassia* (L.) J.Presl (auch C.aromaticum) (*rougui* 肉桂), von den einfach „Zimtrinde" (*guipi* 桂皮) genannten Cinnamomum-Arten wie *Cinnamomum japonicum* Sieb., *Cinnamomum burmannii* (Nees et T. Nees) Blume etc.

In der modernen chinesischen Küche wird beides austauschbar verwendet.

Da in den alten Arzneimittelbüchern häufig nicht eindeutig zwischen den genannten Cinnamom-Arten unterschieden wird und auch kein großer Unterschied in ihrer Wirkung besteht, haben wir sie in einer Kategorie zusammengefasst.

Temperaturverhalten	Zimtrinde: warm	++
	Zimtkassie: heiß	+++
Sapor	Zimtrinde:scharf Zimtkassie: süß und scharf	+
Funktionskreisbezug	Fk „Milz" *(o. lienalis, pi)*	++
	Fk „Magen" *(o. stomachi, wei)*	++
	Fk „Leber" *(o. hepaticus, gan)*	+
	Fk „Niere" *(o. renalis, shen)*	+++
Wirkung/Indikation	**„Mitte" (Fk „Milz" und „Magen",** *oo. lienalis et stomachi, pi wei)* **stützend und erwärmend** verminderter Appetit, Diarrhö	+
	„Kälte" *(algor, han)* **zerstreuend** Schmerzen im Abdomen oder Leibesmitte, Diarrhö, Appetitverlust, Übelkeit und Erbrechen	++
	Xue dynamisierend, schmerzstillend *occlusio*-Schmerzen auf der Basis von „Wind-Feuchtigkeit" *(humor venti, fengshi)* sowie bei Xue-Stasen aufgrund von Verletzungen oder bei abdominellen Schmerzen aufgrund von Xue-Stasen postpartum	+
	Yang stützend (insbesondere Yang des Fk „Niere") und erwärmend (insbesondere Zimtkassie) Frieren, kalte Extremitäten, Hitzegefühl im oberen und Kältegefühl im unteren Körperbereich, abdominelle Schmerzen, Diarrhö, Harnträufeln, Impotenz, Schmerzen in Knie und Rücken	+++

TIPP

Zimt zeigt ein besonders weites Wirkungsspektrum: Er eignet sich zur Dynamisierung des Xue, zur Schmerzstillung, zur Zerstreuung von „Kälte" *(algor, han)*-Heteropathien sowie von „Kälte" im Abdominalbereich mit Diarrhö oder Erbrechen. Weiterhin stützt er das Yang des Fk „Niere" und ist bei *occlusio*-Schmerzen (rheumatoide Schmerzen) einzusetzen.

ZU BEACHTEN

Bei „Hitze" *(calor, re)*/„Glut" *(ardor, huo)*-Prozessen sowie bei „Trockenheit" *(ariditas, zao)* und energetischer Schwäche des Yin *(depletio yin, xuyin)* sollte Zimt mit Vorsicht angewendet werden. Wegen der stark dynamisierenden Wirkung sollte Zimt in der Schwangerschaft mit Vorsicht angewendet werden.
Zimt enthält Cumarin (Zimtkassie 3 g/kg, Cylon-Zimt 0,02 g/kg) was in hohen Dosen toxisch wirken kann. Eine max. Tagesdosis von Cumarin (0,1 mg pro kg Körpergewicht; entspricht 33 mg/kg Körpergewicht Zimtkassie, 5 g/kg Körpergewicht Ceylon-Zimt) gilt als unbedenklich.
Es gibt Hinweise, dass Zimt in größeren Mengen die Wirkung von blutzuckersenkenden und gerinnungshemmenden Arzneimitteln verstärkt.

Zubereitungsarten/Rezepte Abkochung/Dekokt, als Gewürz (z. B. zu Kompott, Fleischgerichte, Suppe, Getreidebrei).

Gewürznelke (*dingxiang* 丁香)

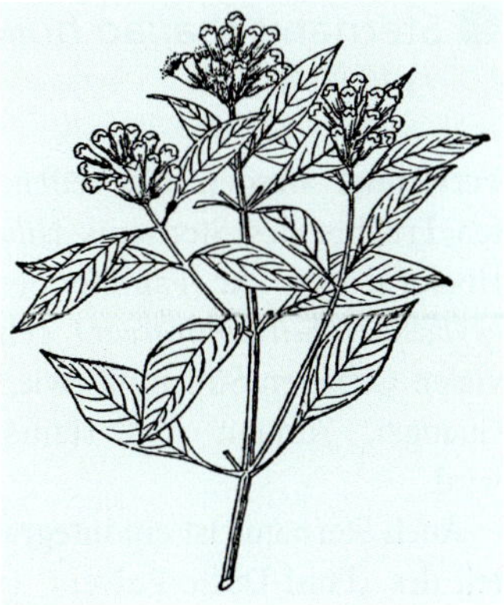

Verwendet werden die getrockneten Blütenknospen des Gewürznelkenbaumes (*Syzygium aromaticum* [L.] Merr. et L. M. Perry), die zur Familie der Myrtengewächse *(Myrtaceae)* gehören. Sie werden auch in den chinesischen Provinzen Guangdong und Guangxi kultiviert, aber hauptsächlich aus Malaysia, Indonesien oder Afrika importiert.

Gewürznelken sind ein integraler Bestandteil des „Fünf-Düfte-Pulvers" (*wuxiang fen* 五香粉), das eine der wichtigsten Würzmischungen der chinesischen Küche darstellt; seine Bestandteile sind in der Regel Gewürznelken, Sternanis, schwarzer Pfeffer, Zimt und Fenchelsamen.

Temperaturverhalten	warm	++
Sapor	scharf	++
Funktionskreisbezug	Fk „Milz" *(o. lienalis, pi)*	+++
	Fk „Magen" *(o. stomachi, wei)*	+++
	Fk „Niere" *(o. renalis, shen)*	++
Wirkung/Indikation	**„Mitte" (Fk „Milz" und „Magen",** *oo. lienalis et stomachi, pi wei)* **erwärmend** Schmerzen im Abdomen, Diarrhö, Übelkeit	+++
	Kontraktionen absenkend Aufstoßen, Schluckauf, Schluckbeschwerden, Mundgeruch	+++
	Fk „Niere" *(o. renalis, shen)* **erwärmend, Yang des Fk „Niere" stützend** Impotenz, Ausfluss, Schmerzen in Lumbalregion und Knien	++

TIPP

- Die Besonderheit der Gewürznelken liegt darin, dass sie Kontravektionen absenken, weshalb sie bei Mundgeruch, Aufstoßen und Schluckauf wirksam eingesetzt werden können.
- Nelkenöl kann bei Zahnschmerzen äußerlich angewendet werden.

ZU BEACHTEN

Bei „Hitze" *(calor, re)*/„Glut" *(ardor, huo)*-Prozessen sowie bei „Trockenheit" *(ariditas, zao)* und energetischer Schwäche des Yin *(depletio yin, xuyin)* sollte die Gewürznelke mit Vorsicht angewendet werden.

Zubereitungsarten/Rezepte Abkochung/Dekokt, als Gewürz (z. B. zu Suppen), äußerlich als Öl.

Sternanis (*bajiao huixiang* 八角茴香)

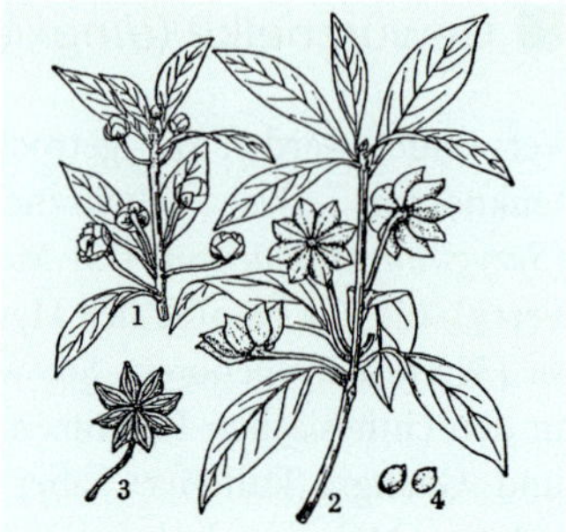

Verwendet werden die reifen, getrockneten Früchte des Sternanis (*Illicium verum* Hook.f.), der zur Familie der Sternanisgewächse *(Schisandraceae)* gehört und in vielen Gebieten Südchinas wie Guangdong, Guangxi, Yunnan und Hainan angebaut wird.

Auch Sternanis ist ein integraler Bestandteil des „Fünf-Düfte-Pulvers" (*wuxiang fen* 五香粉), das eine der wichtigsten Würzmischungen der chinesischen Küche darstellt; seine Bestandteile sind in der Regel Gewürznelken, Sternanis, schwarzer Pfeffer, Zimt und Fenchelsamen.

Temperaturverhalten	warm	+
Sapor	scharf	++
	süß	+
Funktionskreisbezug	Fk „Milz" *(o. lienalis, pi)*	++
	Fk „Niere" *(o. renalis, shen)*	++
Wirkung/Indikation	**„Kälte"** *(algor, han)* **zerstreuend** „Kälte" bedingte *chordapsus* Schmerzen im Abdomen: Hernien, einseitige Schwellung des Skrotums	++
	„Mitte" (Fk „Milz" und „Magen", *oo. lienalis et stomachi, pi wei*) **erwärmend, Qi regulierend** abdominelle Schmerzen, Übelkeit, Erbrechen	++
	Fk „Niere" *(o. renalis, shen)* **erwärmend, Yang erwärmend** Schmerzen im Lumbalbereich aufgrund von energetischer Schwäche *(depletio, xu)* des Fk „Niere", Schwellungen und Ödeme in den Beinen und Unterleib	++

ZU BEACHTEN

Bei „Hitze" *(calor, re)*/„Glut" *(ardor, huo)*-Prozessen sowie bei „Trockenheit" *(ariditas, zao)* und energetischer Schwäche des Yin *(depletio yin, xuyin)* sollte Sternanis mit Vorsicht angewendet werden.

Zubereitungsarten/Rezepte Abkochung/Dekokt, als Gewürz (z. B. zu Eintöpfen, Suppen).

Muskat (*rou doukou* 肉豆蔻)

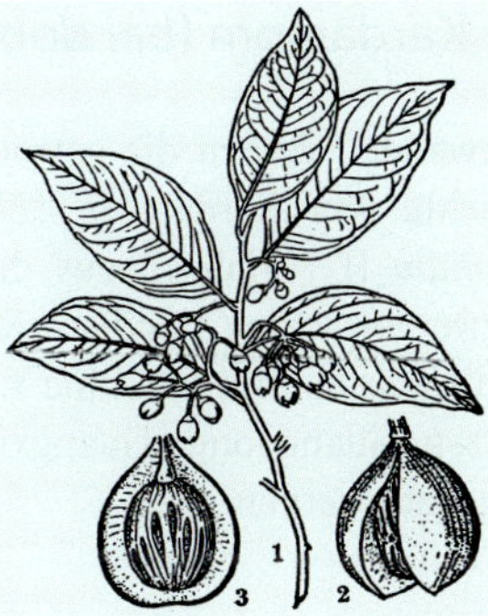

Verwendet wird der getrocknete Samen des Muskatnussbaumes (*Myristica fragrans* Houtt.), der zur Familie der Muskatnussgewächse *(Myristicaceae)* gehört und heute in ganz Südost-Asien und in China v. a. in der Provinz Guangdong angebaut wird. Muskat wurde in China jedoch weniger als Gewürz, sondern v. a. als Arzneimittel gegen Verdauungsbeschwerden geschätzt.

Temperaturverhalten	warm	+
Sapor	scharf	+
Funktionskreisbezug	Fk „Milz" *(o. lienalis, pi)*	+++
	Fk „Dickdarm" *(o. intestini crassi, dachang)*	++
	Fk „Magen" *(o. stomachi, wei)*	+
Wirkung/Indikation	**„Mitte" (Fk „Milz" und „Magen",** *oo. lienalis et stomachi, pi wei)* **erwärmend, Qi absenkend, Verdauungsblockaden beseitigend** Kältegefühl im Abdomen, verminderter Appetit Qi-Blockade aufgrund von „Kälte-Schwäche" *(algor depletionis, xuhan)*: Spannungsgefühl und Schmerzen in der Leibesmitte, verminderter Appetit, Übelkeit, Erbrechen, Schluckbeschwerden, Verdauungsstörungen bei Kindern	++
	Fk „Dick- und Dünndarm" *(oo. intestinorum, chang)* **aufrauend (adstringierend)** chronische Diarrhö, Diarrhöbei „Kälte-Schwäche" *(algor depletionis, xuhan)*	++

TIPP

Muskat besitzt eine die Fk „Dick- und Dünndarm" *(oo. intestinorum, chang)* aufrauende Wirkung, weshalb er gut bei persistierender Diarrhö aufgrund von „Kälte-Schwäche" *(algor depletionis, xuhan)* einzusetzen ist.

ZU BEACHTEN

- Bei „Hitze" *(calor, re)*- oder „Feuchtigkeit-Hitze" *(calor humidus, shire)*-Prozessen sollte Muskat mit Vorsicht angewendet werden.
- Bei der Einnahme hoher Dosen ab 5–10 g können Vergiftungserscheinungen (halluzinogene Wirkung) auftreten.

Zubereitungsarten/Rezepte Abkochung/Dekokt, als Gewürz (z. B. zu Suppen, Eintöpfen, Ofengemüse).

Kardamom (*bai doukou* 白豆蔻)

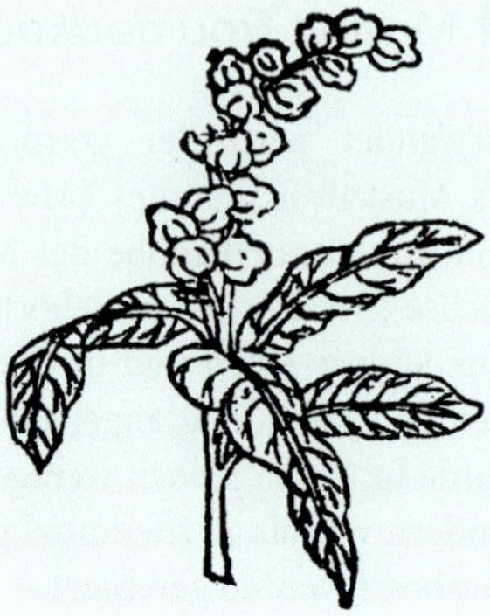

Verwendet werden die getrockneten, reifen Früchte von Kardamom (*Elettaria cardamomum* [L.] Maton), aus der Familie der Ingwergewächse *(Zingiberaceae)*, die in ganz Süd-Ostasien und in China v. a. in den Provinzen Guangdong, Guangxi und Yunnan angebaut werden.

Temperaturverhalten	warm	++
Sapor	scharf	+
	aromatisch	++
Funktionskreisbezug	Fk „Milz" *(o. lienalis, pi)*	++
	Fk „Magen" *(o. stomachi, wei)*	++
	Fk „Lunge" *(o. pulmonalis, fei)*	+
Wirkung/Indikation	**„Feuchtigkeit"** *(humor, shi)* **umwandelnd, Qi bewegend und absenkend** Spannung- und Beklemmungsgefühle in Thorax und Abdomen, verminderter Appetit	+++
	„Mitte" (Fk „Milz" und „Magen", *oo. lienalis et stomachi, pi wei)* **erwärmend, Qi bewegend und absenkend** Erbrechen und Übelkeit	++

TIPP

Durch den Bezug zu den Funktionskreisen der „Mitte" (Fk „Milz" und „Magen", *oo. lienalis et stomachi, pi wei*) und durch die darüber hinaus „Feuchtigkeit"-umwandelnde, Qi bewegende und absenkende Wirkung, eignet sich Kardamom sehr gut bei Verdauungsblockaden mit Übelkeit und Völlegefühl und verminderten Appetit.

ZU BEACHTEN

Kontraindiziert bei energetischer Schwäche des Yin *(depletio yin, xuyin)*, „Trockenheit" *(ariditas, zao)* und wenn kein eindeutiger „Feuchtigkeit-Kälte" *(humor algidus, shihan)*-Befund vorliegt.

Zubereitungsarten/Rezepte Abkochung/Dekokt, als Gewürz (z. B. zu Getreidebrei, Suppen, Eintöpfe, Reisgericht).

Kurkuma (*jianghuang* 姜黄)

Verwendet wird der Wurzelstock der *Curcuma longa* L., als Gelbwurzelstock (auch Gelbwurz-Wurzelstock) oder Kurkuma-Wurzel bekannt, die zur Familie der Ingwergewächse (*Zingiberaceae*) gehören. Kurkuma wurde in Indien früh verwendet als Färbemittel, in der Kosmetik, als rituelle Substanz, in der Medizin und als Gewürz, wie in Curries.

In China gibt es mehrere Kurkuma Arten, die zunächst v. a. in Südwesten von China beheimatet waren. Allerdings ist die Wirkung von Kurkuma longa erst seit der Tang-Zeit beschrieben.

Temperaturverhalten	warm	++
Sapor	scharf	++
	bitter	+
Funktionskreisbezug	Fk „Magen" *(o. stomachi, wei)*	++
	Fk „Leber" *(o. hepaticus, gan)*	++
	Fk „Milz" *(o. lienalis, pi)*	+
Wirkung/Indikation	**Xue regulierend, Xue-Stasen lösend** Amenorrhö, Dysmenorrhö, „Kälte" *(algor, han)*- und Xue-Stasen, Schmerzen im Brustbereich, posttraumatische Schwellungen und Schmerzen	+++
	Schmerz beseitigend Muskel- und Gelenkbeschwerden, Schmerzen im Epigastrium und Hypochondrium	++
	Qi bewegend Schmerzen im Epigastrium, Abdomen und Rippenbogen, stockende Menstruation	+
	Qi absenkend abdominelle und epigastrische Schmerzen	+
	„Feuchtigkeit" *(humor, shi)* **ausleitend** Muskel und Gelenkbeschwerden, v. a. im Schulterbereich	+

TIPP

Die Besonderheit von Kurkuma liegt darin, die Xue-Stasen zu lösen und das Qi zu bewegen, weshalb er wirksam bei Schmerzen unterschiedlicher Arten eingesetzt werden kann.

ZU BEACHTEN

- Kurkuma ist kontraindiziert in der Schwangerschaft und mit Vorsicht einzusetzen bei energetischer Schwäche *(depletio, xu)* des Xue und fehlender Stagnation des Qi oder fehlender Stase des Xue.
- Vorsicht bei Gallensteinen, Magenbeschwerden und Darmentzündungen. Die maximale Tagesdosis beträgt 3 g getrockneter Kurkuma und 10 g frischer Kurkuma.
- Die Bioverfügbarkeit von Curcuminoiden kann durch die Kombination mit Pfeffer und Ingwer gesteigert werden.

Zubereitungsarten/Rezepte Abkochung/Dekokt, als Gewürz (z. B. zu Suppen, Eintöpfe, Gemüsegerichte).

Salz (*yan* 盐)

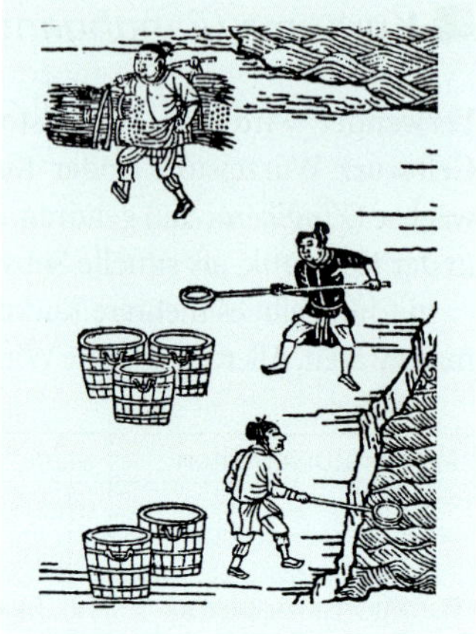

Verwendet wird kristallisiertes Speisesalz, das in China v. a. aus Meerwasser, Salzbrunnen, Salzseen oder Salzquellen gewonnen wird.

In der chinesischen Küche wird zum Salzen von Reis oder Gemüse in der Regel kein Salz verwendet, sondern Sojasaucen und andere salzhaltige Produkte. Salz wird v. a. zur Konservierung von z.B. Gemüse, Fisch, Krabben eingesetzt. In der Arzneimitteltherapie spielt das Rösten mit Salz eine wichtige Rolle bei der Prozessierung einzelner Arzneimittel.

Temperaturverhalten	kalt	++
Sapor	salzig	+++
Funktionskreisbezug	Fk „Magen" *(o. stomachi, wei)*	++
	Fk „Niere" *(o. renalis, shen)*	+++
	Fk „Dick- und Dünndarm" *(oo. intestinorum, chang)*	++
Wirkung/Indikation	**„Glut"** *(ardor, huo)* **und „Hitze"** *(calor, re)* **kühlend, Xue kühlend** Obstipation, Hals- oder Zahnschmerzen, Zahnfleischbluten, Geschwüre (auch zur äußerlichen Behandlung), gerötete Augen, Schleier vor den Augen	++
	Fk „Niere" *(o. renalis, shen)* **stützend** **Yin des Fk „Niere"** *(yin renale, shenyin)* **stützend**	++
	„Mitte" (Fk „Milz" und „Magen", *oo. lienalis et stomachi, pi wei)* **harmonisierend** Emeticum bei Verdauungsstillstand, Spannungs- oder Völlegefühl in der Leibesmitte „Schleim" Verhärtungen im Brust-/Oberbauchbereich, Obstipation	+

TIPP

Salz eignet sich aufgrund seines kalten Temperaturverhaltens und seines ausgeprägten Sapors zur Absenkung sowie zur Kühlung von „Hitze" *(calor, re)*- und „Glut" *(ardor, huo)*-Prozessen. Deshalb kann es bei hochschlagender „Glut" im Fk „Magen" *(ardor stomachi, weihuo)* mit Symptomen wie Zahnfleischbluten, Geschwüren im Mund und Obstipation eingesetzt werden.

ZU BEACHTEN

Vorsicht bei Ödemen und Gedunsenheit sowie bei Bluthochdruck und Nierenerkrankungen.

Zubereitungsarten/Rezepte Als Würzmittel, äußerlich: warme Salzsäckchen, Fußbad.

Essig (*cu* 醋)

Verwendung finden Genusssäuren, die durch Gärung aus Reis, Weizen, Sorghum, Wein oder Treber gewonnen werden. Sie werden überall in China hergestellt, wobei fast jede Region ihre Spezialitäten aufzuweisen hat. In China werden eher milde Essigarten verwendet v. a. als Würzmittel für süßsaure Speisen. Als Arzneimittel wird v. a. Reisessig verwendet.

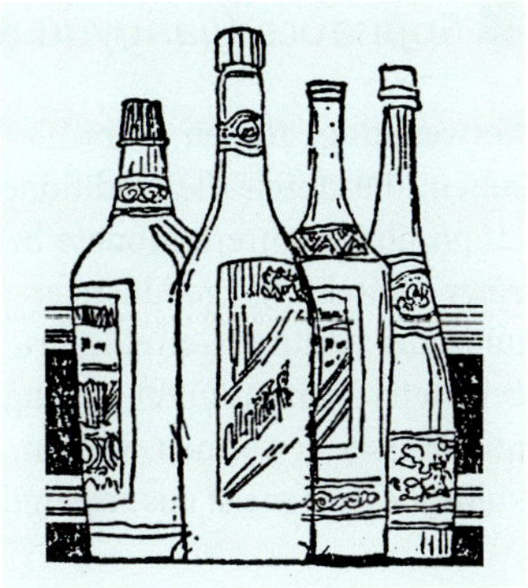

Temperaturverhalten	warm	+
Sapor	sauer	+++
	bitter	+
Funktionskreisbezug	Fk „Magen" *(o. stomachi, wei)*	++
	Fk „Leber" *(o. hepaticus, gan)*	++
Wirkung/Indikation	**Xue-Stasen zerstreuend** Tastbare Verhärtungen im Abdomen	++
	Blutungen stillend Blutungen verschiedenster Art: Nasenbluten, blutiger Auswurf, blutiger Stuhl	+
	Verdauungsblockaden beseitigend Verdauungsblockaden durch den übermäßigen Genuss schwer Verdaulichem, verminderter Appetit, Diarrhö	++
	Entgiftend, antiparasitisch zur äußeren Anwendung bei Geschwüren und Schwellungen	+

TIPP

Der saure Sapor des warmen Essigs zeigt eine deutliche Beziehung zum Xue: er zerstreut Xue-Stasen hält aber auch das Xue durch seine adstringierende Wirkung. Entsprechend ist er bei tastbaren Verhärtungen im Abdomen sowie bei Blutungen indiziert.

ZU BEACHTEN

Bei „Feuchtigkeit" *(humor, shi)*-Prozessen und in der Schwangerschaft sollte Essig mit Vorsicht angewendet werden.

Zubereitungsarten/Rezepte Essigwasser, als Würzmittel (z. B. zu Salaten), äußerlich: Umschläge.

Sojasauce (*jiangyou* 酱油)

Verwendung finden verschiedene Würzsoßen, die durch die traditionelle Fermentation über mehrere Monate bzw. Jahre aus einer Mischung gedünsteter Sojabohnen und/oder weitere Getreidesorten (meistens gerösteter Weizen) unter Hinzugabe von Salz und Wasser gewonnen werden. Die Starterkultur besteht meist aus *Aspergillus oryzae*.

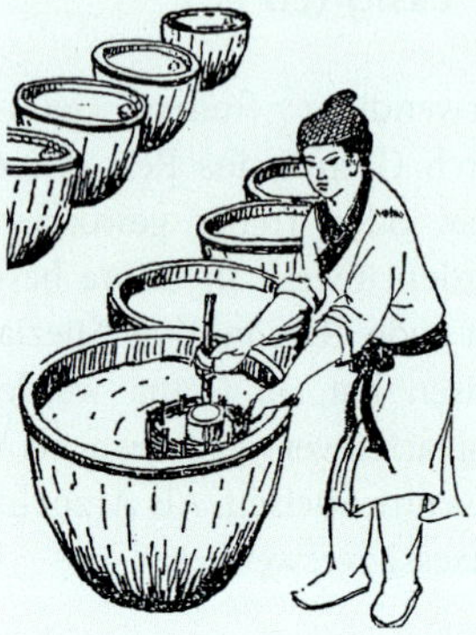

Temperaturverhalten	kalt	+
Sapor	salzig	+++
	süß	+
Funktionskreisbezug	Fk „Milz" (*o. lienalis, pi*)	++
	Fk „Magen" *(o. stomachi, wei)*	++
	Fk „Niere" *(o. renalis, shen)*	+
Wirkung/Indikation	**Fk „Magen" harmonisierend und kräftigend** verminderter Appetit	++
	„Mitte" (Fk „Milz" und „Magen", *oo. lienalis et stomachi, pi wei)* **harmonisierend** Verdauungsstörungen oder leichte Vergiftungserscheinung aufgrund des Verzehrs von Fleisch, Fisch, Pilzen etc.	++
	„Hitze" *(calor, re)* **kühlend** Unruhe und Miktionsstörungen	+

TIPP

Sojasoße kräftigt und öffnet den Fk „Magen", zugleich kühlt sie „Hitze" aufgrund einer energetischen Schwäche des Yin *(depletio yin, xuyin)* und wirkt entgiftend. Deshalb wird Fleisch in der chinesischen Küche häufig in Sojasoße eingelegt.

ZU BEACHTEN

Im Übermaß verzehrt kann Sojasauce „Feuchtigkeit" *(humor, shi)*- und „Schleim" *(pituita, tan)*-Prozesse fördern.

Zubereitungsarten/Rezepte Als Würzmittel, zum Einlegen (➤ Eingelegter Tofu).

Misopaste/Sojapaste (*jiang* 酱 oder jap. *miso* 味噌)

Verwendung finden verschiedene Sojapasten (in Japan Miso genannt), die durch traditionelle Fermentation (über mehrere Monate bzw. Jahre) einer Mischung aus unterschiedlichen Anteilen von gedämpften Sojabohnen, Reis, Gerste, anderen Getreide oder Pseudogetreide unter Hinzugabe von Salz gewonnen werden. Die Starterkultur besteht meist aus *Aspergillus oryzae.*

Da es sehr unterschiedliche Miso- bzw. Sojapasten (verschiedene Zutaten und Fermentationszeiten) gibt, variiert entsprechend auch die Farbe und der Geschmack.

Temperaturverhalten	neutral	
Sapor	salzig	++
	süß	+
	scharf	+
Funktionskreisbezug	Fk „Magen" *(o. stomachi, wei)*	++
	Fk „Lunge" *(o. pulmonalis, fei)*	+
	Fk „Niere" *(o. renalis, shen)*	+
Wirkung/Indikation	**harmonisiert den mittleren Wärmebereich** (mittleres *Calorium, zhongjiao*) verminderter Appetit, Übelkeit	++
	öffnet leicht die Oberfläche *(extima, biao)* fieberhafte Infekte	+
	beseitigt Unruhe	+

TIPP

Misopaste harmonisiert die „Mitte" (Fk „Milz" und „Magen", *oo. lienalis et stomachi, pi wei*) und öffnet leicht die Oberfläche. Entsprechend eignet sie sich zur regelmäßigen Einnahme bei einer energetischen Schwäche *(depletio, xu)* der „Mitte" mit chronischen Infekten. Durch die Zersetzung von Sojabohnen und der jeweiligen Getreideart während der Fermentation werden die Inhaltsstoffe leichter verdaulich.

ZU BEACHTEN

Misopaste sollte nicht zu stark erhitzt werden, da sie sonst ihre Wirkung verliert.

Zubereitungsarten/Rezepte In warmem Wasser aufgelöst, als Würzmittel (➤ Miso-Suppe), zu herzhaften Getreidebreien.

2.7.4 Öle und Fette

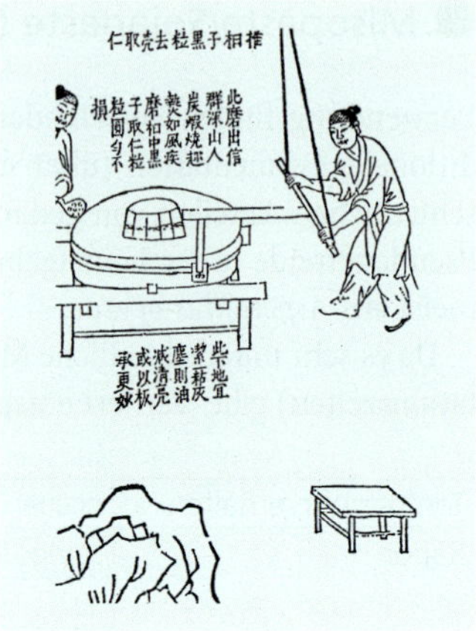

Für die Zubereitung von Speisen sind Fette und Öle von besonderer Bedeutung. Die in China am weitesten verbreiteten pflanzlichen Öle sind Sojaöl (v.a. im Norden), Rapsöl und seit seiner Einführung gegen Ende der Ming-Zeit auch das Erdnussöl. Eine Sonderstellung nimmt Sesam ein, der als „König der Ölsamen" gilt. Sesamöl, das auch als „Duftendes Öl" *xiangyou* (香油) bezeichnet wird, findet v.a. als Würzmittel zur geschmacklichen Verfeinerung von Speisen Verwendung. Als tierisches Fett ist in China Schweinefett am gebräuchlichsten.

Wenn sie nicht erhitzt werden, ist das Temperaturverhalten von Fetten und Ölen meistens neutral. Durch Erhitzen, z. B. beim Fritieren, verändert sich das Temperaturverhalten und wird trocken und heiß.

Generell wirken Fette und Öle das Yin rigierend und „Trockenheit" *(ariditas, zao)* befeuchtend. Entsprechend werden sie in unerhitztem Zustand v.a. als Laxativ gegen Obstipation eingesetzt.

Bei tierischem Fett tritt der Feuchtigkeit spendende und klebrige Charakter besonders deutlich hervor. Deshalb ist beim Genuss von tierischem Fett darauf zu achten, dass sich keine außen induzierten Heteropathien festsetzen und zu chronischen krankhaften Erscheinungen, insbesondere „Feuchtigkeit" *(humor, shi)* und „Schleim" *(pituita, tan)*, führen.

Bei energetischer Schwäche *(depletio, xu)* der Fk „Milz" und „Magen" *(oo. lienalis et stomachi, pi wei)* und Diarrhö sowie bei „Schleim-Hitze" *(calor pituitae, tanre)*-Befunden sollten Fette und Öle nur mit Vorsicht angewendet und fritierte Speisen möglichst gänzlich gemieden werden.

Rapsöl (*caiyou* 菜油)

Verwendung findet das Öl, das durch Pressen von Rapssamen, *Brassica nupus L.* aus der Familie der Kreuzblütengewächse *(Brassicaceae)* gewonnen wird. Rapsöl ist in China eines der wichtigsten Speiseöle.

Temperaturverhalten	warm	+
Sapor	scharf	+
Funktionskreisbezug	Fk „Magen" *(o. stomachi, wei)*	++
	Fk „Milz" *(o. lienalis, pi)*	+
Wirkung/Indikation	**„Trockenheit"** *(ariditas, zao)* **befeuchtend** Obstipation, Säftemangel, Ileus, Hämorrhoiden	++
	Qi und Xue stützend Abmagerung	+

ZU BEACHTEN

Rapsöl ist mit Vorsicht anzuwenden bei „Hitze" *(calor, re)*-Befunden und von außen induzierten Heteropathien.

Zubereitungsarten/Rezepte Als Einzelmittel (als Laxativ), zu Salat, zum Kochen und Braten.

2

Sesamöl (*mayou* 麻油)

Verwendet wird das aus den Samen des Sesams (*Sesamum indicum* L.) gepresste Öl. Sesamöl, auch „Duftendes Öl“ *xiangyou* 香油 genannt, wird v.a. als Würzmittel zur geschmacklichen Verfeinerung von Speisen eingesetzt.

Temperaturverhalten	kühl	+
Sapor	süß	+
Funktionskreisbezug	Fk „Leber“ *(o. hepaticus, gan)*	++
	Fk „Niere“ *(o. renalis, shen)*	++
	Fk „Dickdarm“ *(o. intestini crassi, dachang)*	++
Wirkung/Indikation	**„Trockenheit“** *(ariditas, zao)* **im Fk „Dickdarm“ befeuchtend, laxierend, entgiftend** Obstipation, Parasiten, Verdauungsblockaden	++
	Qi und Xue stützend, Fk „Leber“ und „Niere“ stützend frühes Ergrauen der Haare, Kraftlosigkeit der Muskeln, Sehnen und Knochen	++
	Zur äußeren Anwendung bei trockener oder rissiger Haut	+

TIPP

Sesamöl kommt eine besondere Stellung zu: Es befeuchtet nicht nur die Fk „Dick- und Dünndarm“ *(oo. intestinorum, chang)*, sondern auch die Fk „Leber“ und „Niere“ und wirkt zugleich entgiftend. So ist es bei energetischer Schwäche *(depletio, xu)* der Fk „Leber“ und „Niere“ sowie bei Obstipation und Verdauungsblockaden angezeigt. Äußerlich ist es bei Geschwüren und rissiger Haut anzuwenden.

Zubereitungsarten/Rezepte Als Einzelmittel (als Laxativ), als Würzmittel, zu Salat, helles Sesamöl: zum Kochen und Braten.

2.7.5 Genussmittel und Tees

Genussmittel haben bis auf wenige Ausnahmen ein warmes bis heißes Temperaturverhalten, bitteren oder scharfen und süßen Sapor und wirken v. a. auf die Fk „Herz“, „Leber“ und „Lunge“ *(oo. cardialis, hepatici et pulmonalis, xin gan fei)*.

Da sie das Qi sehr stark bewegen, schmälern sie das Yin und unterstützen „Hitze“ *(calor, re)*/„Glut“ *(ardor, huo)*-Prozesse, weshalb sie nicht im Übermaß verzehrt werden sollten. Alkoholische Getränke und Tabak sind die einzigen Lebensmittel, die als giftig aufgeführt werden.

Tee (*chaye* 茶叶)

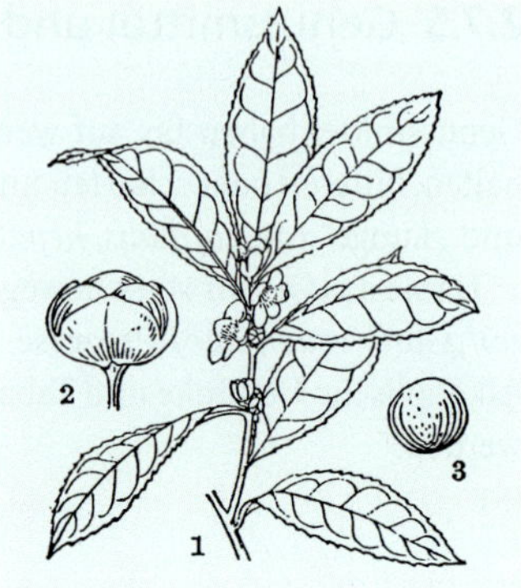

Verwendet werden die Triebspitzen mit Blattknospen und die jungen Blätter des Teestrauches (*Camellia sinensis* L. Kuntze) aus der Familie der Teestrauchgewächse (*Theaceae*), der in China am Flußlauf des Changjiang, in den mittelchinesischen Küstenprovinzen und im Süden des Landes angebaut wird. Nach dem Pflücken werden die Teeblätter getrocknet und weiterverarbeitet. Im Gegensatz zum schwarzen Tee bleibt grüner Tee unfermentiert, Oolong-Tee ist halb fermentiert.

In China ist hauptsächlich grüner Tee verbreitet und beliebt, auch als Arzneimittel wird grüner Tee bevorzugt. Deshalb bezieht sich die folgende Beschreibung v. a. auf den grünen Tee.

Temperaturverhalten	Grüner Tee: kühl (Oolong-Tee: neutral), (Schwarzer Tee: warm)	+
Sapor	bitter	++
	süß	+
Funktionskreisbezug	Fk „Herz" *(o. cardialis, xin)*	++
	Fk „Lunge" *(o. pulmonalis, fei)*	+
	Fk „Magen" *(o. stomachi, wei)*	+
	Fk „Leber" *(o. hepaticus, gan)*	+
	Fk „Milz" *(o. lienalis, pi)*	+
	Fk „Niere" *(o. renalis, shen)*	+
Wirkung/Indikation	**„Hitze"** *(calor, re)* **und „Glut"** *(ardor, huo)* **kühlend, Qi absenkend** nach oben schlagende „Wind-Hitze" (*calor venti, fengre*) Schmerzen in Kopf und Augen, verschwommene Sicht, Hitzegefühl im Kopf, Unruhe, heftiger Durst, nach übermäßigem Alkoholgenuss	++
	„Schleim-Feuchtigkeit" *(humor pituitae, tanshi)* **umwandelnd** „Feuchtigkeit-Hitze" *(calor humidus, shire)* bedingte Schlafsucht, Müdigkeit, Abgeschlagenheit, Diarrhö oder Dysenterie	++
	Verdauungsblockaden beseitigend Verdauungsblockaden aufgrund von „Schleim"-Blockaden: Druckgefühl im Oberbauch Schwarzer Tee: den Fk „Magen" kräftigend, diuretisch	+
	diuretisch „Hitze" bedingte Miktionsstörungen: rötlicher Urin, verminderter Urin	+
	entgiftend Geschwüre im Mund, Mundgeruch	+

TIPP

Ein besonders mildes Genussmittel mit einem breiten Wirkungsspektrum ist der **Grüne Tee.** Mit seinem kühlen Temperaturverhalten und seinem süßen und bitteren Sapor eignet er sich zum Kühlen von „Hitze"-und „Glut"-Prozessen (z. B. Geschwüren im Mundbereich oder Karies), zum Absenken von nach oben schlagender „Wind-Hitze" *(calor venti, fengre)* (z. B. Kopfschmerzen oder Hitzegefühl im Kopf) und zur Ausleitung von „Feuchtigkeit-Hitze" (z. B. bei Ikterus). Darüber hinaus transformiert er „Schleim", beseitigt Verdauungsblockaden und wirkt entgiftend.

TIPP

Da der halbfermentierte **Oolong-Tee** nicht ganz so kühl ist wie der grüne Tee, ist er für die „Mitte" (Fk „Milz" und „Magen", *oo. lienalis et stomachi, pi wei*) oft besser verträglich; zugleich ist er aber auch sehr potent bei der Umwandlung von „Feuchtigkeit" *(humor, shi)*/„Schleim" *(pituita, tan)* und zur Absenkung.

TIPP

Schwarzer Tee kräftigt mit seinem warmen Temperaturverhalten den Fk „Magen", stützt zugleich auch das Yang des Fk „Milz" *(yang lienale, piyang)*, weshalb er z. B. bei Diarrhö zu empfehlen ist.

ZU BEACHTEN

Grüner Tee ist kontraindiziert bei „Kälte" *(algor, han)* bzw. energetischer Schwäche *(depletio, xu)* der „Mitte" sowie bei Schlafstörungen.

Zubereitungsarten/Rezepte Tee/Dekokt (➤ Grüner Tee mit Mandarinenschale und Fiederweißdornbeeren).

Kaffee (*kafei* 咖啡)

Verwendet werden die bohnenähnlichen Samen des Kaffeestrauches (*Coffea arabica* L.), auch als Bergkaffee oder Arabica-Kaffee bezeichnet, sowie *Coffea liberica* W. Bull, auch Liberiakaffee genannt, die zur Familie der Rötegewächse *(Rubiaceae)* gehören. Kaffee erreichte China vermutlich gegen Ende des 17.Jhs. Vor dem Gebrauch wird Rohkaffee geröstet, wodurch die Kaffeebohnen ihre braune Farbe, Mahlfähigkeit und ihr typisches Aroma erhalten.

Temperaturverhalten	warm	+
Sapor	geröstet: bitter	++
	etwas süß	+
	frisch: süß	+
Funktionskreisbezug	Fk „Herz" *(o. cardialis, xin)*	++
Wirkung/Indikation	**Fk „Herz" stärkend** Abgeschlagenheit, Müdigkeit, Antriebsschwäche geistige Kräfte anregend, diuretisch	+++

TIPP

Kaffee bewegt mit seinem warmen Temperaturverhalten, seinem bitteren und süßen Sapor das Qi des Fk „Herz" *(qi cardiale, xinqi)*, hebt die Aktivkräfte an und dynamisiert das Leitbahnsystem, was insgesamt zu einer Belebung der geistigen Kräfte führt. Durch seine Bitterkeit wirkt er diuretisch sowie entgiftend.

ZU BEACHTEN

Bei einer Unruhe der „konstellierenden Kraft" *(shen)*, bei „Hitze" *(calor, re)*/„Glut" *(ardor, huo)*-Prozessen sowie bei energetischer Schwäche des Yin *(depletio yin, xuyin)* ist Kaffee zu meiden.

Zubereitungsarten/Rezepte Als Heißgetränk.

Kakao (*keke* 可可)

Verwendung finden die Samen (Bohnen) des Echten Kakaobaumes (*Theobroma cacao* L.), aus der Familie der Malvengewächse *(Malvaceae)*, die durch Gären („Rotten“) und Trocknen zu Rohkakao verarbeitet werden.

Kakao stammt ursprünglich aus Mittel- und Südamerika (zuerst in Mexiko, seit Anfang des 12.Jh.). Er gelangte wohl etwas früher als Kaffee, also vor dem Ende des 17. Jh., nach China und wird heute v. a. in Hainan, Guangdong und Fujian angebaut.

Temperaturverhalten	neutral	
Sapor	süß	+
	bitter	++
Funktionskreisbezug	Fk „Herz“ *(o. cardialis, xin)*	++
	Fk „Magen“ *(o. stomachi, wei)*	+
Wirkung/Indikation	**Fk „Herz“ stärkend** Müdigkeit, Antriebsschwäche, geistige Kräfte anregend, diuretisch	++
	Fk „Magen“ regulierend verminderter Appetit, durststillend, Geschwüre im Mund	+

TIPP

Kakao regt auch leicht an und dynamisiert, er ist allerdings in seiner Wirkung deutlich milder als Kaffee.
Bei Aphthen empfiehlt es sich, eine beliebige Menge an Kakao mit Honig zu vermischen, im Mund zergehen zu lassen und dann zu schlucken.

Zubereitungsarten/Rezepte Kakaopulver; als Getränk mit heißem Wasser, Pflanzenmilch oder Kuhmilch.

2

Alkoholische Getränke (*jiu* 酒)

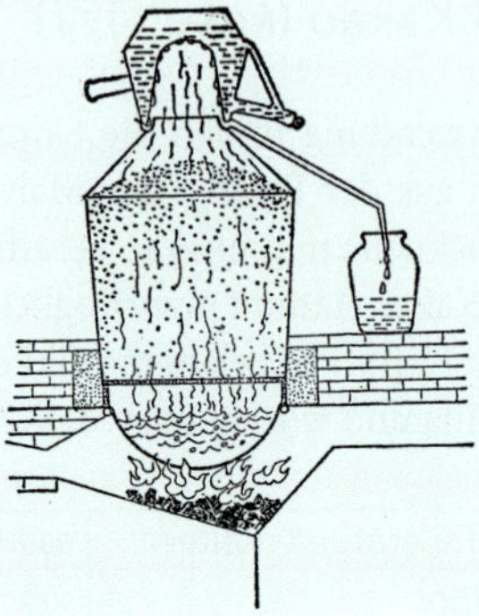

Jiu 酒, häufig als „Wein" übersetzt, ist der Oberbegriff für „alkoholische Getränke". Man versteht darunter verschiedenste Getränke, die durch Gärung aus Reis, Weizen, Mais, Sorghum und gelegentlich auch aus Weintrauben gewonnen werden.

Alkoholische Getränke sind je nach Alkoholgehalt warm bis heiß und haben einen scharfen, süßen und zum Teil auch bitteren Sapor. Sie dynamisieren Qi und Xue in den Leitbahnen und zerstreuen „Kälte" *(algor, han)*, weshalb Alkoholika bei Stasen des Xue oder bei „Kälte" Befunden eingesetzt werden. Alkoholische Getränke werden in der Diätetik generell als „giftig" eingeschätzt, deshalb sind sie nur in geringen Mengen und bei genauer Indikation anzuwenden.

Temperaturverhalten	warm, heiß (je nach Alkoholgehalt) Bier: kühl	
Sapor	scharf	+(+)
	süß	+(+)
	zum Teil auch bitter	+(+)
Funktionskreisbezug	Fk „Herz" *(o. cardialis, xin)*	++
	Fk „Leber" *(o. hepaticus, gan)*	+
	Fk „Lunge" *(o. pulmonalis, fei)*	+
	Fk „Magen" *(o. stomachi, wei)*	+
Wirkung/Indikation	**Xue dynamisierend** latente Schmerzen oder Schmerzen im Brustbereich, die zum Rücken ausstrahlen	++
	„Kälte" *(algor, han)* **zerstreuend** „Wind-Kälte" *(algor venti, fenghan)* bedingte Blockaden: Spasmen und Schmerzen in den Extremitäten „Kälte"-Schmerzen im Abdomen	++
	Leitbahnen durchgängig machend Schmerzen in den Extremitäten, Müdigkeit und Abgeschlagenheit	+

TIPP

Traubenwein, insbesondere Rotwein, erwärmt darüber hinaus das Yang des Fk „Niere" *(yang renale, shenyang)*. Bier gilt als kühl und fördert die Bildung von „Feuchtigkeit" *(humor, shi)*/„Schleim" *(pituita, tan)*.
Alkohol wird traditionell in Heilweinen oder in speziellen Präparationsverfahren auch zur Wirkmodifikation von anderen Lebensmitteln oder Arzneimitteln angewendet, um deren Wirkung zu entfalten oder (nach oben) zu leiten.

ZU BEACHTEN

Kontraindiziert ist Alkohol bei „Hitze" *(calor, re)*-Symptomatiken, energetischer Schwäche des Yin *(depletio yin, xuyin)*, Mangel an Xue *(depletio xue, xuxue)* und „Feuchtigkeit-Hitze" *(calor humidus, shire)*. Der regelmäßige Alkoholgenuss unterstützt „Hitze"/„Glut" *(ardor, huo)* und schmälert das Yin, schädigt die „konstellierende Kraft" *(shen)* und erschöpft das Qi.

Zubereitungsarten/Rezepte In geringen Mengen: als Getränk, als Würzmittel.

Pfefferminze (*bohe* 薄荷)

Verwendet wird das chinesische Ackerminzekraut (*Mentha haplocalyx* Briq. oder *Mentha canadensis* L.), die wie unsere westliche Pfefferminze *Mentha × piperita* L. zur Familie der Lippenblütengewächse *(Lamiaceae)* gehören. Die Wirkung der getrockneten Blätter gilt als vergleichbar.

Temperaturverhalten	kühl	++
Sapor	scharf	++
Funktionskreisbezug	Fk „Lunge" *(o. pulmonalis, fei)*	++
	Fk „Leber" *(o. hepaticus, gan)*	+
Wirkung/Indikation	**Löst und zerstreut „Wind-Hitze"** (*calor venti, fengre*) **aus der Oberfläche** *(extima, biao)* Kopfschmerzen, gerötete Augen, grippale Infekte, Heuschnupfen	+++
	Klärt und kühlt den Kopf Kopfschmerzen, gerötete Augen, grippale Infekte, Heuschnupfen	++

TIPP

Pfefferminze klärt und kühlt den Kopf und löst darüber hinaus „Wind-Hitze" aus der Oberfläche. Pfefferminze ist hierdurch gut bei Kopfschmerzen, grippalen Infekten, Heuschnupfen sowie geröteten Augen einzusetzen. Bei Kopfschmerzen kann Pfefferminze auch als Öl äußerlich angewendet werden.

ZU BEACHTEN

Kontraindiziert bei „Kälte" *(algor, han)*-Prozessen.

Zubereitungsarten/Rezepte Abkochung/Dekokt, als Gewürz, äußerlich als ätherisches Öl.

Chrysanthemenblüten (*juhua* 菊花)

Verwendet werden die getrockneten Chrysanthemenblüten von *Chrysanthemum × morifolium* (Ramat.) Hemsl. oder *Dendranthema × grandiflorum* (Ramat.) Kitam., die zur Familie der Korbblütler *(Asteraceae)* gehören.

Temperaturverhalten	Tendenz kalt	+
Sapor	süß	+
	bitter	+
Funktionskreisbezug	Fk „Leber" *(o. hepaticus, gan)*	++
	Fk „Lunge" *(o. pulmonalis, fei)*	++
Wirkung/Indikation	**öffnet die Oberfläche** *(extima, biao)* Kopfschmerz, Fieber	++
	leitet „Wind" *(ventus, feng)* **und „Hitze"** *(calor, re)* **aus** Fieber, Kopfschmerz, gerötete Augen, allergische Reaktionen	++
	klärt Kopf und Augen gerötete Augen, Augentrockenheit	++
	Fk „Leber" harmonisierend hochschlagendes Yang: Kopfschmerzen, Schwindel, Tinnitus, Hypertonie	++

TIPP

Chrysanthemenblüten sind ein wichtiges Mittel bei durch „Hitze" oder „Wind" induzierte Augenkrankheiten. Daneben harmonisieren sie den Fk „Leber" und sind auch bei Beschwerden geeignet, die durch ein hochschlagendes Yang des Fk „Leber" *(yang hepatici, ganyang)* verursacht werden. Bei Augen- und Hauterkrankungen ist auch eine äußerliche Anwendung (z. B. als Kompresse) möglich.

ZU BEACHTEN

Kontraindiziert bei „Kälte" *(algor, han)*-Prozessen. Die empfohlene maximale Tagesdosis für Chrysanthemenblüten beträgt 15 g.

Zubereitungsarten/Rezepte Abkochung/Dekokt (➤ Juwelentee für die Augen, Drachenbrunnentee mit Chrysanthemenblüten), äußerlich als Kompresse.

Fiederweißdornbeeren (*shanzha* 山楂)

Verwendet werden die Früchte von Fiederblatt-Weißdorn, auch Fiederweißdornbeeren genannt, (*Crataegus pinnatifida* Bunge) u. a. aus der Familie der Rosengewächse (*Rosaceae*), die in China v. a. als Arzneimittel, gelegentlich auch als Lebensmittel, gebräuchlich sind.

Temperaturverhalten	Tendenz warm	+
Sapor	sauer	++
	süß	+
Funktionskreisbezug	Fk „Milz" *(o. lienalis, pi)*	+++
	Fk „Magen" *(o. stomachi, wei)*	+++
Wirkung/Indikation	**löst Verdauungsblockaden, harmonisiert die „Mitte" (Fk „Milz" und „Magen",** *oo. lienalis et stomachi, pi wei*) Verdauungsstörungen, Völlegefühl, Bauchschmerzen, Durchfall	+++
	reguliert das Xue, löst Xue-Stasen Schmerzen im Brustbereich	++

TIPP

Fiederweißdornbeeren sind in China ein gängiges und beliebtes Lebensmittel, das in verschiedenen Varianten zum Nasch-Verzehr angeboten wird. Ihnen wird auch ein Fettstoffwechsel regulierender Effekt zugesprochen. Während es in unpräparierter Form sauer schmeckt und v. a. das Xue reguliert und Stasen löst, kann es geröstet und dann abgeschwächt sauer seine verdauungsfördernde und „Mitte" harmonisierende Eigenschaft Wirkung entfalten.

ZU BEACHTEN

Die empfohlene maximale Tagesdosis für Fiederweißdornbeeren beträgt 12 g, was etwa 2–3 TL entspricht.

Zubereitungsarten/Rezepte Abkochung/Dekokt (➤ Grüner Tee mit Mandarinenschalen und Fiederweißdornbeeren).

Rosenblüten (*meigui hua* 玫瑰花)

Verwendet werden die getrockneten chinesischen Rosenblüten (*Rosa rugosa* Thunb.) aus der Familie der Rosengewächse (*Rosaceae*).

Temperaturverhalten	warm	++
Sapor	süß	+
	bitter	+
Funktionskreisbezug	Fk „Milz" *(o. lienalis, pi)*	++
	Fk „Leber" *(o. hepaticus, gan)*	++
Wirkung/Indikation	**Qi bewegend und regulierend** Schmerzen und Spannungsgefühl in Brustbereich, Flanken und Epigastrium, Appetitverlust, Dysmenorrhö	++
	Fk „Leber" harmonisierend Schmerzen im Epigastrium und Flanken, Aufstoße, Appetitverlust, Dysmenorrhö, Völlegefühl im Thorax, depressive Verstimmung, Reizbarkeit	++
	Xue regulierend Dysmenorrhö	+

TIPP

Rosenblüten bewegen sowohl das Qi als auch das Xue und harmonisieren den Fk „Leber". Durch diese Wirkung eignen sie sich gut bei Schmerzen sowie bei physischer und/oder psychischer Anspannung.

Zubereitungsarten/Rezepte Abkochung/Dekokt, Sirup.

KAPITEL

3 Rezepte[1]

3.1 Breie

3.1.1 Grundrezepte Breie

Grundrezept: Ganze Getreidekörner

Für 1 Portion.

Zutaten

- 2–3 EL Getreide
- Meersalz
- etwas Zitronensaft

Zubereitung

Getreide mit Wasser bedeckt über Nacht einweichen.

- Am nächsten Morgen zum Kochen bringen, bei kleiner Hitzezufuhr weichkochen. Dabei auf ausreichend Flüssigkeit achten, bei ausgeschalteter Herdplatte nachquellen lassen.
- Meersalz am Schluss dazugeben. Evtl. pürieren und etwas Zitronensaft mit anderen Zutaten verwenden.

Die nachfolgende Tabelle gibt die Einweich- und Garzeiten für ganze Körner wieder.

pro 100 g	Flüssigkeit	Einweichzeit	Garzeit	Nachquellzeit
Weizen	200 ccm	6–12 Std.	40–60 Min.	20–30 Min.
Dinkel	200 ccm	6–12 Std.	35–45 Min.	15 Min.
Gerste	200 ccm	6–12 Std.	40–60 Min.	20–30 Min.
Hafer	160 ccm	6–12 Std.	20–30 Min.	15 Min.
Naturreis	200 ccm	6–12 Std.	40–50 Min.	10–15 Min.
Buchweizen	200 ccm	0 Std.	15–20 Min.	5 Min.
Hirse	200 ccm	0 Std.	15–20 Min.	5 Min.

1 Die hier aufgeführten Rezepte basieren großenteils auf: Engelhardt U, Nögel R: Rezepte der chinesischen Diätetik: Elsevier, 2009

Grundrezept: Getreideschrot

Für 1 Portion. Zubereitungszeit: ca. 20 Minuten je nach Schrotgrad des Getreides.

Zutaten

- 2–3 EL Getreideschrot (es eignen sich Reis, Hirse, Hafer, Buchweizen, Dinkel, Weizen)
- Meersalz
- etwas Zitronensaft

Zubereitung

- Getreideschrot gut mit Wasser bedecken, unter Rühren zum Kochen bringen.
- 10 Minuten auf kleiner Flamme leicht köcheln und dabei auf ausreichend Flüssigkeit achten. Auf der ausgeschalteten Herdplatte 5 Minuten nachquellen lassen.
- Mit Meersalz und etwas Zitronensaft würzen.

Grundrezept: Getreideflocken

Für 1 Portion. Zubereitungszeit: 5–10 Minuten.

Zutaten

- 2–3 EL Flocken (es eignen sich Reis, Hirse, Hafer, Buchweizen, Dinkel, Weizen)
- Meersalz
- etwas Zitronensaft

Zubereitung

- Flocken mit kochendem Wasser bedeckt 5–10 Minuten abgedeckt quellen lassen. Dabei auf ausreichend Flüssigkeit achten, danach kräftig durchrühren.
- Mit Meersalz und etwas Zitronensaft würzen.

Wirkung

Stützen und Kräftigen der „Mitte“ (Fk „Milz“ und „Magen“, *oo. lienalis et stomachi, pi wei*).

Funktionskreisbezug	Fk „Milz" *(o. lienalis, pi)*	++
	Fk „Magen" *(o. stomachi, wei)*	+
	zusätzliche Funktionskreise je nach Getreideart	
Temperaturverhalten	warm	+
Geschmack	süß	+
Wirkung – chinesische Medizin	stützt das Qi des Fk „Milz" *(qi lienale, piqi)*	++
	befeuchtet den Fk „Magen"	+
Indikation – westliche Medizin	Erschöpfung Verdauungsbeschwerden Gewichtsregulation	

Erläuterung

Alle Getreidearten haben einen Bezug zur „Mitte", d. h. zu den Fk „Milz" und/oder „Magen". Sie stützen das Qi des Fk „Milz" und befeuchten den Fk „Magen". In der Zubereitung als warmer Brei wird die Aufschlüsselung des Getreides durch den Organismus optimal unterstützt. So kann sich die „Mitte" harmonisierende und kräftigende Wirkung des Getreides voll entfalten.

Indikationen

Ungeachtet der unterschiedlichen Wirkweise jeder Getreideart dienen alle Getreidebreie als ideale Grundlage zur diätetischen Behandlung bei körperlicher und geistiger Erschöpfung, zur Gewichtsregulation und bei Verdauungsbeschwerden.

ZU BEACHTEN

Hier ist zu berücksichtigen, dass gekörntes bzw. grob geschrotetes oder gekeimtes Getreide in der Regel neutral bis kühl ist, während raffiniertes Mehl warm bis heiß ist und „Hitze"-Prozesse *(calor, re)* begünstigen kann.

Angaben zur Einnahme

Tägliche Anwendung insbesondere als Frühstück möglich und empfehlenswert.

3.1.2 Süße Abwandlungen

Die Wirkung des Grundrezeptes von Breien auf die „Mitte" (Fk „Milz" und „Magen", *oo. lienalis et stomachi, pi wei*) bleibt weiter gültig. Die folgenden Erläuterungen beziehen sich nur auf die jeweilige Abwandlung des Grundrezeptes (z. B. „mit Birne") und seine charakteristischen Merkmale. Um eine optimale Wirkung zu erzielen, sollte man dafür die jeweils besonders geeigneten Getreidesorten verwenden. Sie werden unter der Überschrift „Indikationen" hervorgehoben (z. B. „Reis oder Haferflocken").

Mit Birne

1 Portion. Zubereitungszeit: 5–10 Minuten.

Zutaten

- 1 Birne
- etwas Wasser
- wenig Zimtpulver
- Honig

Zubereitung

- Birne vorbereiten und in kleine Stücke schneiden, etwas Wasser erhitzen.
- Mit wenig Zimtpulver die Birnenstücke erhitzen und weich dünsten. Honig nach Belieben zufügen, zum fertigen Brei dazu reichen oder unterheben.

Wirkung

Bei langwierigen Hals- und Racheninfekten zur Mehrung des Yin des Fk „Lunge“ *(yin pulmonale, feiyin)* und Umwandlung von „Schleim“ *(pituita, tan)*.

Funktionskreisbezug	Fk „Lunge“ *(o. pulmonalis, fei)*	++
Temperaturverhalten	warm	+
Geschmack	süß	+++
Wirkung – chinesische Medizin	befeuchtet das Yin des Fk „Lunge“ *(yin pulmonale, feiyin)*	++
	wandelt „Schleim“ des Fk „Lunge“ (*pituita pulmonale, feitan*) um	+
Indikation – westliche Medizin	trockener Husten mit zähem Schleim	

Erläuterung

Birne, gedünstet und zerkleinert, befeuchtet und stützt das Yin des Fk „Lunge“ ebenso wie Honig. Daneben hat Honig entgiftende und hustenstillende Eigenschaften, die Birne „Schleim“ umwandelnde Funktionen. Der Getreidebrei stützt die „Mitte“ und fördert damit die Erzeugung von Säften *(jinye)*.

Indikationen

Diese Rezeptur ist ideal bei hartnäckigem, trockenem Husten. Zäher Schleim oder ein trockener und wunder Rachen sind ebenfalls mit dieser Abwandlung gut zu bessern. Häufig wird der Brei mit ausgezeichneter Wirkung bei Kindern nach bronchialen Infekten oder Keuchhusten verwendet. Sehr gut ist er dabei zu kombinieren mit Reis oder Haferflocken, um die „Mitte zu stützen.

Angabe zur Einnahme

Bei Beschwerden tägliche Anwendung insbesondere als Frühstück empfehlenswert. Auch vorbeugend kann die Rezeptur eingenommen werden.

Mit Longanen (getrocknet)

1 Portion. Zubereitungszeit: 5–10 Min.

Zubereitung

- Longane (Drachenauge, *Longanae arillus, longyanrou*) kleinschneiden, unter den Brei geben und ziehen lassen.
- Oder je nach Qualität und Feuchtigkeitsgrad der Longanen (z. B. bei im Block gepressten Früchten) mit ausreichender Menge Wasser zu Kompott kochen und zum fertigen Brei reichen.

TIPP

Longanen werden von verschiedenen Herstellern getrocknet und zum Teil auch zu einem Block gepresst angeboten. Daraus ergibt sich die Kochzeit der Früchte. Das Kompott ist 4–6 Tage im Kühlschrank haltbar.

Wirkung
Stützen und Beruhigen des Fk „Herz“ *(o. cardialis, xin)*.

Funktionskreisbezug	Fk „Herz" *(o. cardialis, xin)*	+++
Temperaturverhalten	warm	+
Geschmack	süß	++
Wirkung – chinesische Medizin	mehrt das Xue des Fk „Herz" *(xue cardiale, xinxue)*	+++
Indikation – westliche Medizin	Schlafstörungen Blutarmut Schweißneigung Konzentrationsstörungen Erschöpfung	

Erläuterung
Die Longane stützt den Fk „Herz“, indem sie das Xue des Fk „Herz“ suppletiert. Dies führt zur Beruhigung und Sedierung.

Indikationen
Diese Breivariation stellt eine milde, aber effektive Therapie bei Schlafstörungen dar, die durch eine energetische Schwäche des Xue *(depletio xue, xuexu)* bedingt sind. Die Zunge ist blass und etwas trocken und verschmälert, der Puls ist zart *(minutus, xi)*. Zusätzlich sind Anämie, Palpitationen, Erschöpfungszustände und Konzentrationsstörungen möglich. Diese Konstellation ist besonders nach Operationen, bei Frauen nach Geburten oder mit starker Regelblutung anzutreffen. Besonders gute Kombinationen sind Hafer und Weizen mit ihrem Bezug zum Fk „Herz“.

Angaben zur Einnahme
Bei entsprechenden Beschwerden ist eine tägliche Anwendung, insbesondere als Frühstück, möglich und empfehlenswert. Für die genannten Situationen ist eine vorbeugende regelmäßige Einnahme sinnvoll. Die Tagesdosis (Longane: 15 g) sollte zur Vermeidung von unerwünschten Nebenwirkungen beachtet werden.

Mit Mandelmus

1 Portion. Zubereitungszeit: 5–10 Min.

Zubereitung
Mandelmus unter den fertig gekochten Brei mischen, eventuell Flüssigkeit zugeben.

Wirkung
Befeuchtung der Fk „Lunge“ und „Dickdarm“ *(oo. pulmonalis et intestini crassi, fei dachang)*.

Funktionskreisbezug	Fk „Lunge" *(o. pulmonalis, fei)*	++
	Fk „Dickdarm" *(o. intestini crassi, dachang)*	+
Temperaturverhalten	warm	+
Geschmack	süß	++
Wirkung – chinesische Medizin	befeuchtet „Trockenheit" des Fk „Lunge" *(ariditas pulmonale, feizao)*	++
	befeuchtet „Trockenheit" des Fk „Dickdarm" *(ariditas intestini crassi, dachangzao)*	++
Indikation – westliche Medizin	trockener Husten Keuchatmung Verstopfung	

Erläuterung

Mandeln wirken befeuchtend auf die Fk „Lunge" und „Dickdarm" und stärken deren physiologische Qi absenkende Funktion.

Indikationen

Chronischer trockener Husten mit Keuchatmung oder Verstopfung stellen Indikationen für diese Rezeptur dar. Häufiger Einsatz in der Kinderheilkunde, wenn nach Rachen- und Lungeninfekten der beschriebene Husten und eine Stuhlverhärtung bestehen bleibt. Reis, Hirse oder Haferflocken stellen die ideale Kombination dar, um die „Mitte" (Fk Milz und Magen, *oo. lienalis et stomachi, pi wei*) zu stützen, Buchweizen ist bei Verstopfung zum Öffnen des Fk „Dickdarm" vorzuziehen.

Diese Rezeptur lässt sich gut mit Birne kombinieren.

Angaben zur Einnahme

Bei Beschwerden ist die tägliche Anwendung, insbesondere als Frühstück, empfehlenswert. Auch anschließend kann die Rezeptur vorbeugend eingenommen werden.

Mit geröstetem Sesam

Zubereitungszeit: 5 Minuten.

Zubereitung

Sesam in einer Pfanne ohne Fett leicht rösten und unter den fertigen Brei mischen.

TIPP

Gerösteten Sesam abgekühlt in einem Schraubdeckelglas 3–4 Wochen aufbewahren. Geröstetes Sesammus gibt es in Bioläden oder Reformhäusern.

Wirkung

Stützen der Fk „Niere" und „Leber" *(oo. renalis et hepaticus, shen gan)*.

Funktionskreisbezug	Fk „Leber" *(o. hepaticus, gan)*	++
	Fk „Niere" *(o. renalis, shen)*	++
Temperaturverhalten	warm	+
Geschmack	süß	++
Wirkung – chinesische Medizin	stützt das Xue des Fk „Leber" (*xue hepatici, ganxue*)	++
	stützt das Xue und das Struktivpotential *(jing)* des Fk „Niere"	++
Indikation – westliche Medizin	Hörstörungen Schwindel im Alter Schwäche der Hüften und Knie	

Erläuterung

Gerösteter Sesam stützt das Xue und das Struktivpotential der Fk „Leber“ und „Niere“.

Indikationen

Dieser Brei ist v. a. für ältere Menschen mit Schwäche und Schmerzen von Gelenken oder Wirbelsäule (insbesondere der unteren Körperhälfte), Schwindel und Tinnitus geeignet. Durch die stützende Wirkung des Sesams kann man die Rezeptur auch bei vorzeitigem Ergrauen der Haare, Verstopfung, trockenem Husten oder postpartalen Problemen wie verminderter Milchfluss, Haarausfall oder Wochenbettdepression einsetzen. Die Zunge wird trocken und verschmälert sein, der Puls zart *(minutus, xi)*.

Der Weizen ist hier v. a. zur Kombination geeignet, da er im Fk „Niere“ ebenfalls die Säfte *(jinye)* schützt und stützt.

Angaben zur Einnahme

Bei Beschwerden ist eine tägliche Anwendung, insbesondere als Frühstück, empfehlenswert. Auch anschließend kann die Rezeptur v. a. im Alter vorbeugend eingenommen werden. Wegen der wärmenden Wirkung und der damit einhergehenden Gefahr der Trocknung sollte der geröstete Sesam in dieser Rezeptur nicht bei „Hitze“-Zeichen *(calor, re)* wie Geschwüren, rotem Zungenkörper, Hitzegefühl oder Blutungen eingesetzt werden.

3.1.3 Pikante Abwandlungen

Die Wirkung des Grundrezeptes von Breien auf die „Mitte“ (Fk „Milz“ und „Magen“, *oo. lienalis et stomachi, pi wei*) bleibt weiter gültig. Die folgenden Erläuterungen beziehen sich nur auf die jeweilige Abwandlung des Grundrezeptes (z. B. „mit Frühlingszwiebel und Ingwer“) und seine charakteristischen Merkmale. Um eine optimale Wirkung zu erzielen, sollten die jeweils besonders geeigneten Getreidesorten verwendet werden (Indikationen).

Mit Frühlingszwiebel und Ingwer

Eine Portion. Zubereitungszeit: 5 Minuten.

Zutaten

- 1 Frühlingszwiebel
- etwas Ingwer
- 1 EL Öl

Zubereitung

- Frühlingszwiebel schräg in feine Streifen schneiden.
- Ingwer fein hacken oder reiben.
- Öl erhitzen, beides darin anbraten und zum fertigen Brei geben.

TIPP
Zum Würzen eignen sich sehr gut Sojasauce und/oder Brühe.

Wirkung

Erwärmung der „Mitte" und Öffnung der Oberfläche *(extima, biao)*.

Funktionskreisbezug	Fk „Lunge" *(o. pulmonalis, fei)*	+++
	Fk „Magen" *(o. stomachi, wei)*	+++
	Fk „Milz" *(o. lienalis, pi)*	+
Temperaturverhalten	warm	+++
Geschmack	scharf	+++
Wirkung – chinesische Medizin	löst die Oberfläche *(extima, biao)*	+++
	leitet „Wind-Kälte" des Fk „Lunge" *(algor venti pulmonale, fei fenghan)* aus	+++
	erwärmt den Fk „Magen" *(o. stomachi, wei)*	++
Indikation – westliche Medizin	beginnende Erkältung Übelkeit, Erbrechen Bauchschmerzen	

Erläuterung

Sowohl Frühlingszwiebel als auch Ingwer erwärmen die „Mitte". Beide wirken durch ihre Schärfe auch auf den Fk „Lunge" und wärmen bzw. öffnen die Oberfläche *(extima, biao)*.

Indikationen

Diese pikante Variante stellt eine effektive Rezeptur bei Übelkeit und Bauchschmerzen aufgrund von „Kälte" *(algor, han)* dar. Erbrechen, Durchfall oder verminderter Appetit sind dabei mögliche Begleitsymptome. Die Zunge ist blass und feucht, der Puls verlangsamt *(tardus, chi)* oder gespannt *(intentus, jin)*.

Beginnende Erkältungen mit Kälteabneigung, Schüttelfrost, fehlenden Schweißen, Kopfschmerzen und verstopfter Nase (Zunge feucht, Puls oberflächlich [*superficial, fu*]) können damit frühzeitig abgefangen werden. Verschleimungen lassen sich ebenfalls lösen.

Von den Getreidesorten unterstützen besonders die als warm qualifizierten wie Dinkel, Langkornreis und Hirse die Intention dieser Rezeptur.

Angaben zur Einnahme

Bei Beschwerden ist eine tägliche Anwendung insbesondere als Frühstück möglich und empfehlenswert. Bei Erkältungsneigung kann dieser Brei im Herbst und Winter zur Vorbeugung regelmäßig eingenommen werden. Tritt stärkeres Schwitzen auf, ist die Einnahme zu beenden.

Mit Spinatblättern

1 Portion. Zubereitungszeit: 5–10 Min.

Zutaten

- 1 Handvoll Spinatblätter
- 1 EL Öl

Zubereitung

- Spinatblätter vorbereiten, in 1 cm breite Streifen schneiden.
- Öl in einer Pfanne erhitzen, Spinatblätter nur zerfallen lassen.
- Mit Meersalz oder Sojasauce würzen und zum fertigen Brei reichen oder untermischen.

Wirkung

Befeuchten und Absenken des Qi der Fk „Magen“ und „Leber“ *(qi stomachi et hepatici, wei gan qi)*.

Funktionskreisbezug	Fk „Leber" *(o. hepaticus, gan)*	++
	Fk „Magen" *(o. stomachi, wei)*	++
	Fk „Dickdarm" *(o. intestini crassi, dachang)*	++
Temperaturverhalten	kühl	+
Geschmack	süß	+
Wirkung – chinesische Medizin	befeuchtet das Yin des Fk „Leber" *(yin hepatici, ganyin)*	++
	kühlt „Hitze" des Fk „Leber" *(calor hepatici, ganre)*	+
	kühlt „Hitze" des Fk „Magen" *(calor stomachi, weire)*	+
	befeuchtet die Fk „Dick"- und „Dünndarm" *(oo. intestinorum, chang)*	++
Indikation – westliche Medizin	trockene, gerötete Augen verschwommene Sicht erhöhter Blutdruck Schwindel Unruhe, Durst Verstopfung Hämorrhoiden	

Erläuterung

Spinat hat besonderen Bezug zu den Fk „Dickdarm", „Magen" und „Leber". Hier wirkt er kühlend und befeuchtend. Zusätzlich erhält und nährt er das Xue und das Yin dieser Funktionskreise.

Indikationen

Der Brei ist v. a. im Alter bei Verstopfungsneigung wie auch bei Hämorrhoiden, Analfisteln und -blutungen einzusetzen. Trockener Mund und gesteigerter Durst deuten ebenfalls auf Säftemangel *(jinye)* und „Hitze"-Prozesse *(calor, re)*. Als Getreideart ist Buchweizen zu empfehlen, der ebenfalls kühlt, absenkend wirkt und den Fk „Dickdarm" öffnet.

Kommt es zu arteriellem Hypertonus, Schwindel, geröteten Augen oder Unruhe, kann mit dieser Rezeptur, speziell als Weizen- oder Gerstenbrei, eine Beruhigung und Absenkung erzielt werden.

Die Zunge ist bei allen genannten Störungen trocken, eventuell rissig und gerötet. Der Puls ist beschleunigt *(celer, shu)* und zart *(minutus, xi)*.

Angaben zur Einnahme

Eine tägliche Anwendung ist insbesondere als Frühstück möglich und empfehlenswert, solange die Beschwerden anhalten. Auch vorbeugend kann die Rezeptur eingenommen werden, jedoch nicht bei Durchfall, Durstlosigkeit und blasser, weicher Zunge.

Mit Kürbis und Ingwer

1 Portion. Zubereitungszeit: 10–15 Minuten.

Zutaten

- 1 Stück Kürbis
- 1 EL Öl
- Meersalz oder Sojasauce
- etwas Ingwer

Zubereitung

- Kürbis schälen, Kerne entfernen, in dünne Stücke schneiden oder grob raffeln.
- Ingwer fein hacken oder reiben.
- Öl erhitzen, Kürbis zugeben, anbraten, Ingwer zufügen, etwas Wasser oder Brühe zugeben, fertig garen.
- Mit Meersalz oder Sojasauce würzen und zum fertigen Brei reichen oder untermischen.

Wirkung

Sanftes Stützen der „Mitte" (Fk „Milz" und „Magen", *oo. lienalis et stomachi, pi wei*) und Ausleitung von „Feuchtigkeit" *(humor, shi)*.

3

Funktionskreisbezug	Fk „Milz" *(o. lienalis, pi)*	++
	Fk „Lunge" *(o. pulmonalis, fei)*	+
Temperaturverhalten	warm	++
Geschmack	süß	++
	scharf	+
Wirkung – chinesische Medizin	stützt das Qi des Fk „Milz" *(qi lienale, piqi)*	++
	wandelt „Feuchtigkeit" *(humor, shi)* um	+
	löst die Oberfläche *(extima, biao)*	+
Indikation – westliche Medizin	Abgeschlagenheit weicher Stuhl Gedunsenheit, Ödeme Adipositas beginnende Erkältung	

Erläuterung

Kürbis vermag über eine Stärkung der „Mitte" „Feuchtigkeit" auszuleiten. Der Ingwer unterstützt diese Wirkung durch seine warme, „Feuchtigkeit" umwandelnde Schärfe.

Indikationen

Dieser Brei ist bei Gedunsenheit, verringerter Wasserausscheidung und Ödemen einzusetzen. Durch die besonders sättigende Wirkung ist er zur Verringerung eines Übergewichtes gut geeignet. Dinkel und Hafer lassen sich dazu besonders gut kombinieren.

Angaben zur Einnahme

Eine tägliche Anwendung insbesondere als Frühstück ist möglich und empfehlenswert, solange die Beschwerden anhalten. Bei dieser Rezeptur ist auch vorbeugend gerade im Herbst und Winter sowie zur Gewichtsregulation eine regelmäßige und längerfristige Einnahme sinnvoll.

Tritt stärkeres Schwitzen auf, ist die Einnahme zu beenden.

Reisbrei mit Azukibohnen

4–6 Portionen. Zubereitungszeit: 15 Minuten/Einweichzeit: 6–8 Stunden/Kochzeit: 75 Minuten.

Zutaten

- 120 g Azukibohnen
- 30 g Rundkornreis (Vollkorn)
- ½ l Wasser

Zubereitung

- Azukibohnen 6–8 Stunden einweichen, abseihen.
- Rundkornreis (Vollkorn), Azukibohnen in Wasser aufkochen, etwa 75 Minuten leicht köcheln lassen, pürieren.

TIPP

Pikante Geschmacksvariationen durch Zugabe von gekörnter Brühe, Ingwer, Lorbeerblatt, Petersilie, Koriandergrün oder Sojasauce. Süße Geschmacksvariationen durch Zugabe von Honig, gepresstem Zuckerrohrsaft oder Agavensirup. Durch Zugabe von Wasser zur Suppe verdünnen und diese durch gekochte Karotten- oder Kartoffelwürfel verfeinern.

Wirkung

Stützen der „Mitte“ (Fk „Milz“ und „Magen“, *oo. lienalis et stomachi, pi wei*), Förderung des Milchflusses.

3

Funktionskreisbezug	Fk „Milz" *(o. lienalis, pi)*	++
	Fk „Magen" *(o. stomachi, wei)*	+
	Fk „Dünndarm" *(o. intestini tenuis, xiaochang)*	+
Temperaturverhalten	neutral	
Geschmack	süß	+
Indikation – chinesische Medizin	stützt das Qi des Fk „Milz" *(qi lienale, piqi)*	++
	leitet „Feuchtigkeit" *(humor, shi)* aus	+
	unterstützt Milchbildung und -fluss	++
	entgiftet	+
Indikation – westliche Medizin	verminderter Appetit weicher Stuhl Gedunsenheit verminderter Milchfluss	

Erläuterung

Azukibohnen kräftigen wie der Reis den Fk „Milz“. Somit können Qi und Xue vermehrt, und mit den Azukibohnen kann gezielt „Feuchtigkeit“ ausgeleitet werden. Zudem wirken Azukibohnen entgiftend.

Indikationen

Die Rezeptur kann bei Schwächegefühl mit vermindertem Appetit, weichem Stuhl bzw. Durchfall sowie Wasseransammlungen eingesetzt werden.

Durch die Xue-Bildung ist der Brei besonders sinnvoll bei Stillschwäche durch verminderten Milchfluss. Die ausleitende, entgiftende und kühlende Eigenschaft der Azukibohnen vermindert zusätzlich die Gefahr von Brustentzündungen.

Angaben zur Einnahme

Bei Stillschwäche ist eine tägliche Anwendung insbesondere als Frühstück empfehlenswert. Die Einnahme kann auch prophylaktisch erfolgen, solange keine Symptome von „Trockenheit“ *(ariditas, zao)* bestehen wie z. B. trockene Zunge oder Verstopfung.

3.2 Suppen

Miso-Suppe

1 Portion. Zubereitungszeit: 15 Minuten.

Zutaten

- 1 Suppentasse Wasser
- 3–5 cm Brauntang (jap. Konbu)
- 1 Frühlingszwiebel
- 1 EL Miso (Sojabohnenpaste)
- etwas Ingwer

Zubereitung

- Wasser mit Tang aufkochen, 10 Minuten leicht köcheln lassen, Tang herausnehmen.
- Frühlingszwiebeln schräg in sehr dünne Ringe schneiden. Ingwer sehr fein hacken oder reiben. Frühlingszwiebeln und Ingwer zugeben und nicht mehr kochen lassen.
- Miso mit etwas Wasser glattrühren, in die nicht mehr kochende Brühe einrühren, sofort servieren.

TIPP

Miso in nicht kochende Flüssigkeiten einrühren, sonst geht die Wirkung des Misos verloren. Als schnelle Suppeneinlagen eignen sich Tofuwürfel oder auch fein geraspeltes Gemüse. Ebenso können Sie das Gemüse, Frühlingszwiebel und Ingwer in ganz wenig Öl andünsten. Falls der Geschmack vom Miso zu intensiv sein sollte, können Sie statt Wasser Gemüsebrühe verwenden, um das Gericht abzumildern und abzurunden.

Wirkung

Erweichen von „Schleim“ *(pituita, tan)* und Ausleiten von Schrägläufigkeiten (Heteropathien, *xie*).

Funktionskreisbezug	Fk „Magen“ *(o. stomachi, wei)*	++
	Fk „Lunge“ *(o. pulmonalis, fei)*	+
	Fk „Niere“ *(o. renalis, shen)*	+
Temperaturverhalten	neutral	
Geschmack	scharf	+
	salzig	++
Wirkung – chinesische Medizin	wandelt „Schleim“ *(pituita, tan)* um	+++
	leitet Schrägläufigkeiten (Heteropathien, *xie*) aus	+
Indikation – westliche Medizin	chronische Verschleimung Knotenbildungen (z. B. Lymphknoten) Arteriosklerose	

Erläuterung

Der salzige Brauntang erweicht „Schleim"-Verhärtungen und wirkt etwas diuretisch. Die Schärfe (und Wärme) der Frühlingszwiebel und des Ingwers vermag diese Zusammenballungen zu zerteilen. Miso schließlich dient zur sanften Ausleitung von Schrägläufigkeiten. Insgesamt ergibt sich eine sinnvolle Kombination zur Auflösung von „Schleim"-Prozessen, die in Bewegung gesetzt und ausgeleitet werden können. Das kalte Temperaturverhalten des Brauntangs und des Miso gleicht sich mit der Wärme des Ingwers und der Frühlingszwiebel in der beschriebenen Zubereitungsform harmonisch aus.

Indikation

Die Suppe kann bei allen „Schleim"-Prozessen eingesetzt werden. Diese können sich als chronische, zähe Verschleimungen darstellen, aber auch als Lymphknotenschwellungen oder Schilddrüsenvergrößerungen. Arteriosklerotische Veränderungen sind ein weiterer wichtiger Einsatzbereich. Die Zunge zeigt häufig einen klebrig-zähen Belag, das Pulsbild ist typischerweise saitenförmig *(chordal, xian)* oder schlüpfrig *(lubricus, hua)*.

Einnahme

Es ist bei diesen Erkrankungen mit chronischem Charakter von einer langen Anwendungsdauer auszugehen. Die Suppe ist natürlich bestens geeignet, „Schleim"-Prozesse auch vorbeugend zu verhindern. Maßnahmen zur Adipositasbehandlung lassen sich hiermit sinnvoll kombinieren.

ZU BEACHTEN

- Brauntang ist jodhaltig. Diese Eigenschaft unterstützt aus westlicher Sicht die Funktion der Schilddrüse und verhindert Knotenbildungen. Dies deckt sich somit mit der chinesischen Wirkbeschreibung.
- Da der Jodgehalt des Brauntangs stark variieren kann, sollte zur Vermeidung einer jodinduzierten Schilddrüsenüberfunktion oder der Verschlechterung einer bestehenden Überfunktion das Gericht nicht öfter als einmal pro Woche eingenommen werden.
- Die offizielle Empfehlung liegt bei 0,2 mg Jod pro Tag, eine Tagesmenge von 0,5 mg sollte nicht überschritten werden.

Kräftigende Hühnersuppe

8 Portionen. Zubereitungszeit: 5 Minuten/Ziehzeit: 20 Minuten.

Zutaten

- 1 kg Suppenhuhn
- 2–3 l Wasser
- 2 Bund Suppengrün
- 1 Zwiebel
- 1 Bund Petersilie
- 1 TL Pfefferkörner
- 2 Lorbeerblatt
- 1–2 TL Meersalz
- 2 Karotten

- 400 g Staudensellerie
- 2 cm Ingwer
- Staudensellerieblätter

Zubereitung

- Suppenhuhn innen und außen kalt abspülen. Wasser mit dem Huhn zum Kochen bringen, zugedeckt etwa 45 Minuten bei schwacher Hitze simmern lassen, evtl. abschäumen.
- Suppengrün und Zwiebel vorbereiten, grob schneiden. Petersilie vorbereiten, ganz lassen.
- Pfefferkörner, Lorbeer, Meersalz und Gemüse nach den 45 Minuten zugeben und weitere 45 Minuten garen lassen, bis das Huhn weich ist. Danach Huhn und Gemüse herausnehmen, Brühe abseihen und eventuell entfetten.
- Huhn entbeinen und das Fleisch in kleine Stücke schneiden.
- Karotten und Staudensellerie vorbereiten, in dünne Scheiben schneiden und in die leicht kochende Suppe geben und gar ziehen lassen.
- Ingwer sehr fein hacken, es soll 1 TL ergeben, in die Suppe geben. Staudensellerieblätter fein hacken und mit dem Hühnerfleisch in die Suppe geben, evtl. nachwürzen.

TIPP

Die Brühe lässt sich am besten entfetten, wenn sie kalt ist. Je nach Jahreszeit eignen sich sehr viele Gemüsesorten als Einlage oder zur Abwechslung Suppennudeln oder Reis.

Wirkung

Stützen und Erwärmen der „Mitte“ (Fk „Milz“ und „Magen“, *oo. lienalis et stomachi, pi wei*) und des Fk „Niere“ *(o. renalis, shen)*, Mehren des Xue und Harmonisierung des Fk „Leber“ *(o. hepaticus, gan)*.

Funktionskreisbezug	Fk „Milz" *(o. lienalis, pi)*	++
	Fk „Leber" *(o. hepaticus, gan)*	++
	Fk „Niere" *(o. renalis, shen)*	+
Temperaturverhalten	warm	+
Geschmack	süß	++
Wirkung – chinesische Medizin	stützt das Qi des Fk „Milz" *(qi lienale, piqi)*	++
	stützt den Fk „Niere"	+
	stützt das Xue	++
	senkt das Qi des Fk „Leber" (*qi hepatici, ganqi*) ab	+
Indikation – westliche Medizin	Kraftlosigkeit, insbesondere nach Geburt oder Krankheit Durchfall Schwellungen Schlafstörungen Reizbarkeit Schwindel	

Erläuterung

Die Wirkung wird durch das Huhn bestimmt, das nicht nur die „Mitte“ nachhaltig stützt und wärmt und dabei sowohl Qi als auch Xue hervorbringt, sondern auch den Fk „Niere“ und das Struktivpotenzial *(jing)* kräftigt. Karotten wie Staudensellerie wirken beide auf den Fk „Leber“ *(o. hepaticus, gan)*: Karotten stützen das Xue des Fk „Leber“ *(xue hepatici, ganxue)*, Sellerie kühlt „Hitze“ *(calor, re)* und senkt emporschlagendes Yang des Fk „Leber“ *(yang hepatici, ganyang)* ab.

Indikation

Bei allgemeiner Schwäche, in der Rekonvaleszenz nach einer langen oder schweren Erkrankung sowie nach einer Geburt sollte diese Suppe zur Stärkung und Kräftigung reichlich genossen werden.

Durchfall, Kältegefühl, Wasseransammlungen bei blasser, weicher oder gedunsener Zunge und ein erschöpfter *(depletus, xu)* Puls sind dabei typische Begleitsymptome einer energetischen Schwäche *(depletio, xu)* des Qi des Fk „Milz“. Miktionsstörungen, hier v. a. in Richtung Inkontinenz, Schwerhörigkeit oder Tinnitus, Schwäche in Hüften oder Knien zeigen die energetische Schwäche des Fk „Niere“ an.

Der Mangel an Xue kann sich durch Palpitationen, Schlafstörungen, ungenügende Milchbildung, Wochenbettdepression oder verschwommene Sicht – insbesondere abends – mit zartem *(minutus, xi)* Puls und eher dünner und trockener, aber blasser Zunge bemerkbar machen. Das Yang des Fk „Leber“ schlägt in dieser Situation leicht nach oben, es kommt zu Schwindel, Kopfschmerzen, Reizbarkeit, eventuell zu Bluthochdruck.

Einnahme

Die Wirkung dieser Rezeptur ermöglicht eine unbefristete und zur Stärkung der Konstitution auch prophylaktische Einnahme.

Klärender Bohneneintopf

4 Portionen. Zubereitungszeit: 40 Minuten/Einweichzeit und Kochzeit (nach Packungsanweisung).

Zutaten

- 25 g schwarze Sojabohnen
- 25 g Azukibohnen
- 25 g Mungbohnen
- 1 kleine Zwiebel
- 1 EL Öl
- 3/4 l Gemüsebrühe
- 1 TL Majoran
- 1/2 TL Bohnenkraut
- 1–2 Knoblauchzehen
- 200 g festkochende Kartoffeln
- 200 g Mischgemüse (Karotten, Lauch, Sellerie)
- Meersalz
- Pfeffer

Zubereitung

- Sojabohnen etwa 10 Stunden in Wasser einweichen. Mit frischem Wasser ca. 2,5 Stunden (nach Packungsanweisung) garkochen. Azukibohnen etwa 8 Stunden in Wasser einweichen. Mit frischem Wasser ca. 1,5 Stunden (nach Packungsanweisung) garkochen. Mungbohnen ca. 1 Stunde (nach Packungsanweisung) garkochen.
- Bohnensorten abgießen und abtropfen lassen.
- Zwiebel fein hacken. Öl erhitzen und Zwiebel andünsten und mit Gemüsebrühe ablöschen und aufkochen.
- Kräuter fein hacken und zugeben.
  Kartoffeln schälen, in 1/2 cm große Würfel schneiden.
  Gemüse vorbereiten und in 1/2 cm große Würfel schneiden, die Gemüsewürfel zur Brühe geben, weiterköcheln lassen, bis alles gar ist. Alle Bohnensorten zufügen.
- Mit Meersalz und Pfeffer abschmecken.

TIPP

Bohnen sollten eingeweicht werden, da sich so die Kochzeit erheblich verringert. Es wird erst zum Schluss gesalzen, da sie sonst nicht so schnell weich werden. Die einzelnen Bohnensorten können gegart eingefroren werden, so erspart man sich die lange Einweich- bzw. Kochzeit.
Durch das Gemüseangebot je nach Jahreszeit lässt sich der Bohnentopf verändern.

Wirkung

Kräftiges Ausleiten von „Feuchtigkeit" *(humor, shi)*, abschwellend und entgiftend.

Funktionskreisbezug	Fk „Niere" *(o. renalis, shen)*	+
	Fk „Herz" *(o. cardialis, xin)*	+
	Fk „Milz" *(o. lienalis, pi)*	+
Temperaturverhalten	neutral	
Geschmack	süß	+
Wirkung – chinesische Medizin	leitet „Feuchtigkeit" *(humor, shi)* aus	+++
	entgiftet	++
Indikation – westliche Medizin	Schwellungen Entzündungen aller Art	

Erläuterung

Obwohl sich die drei Bohnenarten in ihrer Wirkbeschreibung etwas unterscheiden, haben sie doch folgende Eigenschaften gemeinsam: „Hitze" *(calor, re)* kühlen, „Feuchtigkeit" ausleiten, zudem wirken sie diuretisch entgiftend und abschwellend. Diese Rezeptur lehnt sich stark an die klassische Rezeptur „Trank der drei Bohnenarten des Bian Que" *(Bian Que sandou yin)* an, bei dem die drei Bohnenarten mit Süßholzwurzel kombiniert werden.

Indikation

Entzündliche Schwellungen können mit dem Eintopf nachhaltig gebessert werden. Es kann sich dabei um innere Prozesse wie eine Blasenentzündung oder Darmgeschwüre mit blutig-eitrigem Durchfall handeln, ebenso aber um äußere Erkrankungen wie Windpocken und Gürtelrose, Akne oder Hautgeschwüre.

3

Die Zunge ist dabei typischerweise rot, der Zungenbelag gelb-klebrig, der Puls angefüllt *(replet, shi)*, beschleunigt *(celer, shu)*, eventuell schlüpfrig *(lubricus, hua)*.

Einnahme

Die Einnahme des Gerichtes sollte mit Besserung der Befunde beendet werden, um eine Schädigung der „Mitte“ (Fk „Milz“ und „Magen“, *oo. lienalis et stomachi, pi wei*) durch die ausleitende Wirkung zu vermeiden.

Variationen

Durch Beigabe verschiedener Gemüse kann die Wirkung für die jeweilige Indikation noch betont werden (z. B. Staudensellerie oder Chinakohl bei Blasenentzündungen, Auberginen bei Darmentzündungen, Löwenzahn bei Hautläsionen).

3.3 Hauptgerichte

3.3.1 Gemüse

Gemüse-Allerlei

4 Portionen. Zubereitungszeit: 30–45 Minuten.

Zutaten

- 1 Zwiebel
- 2 Karotten
- 500 g Zucchini
- 1 rote Paprika
- 1 mittlere Aubergine
- 4 EL Öl
- 4 enthäutete Tomaten oder 1 Dose geschälte Tomaten
- 1 Tasse Gemüsebrühe
- 2–3 Knoblauchzehen
- Meersalz
- evtl. Pfeffer
- 1 TL Majoran
- 1/4 Bund gehackte Petersilie

Zubereitung

- Zwiebel grob hacken. Karotten, Zucchini, rote Paprika und Aubergine vorbereiten, in 1 cm große Würfel schneiden.
- Öl erhitzen, Karotten, Aubergine und Zwiebel zugeben, andünsten.
- Enthäutete Tomaten oder 1 Dose geschälte Tomaten zugeben. Gemüsebrühe zugeben und alles bissfest garen. Zucchini und Paprika in den letzten 10 Minuten der Garzeit zugeben. Knoblauchzehen fein hacken und zugeben.
- Mit Meersalz, evtl. Pfeffer und 1 TL Majoran würzen. Gehackte Petersilie darüberstreuen.

TIPP

Als Beilage eignen sich Naturreis ebenso wie jedes andere Getreide oder Kartoffeln.

Wirkung

Ausgewogene, sanfte Bewegung der „Mitte“ (Fk „Milz“ und „Magen“, *oo. lienalis et stomachi, pi wei*) und je nach Dosierung der Einzelmittel Betonung einer bestimmten Wirkrichtung möglich (z. B. durch Weglassen von Zwiebeln und Paprika: Kühlung des Fk „Leber“ *(o. hepaticus, gan)* und des Fk „Magen“ stärker im Vordergrund).

Funktionskreisbezug	Fk „Milz" *(o. lienalis, pi)*	++
	Fk „Magen" *(o. stomachi, wei)*	++
Temperaturverhalten	warm	+
Geschmack	süß	+
	scharf	+
Wirkung – chinesische Medizin	stützt das Qi des Fk „Milz" *(qi lienale, piqi)*	++
	befeuchtet das Yin des Fk „Magen" *(yin stomachi, weiyin)*	++
Indikation – westliche Medizin	Erschöpfung Verdauungsschwäche Gewichtsverlust	

Erläuterung

In dieser Rezeptur werden kühle, das Yin stützende Lebensmittel wie Tomaten und Zucchini mit warmen, scharfen wie Paprika, Zwiebel und Knoblauch kombiniert. Somit kann sowohl die befeuchtende Funktion und absenkende Wirkrichtung des Qi des Fk „Magen" *(qi stomachi, weiqi)* als auch die wärmende, bewegende des Qi des Fk „Milz" *(qi lienale, piqi)* gestärkt werden.

Insgesamt ergibt sich eine ausgewogene Unterstützung der „Mitten"-Funktion, die durch die oben beschriebene Zubereitung weiter verstärkt wird. Gekochtes Getreide wie auch Kartoffeln stellen dabei eine ideale Beilage dar.

Indikation

Klinisch ist die Rezeptur zur allgemeinen Stärkung der „Mitte" bei Dysbalancen oder Mangelzuständen indiziert. Hierzu zählen Schwächegefühl, reduzierter Appetit, Verdauungsschwäche, Erschöpfungszustände wie auch Gewichtsverlust bei erschöpftem *(depletus, xu)*, zartem *(minutus, xi)* Puls und blasser, weicher, etwas verschmälerter Zunge.

Einnahme

Der ausgewogene Charakter dieser Speise und die Variationsvielfalt ermöglichen eine tägliche und lang andauernde Verwendung.

Variationen

Je nach Dosierung der Einzelmittel sind Betonungen einer bestimmten Wirkrichtung möglich. Durch das Weglassen der scharfen und warmen Zwiebeln und Paprika rückt zum Beispiel die Kühlung und Befeuchtung des Fk „Magen" bei „Hitze" des Fk „Magen" *(calor stomachi, weire)* in den Vordergrund. Durst, Unruhe, gesteigerter Appetit sind dafür typische Symptome. Auch ein „Hitze"-Befund *(calor, re)* im Fk „Leber" *(o. hepaticus, gan)* oder im Xue können so bei Bedarf durch die Wirkung der Tomate, der Aubergine und der Zucchini gekühlt werden. Dieser kann sich an geröteten Augen, roten Zungenrändern, Blutungen, Kopfschmerzen oder arteriellem Hypertonus zeigen.

Umgekehrt nimmt die warme und bewegende Qualität der Speise zu, wenn die kühlend wirkenden Aubergine, Tomate und Zucchini weggelassen werden. Das ist zur Korrektur von „Kälte" aufgrund energetischer Schwäche *(algor depletionis, xuhan)* im Fk „Milz" mit Erschöpfung, Verdauungsschwäche, blasser Zunge und erschöpftem *(depletus, xu)* Puls notwendig.

Chinesischer Lauch mit Walnüssen

1 Portion. Zubereitungszeit: 30 Minuten.

Zutaten

- 3 EL Walnüsse
- 1 cm Ingwer
- 100 g Chinesischer Lauch
- 2 EL Öl
- etwas Meersalz
- etwas Sojasauce
- etwas Sesamöl
- etwas Pfeffer

Zubereitung

- Walnüsse grob zerbrechen und in einer Pfanne ohne Fett leicht anrösten und sofort auf einen Teller zum Abkühlen geben. Ingwer fein hacken, es sollte ca. 1/2 TL ergeben.
- Chinesischen Lauch vorbereiten und in 1 cm lange Stücke schneiden, dabei feste und weiche Teile des Lauches trennen. Öl erhitzen, feste Lauchteile 2–3 Minuten anbraten, dann die weichen Lauchteile und Ingwer zufügen, durchköcheln lassen und weichgaren.
- Mit etwas Meersalz, Sojasauce, Sesamöl und Pfeffer den Chinesischen Lauch nach Belieben würzen. Walnüsse zugeben und vermengen.

TIPP

Als Beilage eignen sich Reis, Getreide oder chinesische Nudeln. Weiterhin kann man Walnüsse durch andere Nüsse oder Saaten ersetzen, z. B. Sesam, Pinienkerne, Cashewnüsse oder Mandeln, ebenso lässt sich Chinesischer Lauch durch anderes Gemüse ersetzen, z. B. durch Chinakohl oder Spinat (Angaben zu den Wirkrichtungen der einzelnen Mittel s. o.). Die Gemüsesauce kann mit Brühe verfeinert und/oder mit Speisestärke gebunden werden.

Wirkung

Erwärmen und Kräftigen des Yang des Fk „Niere“ *(yang renale, shenyang)*, Kräftigen des Fk „Lunge“ *(o. pulmonalis, fei)*.

Funktionskreisbezug	Fk „Niere“ *(o. renalis, shen)*	+++
	Fk „Lunge“ *(o. pulmonalis, fei)*	+
Temperaturverhalten	warm	+++
Geschmack	scharf	++
	süß	+
Wirkung – chinesische Medizin	stützt das Yang des Fk „Niere“ *(yang renale, shenyang)*	+++
	stützt das Qi des Fk „Lunge“ *(qi pulmonale, feiqi)*	+
Indikation – westliche Medizin	allgemeines Kältegefühl Impotenz, Infertilität Inkontinenz Infektanfälligkeit	

Erläuterung

Dieses Rezept zielt auf den Fk „Niere". Walnüsse wirken stützend und leicht wärmend auf den Fk „Niere" und verbessern dadurch die Anbindung und Absenkung des Fk „Lunge". Der scharfe Chinesische Lauch stützt wärmend das Yang des Fk „Niere". Der Ingwer vermittelt die Wirkung auf die Fk „Milz" *(o. lienalis, pi)* und „Lunge".

Indikation

Mangelzustände des Yang des Fk „Niere" äußern sich durch allgemeine Verfrorenheit und Schwäche, Störungen im Urogenitalbereich wie Impotenz, Unfruchtbarkeit und Inkontinenz sowie Gelenkschwäche. Der Stuhlgang sollte hier – Walnüsse führen ab – normal sein. Auch bei Störungen im Fk „Lunge", die auf einer Schwäche des Yang des Fk „Niere" beruhen, ist die Rezeptur sehr geeignet. Beispiele dafür sind eine schwache Immunabwehr mit häufigen Infekten, chronischem Husten oder Kurzatmigkeit.

Die Zunge ist blass, weich und feucht, der Puls tief *(mersus, chen)*, erschöpft *(deplet, xu)* und eventuell verlangsamt *(tardus, chi)*.

Einnahme

Solange keine „Hitze"-Zeichen *(calor, re)* wie rote Zunge, Hitzeempfindungen oder Durst zu beobachten sind, kann das Gericht uneingeschränkt eingenommen werden.

Yamswurzel-Gemüse

3–4 Portionen. Zubereitungszeit 35–40 Minuten.

Zutaten

- 600 g Yamswurzel
- 2 Karotten
- 2 Stangen Staudensellerie
- 2 Frühlingszwiebeln
- gekörnte Brühe
- Meersalz
- Pfeffer
- 2 TL gehackte Petersilie

Zubereitung

- Yamswurzel in 1 cm dicke Scheiben schneiden, dann erst schälen. In 1 cm große Würfel schneiden und gut bedeckt mit Gemüsebrühe vorgaren.
- 1 cm groß geschnittene Karottenwürfel nach 10 Minuten zugeben. Staudensellerie schräg in 1/2 cm breite Streifen schneiden und nach 5 Minuten zugeben. Die Frühlingszwiebeln in dünne Ringe schneiden und zugeben.
- Das Gemüse gut bedeckt mit Brühe garen. Eventuell mit Meersalz und Pfeffer würzen und mit der Petersilie garnieren.

TIPP

Als Suppe pürieren.

Wirkung

Stützen und Kräftigen des Fk „Lunge“ *(o. pulmonalis, fei)* und Harmonisierung der „Mitte“ (Fk „Milz“ und „Magen“, *oo. lienalis et stomachi, pi wei*).

Funktionskreisbezug	Fk „Lunge" *(o. pulmonalis, fei)*	++
	Fk „Milz" *(o. lienalis, pi)*	++
	Fk „Magen" *(o. stomachi, wei)*	+
	Fk „Niere" *(o. renalis, shen)*	+
	Fk „Leber" *(o. hepaticus, gan)*	+
Temperaturverhalten	neutral	
Geschmack	süß	++
	scharf	+
Wirkung – chinesische Medizin	Qi (und Yin) des Fk „Lunge" *(qi pulmonale, feiqi, yin pulmonale, feiyin)* stützend	++
	Qi des Fk „Milz" stützend *(qi lineale, piqi)*, „Mitte" (Fk „Milz" und „Magen", *oo. lienalis et stomachi, pi wei*) harmonisierend	++
	Yin des Fk „Niere" *(yin renale, shenyin)* stützend und das Struktivpotential *(jing)* konsolidierend	+
Indikation – westliche Medizin	Infektneigung und chronischer Husten Trockenheit nach fieberhaften Infekten, subfebrilen Temperaturen Kraftlosigkeit, verminderter Appetit Wechseljahrsbeschwerden	

Erläuterung

Die Yamswurzel kräftigt und suppletiert sowohl das Qi als auch das Yin des Fk „Lunge“. Darüber hinaus stützt und harmonisiert die Yamswurzel die „Mitte“ und konsolidiert das Struktivpotential. Die scharfe und Qi emporhebenden Frühlingszwiebel erwärmt den Fk „Lunge“ und die „Mitte“. Das Stützen des Qi und die Regulierung der „Mitte“ werden durch den absenkenden und kühlenden Staudensellerie und die den Fk „Milz“ kräftigende Karotte abgerundet. Insgesamt wird die „Mitten“-Funktion ausgewogen gestützt.

Indikation

Besonders geeignet ist die Rezeptur bei Problemen, die auf eine kombinierte Schwäche des Qi des Fk „Lunge“ und „Milz“ zurückzuführen sind, wie Infektneigung und chronischer Husten mit Kraftlosigkeit, Verdauungsschwäche, verminderter Appetit, weicher Zunge und erschöpfter *(depletus, xu)* Puls. Darüber hinaus stützt diese Rezeptur auch das Yin des Fk „Lunge“ und des Fk „Milz“. Deshalb eignet es sich bei Erschöpfung, Trockenheit der Schleimhäute und Durst, nach fieberhaften Infekten mit trockener Zunge und verschmälertem Puls *(minutus, xi)* Puls. Auch Wechseljahrsbeschwerden mit einer energetischen Schwäche *(depletio, xu)* der „Mitte“ und des Yin des Fk „Niere“ sind aus Sicht der chinesischen Medizin mit diesem Rezept zu behandeln.

Angaben zur Einnahme

Die Wirkung der Rezeptur ermöglicht eine unbefristete und auch prophylaktische Einnahme.

Eingelegter Tofu

1 Portion. Zubereitungszeit: 30 Minuten.

Zutaten

- 100 g Tofu
- 3 EL Sojasauce
- 2 EL Öl
- 1/2 Tasse Gemüsebrühe
- 1 EL Sherry medium
- 1 gehackte Knoblauchzehe
- 1/2 TL gehackter Ingwer
- etwas Pfeffer

Zubereitung

- Tofu in 1 cm große Würfel schneiden und mit Sojasauce vorsichtig vermengen und 15 Minuten marinieren. Zwischendurch öfters umrühren. Danach möglichst ohne Flüssigkeit herausnehmen.
- Öl erhitzen, Tofuwürfel vorsichtig anbraten. Gemüsebrühe verrühren, über den Tofu geben und mit Sherry medium kurz durchköcheln lassen.
- Mit Knoblauch, Ingwer und etwas Pfeffer würzen.

TIPP

Eingelegter Tofu passt zu jedem Gemüse. Ohne Sauce können Sie gebratenen Tofu als Einlage in Suppen geben oder als schmackhafte Ergänzung zu gebratenem Gemüse.

Wirkung

Harmonisieren der „Mitte“ (Fk „Milz“ und „Magen“, *oo. lienalis et stomachi, pi wei*).

Funktionskreisbezug	Fk „Magen“ *(o. stomachi, wei)*	++
	Fk „Milz“ *(o. lienalis, pi)*	++
Temperaturverhalten	neutral	
Geschmack	süß	++
	scharf	+
Wirkung – chinesische Medizin	harmonisiert die „Mitte“ (Fk „Milz“ und „Magen“, *oo. lienalis et stomachi, pi wei*)	++
	leitet „Feuchtigkeit-Hitze“ (*calor humidus, shire*) aus	++
Indikation – westliche Medizin	Abgeschlagenheit Gewichtsverlust Völlegefühl	

Erläuterung

Der kühle und süße Tofu ist an sich zum Stützen der Säfte *(jinye)* und zur Kühlung von „Hitze“ *(calor, re)* gut geeignet. Durch die beschriebene Zubereitung und die Zugabe von kleinen Mengen warmer und scharfer Lebensmittel wird die ursprünglich v. a. auf den Fk „Magen“ gerichtete Wirkung modifiziert und auch der Fk „Milz“ gestützt und gekräftigt.

Diese harmonisierende Wirkung lässt sich bei „Feuchtigkeit-Hitze“-Befunden gut nutzen. Hierbei ist eine kräftigende, aber nicht zu sehr wärmende Ernährung ideal, die zugleich kühlt, ohne „Feuchtigkeit“ *(humor, shi)* zu erzeugen.

Indikation

Der eingelegte Tofu ist somit sehr gut geeignet bei Abgeschlagenheit, Gewichtsverlust, Verdauungsschwäche und Völlegefühl, die eventuell mit Gedunsenheit oder Ödemen einhergehen. Zudem können subfebrile Temperaturen, stockende Verdauung, brennende und häufige Miktion und übelriechende Sekrete vorkommen. Der Puls ist schlüpfrig *(lubricus, hua)* und die Zunge rot mit schmierig-klebrigem Belag.

Einnahme

Aufgrund der harmonisierenden Qualität kann der eingelegte Tofu ohne zeitliche Einschränkung verwendet werden.

3.3.2 Fleisch und Geflügel

Hühnerfleisch mit gebratenem Lauch und Erdnüssen

1–2 Portionen. Zubereitungszeit: 40 Minuten.

Zutaten

- 1 EL Speisestärke
- 1 EL Sherry medium
- 1 EL Sojasauce
- 100 g Hühnerfleisch
- 200 g Lauch
- 1–2 Knoblauchzehen
- 1 cm frischer Ingwer
- 5 EL Öl
- 1/2 Tasse Gemüsebrühe
- 50 g ungesalzene Erdnüsse
- Meersalz
- Pfeffer

Zubereitung

- Speisestärke, Sherry medium, Sojasauce und 1 EL Öl zu einer Marinade verrühren.
- Hühnerfleisch vorbereiten, in max. 1/2 cm dünne Streifen schneiden, mit der Marinade verrühren und 15 Minuten ziehen lassen, dabei öfters umrühren.
- Lauch vorbereiten und schräg in dünne Streifen schneiden. Knoblauch und Ingwer sehr fein hacken.
- 2 EL Öl erhitzen, Lauch darin unter Rühren anbraten, Knoblauch und Ingwer zugeben und kurz mitbraten und herausnehmen.

- 2 EL Öl erhitzen, Fleisch ohne Marinade unter Rühren so lange anbraten, bis es nicht mehr rosig ist. Gemüsebrühe mit Erdnüssen, der Marinade und dem Gemüse zugeben, alles kurz durchmischen. Mit Meersalz und Pfeffer evtl. nochmals abschmecken.

TIPP
Als Beilage eignet sich am besten Reis.

Wirkung
Kräftige Entfaltung des Yang des Fk „Milz“ *(yang lienale, piyang)* und Erwärmen der „Mitte“ (Fk „Milz“ und „Magen“, *oo. lienalis et stomachi, pi wei*).

Funktionskreisbezug	Fk „Milz“ *(o. lienalis, pi)*	+++
	Fk „Niere“ *(o. renalis, shen)*	+
Temperaturverhalten	warm	+++
Geschmack	scharf	++
	süß	+
Wirkung – chinesische Medizin	stützt das Yang des Fk „Milz“ *(yang lienale, piyang)*	+++
	stützt das Xue	+
	stützt den Fk „Niere“	+
Indikation – westliche Medizin	Müdigkeit Verfrorenheit Infektneigung nach Blutverlusten	

Erläuterung
Warme und scharfe Lebensmittel bilden die Hauptbestandteile dieses Rezeptes. Durch den Bezug der Bestandteile zum Fk „Milz“ wird dieser gestärkt und gewärmt, und das Yang wird entfaltet. Hühnerfleisch stärkt außerdem den Fk „Niere“, und mit den Erdnüssen zusammen kann auch eine energetische Schwäche des Xue *(depletio xue, xuexu)* mit ausgeglichen werden.

Indikation
Dieses Gericht ist besonders geeignet im Herbst und Winter für müde, abgeschlagene, ältere Menschen mit vermindertem Appetit und weichen Stühlen, die sehr leicht frieren und zu Infekten neigen. Die Zunge zeigt sich blass und weich, die Pulstastung ergibt erschöpfte und untergetauchte Pulse *(pp. depleti et mersi, mai xu chen)*.

Durch die Wirkung auf das Xue ist dieses Essen sehr für Frauen mit starker, langer Menstruation sowie nach Geburten zur Kräftigung und Blutbildung zu empfehlen.

Einnahme
In der kalten Jahreszeit und bei den beschriebenen Beschwerden ist zur regelmäßigen Einnahme zu raten. Ansonsten sollte die Rezeptur in größeren Abständen verzehrt werden, um eine mögliche „Hitze“-Entstehung *(calor, re)* zu vermeiden.

Lammfleisch mit Rettich

4 Portionen. Zubereitungszeit: 60–75 Minuten.

Zutaten

- 250 g Lammfleisch
- 1300 ml Wasser
- 600 g weißer Rettich
- 4 EL Sherry medium
- ½ TL bis 1 TL gehackter Ingwer
- Sojasauce oder Meersalz
- Petersilie

Zubereitung

- Lammfleisch vorbereiten, in 1 cm große Würfel schneiden.
- 1/2 l Wasser zum Kochen bringen, Fleischwürfel zugeben, kurz aufkochen lassen, abgießen. 800 ml Wasser mit dem Lammfleisch erneut aufkochen, zugedeckt bei schwacher Hitze etwa 1 Stunde sanft kochen.
- Weißen Rettich in 1/2 cm breite Stäbchen schneiden.
- Sherry medium, Ingwer, Sojasauce oder Meersalz mit dem Rettich gleich beim zweiten Aufkochen des Fleischs zugeben, fertiggaren, evtl. nachwürzen. Petersilie sehr fein hacken und darüber streuen.

TIPP

Dieses Gericht eignet sich sowohl als Eintopf als auch als Fleischgericht mit Kartoffeln oder Reis als Beilage. Als Beilagengericht die Flüssigkeitsmenge reduzieren.

Wirkung

Bei Disharmonie der Fk „Milz“ und „Magen“ *(oo. lienalis et stomachi, pi wei)* sowie zur Entfaltung des Yang des Fk „Niere“ *(yang renale, shenyang).*

Funktionskreisbezug	Fk „Niere" *(o. renalis, shen)*	++
	Fk „Milz" *(o. lienalis, pi)*	++
	Fk „Magen" *(o. stomachi, wei)*	++
	Fk „Lunge" *(o. pulmonalis, fei)*	+
Temperaturverhalten	warm	++
Geschmack	süß	++
	scharf	+
Wirkung – chinesische Medizin	stützt das Yang des Fk „Niere" *(yang renale, shenyang)*	++
	harmonisiert die „Mitte" (Fk „Milz" und „Magen", *oo. lienalis et stomachi, pi wei*)	++
Indikation – westliche Medizin	Kraftlosigkeit Verfrorenheit Appetit vermindert, Übelkeit Bauchschmerzen	

Erläuterung

Lammfleisch kräftigt das Yang des Fk „Niere" *(yang renale, shenyang)*, stützt das Xue und korrigiert „Kälte" aufgrund energetischer Schwäche *(algor depletionis, xuhan)* der Fk „Milz" und „Magen". Letztere Wirkung wird durch den gegarten Rettich unterstützt. Die ursprüngliche Schärfe wird durch das Kochen abgemildert, das kalte Temperaturverhalten in ein leicht wärmendes umgewandelt. Disharmonien und energetische-Schwäche-Befunde *(depletio, xu)* der „Mitte" können damit behandelt werden.

Indikation

Verdauungsblockaden, abdominelle Spannungen und Schmerzen, Übelkeit und Erbrechen zeigen die Disharmonie mit gegenläufigem (kontravektivem, *ni*) Qi des Fk „Magen" *(qi stomachi, weiqi)* an, Durchfall, Verminderung des Appetits, Kältegefühle, Abmagerung und Kraftlosigkeit weisen auf „Kälte" aufgrund energetischer Schwäche im Fk „Milz".

Einnahme

Besonders geeignet ist diese Rezeptur wegen ihrer wärmenden und kräftigenden Eigenschaft im Winter. Ältere Menschen mit Neigung zu Inkontinenz, starker Verfrorenheit, Schwäche des Bewegungsapparates, Potenzstörungen und sehr blasser feuchter Zunge sowie untergetauchten *(mersi, chen)*, erschöpften *(depleti, xu)* und verlangsamten *(tardi, chi)* Pulsen sollten das Rezept über einen längeren Zeitraum zu sich nehmen, um das Yang des Fk „Niere" zu stützen.

3.3.3 Fisch

Tintenfisch mit Staudensellerie

2 Portionen. Zubereitungszeit: 25 Minuten.

Zutaten

- 200 g Tintenfisch
- 200 g Staudensellerie
- 1 Knoblauchzehe
- 1 cm frischer Ingwer
- 2 EL Öl
- ½ TL Zucker
- gekörnte Brühe
- Meersalz
- Pfeffer

Zubereitung

- Tintenfisch vorbereiten, in Rautenmuster einschneiden und in ½ cm breite Streifen schneiden.
- Staudensellerie in Streifen schneiden. Knoblauch und Ingwer fein hacken. Staudensellerie mit Ingwer und Knoblauch in 1 EL Öl andünsten, kurz durchschmoren evtl. etwas Wasser zugeben.
- Alles herausnehmen. 1 EL Öl erhitzen, Tintenfisch zugeben, unter Rühren so lange braten bis er glasig weiß ist (ca. 1–2 Minuten). Sellerie zugeben.

- Mit Zucker, Brühe, Meersalz, Pfeffer würzen. Sherry nach Geschmack hinzugeben. Mit kleingeschnitten Sellerieblätter garnieren.

Wirkung

Besänftigung des Fk „Leber“ *(o. hepaticus, gan)* mit Stützen des Yin der Fk „Leber“ und „Niere“ *(yin hepatici et renale, gan shen yin)*.

Funktionskreisbezug	Fk „Leber" *(o. hepaticus)*	+
	Fk „Niere" *(o. renalis)*	+
Temperaturverhalten	kühl	+
Geschmack	süß	+
	salzig	+
Wirkung – chinesische Medizin	stützt das Yin der Fk „Leber" und „Niere" *(yin hepatici et renale, gan shen yin)*	+
	senkt das Yang des Fk „Leber" *(yang hepatici, ganyang)* ab	+
	mehrt das Xue	+
Indikation – westliche Medizin	Bluthochdruck Kopfschmerzen trockene und gereizte Augen Blutarmut	

Erläuterung

Der als kühl qualifizierte Staudensellerie besänftigt den Fk „Leber“, wirkt absenkend und beseitigt „Hitze“ *(calor, re)*. Diese auf die Yang-Kräfte des Fk „Leber“ bezogenen Wirkungen werden durch den Tintenfisch unterstützt. Er mehrt das Xue und das Yin in den Fk „Leber“ und „Niere“. Daraus resultiert eine deutliche Beruhigung und Festigung des Fk „Leber“.

Indikation

Ein hochschlagendes Yang des Fk „Leber“ auf dem Boden einer energetischen Schwäche *(depletio, xu)* des Xue bzw. des Yin ist häufig die Ursache für Bluthochdruck. Kopfschmerzen, Schwindel, Neigung zu Jähzorn, Tinnitus oder trockene und gereizte Augen sind häufige Störungen aufgrund der oben genannten Konstellation. Auch Übelkeit oder Erbrechen können dabei auftreten. Tomaten als Beigabe unterstützen die kühlende und stützende Wirkung.

Daneben ist das Rezept geeignet, Blutarmut durch Regelstörungen mit verfrühter und starker Blutung zu mildern. Stillschwierigkeiten durch verminderten Milchfluss und starke Anspannung lassen sich ebenfalls positiv beeinflussen.

Die Zunge sollte bei allen beschriebenen Symptomen rot, trocken, etwas verschmälert und eventuell rissig sein. Der Puls ist zart *(minutus, xi)* und saitenförmig *(chordal, xian)*, zum Teil beschleunigt *(celer, shu)*.

Einnahme

Das kühlende und Xue bzw. Yin stützende Gericht sollte bis zur Normalisierung der Befunde gegessen werden. Danach ist auf Zeichen einer „Mitten“ (Fk „Milz“ und „Magen“, *oo. lienalis et stomachi, pi wei*)-Schwäche wie weiche Stühle oder Bauchschmerzen zu achten.

3.4 Teigtaschen

Teigtaschen – Grundrezept

25 Teigtaschen. Zubereitungszeit: 25 Minuten (ohne Befüllen der Teiglinge). Ruhezeit: 45 Minuten/Garzeit: 20 Minuten.

Zutaten

- 250 ml lauwarmes Wasser
- 3 EL Zucker
- 20 g frische Hefe
- 400 g Mehl
- 2 EL Öl
- 1 1/2 TL Backpulver

Zubereitung

- Zucker im Wasser auflösen, Hefe hineingeben und auflösen. 10 Minuten zu einem Vorteig gehen lassen, bis sich Bläschen bilden.
- Mehl in eine Schüssel geben, Vorteig mit Öl dazugeben, alles vermengen und 5 Minuten zu einem elastischen Teig kneten. Er sollte geschmeidig und glatt sein. Mit einem feuchten Tuch die Teigschüssel bedecken und den Teig bei knapp 50 Grad im Backofen auf die doppelte Größe gehen lassen.
- Backpulver zugeben, nur so lange durchkneten bis das Backpulver eingearbeitet ist. Abgedeckt 5 Minuten ruhen lassen und den Teig weiterverarbeiten.
- In der Zwischenzeit Quadrate (ca. 8 × 8 cm) aus Backtrennpapier schneiden. 1 EL Teig abstechen, in der Hand zu einem Fladen formen und 1 EL Füllung in die Mitte geben, mit dem Teig umhüllen und zu einer Kugel formen.
- Mit der Nahtstelle nach unten auf ein Papierquadrat legen. Wasser in einem Wok oder in einer großen Pfanne zum Kochen bringen. Hefekugeln mit dem Papier portionsweise in einen Bambusdämpfer legen. In den Wok/Pfanne stellen und mit dem Bambusdeckel verschließen. Die Teigtaschen zugedeckt etwa 20 Minuten über dem Wasserdampf garen, das Papier abziehen und sofort servieren.

TIPP

Das Mehl kann ausgetauscht werden durch ½ Menge Mehl und ½ Menge Vollkornmehl oder ganze Menge Vollkornmehl, dabei jeweils etwas mehr Flüssigkeit zugeben. Die Flüssigkeitsmenge bleibt etwa gleich bei der Verwendung von ⅔ Mehl und ⅓ Buchweizenmehl.
Die Füllung sollte gut erkaltet, pikant abgeschmeckt und relativ trocken sein. Zum Befüllen eignen sich viele Gemüse-, Fisch- und Fleischgerichte, sofern die Zutaten sehr klein geschnitten sind. Ebenso können die Teigtaschen mit Obst der Saison gefüllt werden.
Erkaltete, fertig gedämpfte Hefeteigbrötchen eignen sich zum Einfrieren, sollten aber nochmals vor dem Verzehr aufgedämpft werden. Für pikante Füllungen schmecken sehr gut Sojasauce, süßsaure Sauce oder Chili-Sauce. Als Beilage für süße Füllungen eignen sich sehr gut pürierte Fruchtkompotte.

Wirkung

Stützen und Erwärmen des Fk „Milz" *(o. lienalis, pi).*

Funktionskreisbezug	Fk „Milz" *(o. lienalis, pi)*	++
Temperaturverhalten	warm	++
Geschmack	süß	++
Wirkung – chinesische Medizin	stützt das Qi des Fk „Milz" *(qi lienale, piqi)*	++
	erwärmt den Fk „Milz"	+
Indikation – westliche Medizin	verminderter Appetit Verfrorenheit allgemeine Schwäche weicher Stuhl	

Erläuterung

Weizen als Mehl und in gedämpfter Form unter Beigabe von Zucker erwärmt und stützt v. a. den Fk „Milz", in geringerem Maße die Fk „Niere" und „Herz" *(oo. renalis et cardialis, shen xin)*. Die kühlende und beruhigende Wirkung des Weizens auf den Fk „Herz", die in der Anwendung als Abkochung oder Keimling genützt wird, spielt in dieser Zubereitungsform nur noch eine geringe Rolle.

Teigtaschen sind eine traditionelle Zubereitungsart in China und werden dort in großer Vielfalt überall angeboten. Sie sind sehr bekömmlich, die Füllung kann sowohl aus Fleisch als auch aus Gemüse bestehen. Häufig werden sie besonders für ältere Menschen empfohlen.

Indikation

Appetitverminderung, Schwäche, Kollern der Eingeweide, Neigung zu Durchfall und blasser Teint können eine energetische Schwäche *(depletio, xu)* des Qi des Fk „Milz" anzeigen. Die Zunge ist tendenziell hell, weich und feucht verändert, der Puls erschöpft *(deplet, xu)*.

Einnahme

Nur beim Verzehr sehr großer Mengen über einen längeren Zeitraum oder entsprechendem Grundbefund ist auf die Entwicklung von „Hitze" *(calor, re)* (u. a. rote Zunge, gelber Zungenbelag, großer Durst, beschleunigter *(celer, shu)* Puls und Unruhe) zu achten.

Ausgehend von dieser Wirkung des Grundrezeptes kann man die Wirkung der Teigtaschen durch die unterschiedlichen Zutaten der Füllung entscheidend verstärken bzw. modifizieren.

Hinweis zu den Füllungen: Die stützende Wirkung des Grundrezeptes der gedämpften Teigtaschen bleibt weiter gültig. Die folgenden Erläuterungen beziehen sich nur auf die jeweilige Füllung und ihre charakteristischen Merkmale.

Füllung: Karottengemüse und Staudensellerie

2 Portionen. Zubereitungszeit: 25 Minuten.

Zutaten

- 250 g Karotten
- 100 g Staudensellerie
- 1–2 Knoblauchzehen
- ½–1 TL gehackter Ingwer

- 2 EL Öl
- 1–2 EL Sojasauce
- Pfeffer
- evtl. Brühe
- 2 EL Sherry medium

Zubereitung

- Karotten schälen, schräg in sehr dünne, kurze Streifen schneiden.
- Staudensellerie entfädeln, evtl. der Länge nach 1- bis 2-mal teilen und in sehr dünne Streifen schneiden evtl. Sellerieblätter waschen, trocknen, fein schneiden.
- Knoblauch fein hacken und Ingwer vorbereiten.
- Öl erhitzen, Karotten/Sellerie zugeben, andünsten, am Ende des Vorganges Ingwer/Knoblauch/Sellerieblätter zugeben und fertig garen.
- Mit Sojasauce, Pfeffer, evtl. Brühe und 2 EL Sherry medium kräftig würzen, Masse abkühlen lassen, evtl. nachwürzen.

TIPP

Masse sollte zum Füllen gut abgekühlt sein, pikant schmecken und relativ trocken sein.

Wirkung

Besänftigen der Aktivität des Fk „Leber" *(o. hepaticus, gan)* und Regulierung der „Mitte" (Fk „Milz" und „Magen", *oo. lienalis et stomachi, pi wei*).

Funktionskreisbezug	Fk „Leber" *(o. hepaticus, gan)*	+++
	Fk „Milz" *(o. lienalis, pi)*	+
Temperaturverhalten	neutral	
Geschmack	süß	+
Wirkung – chinesische Medizin	senkt das Qi des Fk „Leber" *(qi hepatici, ganqi)* ab	++
	stützt das Yin des Fk „Leber" *(yin hepatici, ganyin)*	+
	stützt das Qi des Fk „Milz" *(qi lienale, piqi)*	+
Indikation – westliche Medizin	Kopfschmerzen Schwindel Jähzorn Augenerkrankungen	

Erläuterung

Staudensellerie vermag „Hitze" *(calor, re)* zu kühlen und den Fk „Leber" abzusenken und zu besänftigen. Auch die Karotte senkt Qi ab und kühlt „Hitze", stützt jedoch gedünstet noch stärker das Yin und Xue des Fk „Leber" (yin et xue hepatici, *gan yin xue*). Das Stützen der „Mitte" der Grundrezeptur wird durch die scharfen und warmen Beigaben betont und um eine regulierende Komponente erweitert.

Die Kombination aus leichter Schwäche der „Mitte" und sich nicht frei entfaltendem Fk „Leber" mit energetischer Schwäche *(depletio, xu)* des Xue bzw. Yin und hochschlagendem Yang ist im Alltag sehr oft anzutreffen. Sie kann mit diesen Teigtaschen ausgeglichen werden.

Indikationen

Hochschlagendes Yang des Fk „Leber" äußert sich mit Kopfschmerzen, Schwindel und Jähzorn. Augenprobleme mit geröteten und trockenen Augen oder zunehmende Nachtblindheit treten ebenfalls auf.
Ist die Symptomatik durch emotionale Belastungen wie Ärger, Frustration oder Stress bedingt und die „Mitte" gleichzeitig geschwächt, können sich arterieller Hochdruck, Migräne und Fettstoffwechselstörungen entwickeln. Neben den in der Grundrezeptur aufgezählten Erscheinungen ist der Puls saitenförmig *(chordal, xian)*, die Zunge – insbesondere an den Rändern – gerötet oder livide verfärbt.

Einnahme

Die Einnahme ist meist über einen längeren Zeitraum notwendig und sinnvoll.

Füllung: Garnelen mit Frühlingszwiebeln

2 Portionen. Zubereitungszeit: 25 Minuten.

Zutaten

- 100 g Garnelen
- 1 Bund Frühlingszwiebeln
- 50 g Bambussprossen
- 1–2 Knoblauchzehen
- ½–1 TL gehackter Ingwer
- 2 EL Öl
- 2 EL Sojasauce
- Pfeffer
- evtl. Brühe

Zubereitung

- Garnelen vorbereiten und waschen, evtl. etwas kleinschneiden. Frühlingszwiebeln schräg in sehr dünne Ringe schneiden. Bambussprossen in kleine Würfel schneiden, Knoblauch fein hacken und Ingwer vorbereiten.
- Öl erhitzen, Frühlingszwiebel/Bambus/Knoblauch/Ingwer zugeben, kurz andünsten, Garnelen nur erwärmen.
- Mit Sojasauce, Pfeffer und evtl. Brühe würzen, abkühlen lassen, evtl. nachwürzen.

TIPP

Die Masse sollte zum Füllen gut abgekühlt sein, sehr pikant schmecken und relativ trocken sein.

Wirkung

Stützen des Yang des Fk „Niere“ *(yang renale, shenyang)*.

Funktionskreisbezug	Fk „Niere“ *(o. renalis, shen)*	++
	Fk „Milz“ *(o. lienalis, pi)*	+
	Fk „Lunge“ *(o. pulmonalis, fei)*	+
Temperaturverhalten	warm	++
Geschmack	scharf	+
	salzig	+
	süß	+
Wirkung – chinesische Medizin	stützt das Yang des Fk „Niere“ *(yang renale, shenyang)*	++
	stützt das Qi des Fk „Milz“ *(qi lienale, piqi)*	+
	stützt das Qi des Fk „Lunge“ *(qi pulmonale, feiqi)*	+
	wandelt „Schleim“ *(pituita, tan)* um	+
Indikation – westliche Medizin	Impotenz Infertilität Schwäche des Rückens und der Gelenke Durchfall Blässe chronische Bronchitis	

Erläuterung

Garnelen kräftigen das Yang des Fk „Niere“. Die Frühlingszwiebeln erwärmen (wie Pfeffer, Knoblauch und Ingwer) die „Mitte“ (Fk „Milz“ und „Magen“, *oo. lienalis et stomachi, pi wei*) und den Fk „Lunge“. Der Gefahr einer zu starken Erhitzung und der Erzeugung von „Hitze“ *(calor, re)* wirken die absenkenden, kühlenden Bambussprossen entgegen. Zudem vermögen sie gemeinsam mit den anderen Bestandteilen, „Schleim“ umzuwandeln.

Indikation

Mangelndes Yang des Fk „Niere“ äußert sich in Impotenz, Unfruchtbarkeit, Schwäche und Schmerzen der Knochen und Gelenke. In Bezug auf den Fk „Milz“ kommt es zu Kraftlosigkeit und Müdigkeit, starkem Kältegefühl, Durchfall und Blässe. Im Bereich des Fk „Lunge“ besteht eine (konstitutionelle) Infektanfälligkeit mit Schweißneigung und Kurzatmigkeit. Begleitende, hartnäckige Verschleimungen mit weißen Sekreten wie bei einer chronischen Bronchitis sind typisch.

Die Zunge ist blass, feucht und oft geschwollen. Bei der Pulstastung findet man untergetauchte *(mersi, chen)*, erschöpfte *(depleti, xu)* und verlangsamte *(tardi, chi)* Pulse.

Einnahme

Die Einnahme soll über einen längeren Zeitraum erfolgen und ist besonders für ältere Menschen mit den genannten Befunden sehr empfehlenswert.

3.5 Brotaufstriche

Tofu-Avocado-Paste

2 Portionen. Zubereitungszeit: 15 Minuten.

Zutaten

- 200 g Tofu natur
- 1 Avocado
- 1–2 EL Zitronensaft
- Meersalz
- Pfeffer

Zubereitung

- Tofu natur mit einer Gabel möglichst fein zerdrücken (oder Pürierstab verwenden).
- Avocado halbieren, Kern entfernen, Fruchtfleisch aus der Schale nehmen. Avocado mit dem Zitronensaft und mit einer Gabel fein zerdrücken.
- Mit Meersalz und Pfeffer pikant würzen, sofort servieren.

TIPP

Unter die Paste feingehackte Petersilie, Rucola oder Kresse geben. Nur so viel zubereiten, wie Sie verbrauchen, da sich die Masse schnell verfärbt.

Wirkung

Kühlen von „Hitze“ *(calor, re)* sowie Stützen und Befeuchten des Yin.

Funktionskreisbezug	Fk „Magen" *(o. stomachi, wei)* Fk „Dickdarm" *(o. intestini crassi, dachang)*	++ ++
Temperaturverhalten	kühl	++
Geschmack	süß	+
Wirkung – chinesische Medizin	kühlt „Hitze" *(calor, re)*	++
	mehrt Säfte *(jinye)*	++
Indikation – westliche Medizin	Trockenheit Durst Verstopfung	

Erläuterung

Tofu befeuchtet und kühlt „Hitze“ im Bereich der „Mitte“ (Fk Milz und Magen, *oo. lienalis et stomachi, pi wei*) und des Darmes. Diese Wirkung wird durch die Verwendung im naturbelassenen Zustand noch verstärkt. Avocado, leicht kühl, befeuchtet und stützt das Yin ebenfalls.

Indikation

Die Paste kann bei allen „Hitze“-Prozessen mit Schmälerung der Säfte Verwendung finden. Das Spektrum reicht dabei von geröteten Augen, Infekten im Hals-Nasen-Rachen-Raum und der Bronchien bis zu Magen-Darm- oder Blasenentzündungen. Es kommt dabei zu Durst, Trockenheit von Haut und Schleimhäuten, trockenem Stuhl und spärlichem, vielleicht brennendem Urin. Der Puls ist beschleunigt, die Zunge rot und trocken.

Einnahme

Aufgrund der kühlenden Wirkung ist die Paste nach Verschwinden der Symptome und im Winter nur sparsam zu benutzen.

Elixier für ein jadeglänzendes Antlitz

1 Portion. Zubereitungszeit: einige Stunden.

Zutaten

- 1 kg frische Äpfel
- evtl. Honig

Zubereitung

- Apfelkraut entsteht durch Zerkleinern und Auspressen von 1 kg frischen Äpfeln. Der Saft wird über Stunden ohne Deckel sanft eingekocht, bis ein zäher Sirup entsteht.
- Je nach Apfelsorte nachsüßen mit Honig.

TIPP

Apfelkraut gibt es fertig zu kaufen im Naturkostladen. Es eignet sich als Brotaufstrich ebenso wie zum Verfeinern von Nachspeisen. Als schmackhaftes Getränk kann man 1 EL Apfelkraut in einer Tasse heißen Wassers auflösen und trinken.

Wirkung

Befeuchten des Yin der Fk „Magen", „Milz" und „Lunge" *(yin stomachi, lienale et pulmonale, wei pi fei yin).*

Funktionskreisbezug	Fk „Milz" *(o. lienalis, pi)*	++
	Fk „Lunge" *(o. pulmonalis, fei)*	++
	Fk „Magen" *(o. stomachi, wei)*	+
Temperaturverhalten	warm	+
Geschmack	süß	+++
Wirkung – chinesische Medizin	befeuchtet das Yin der Fk „Magen" und „Milz" *(yin lienale, piyin, yin stomachi, weiyin)*	++
	befeuchtet das Yin des Fk „Lunge" *(yin pulmonale, feiyin)*	++
Indikation – westliche Medizin	Abmagerung trockene Haut trockener Husten trockene Kehle	

Erläuterung

Äpfel, die im rohen Zustand kühlend wirken, wandeln ihr Temperaturverhalten durch die beschriebene Zubereitung zu warm. Sie behalten allerdings ihren befeuchtenden Charakter, der hauptsächlich das Yin der Fk „Magen", „Milz" und „Lunge" stützt.

Indikation

Verminderter Appetit, Abmagerung und Kraftlosigkeit sowie Trockenheit von Mund und Lippen weisen auf eine energetische Schwäche des Yin des Fk „Milz" hin. Trockener Husten und trockene Haut zeigen einen Säftemangel *(jinye)* im Fk „Lunge", Durst sowie Verstopfung im Fk „Magen" an.

Die Zunge ist zart gerötet, trocken mit dünnem, eventuell in der Mitte fehlendem Belag, die Pulse sind erschöpft *(depleti, xu)* und zart *(minuti, xi)*.

Einnahme

Bei Beschwerden ist die tägliche Anwendung zu empfehlen. Die Rezeptur eignet sich hervorragend zur prophylaktischen Einnahme, um das jadeglänzende Antlitz, d. h. eine gesunde Versorgung mit Säften aus dem Bereich der „Mitte" (Fk „Milz" und „Magen", *oo. lienalis et stomachi, pi wei*), zu erhalten.

3.6 Salate

Glasnudelsalat

4 Portionen. Zubereitungszeit: 40 Minuten.

Zutaten

- 100 g Glasnudeln
- 2 Hähnchenbrustfilets
- 3–4 EL Sojasauce
- 2 EL Öl
- 2 EL Sherry medium
- Saft von 1 Zitrone
- 1 TL Zitronenschale
- Sojasauce
- Pfeffer
- 250 g Karotten
- wenig Öl zum Braten
- 1 Bund Frühlingszwiebeln
- ½ bis 1 Bund Koriander

Zubereitung

- Glasnudeln mit heißem Wasser übergießen und quellen lassen, bis sie weich sind. Danach abtropfen lassen und in 4–5 cm lange Stücke schneiden.
- Hähnchenbrustfilets waschen, trockentupfen und in ½ cm breite Streifen schneiden. 2 EL Sojasauce, 2 EL Öl und 2 EL Sherry medium zu Marinade mischen und das Fleisch etwa 15 Minuten marinieren.
- Danach das Fleisch in Öl anbraten und herausnehmen.
- Mit dem Saft von 1 Zitrone, etwas Zitronenschale, 2 EL Sojasauce und Pfeffer den Bratensatz ablöschen und beiseitestellen.
- Karotten schälen und in feine Stifte schneiden. Wenig Öl in der Pfanne erhitzen und das Gemüse bissfest anbraten. Frühlingszwiebeln vorbereiten und schräg in sehr dünne Ringe schneiden und zugeben. 1–2 EL Sojasauce zum Würzen darüber geben und verkochen lassen.
- Alle Zutaten vorsichtig miteinander mischen, evtl. nachwürzen. Koriander fein hacken und untermischen.

TIPP

Wenn man die Frühlingszwiebeln kurz mit den Karotten andünstet, wird der intensive Zwiebelgeschmack gemildert. Statt Koriander eignet sich auch frisch gehackte Petersilie.

Wirkung

Stützen und Durchlässigmachen der „Mitte“ (Fk „Milz“ und „Magen“, *oo. lienalis et stomachi, pi wei*), leichtes Öffnen der Oberfläche *(extima, biao)*.

Funktionskreisbezug	Fk „Magen" *(o. stomachi, wei)*	++
	Fk „Milz" *(o. lienalis, pi)*	+
	Fk „Leber" *(o. hepaticus, gan)*	+
	Fk „Herz" *(o. cardialis, xin)*	+
	Fk „Lunge" *(o. pulmonalis, fei)*	+
Temperaturverhalten	kühl	+
Geschmack	süß	++
	scharf	+
Wirkung – chinesische Medizin	stützt das Qi des Fk „Milz" *(qi lienale, piqi)*	++
	reguliert die „Mitte" (Fk „Milz" und „Magen")	++
	löst das Qi des Fk „Leber" *(qi hepatici, ganqi)*	+
	kühlt „Hitze" *(calor, re)*	+
Indikation – westliche Medizin	Kraftlosigkeit Übelkeit, Bauchweh beginnende Erkältung	

Erläuterung

Hühnerfleisch kräftigt und wärmt die „Mitte". Karotten stützen ebenfalls die „Mitte", wirken aber absenkend. Auch die Glasnudeln aus Mungbohnen senken leicht ab. Sie leiten auch „Feuchtigkeit" *(humor, shi)* aus und kühlen die Fk „Herz" und „Magen". Koriander und Frühlingszwiebel bewegen, lösen Blockaden und öffnen die Oberfläche.

Es werden diejenigen Qi-Bewegungen mit diesem Salat gekräftigt, die einen harmonischen Ablauf der Funktion der „Mitte" gewährleisten: Aufsteigen, Regulierung und Absenkung. Da der Salat kühlende, absenkende und durch die Schärfe öffnende Eigenschaften hat, lässt er sich bei einer Stagnation des Qi des Fk „Leber" und leichter „Hitze" im Fk „Herz" in Kombination mit einer energetischen Schwäche *(depletio, xu)* im Fk „Milz" verwenden.

Indikation

Schwächezustände mit vermindertem Appetit und weichen Stühlen, bei denen Stauungen mit Übelkeit, Blähungen, Völle- und Spannungsgefühlen auftreten. Die Zunge ist etwas weich, der Puls erschöpft *(deplet, xu)*, eventuell saitenförmig *(chordal, xian)*. Diese Situation ist häufig bei emotionalen Spannungen und Stress bei geschwächter „Mitte" anzutreffen. Durch die Wirkung der scharfen Bestandteile kann der Salat auch bei beginnenden, leichten Erkältungen verwendet werden. Allerdings werden dazu noch wärmere Speisen und Getränke benötigt wie zum Beispiel der Brei mit Frühlingszwiebel und Ingwer oder das Dekokt aus Frühlingszwiebeln, Ingwer und braunem Zucker.

Einnahme

Der Salat kann grundsätzlich häufig verwendet werden, nur bei starker Schweißneigung und „Kälte" *(algor, han)* der „Mitte" mit Durchfällen ist Vorsicht geboten.

Meeresalgensalat

4 Portionen. Zubereitungszeit: 30 Minuten.

Zutaten

- ½ Tasse Algen
- 1 EL Öl
- ½ Tasse Gemüsebrühe
- 1 Karotte
- 1 Knoblauchzehe
- 1 TL Zucker
- 1–2 EL Sojasauce
- ½ Bund Schnittlauch
- 1 TL Sesam

Zubereitung

- Algen in einer großen Schüssel mit lauwarmem Wasser 10–20 Minuten einweichen, bis sie weich sind, herausnehmen, gut abtropfen lassen.
- Öl in einem Topf erhitzen, die Algen kurz andünsten. Mit Gemüsebrühe ablöschen und zugedeckt bei schwacher Hitze köcheln lassen, bis sie weich sind.
- Karotte in feine Stifte schneiden. Knoblauch fein hacken. Karotte und Knoblauch in den letzten 10 Minuten zu den Algen dazugeben.
- Alles aus dem Topf herausnehmen und abkühlen lassen. Zucker und Sojasauce vermischen, zu den Algen geben und würzen. Schnittlauch in feine Röllchen schneiden, darüber geben. Sesam darüberstreuen.

TIPP

Für dieses Gericht eignen sich besonders gut Hiziki- oder Arame-Algen (Braunalgen). Dieses Meeresgemüse können Sie auch warm zu frisch gekochtem Reis servieren.

Wirkung

Erweichen und kühle Umwandlung von „Schleim“ *(pituita, tan)* mit Stützen der Fk „Niere“ und „Leber“ *(oo. renalis et hepaticus, shen gan)*.

Funktionskreisbezug	Fk „Niere" *(o. renalis, shen)*	+++
	Fk „Leber" *(o. hepaticus, gan)*	+++
Temperaturverhalten	kalt	+
Geschmack	salzig	++
	süß	+
Wirkung – chinesische Medizin	stützt das Yin des Fk „Niere" *(yin renale, shenyin)*	++
	stützt das Yin des Fk „Leber" *(yin hepatici, ganyin)*	+
	wandelt „Schleim" *(pituita, tan)* um und leitet ihn aus	++
	kühlt Hitze	+
Indikation – westliche Medizin	Hörstörungen Schwindelneigung Schwäche von Rücken und Gelenken trockene Augen vergrößerte Lymphknoten Schilddrüsenknoten	

Erläuterung

Die salzigen Algen erweichen „Schleim"-Verhärtungen. Der scharfe und warme Knoblauch vermag diese Zusammenballungen zu zerteilen. Entfernt wird „Schleim" dann durch die leicht diuretische Wirkung der Algen (insbesondere Brauntang und Rotalgen).

Sesam und Karotte stützen v. a. den Yin-Anteil der Fk „Niere" und „Leber".

Der Salat ist durch seinen kühlenden Charakter bei oder nach „Hitze"-/„Glut"-Prozessen *(calor/ardor, re/huo)* zu empfehlen, die einerseits zu „Schleim", andererseits zu leichten Schädigungen des Yin des Fk „Niere" oder des Yin des Fk „Leber" geführt haben.

Indikation

Frühes Ergrauen der Haare, Schwindelneigung, Hörstörungen, Schwäche der Knie und des Rückens, Verstopfung, trockene Augen und Mouches volantes sowie zunehmende Nachtblindheit können bei rötlicher, trockener, vielleicht rissiger und schmaler Zunge und zartem *(minutus, xi)* Puls den oben erwähnten Yin-Verlust anzeigen. Knotenbildungen, insbesondere im Halsbereich (Lymphknoten, Schilddrüse) sind als „Schleim"-Prozesse *(pituita, tan)* zu werten. Schilddrüsenknoten mit Überfunktion oder Morbus Basedow sind häufig anzutreffende Beispiele.

Einnahme

Für alle genannten Störungen ist eine wiederholte und langfristige Einnahme notwendig.

ZU BEACHTEN

Algen sind jodhaltig. Diese Eigenschaft unterstützt aus westlicher Sicht die Funktion der Schilddrüse und verhindert Knotenbildungen. Dies deckt sich somit mit der chinesischen Wirkbeschreibung. Da der Jodgehalt der Algen jedoch stark variieren kann, sollte zur Vermeidung einer jodinduzierten Schilddrüsenüberfunktion oder der Verschlechterung einer bestehenden Überfunktion der Salat nicht öfter als einmal pro Woche eingenommen werden. Dies gilt insbesondere bei der Verwendung der stärker jodhaltigen Arame-Algen (Braunalgen). Die offizielle Empfehlung liegt bei 0,2 mg Jod pro Tag, eine Tagesmenge von 0,5 mg sollten nicht überschritten werden.

Sushisalat

3–4 Portionen. Zubereitungszeit: 40 Minuten.

Zutaten

- 100 g Reis
- 2 EL Reisessig
- 2 EL Sojasauce
- 1–2 EL ÖL
- 2 EL Zitronensaft oder (Limettensaft)
- 100 g Tofu
- 5 g fein gehackter Ingwer
- 1 TL Reissirup/oder brauner Zucker
- 1/2 Avocado
- 2 Karotten
- 2 EL Sesam
- 1 Noriblatt (Sushi-Tang)
- 1/2 Bund Koriander

Zubereitung

- Reis (nach Packungsanweisung) kochen.
- 2 EL Reisessig, 1 EL Sojasauce, 1 EL Zitronensaft oder (Limettensaft) verrühren und über den fertig gegarten, noch warmen Reis geben. Leicht abkühlen lassen.
- Tofu trocken tupfen und in Würfel schneiden. Ingwer schälen und fein hacken.
- 1 EL Öl, 1 EL Sojasauce,1 EL Zitronensaft oder (Limettensaft), 1 TL Reissirup (oder brauner Zucker) und Ingwer mit Tofu vermengen und eine Viertelstunde ziehen lassen.
- Avocado in 1 cm große Würfel schneiden, Karotten in kurze Stifte schneiden und in der Pfanne mit wenig Öl kurz anbraten.
- 1 Noriblatt (Sushitang) mit einer Küchenschere in Streifen oder kleine Rechtecke schneiden. ½ Bund frischen Koriander hacken. 2 EL Sesam in einer trockenen Pfanne leicht rösten. Tofu mit der Marinade kurz anbraten, dann mit Reis, Gemüse, Nori, Koriander und Sesam vermengen. Salat mit Limettensaft und Sojasauce abschmecken.

TIPP

Als warmes Gericht oder mit warmer Miso-Suppe genießen.

Wirkung

Wandelt „Feuchtigkeit" (*humor, shi*)- bzw. „Schleim" (*pituita, tan*)-Belastungen mit „Hitze" *(calor, re)* und „Trockenheit" *(ariditas, zao)* in den Fk „Lunge" *(o. pulmonalis, fei)* um und leitet diese aus, harmonisiert die „Mitte" (Fk „Milz" und „Magen", *oo. lienalis et stomachi, pi wei*).

Funktionskreisbezug	Fk „Lunge" *(o. pulmonalis, fei)*	++
	Fk „Milz" *(o. lienalis, pi)*	++
	Fk „Magen" *(o. stomachi, wei)*	+
Temperaturverhalten	neutral-kühl	+
Geschmack	süß	+
	scharf	+
	salzig	+
Wirkung – chinesische Medizin	stützt und harmonisiert die „Mitte" (Fk „Milz" und „Magen", *oo. lienalis et stomachi, pi wei*)	++
	wandelt „Schleim" *(pituita, tan)* im Fk „Lunge" um	++
	leitet „Feuchtigkeits-Hitze" *(calor humidus, shire)* aus	+
Indikation – westliche Medizin	Chronische Verschleimung Adipositas Völlegefühl, Verdauungsblockaden, Übelkeit	

Erläuterung

Die salzige und kalte Norialge (Rotalge) erweicht „Schleim-Hitze" *(pituita calidus, tan)*-Verhärtungen besonders im Fk „Lunge". Ergänzt wird dies durch die bewegende Schärfe und Wärme des Korianders und Ingwers. Beide lösen Verdauungsblockaden und öffnen die Oberfläche *(extima, biao)*. Ingwer vermag zusätzlich „Schleim" *(pituita, tan)* umzuwandeln. Insgesamt ergibt sich eine sinnvolle Kombination zur Auflösung von „Schleim"-Prozessen im Fk „Lunge".

Darüber hinaus stützt und harmonisiert der Reis die „Mitte", die Karotte kräftigt den Fk „Milz" und beseitigt Verdauungsblockaden. Der Tofu und die geringen Mengen Avocado und Zitronensaft kühlen und befeuchten das Yin der Fk „Lunge" *(yin pulmonale, feiyin)* und „Magen" *(yin stomachi, weiyin)*.

Indikation

Der Fk „Milz" gilt als Quelle, die „Schleim" hervorbringt, während der Fk „Lunge" das Gefäß von „Schleim" ist, wo sich dieser gerne ablagert und zeigt. Dieses Rezept eignet sich daher sehr gut bei „Schleim-Hitze"-Belastungen im Fk „Lunge", die ihren Ursprung in der „Mitte" haben und mit „Trockenheit" einhergehen. Es wirkt gut bei chronischen und hartnäckigen Verschleimungen im Hals-Nasen-Ohren Bereich mit gelblichem, klebrig-zähem Zungenbelag und schlüpfrigem Puls *(lubricus, hua)*. Durch die „Mitte" harmonisierende sowie die „Feuchtigkeits"-/bzw. „Schleim"- umwandelnde Wirkung kann das Rezept auch bei Übergewicht, Schweregefühl, Übelkeit und Völlegefühl empfohlen werden.

Einnahme

Das Rezept kann über einen längeren Zeitraum und auch prophylaktisch eingenommen werden.

ZU BEACHTEN

Rotalge ist jodhaltig. Der Jodhalt von Algen kann stark variieren. Die offizielle Empfehlung liegt bei 0,2 mg Jod pro Tag, eine Tagesmenge von 0,5 mg sollten nicht überschritten werden.

3.7 Getränke und Dekokte

Dekokt mit Weizen, chinesischen Datteln und Longanen

1–2 Portionen. Zubereitungszeit: 10 Minuten/Kochzeit: 30 Minuten.

Zutaten

- 50 g geschroteter Weizen
- 10 Stück Jujubenfrüchte (chinesische Datteln, *Jujubae fructus, dazao*)
- 15 g Longane (Drachenauge, *Longanae arillus, longyanrou*)
- 1 l Wasser

Zubereitung

Fein geschroteten Weizen, Jujubenfrüchte (chinesische Datteln) und Longane mit Wasser aufkochen, etwa 30 Minuten leicht köcheln lassen und abseihen.

TIPP

Bei der Zubereitung mit geschrotetem Weizen öfter umrühren, da dieser leicht anlegt. Das Rezept können Sie auch mit ganzen Weizenkörnern zubereiten. Die Kochzeit beträgt etwa 75 Minuten. Diese verringert sich auf etwa 60 Minuten, wenn Sie das Getreide 8–10 Stunden einweichen.
Sehr fein schmeckt das Grundrezept auch als Brei, dafür die Wassermenge auf 300 ml reduzieren. Sollte der Geschmack des Grundrezeptes zu konzentriert sein, so verlängern Sie es durch Zugabe von Wasser.

Wirkung

Stützen und Beruhigen des Fk „Herz“ *(o. cardialis, xin)*.

Funktionskreisbezug	Fk „Herz" *(o. cardialis, xin)*	+++
	Fk „Milz" *(o. lienalis, pi)*	++
Temperaturverhalten	neutral	
Geschmack	süß	++
Wirkung – chinesische Medizin	mehrt das Yin des Fk „Herz" *(yin cardiale, xinyin)*	+++
	beruhigt die konstellierende Kraft *(shen)*	++
	mehrt das Xue	++
	stützt das Qi des Fk „Milz"	+
Indikation – westliche Medizin	Schlafstörungen Palpitationen innere Unruhe Bedrücktheit vermehrte (Nacht-)Schweiße	

Erläuterung

Der Weizen stützt den Fk „Herz“, kühlt und beruhigt ihn. Jujubenfrüchte und noch mehr Longanen mehren das Xue bzw. Yin des Fk „Herz“. Alle drei stärken die „Mitte“ (Fk „Milz“ und „Magen“, *oo. lienalis et stomachi, pi wei*) bei energetischer Schwäche *(depletio, xu)* von Qi und Xue.

Indikation

Die Störungen des Fk „Herz“ machen sich durch Schlafstörungen, Palpitationen, Vergesslichkeit, Teilnahmslosigkeit sowie vermehrte Schweiße bemerkbar. Die Schweiße können spontan oder nachts auftreten. Auch die Lebensfreude ist vermindert, man neigt zu Bedrücktheit, Entschlusslosigkeit und innerer Unruhe. Die Zunge ist blass und verschmälert, der Puls zart *(minutus, xi)*.

Die Ursachen für dieses Bild sind entweder stärkere Blutungen während der Periode sowie Geburten oder durch Unfälle und Operationen bedingt. Auch eine anhaltende Schwäche der „Mitte“ (Fk „Milz“ und „Magen“, *oo. lienalis et stomachi, pi wei*) kann zu einer Mangelversorgung des Fk „Herz“ führen. Dafür sprechen Zeichen wie Müdigkeit und Erschöpfbarkeit, verminderter Appetit und Verdauungsschwäche. Diese Form ist eher im höheren Lebensalter anzutreffen.

Einnahme

Diese milde, aber sehr effektive Rezeptur sollte regelmäßig bis zur Normalisierung der jeweiligen Symptome eingenommen werden. Sie kann aufgrund ihres stützenden und ausgewogenen Charakters prophylaktisch verwendet werden. Die Tagesdosis (Longane: 15 g, Jujubenfrüchte: 10–30 g) sollte zur Vermeidung von unerwünschten Nebenwirkungen beachtet werden.

Dekokt aus Frühlingszwiebeln, Ingwer und braunem Zucker

1–2 Portionen. Zubereitungszeit: 10 Minuten.

Zutaten

- 5 Frühlingszwiebeln
- 10 g frischer Ingwer
- 500 ml Wasser
- etwas brauner Zucker

Zubereitung

Frühlingszwiebeln grob hacken und schneiden.

- Frischen Ingwer schälen und in feine Scheibchen schneiden. Wasser hinzufügen, aufkochen, 5–10 Minuten sanft köcheln lassen, abseihen.
- Mit etwas braunem Zucker abschmecken.

TIPP

Die Konzentration verringert sich unter Zugabe von heißem Wasser.

Wirkung

Zur Behandlung von „Wind-Kälte“-Erkältungen (*algor venti, fenghan*) und „Kälte“-Bauchschmerzen *(algor, han)*.

Funktionskreisbezug	Fk „Lunge" *(o. pulmonalis, fei)*	+++
	Fk „Magen" *(o. stomachi, wei)*	+
	Fk „Milz" *(o. lienalis, pi)*	++
Temperaturverhalten	warm	+++
Geschmack	scharf	++
	süß	+
Wirkung – chinesische Medizin	öffnet die Oberfläche *(extima, biao)*	++
	zerstreut „Wind-Kälte" (*algor venti, fenghan*)	+++
	wärmt „Kälte" des Fk „Magen" (*algor stomachi, weihan*)	++
Indikation – westliche Medizin	beginnende Erkältung kältebedingte Bauchschmerzen	

Erläuterung

Ingwer wie Frühlingszwiebeln sind scharf und warm. Sie lösen deshalb die Oberfläche *(extima, biao)* und zerstreuen „Kälte"-Schrägläufigkeiten *(algor-Heteropathien, hanxie)*. Speziell Ingwer vermag zusätzlich „Schleim" *(pituita, tan)* umzuwandeln. Beide Bestandteile haben auch Bezug zum Fk „Magen", hier beheben sie ebenfalls „Kälte". Der Zucker dient zur Harmonisierung des Dekokts, indem er einem Säfte-Verlust *(jinye)* vorbeugt, die „Mitte" (Fk „Milz" und „Magen", *oo. lienalis et stomachi, pi wei*) stützt und schmerzstillend wirkt.

Indikation

Beginnende Erkältungen mit Frösteln, Glieder- und Kopfschmerzen, laufender oder verstopfter Nase, Schweißlosigkeit, Niesen und Husten. Die Zunge zeigt einen feuchten Belag, der Puls ist oberflächlich *(superficial, fu)*. Eine weitere Einsatzmöglichkeit bei gleichem Zungenbefund sind Magen- und Bauchschmerzen mit Übelkeit bei gespanntem *(intentus, jin)* Puls, v. a. nach Verzehr kalter Speisen oder Getränke.

Einnahme

Das Dekokt sollte insbesondere bei einsetzender Erkältung rasch und großzügig eingenommen werden. Tritt leichtes Schwitzen ein, ist die Einnahme zu beenden.

Dekokt aus Ingwer und getrockneten Mandarinenschalen

3–4 Portionen. Zubereitungszeit: 5 Minuten/Kochzeit: 30 Min.

Zutaten

- 9 g frischer Ingwer
- 9 g getrocknete Mandarinenschale
- 1 l Wasser
- wenig brauner Zucker

Zubereitung

Frischen Ingwer schälen, in dünne Scheiben schneiden.

- Getrocknete Mandarinenschale und Ingwer mit Wasser aufkochen, 30 Minuten sanft köcheln lassen und abseihen.
- Mit wenig braunem Zucker nach Belieben süßen und heiß servieren.

TIPP

Dekokt eventuell mit heißem Wasser verdünnen.

Wirkung

Harmonisieren der „Mitte" (Fk „Milz" und „Magen", *oo. lienalis et stomachi, pi wei*) sowie Umwandeln von „Feuchtigkeit" *(humor, shi)*.

Funktionskreisbezug	Fk „Milz" *(o. lienalis, pi)*	+++
	Fk „Magen" *(o. stomachi, wei)*	+++
	Fk „Lunge" *(o. pulmonalis, fei)*	++
Temperaturverhalten	warm	++
Geschmack	scharf	++
	bitter	+
Wirkung – chinesische Medizin	harmonisiert die „Mitte" (Fk „Milz" und „Magen", *oo. lienalis et stomachi, pi wei*)	+++
	senkt das Qi des Fk „Magen" ab	++
	wandelt „Feuchtigkeit" *(humor, shi)* um	++
	wandelt „Schleim" *(pituita, tan)* um	++
Indikation – westliche Medizin	Übelkeit, Erbrechen Völlegefühl, Aufstoßen Adipositas	

Erläuterung

Ingwer löst nicht nur die Oberfläche *(extima, biao)* und leitet „Kälte"-Schrägläufigkeiten (*algor*-Heteropathien, *hanxie*) aus, sondern erwärmt zudem die „Mitte", wandelt „Feuchtigkeit" und „Schleim" um und senkt das Qi des Fk „Magen" *(qi stomachi, weiqi)* ab. Der Bezug zur „Mitte" wird in dem Dekokt durch die Kombination mit der Mandarinenschale betont. Als starkes Mittel zur Regulierung des Qi der „Mitte" löst es Blockaden, wandelt „Feuchtigkeit" um, stärkt das Qi des Fk „Milz" *(qi lienale, piqi)* und senkt ebenfalls das Qi des Fk „Magen" ab.

Indikation

Diese Rezeptur dient zur Behandlung von Übelkeit und Erbrechen. Spannungsgefühle im Oberbauch, Völlegefühl oder Aufstoßen können begleitend vorhanden sein. Die Zunge zeigt einen klebrigen Belag in der Mitte, der Puls ist schlüpfrig *(lubricus, hua)*.

Damit eignet sich das Dekokt zur Behandlung von Nahrungsmittelvergiftungen oder Schwangerschaftsübelkeit.

Eine Anwendungsmöglichkeit bei chronischen Störungen sind erhöhte Blutfette und Übergewicht, die mit den oben beschriebenen Symptomen einhergehen.

Einnahme

Bei akuten Störungen soll das Dekokt mehrmals täglich bis zur Normalisierung des Befindens getrunken werden. Für länger bestehende Stoffwechselstörungen erfolgt die regelmäßige Einnahme über einen längeren Zeitraum zweimal täglich.

Dekokt aus Karotte, Wasserkastanie und Koriander

1–2 Portionen. Zubereitungszeit: 5 Minuten/Ziehzeit: 30 Minuten.

Zutaten

- 60 g Karotten
- 60 g Wasserkastanien
- 300 ml Wasser
- bis zu 30 g Koriandergrün

Zubereitung

Karotten in Scheiben schneiden.

- Wasserkastanien grob zerteilen, mit Wasser alles aufkochen und sanft 20–30 Minuten köcheln lassen.
- Koriandergrün in den letzten 5 Minuten zugeben, ziehen lassen und pürieren.

TIPP

- Pikante Geschmacksvariationen entstehen durch Zugabe von gekörnter Brühe oder Sojasauce. Süße Geschmacksvariationen erhalten Sie durch Zugabe von Zucker oder Honig.
- Frische Wasserkastanien sind äußerst selten zu bekommen. In der Dose sind sie jederzeit in gut sortierten Lebensmittelgeschäften oder Asienläden erhältlich.
- 30 g Koriandergrün ist oft für viele Menschen zu intensiv – deshalb nach Belieben verändern. Falls Sie das Dekokt lieber als Gemüsepüree zu sich nehmen, so verringern Sie die Flüssigkeitsmenge.

Wirkung

Lösen von Verdauungsblockaden der „Mitte“ (Fk „Milz“ und „Magen“, *oo. lienalis et stomachi, pi wei*), Kühlen der Fk „Lunge“, „Magen“ und „Leber“ *(oo. pulmonalis, stomachi et hepaticus, fei wei gan)*, Ausleiten von Schrägläufigkeiten (Heteropathien, *xie*) (z. B. bei Masern).

Funktionskreisbezug	Fk „Lunge" *(o. pulmonalis, fei)*	++
	Fk „Magen" *(o. stomachi, wei)*	++
	Fk „Leber" *(o. hepaticus, gan)*	++
	Fk „Milz" *(o. lienalis, pi)*	+
Temperaturverhalten	kühl	+
Geschmack	süß	+
Wirkung – chinesische Medizin	löst Verdauungsblockaden	++
	kühlt „Hitze" *(calor, re)*	++
	öffnet die Oberfläche *(extima, biao)*	+
Indikation – westliche Medizin	Bauchschmerzen Verstopfung Husten Durst Augenentzündungen Masern	

Erläuterung

Alle drei Zutaten lösen in der „Mitte" Verdauungsblockaden, die Wasserkastanien kühlen zudem „Hitze" im Fk „Magen" und spenden Säfte *(jinye)*.

Die als kalt qualifizierte Wasserkastanie sowie die Karotte kühlen „Hitze" im Fk „Lunge", der scharfe Koriander löst die Oberfläche, die ebenfalls dem Fk „Lunge" zugeordnet ist, und leitet Schrägläufigkeiten aus.

Im Fk „Leber" gleichen Karotten Mangelzustände an Xue aus. Sie ergänzen sich dabei gut mit den Wasserkastanien, die kühlend auf diesen Funktionskreis und das Xue wirken.

Indikation

Im Bereich der „Mitte" ist das Dekokt zur Lösung von Verhärtungen, Spannungszuständen und Schmerzen hilfreich.

Die kühlende, Säfte spendende Eigenschaft der Abkochung ist bei vermehrtem Durst, roter Zunge und Verstopfung wichtig.

Durch den Bezug zum Fk „Leber" sind gereizte, trockene Augen oder zunehmende Nachtblindheit ebenfalls eine gute Einsatzmöglichkeit. Die Zunge sollte trocken und an den Rändern rissig, der Puls zart *(minutus, xi)* oder saitenförmig *(chordal, xian)* sein.

Zur Befeuchtung und Milderung eines trockenen (Keuch-)Husten mit wenig Schleim oder brennenden Halsschmerzen kann die kühlende Wirkung der Rezeptur genutzt werden. Seit langer Zeit wird sie auch zur Unterstützung bei fieberhaften Kinderkrankheiten, insbesondere bei Masern, empfohlen.

Einnahme

Bei der Therapie von Erkrankungen der Atemwege, Infektionskrankheiten sowie von Bauchschmerzen ist die Einnahme des Dekoktes mit Normalisierung der Beschwerden zu beenden. In der Behandlung von Augenproblemen kann die Einnahme regelmäßig und auch prophylaktisch erfolgen.

Maisgriffeltee

Rezept für 1 l Tee. Zubereitungszeit: 5 Minuten.

Zutaten

- 1 l Wasser
- 1–2 TL Maisgriffel

Zubereitung

Wasser aufkochen. Maisgriffel überbrühen, 5 Minuten ziehen lassen, abseihen.

TIPP

Sollte der Geschmack des Grundrezeptes zu konzentriert sein, so verlängern Sie es durch Zugabe von Wasser. Der Tee kann bei Bedarf leicht mit Honig gesüßt werden.

Wirkung

Diuretische Ausleitung von „Feuchtigkeit" *(humor, shi).*

Funktionskreisbezug	Fk „Blase" (*o. vesicalis, pangguang*)	+++
Temperaturverhalten	neutral	
Geschmack	süß	+
Wirkung – chinesische Medizin	wirkt harntreibend	++
	löst „Feuchtigkeit" *(humor, shi)*	+
Indikation – westliche Medizin	chronische Nephritis Ödeme vermindertes Wasserlassen	

Erläuterung

Mais reguliert die „Mitte" (Fk „Milz" und „Magen", *oo. lienalis et stomachi, pi wei*) und wirkt diuretisch. Der Maisgriffel besitzt diese harntreibende Wirkung in noch stärkerer Form.

Indikation

Bei allen Erkrankungen, die eine Ausleitung von Wasseransammlungen oder ein vermehrtes Wasserlassen erfordern, kann dieser Tee eingesetzt werden: chronische Nierenentzündungen, Schwellungen, drohender Harnverhalt oder auch die Ausschwemmung von Bakterien bei Blasenentzündung.

Einnahme

Bei chronischen Störungen ist eine regelmäßige Einnahme empfehlenswert, bei akuten Erkrankungen eine großzügige Einnahme bis zur Normalisierung.

Bei längerer Verwendung ist insbesondere bei Kindern und alten Menschen auf die Gefahr einer Austrocknung zu achten.

Dekokt aus Löwenzahn und Maisgriffeln

1 Portion. Zubereitungszeit: 5 Minuten/Ziehzeit: 15 Minuten.

Zutaten

- 10 g getrockneter Löwenzahn
- 1/2 TL Maisgriffel
- wenig brauner Zucker

Zubereitung

- Löwenzahn mit Wasser aufkochen, etwa 15 Minuten ziehen lassen. Maisgriffel nach 5 Minuten einrühren, abseihen und heiß trinken.
- Evtl. mit heißem Wasser verdünnen und mit wenig braunem Zucker nach Belieben süßen.

TIPP

Löwenzahn (getrocknet, frisch oder als Presssaft) und Maisgriffel erhält man in einem gut sortiertem Kräutergeschäft oder Reformhaus.

Wirkung

Diuretische Ausleitung von „Feuchtigkeit“ *(humor, shi)* und „Hitze“ *(calor, re)*.

Funktionskreisbezug	Fk „Blase“ (*o. vesicalis, pangguang*)	++
	Fk „Gallenblase“ (*o. felleus, dan*)	++
	Fk „Leber“ *(o. hepaticus, gan)*	+
	Fk „Magen“ *(o. stomachi, wei)*	+
Temperaturverhalten	kühl	+
Geschmack	bitter	++
	süß	+
Wirkung – chinesische Medizin	leitet „Feuchtigkeit“ *(humor, shi)* diuretisch aus	++
	beseitigt „Hitze“ *(calor, re)*	+
	löst den Fk „Gallenblase“	+
Indikation – westliche Medizin	Blasenentzündung entzündliche Leber- oder Gallenerkrankungen	

Erläuterung

Der als kalt qualifizierte bittere Löwenzahn ist ein wichtiges Lebensmittel bei allen Arten von Entzündungen, die mit Schwellungen und Sekretabsonderungen einhergehen. Er kann auch „Hitze“ und „Feuchtigkeit“ in den Fk „Blase“ und Fk „Leber“ bzw. Fk „Gallenblase“ ausleiten. Diese ausleitende Wirkung wird durch Maisgriffel noch deutlich verstärkt.

Indikation

Die Abkochung eignet sich vorzüglich zur Therapie entzündlicher Blasenstörungen, die mit dunklem oder blutigem Urin einhergehen. Ebenso wirkt sie entgiftend bei entzündlichen Störungen des Galleabflusses wie z. B. Leberentzündungen oder Gallensteinproblemen. Die Zunge weist bei den genannten Störungen einen gelb-klebrigen Belag auf, insbesondere am Zungengrund (entspricht dem Fk „Blase“) oder an den Rändern (entspricht dem Fk „Leber“/„Galle“).

Im Vergleich zum Maisgriffeltee wirkt diese Rezeptur kühlender und entgiftender und ist somit eher zur Behandlung von entzündlichen Störungen geeignet.

Dekokt aus Löwenzahn

Rezept für 1–2 Portionen. Zubereitungszeit: 10 Minuten.

Zutaten

- 10 g getrockneter Löwenzahn
- 300 ml Wasser
- evtl. wenig Honig

Zubereitung

- Getrockneter Löwenzahn mit Wasser aufkochen, etwa 10 Minuten sanft köcheln lassen und abseihen.
- Evtl. mit heißem Wasser verdünnen und mit wenig Honig süßen.

TIPP

60 g frischen Löwenzahn klein hacken und daraus Tee herstellen, evtl. süßen. Gepressten Saft (Wurzel und Blatt) aus dem Reformhaus mit heißem Wasser mischen und evtl. süßen.

Wirkung

Besänftigen des Fk „Leber“ *(o. hepaticus, gan)* mit Kühlen von „Hitze“ *(calor, re)*.

Funktionskreisbezug	Fk „Leber" *(o. hepaticus, gan)*	+++
	Fk „Magen" *(o. stomachi, wei)*	+
Temperaturverhalten	kühl	++
Geschmack	bitter	++
	süß	+
Wirkung – chinesische Medizin	kühlt „Hitze" *(calor, re)* im Fk „Leber"	++
	klärt die Sicht	+
	entgiftet	++
Indikation – westliche Medizin	Augenentzündungen Hautentzündungen Brustentzündungen Akne, Furunkel	

Erläuterung

Löwenzahn mit seinem kalten Temperaturverhalten beseitigt „Hitze“ im Fk „Leber“. Daneben ist dieses bittere Lebensmittel bei allen Arten von Entzündungen, die mit Schwellungen und Sekretabsonderungen einhergehen, gut einzusetzen.

Indikation

Das Dekokt sollte bei Augenentzündungen mit geröteten, geschwollenen oder Sekret absondernden Augen angewendet werden. Es ist auch zur Behandlung von (Brust-) Geschwüren oder Akne und Furunkel gut geeignet. Die Zunge sollte rot sein und einen gelben, klebrigen Belag aufweisen.

Einnahme

Der kühle Trank soll bis zur Besserung der Beschwerden regelmäßig eingenommen werden. Es ist dabei auf Zeichen einer „Mitten“-Schwäche (Fk „Milz“ und „Magen“, *oo. lienalis et stomachi, pi wei*) wie weiche Stühle oder Bauchschmerzen zu achten.

Zur Behandlung der Augenentzündungen ist auch eine äußerliche Anwendung des Dekoktes als Waschung möglich.

Es kann gut mit dem Drachenbrunnentee mit Chrysanthemenblüten im Wechsel eingenommen werden.

Juwelentee für die Augen

1 Portion. Zubereitung: 5 Minuten/Ziehzeit: 10 Minuten.

Zutaten

- 1 TL (etwa 2 g) Bocksdornfrüchte *(Lycii fructus, Gouqizi)*
- 1 TL (etwa 2–3 g) Chrysanthemenblüten *(Chrysanthemi flos, Juhua)*
- 1 TL (etwa 2–3 g) Grüner Tee

Zubereitung

- Bocksdornfrüchte mit kochendem Wasser übergießen, 10 Minuten zugedeckt ziehen lassen.
- Chrysanthemenblüten dazugeben, mit kochendem Wasser übergießen, 3 Minuten zugedeckt ziehen lassen.
- Grünen Tee dazugeben und mit nicht mehr kochendem Wasser übergießen, 1–2 Minuten ziehen lassen.
- Den Sud abgießen, heiß trinken.

TIPP
Ein weiterer Aufguss ist möglich.

Wirkung

Nähren des Yin der Fk „Niere" und „Leber" *(yin renale et hepatici, shen gan yin)*, Harmonisierung und Kühlung des Fk „Leber" *(o. hepaticus, gan)*, Klärung der Sicht.

Funktionskreisbezug	Fk „Leber" *(o. hepaticus, gan)*	+++
	Fk „Niere" *(o. renalis, shen)*	++
Temperaturverhalten	kühl	+
Geschmack	süß	+
Wirkung – chinesische Medizin	mehrt das Yin des Fk „Leber" *(yin hepatici, ganyin)*	+++
	mehrt das Yin des Fk „Niere" *(yin renale, shenyin)*	++
	klärt die Sicht	+++
	harmonisiert den Fk „Leber"	+
Indikation – westliche Medizin	trockene, gerötete Augen erhöhter Blutdruck Tinnitus	

Erläuterung

Bocksdornfrüchte stärken das Yin der Fk „Leber" und „Niere" und haben einen besonderen Bezug zu den Augen. Deshalb werden sie oft, wie in diesem Tee, mit Chrysanthemenblüten kombiniert, die ein sehr wichtiges Mittel bei der Behandlung von durch „Hitze" *(calor, re)* oder „Wind" *(ventus, feng)* induzierten Augenerkrankungen sind. Daneben harmonisieren sie ganz allgemein den Fk „Leber", indem sie absenkend und leicht stützend darauf einwirken. Der grüne Tee wirkt zusätzlich kühlend und klärend auf Kopf und Augen.

Indikation

Der Tee ist hervorragend geeignet für trockene Augen, die leicht auf Reizungen mit Rötung reagieren. Auch bei nachlassender Sehkraft im Alter, eventuell in

Verbindung mit Schwäche der Beine und Benommenheit, ist diese Rezeptur sehr zu empfehlen.

Allgemein können ein erhöhter Blutdruck, Tinnitus oder Schwindelneigung eine Schwäche im Yin der Fk „Leber" und „Niere" mit hochschlagendem Yang des Fk „Leber" *(yang hepatici, ganyang)* anzeigen. Dies ist insbesondere bei emotionalen Belastungen und einer schmalen, trockenen und (an den Seiten) geröteten Zunge sowie einem saitenförmigen *(chordalen, xian)* Puls anzunehmen.

Einnahme

Durch die ausgewogene Kombination des Stützens und Kühlens kann der Tee regelmäßig und gerade im höheren Lebensalter ausgezeichnet zur Prophylaxe getrunken werden. Vorsicht ist nur bei einer energetischen Schwäche *(depletio, xu)* des Fk „Milz" *(o. lienalis, pi)* mit Durchfallneigung angezeigt.

Die Tagesdosis (Chrysanthemenblüten: 15 g, Bocksdornfrüchte: 12 g) sollte zur Vermeidung von unerwünschten Nebenwirkungen beachtet werden.

Drachenbrunnentee mit Chrysanthemenblüten

Rezept für 1 Portion. Zubereitungszeit: 5 Minuten/Ziehzeit: 1–3 Minuten.

Zutaten

- 1 TL (2–3 g) Drachenbrunnen-Tee *(Longjingcha)*
- 1 TL (etwa 2–3 g) Chrysanthemenblüten *(Chrysanthemi flos, Juhua)*

Zubereitung

- Die oben genannten Zutaten in einen Becher geben, mit kochendem Wasser übergießen, etwa 1–3 Minuten zugedeckt ziehen lassen, anschließend langsam trinken.
- Eine Verordnung kann 2- bis 3-mal aufgegossen werden.

Wirkung

Vertreiben von „Wind" *(ventus, feng)*, Kühlen des Fk „Leber" *(o. hepaticus, gan)*, Herauslösen von Toxischem, Klärung der Sicht.

Funktionskreisbezug	Fk „Leber" *(o. hepaticus, gan)*	+++
	Fk „Herz" *(o. cardialis, xin)*	++
Temperaturverhalten	kühl	++
Geschmack	bitter	++
Wirkung – chinesische Medizin	leitet „Wind" *(ventus, feng)* aus	++
	kühlt „Hitze" *(calor, re)*	++
	klärt Kopf und Augen	++
	senkt das Yang des Fk „Leber" *(yang hepatici, ganyang)* ab	+
Indikation – westliche Medizin	gerötete Augen Kopfschmerzen Mundgeschwüre Unruhe	

Erläuterung

Sowohl die Chrysanthemenblüten als auch der grüne Tee sind als kühl qualifiziert und wirken klärend auf „Hitze"- und „Glut"-Prozesse *(ardor, huo)*, v. a. im Kopf- und Augenbereich. Die Chrysanthemenblüten leiten „Wind" aus und können zusätzlich hochschlagendes Yang des Fk „Leber" *(yang hepatici, ganyang)* absenken.

Indikation

Bindehautentzündungen, eventuell verbunden mit Schmerzen und Hitzegefühl, zeigen die „Wind-Hitze" *(calor venti, fengre)* im Fk „Leber" an und können mit diesem Tee behandelt werden. Auch bei Geschwüren im Mund sowie Unruhezuständen bei verstärktem Durst, roter Zunge und beschleunigtem *(celer, shu)* Puls ist dieser Tee indiziert. Kommt es zu Kopfschmerzen, Tinnitus und Bluthochdruck unter emotionaler Belastung und ist die Zunge insbesondere an den Rändern gerötet, ist die Rezeptur zur Korrektur der Störung geeignet.

Einnahme

Zur Behandlung der beschriebenen akuten Störungen kann der Tee regelmäßig 3-mal täglich getrunken werden. Vorsicht ist nur bei „Kälte" *(algor, han)* im Fk „Magen" *(o. stomachi, wei)* mit Schmerzen und Durchfall angezeigt.

Die Tagesdosis (Chrysanthemenblüten: 15 g) sollte zur Vermeidung von unerwünschten Nebenwirkungen beachtet werden.

Grüner Tee mit Mandarinenschalen und Fiederweißdornbeeren

Rezept für 1 Portionen. Zubereitungszeit: 5 Minuten/Ziehzeit: 20 Minuten.

Zutaten

- 1 TL (2–3 g) Mandarinenschale (unbehandelt)
- 1 TL (4–5 g) Fiederweißdornbeeren *(Crataegi fructus, Shanzha)*
- 1 TL (2–3 g) grüner Tee

Zubereitung

- Mandarinenschalen und Fiederweißdornbeeren mit 150 ml Wasser 20 Minuten köcheln lassen, abseihen.
- Grünen Tee (entspricht einer Tasse) zubereiten, 1–2 Minuten ziehen lassen, abseihen und dann zum Dekokt zugeben.

Wirkung

Lösen von Verdauungsblockaden, Regulierung der „Mitte" (Fk „Milz" und „Magen", *oo. lienalis et stomachi, pi wei*), Kanalisierung von „Schleim" *(pituita, tan)*.

Funktionskreisbezug	Fk „Milz" *(o. lienalis, pi)*	+++
	Fk „Magen" *(o. stomachi, wei)*	++
	Fk „Lunge" *(o. pulmonalis, fei)*	+
	Fk „Herz" *(o. cardialis, xin)*	+
Temperaturverhalten	neutral	
Geschmack	scharf	+
	bitter	+
	süß	+
Wirkung – chinesische Medizin	löst Verdauungsblockaden	+++
	bewegt das Qi	+
	reguliert das Xue	+
	kanalisiert „Feuchtigkeit" *(humor, shi)*/„Schleim" *(pituita, tan)*	+
Indikation – westliche Medizin	Völlegefühl Übergewicht Cholesterinerhöhung	

Erläuterung

Die Mandarinenschalen sind ein sehr wichtiges Mittel zur Bewegung und Regulierung des Qi der „Mitte". Dieses als warm qualifizierte Mittel wirkt dadurch auf den Fk „Milz" stützend und kann „Schleim" kanalisieren.

Die Fiederweißdornbeeren als verdauungsförderndes Mittel lösen Verdauungsblockaden und Zusammenballungen bis hin zu Xue-Stasen im Bereich der „Mitte". Der grüne Tee wiederum kann im Bereich der „Mitte" „Feuchtigkeit" und „Schleim" transformieren und somit ebenfalls Verdauungsblockaden lösen. Durch seinen kühlen Charakter wirkt er zudem der stauungsbedingten „Hitze" *(calor, re)* entgegen.

Somit ergänzen sich die drei Bestandteile in der umfassenden Lösung von Stauungen im Bereich der „Mitte", da Qi und Xue reguliert, „Feuchtigkeit" und „Schleim" transformiert und kanalisiert werden und ein ausgewogenes wärmendes Stützen mit einer kühlenden Absenkung kombiniert wird.

Indikation

Dieser Tee eignet sich hervorragend zur Lösung von Verdauungsblockaden, sowohl bei akuten Fällen als noch viel mehr bei chronischen Störungen. Diese sind bei uns häufig durch eine falsche und übermäßige Ernährung verursacht. Völlegefühle insbesondere nach dem Essen, Spannungen bis hin zu Bauchschmerzen, häufiges Aufstoßen und eine unregelmäßige Verdauung kennzeichnen dieses Bild. Es besteht meist ein Übergewicht, die Blutfette sind oft erhöht. In der Folge kann es auch zu Störungen im Zucker- und Harnstoffwechsel kommen, ein erhöhter Blutdruck kann hinzukommen. Die Zunge zeigt einen klebrigen Belag, der Puls ist schlüpfrig *(lubricus, hua)*.

Einnahme

Dieser Tee kann und soll regelmäßig über einen längeren Zeitraum eingenommen werden.

Die Tagesdosis (Mandarinenschalen: 9–10 g, Fiederweißdornbeeren: 12 g) sollte zur Vermeidung von unerwünschten Nebenwirkungen beachtet werden.

KAPITEL

4 Gesunde Ernährung und Prävention

4.1 Allgemeine Richtlinien und Empfehlungen

In der chinesischen Diätetik steht besonders der präventive Grundsatz „Behandeln, wenn noch keine Krankheit ausgebrochen ist“ im Vordergrund. Neben Empfehlungen wie täglich mindestens eine warme Mahlzeit, Regelmäßigkeit, Essen in Ruhe und gutes Kauen, sollten die Lebensmittel und Speisen „klar“ bzw. „rein“ sowie das Temperaturverhalten (*natura, xing*) und die Geschmacksrichtung *(sapor, wei)* eher ausgeglichen und neutral sein.

- **„Klarheit/Reinheit“** (*qing* 清) bedeutet, dass die Nahrung frisch, unbelastet und von guter Qualität sein sollte. Darüber hinaus sollten die Lebensmittel in „klarer/reiner“ Form zubereitet werden und somit möglichst einfache und schonende Maßnahmen wie Garen, Dämpfen oder Kochen eingesetzt werden. Zu meiden sind hier v.a. sehr stark erhitzende fette, süße, aber auch befeuchtende Darreichungsformen wie Fastfood, Frittiertes, Gegrilltes, Süßigkeiten und Süßgebäck. Auch Suppen und Saucen sollten möglichst „klar/rein“ (*qing* 清) sein (z. B. Brühen), während Sahnesaucen und angedickte Suppen nicht zu empfehlen sind.
- Der Begriff **„Neutralität“** (*dan* 淡) bezieht sich sowohl auf ein ausgewogenes, neutrales Temperaturverhalten, als auch auf eine neutrale Geschmacksrichtung. Extreme wie besonders heiße oder scharfe Speisen sowie kalte oder besonders salzige Speisen sind daher in den meisten Fällen nicht empfehlenswert (Engelhardt, Hempen 2006).

TIPP

Allgemeine Empfehlungen der chinesischen Diätetik:
- warme Gerichte und Getränke (angepasst an die Jahreszeiten)
- abwechslungsreiche, einfache und nahrhafte Gerichte
- frische, unbelastete Lebensmittel in guter Qualität (möglichst unverarbeitet)
- bekömmliche Zubereitung (wie Garen, Dämpfen und Kochen)
- Regelmäßigkeit
- gut kauen und klein schneiden
- maßvolles Essen
- genussvolles Essen in einer angenehmen Atmosphäre

Die verschiedenen Getreide- und Bohnenarten wirken suppletiv und stützen das „Getreide-Qi“ *(qi frumentarium, guqi)*. Bei einer energetischen Schwäche der „Mitte“ (Fk „Milz“ und „Magen“, *oo. lienalis et stomachi, pi wei*) ist ein warmer Getreidebrei (Grundrezept Getreidebreie) empfehlenswert. Hülsenfrüchte besitzen darüber hinaus eine „Feuchtigkeit-“umwandelnde und ausscheidende Wirkung.

Die verschiedenen Gemüsearten wirken sehr vielfältig, sie sollten in der Regel gedünstet, gekocht oder blanchiert werden, um die Stützung der Fk „Milz“ und „Magen“ zu verbessern.

Früchte zeigen eher eine kühlende und befeuchtende Wirkung. In der chinesischen Diätetik werden Früchte bevorzugt gekocht als Kompott oder Sirup verwendet, um das kühle Temperaturverhalten abzumildern und den stützenden Charakter insbesondere auf die „Mitten“-Funktionskreise zu betonen. Einen besonderen Stellenwert in der Chinesischen Medizin haben Trockenfrüchte. Häufig gelten sie sowohl als Lebensmittel als auch als Arzneimittel. Allgemein wirken sie suppletierend, sie stützen Yin und Yang, Qi und Xue und wirken regulierend. Zu beachten ist jedoch die maximale Tagesdosis, denn ein Übermaß begünstigt die Entstehung von „Feuchtigkeit“.

Fleisch zeigt in der Regel ein warmes Temperaturverhalten und ergänzt das Qi und das Xue nachhaltig. Vorsicht ist geboten mit fettem Fleisch und fetten Zubereitungsformen, da dies die „Mitte“ schwächt, „Feuchtigkeit“ und die Einlagerungen von Schrägläufigkeiten (Heteropathien, *xie*) fördert oder auch zu Nahrungmittelstagnationen führen kann.

Fisch wirkt im Allgemeinen ebenfalls die „Mitten“-Funktionskreise stärkend und im Vergleich zu Fleisch stärker „Feuchtigkeit“ ausleitend und diuretisch. Gewürze, Milchprodukte, Süßungsmittel und Genussmittel sollten nur in Maßen genossen werden.

4.2 Ernährungsempfehlungen für die verschiedenen Tageszeiten

4.2.1 Morgens

Nachts senkt und beruhigt sich das Yang im Körper, die Nacht ist durch Yin und Verdichtung geprägt, wodurch morgens Symptome wie Müdigkeit, Schwellungen, Völlegefühl, Gedunsenheit und vermehrter Zungenbelag auftreten können. Um morgens das Yang wieder zu aktivieren, sind warme, dynamisierende Speisen wie Getreidebreie empfehlenswert. Kaltes, stark Säfte spendendes und Schweres (wie Müsli, Säfte, Smoothies) sollte vermieden werden, da es „Feuchtigkeit“ *(humor, shi)* erzeugen kann. Darüber hinaus sind warme Getränke wie warmes Wasser, Tee (z. B. Oolongtee, schwarzer Tee) oder auch Kaffee (in Maßen, außer bei „Hitze“ [*calor, re*] oder nach oben steigendem Yang des Fk „Leber“ [*yang hepatici, ganyang*]) zu empfehlen.

4.2.2 Mittags

Mittags empfiehlt sich ein reichhaltiges und warmes Essen, vorzugsweise Getreide, Gemüse (je nach Jahreszeit) und mageres Fleisch oder Fisch. Kalte Nahrungsmittel wie Salate, Joghurt sowie fette, schwere oder süße Speisen sollten mit Vorsicht genossen werden, da sie zu Müdigkeit führen können.

4.2.3 Abends

Abends kommen die Yang-Kräfte langsam zur Ruhe, daher sollten keine stark dynamisierenden (heiße oder scharfe) Nahrungsmittel gegessen werden. Zu kalte und zu schwere Gerichte sind ebenfalls zu meiden. Es empfiehlt sich, mäßig und nicht zu spät zu essen sowie vorzugsweise warme Gerichte zu verzehren. Um das Yin zu stützen und dennoch nicht zu stark befeuchten, eignen sich Suppen, Gerichte mit reichlich Gemüse (je nach Jahreszeit) und geringen Mengen Fisch/Fleisch und Getreide. Empfehlenswerte Getränke sind warme Teesorten wie Chrysanthemenblütentee, während zu dynamisierende Getränke wie schwarzer Tee oder Kaffee vermieden werden sollten.

4.3 Ernährungsempfehlungen für die verschiedenen Jahreszeiten

„Der Frühling bringt hervor, der Sommer lässt gedeihen, der Herbst sammelt, und der Winter speichert, das ist das Dao des Meister Pengzu.“ (Yinshu, 168 v. u. Z., Engelhardt 2001)

4.3.1 Frühling

Nach der Sammlungsphase des Winters beginnt im Frühling die Zeit der Dynamisierung, das junge Yang erhebt sich und will sich entfalten. Die Kräfte des Fk „Leber“ *(o. hepaticus, gan)* zeigen starke Bewegung und schlagen leicht nach oben, was u. a. zu Heuschnupfen beitragen kann. Zur Harmonisierung des Fk „Leber“ sind Lebensmittel wie Staudensellerie, Karotten, Spinat, Tomate und Chrysanthemenblüten empfehlenswert. Im Frühling sollte man sich zudem insbesondere vor „Wind“ (*ventus, feng)*-Schädigungen schützen (grippale Infekte, Erkältungskrankheiten, Allergien). Zur leichten Öffnung der Oberfläche und Ausleitung von „Wind“ eignen sich Lebensmittel wie Frühlingszwiebel, Ingwer, Rettich, Staudensellerie, Pfefferminze, Chrysanthemenblüten und Grüner Tee. Um mögliche „Feuchtigkeit“*(humor, shi)*-Belastungen aus dem Winter zu beseitigen, ist es außerdem wichtig, die „Mitten“-*Funktionskreise (oo. lienalis et stomachi, pi wei)* zu stützen und zu wärmen.

4.3.2 Sommer

Der Sommer ist die Phase des vollständig entfalteten Yang. In dieser Zeit kommt es leicht zu „Hitze“ *(calor, re)* und „Sommerhitze“(*aestus, shu*)-Prozessen wie Sommergrippe. Darüber hinaus schmälert reichliches Schwitzen in der heißen Jahreszeit die Säfte *(jinye)*, daher ist es wichtig das Yin des Fk „Magen“ *(yin stomachi, weiyin)* zu stützen und allgemein die Säfte und das Yin zu vermehren. Die Nahrung sollte frisch und neutral bis leicht kühl sein. Hierfür eignen sich besonders Gemüsesorten wie Tomaten, Chinakohl, Auberginen, Gurken, Salat, aber auch Früchte mit ihrem säftespendenden und kühlen

Charakter wie Banane, Birnen, Äpfel oder Melonen. Isst man sie als Kompott, Suppe oder Getreidesalat, werden die wärmenden Kräfte des Yang des Fk „Milz“ *(yang lienale, piyang)* geschont.

4.3.3 Herbst

Der Herbst ist die Zeit des jungen Yin, in der die Sammlung der körperlichen Energien und Säfte beginnt.

Zu dieser Jahreszeit sollte man wieder vermehrt warme Speisen und Getränke zu sich nehmen. Besonders empfehlenswert sind Gerichte mit gekochtem Getreide und Hülsenfrüchten sowie Eintöpfe, Kürbis- und Pilzgerichte. Im Vordergrund steht darüber hinaus die Stützung des Fk „Lunge“ *(o. pulmonalis, fei)*, insbesondere des Yin der Fk „Lunge“ *(yin pulmonale, feiyin)*. Eine Labilität des Yin des Fk Lunge kann sich in Form von trockener Haut oder Hautekzemen zeigen. Für eine Unterstützung bzw. Befeuchtung des Yin eigenen sich insbesondere Kürbis, Pilze, Rettich (gedünstet), Nüsse/Samenfrüchte, sowie Apfel- und Birnenkompott.

4.3.4 Winter

Im Winter, der dem großen Yin zugeordnet wird, geht es vorrangig um die Erhaltung des Yin und um die Konservierung sowohl der aktiven als auch der stofflichen Kräfte. In dieser Phase der Sammlung sollte man ausreichend Ruhe finden, genügend schlafen und wärmende, energiereiche Nahrung zu sich nehmen. Da im Winter die Gefahr besteht, dass eine „Kälte“-Belastung *(algor, han)* die dynamischen Kräfte blockiert, empfehlen sich wärmende Lebensmittel, die das Yang des Fk „Niere“ *(yang renale, shenyang)* stützen sowie dynamisierende Lebensmittel wie Walnuss, chinesischer Lauch, Fenchelknolle, Maroni, Hühnerfleisch, Schaf- oder Ziegenfleisch, Garnelen, Gewürznelken, Anis und Zimt. Dabei ist jedoch auch auf Ausgewogenheit zu achten, damit keine „Hitze“ erzeugt und damit Yin verbraucht wird.

4.4 Kinder

Von Geburt an bis zum Erwachsenwerden unterliegen Kinder einem ständigen Wachsen und Gedeihen.

Die Traditionelle Chinesische Medizin beschreibt die kindlichen Funktionskreise als noch zart und nicht voll ausgebildet, es besteht eine „Unreife von Yin und Yang“. Dies äußert sich v.a. in einer Zartheit des Fk „Lunge“ *(o. pulmonalis, fei)* sowie des Fk „Milz“ *(o. lienalis, pi)*, was sich z. B. in einer erhöhten Infektanfälligkeit oder in vermehrten Durchfällen oder Verstopfung zeigen kann. Andererseits sind Kinder voller Lebenskraft und entwickeln sich sehr schnell und werden daher häufig auch als das „reine Yang“ beschrieben. Somit kann bei Kindern sowohl eine Verschlechterung des Zustandes als auch eine Heilung rasch stattfinden.

Aufgrund der Unreife des Fk „Lunge“ können bei Kindern äußere Agenzien (krankheitsauslösende Faktoren, *bingyin*), insbesondere „Wind“ (*ventus, feng*) und „Kälte“ *(algor, han)*, leicht in den Organismus eindringen. Die beiden „Mitten“-Funktionskreise (*oo. lienalis et stomachi, pi wei*) sind zuständig für die Nahrungsaufnahme und -verarbeitung und dominieren somit das Wachsen und Nähren. Die enorme Leistung wird beispielsweise durch die Verdoppelung des Geburtsgewichtes nach sechs Monaten und eine Verdreifachung nach einem Jahr verdeutlicht. Eine Überfütterung oder Mangelernährung, aber auch eine Fehlernährung mit zu fetten oder zu süßen Speisen führen bei Kindern rasch zu einer Störung der Umwandlungsfunktionen der Fk „Milz“ und „Magen“. Eine überlastete Verdauung bei Kindern kann verschiedene Beschwerden wie Bauchschmerzen, Blähungen, Durchfall, Nahrungsmittelunverträglichkeiten sowie Infektanfälligkeit, verschleimte Atemwege, Unruhe oder Hauterkrankungen wie Neurodermitis bis hin zu Gedeihstörungen hervorrufen.

ZU BEACHTEN

Aus Sicht der Chinesischen Medizin ist es besonders wichtig, vorbeugend die Verdauung von Kindern zu stützen und nicht zu überfordern. Zu den wichtigsten Zielen mit der chinesischen Diätetik gehören daher das Stützen und Harmonisieren der „Mitten"-Funktionskreise (➤ 6.1) sowie des Fk „Lunge" (➤ 6.2).

4.4.1 Säuglings- und Kleinkindalter

Im Säuglings- und Kleinkindalter ist die für die „Mitte“ wichtige Koordination der Fk „Milz“ und „Magen“ noch sehr anfällig, und die Qi-Kräfte sind noch schwach. Die Umstellung von flüssiger Nahrung auf Breimahlzeiten kann eine herausfordernde Phase sein. Es ist wichtig, diese Umstellung behutsam und schrittweise vorzunehmen, um dem Kind die Nahrungsumstellung zu erleichtern. Dabei sollte man das Allgemeinbefinden, Schlaf, Verdauungsbeschwerden (Bauchschmerzen, Blähungen etc.), Stuhlgang etc. beobachten und sich nicht unter Druck setzen. Die Kinder geben vor, welchen Zeitraum sie benötigen, um allmählich die einzelnen Mahlzeiten zu ersetzen.

Diese Umstellungsphase auf Breimahlzeit ist auch aus Sicht der Chinesischen Medizin besonders, denn allmählich übernimmt die „erworbene Konstitution“ immer mehr ihre Aufgabe und kann die „angeborene Konstitution“ entlasten. Kleinkinder sollten Nahrungsmittel verzehren, die von ihrer Geschmacksrichtung *(sapor, wei)* und ihrem Temperaturverhalten *(natura, xing)* nicht extrem, sondern harmonisch und ausgewogen sind und zugleich die Verdauung unterstützen.

TIPP

Allgemeine Empfehlungen für die Einführung der Breimahlzeit:
- Anfangs pro Woche nur ein neues Lebensmittel einführen.
- Stuhlgang und Verdauung beobachten, falls viele unverdaute Nahrungsreste zu sehen sind, neu eingeführtes Lebensmittel weglassen und später nochmals versuchen.
- Menge stetig, aber in kleinen Mengen erhöhen.
- Keine rohen Lebensmittel (beste Zubereitung: dämpfen, garen, kochen und im Anschluss fein pürieren).

- Sanfte Wärme am Bauch, unteren Rücken und Füße (z. B. Kirschkernsäckchen) unterstützen die Verdauung.
- Sanfte unterstützende Massage oder manuelle Therapie (besonders Kindertuina).
- In ruhiger Atmosphäre essen, wenig Ablenkung.

Tab. 4.1 Lebensmittel, um bei Einführung der Beikost die „Mitte"-(Fk „Milz" und „Magen", *oo. lienalis et stomachi, pi wei*) zu stützen

Gemüse	Karotte, Kartoffel, Süßkartoffel, Kürbis, Fenchelknolle, Sellerie, Pastinake, Maroni
Getreide	Hirse, Dinkel, Reis, Hafer
Früchte	Apfel, Birne, Pfirsich
Fleisch	mageres Rindfleisch und Hühnerfleisch
Fisch	fettreicher Fisch
Sonstiges	Nussmus, Beikostöl

Zur **Allergieprävention** wurden aus Sicht der westlichen Ernährungsmedizin einige Empfehlungen entwickelt, um das Risiko von Allergien, insbesondere Nahrungsmittelallergien, bei Kindern zu reduzieren. Verschiedene Studien bestätigen, dass Muttermilch sowohl aus ernährungsphysiologischer Sicht als auch für die Vorbeugung von allergischen Erkrankungen die ideale Ernährung in den ersten Lebensmonaten ist. Inzwischen überholt ist die früher gängige Empfehlung, bestimmte Nahrungsmittel (wie Hühnerei, Kuhmilch, Nüsse, Weizen, Fisch), nicht oder erst verzögert im Rahmen der Beikost zu geben. Vielmehr hat sich gezeigt, dass eine frühe Gabe von kleinen Mengen potenzieller Allergene sogar protektiv im Sinne einer Allergieprävention ist. Daher wird empfohlen, potenziell allergene Lebensmittel schrittweise in die Ernährung von Säuglingen einzuführen, nachdem sie etwa sechs Monate alt sind und weiterhin gestillt werden.

Die Ernährung sollte in den ersten zwölf Monaten aus vielfältigen Lebensmitteln bestehen, da dies einen schützenden Effekt vor allergischen Erkrankungen bieten kann. Bei Kindern mit erhöhtem Risiko für Allergien und schwerem Ekzem sollte allerdings vor der Einführung potenter Allergene eine allergologische Diagnostik erfolgen (Kopp et al. 2022). Aus Sicht der Chinesischen Medizin entspricht dies dem Konzept der „(Lebens-) Mittel, die Störungen zur Entfaltung bringen" *(fawu)*. Hierunter versteht man Lebensmittel, die den Gesundheitszustand beeinträchtigen können sowie Lebensmittel, die häufig Hautreaktionen und -erkrankungen hervorrufen. Diese werden nach Herkunft, Funktion und Wirkmechanismus unterschieden und sind insbesondere bei (Haut-)Erkrankungen von Kindern in der Beratung zu berücksichtigen (Bi, Fan 2016).

4.4.2 Kindergarten- und Schulkinder

ZU BEACHTEN

Bei Kindergarten- und Schulkindern gehört das Stützen und Harmonisieren der „Mitten"-Funktionskreise *(oo. lienalis et stomachi, pi wei)* sowie des Fk „Lunge" *(o. pulmonalis, fei)* zum Schwerpunkt der chinesischen Diätetik. Die Nahrungsmittel sollten von ihrer Geschmacksrichtung *(sapor, wei)* und ihrem Temperaturverhalten *(natura, xing)* nicht extrem, sondern harmonisch und ausgewogen sein.

Hierzu sind prinzipiell alle Lebensmittel und Gerichte geeignet, welche die „Mitten"-Funktionskreise stützen und harmonisieren und insbesondere das Qi des Fk „Milz" (➤ 6.1.1) bzw. des Fk „Lunge" (➤ 6.2.1) stützen.

Besonders der süße Geschmack entspricht Kindern und wirkt harmonisierend, allerdings nicht in Form von Süßwaren, sondern beispielsweise Getreide- und Gemüsesorten mit einer süßen Geschmacksrichtung.

- Alle Getreidearten, als warme Gerichte, stützen das „Getreide-Qi" *(qi frumentarium, guqi)*. Hülsenfrüchte können für eine bessere Verträglichkeit länger eingeweicht, gekocht oder zerkleinert werden.
- Besonders empfehlenswert sind auch süßlich schmeckende, gedünstete Gemüsesorten wie Karotte, Kürbis, Fenchel, Süßkartoffel und Kartoffel.
- Als Obst eignen sich Apfel, Birne und Weintraube. Kleine Mengen Fleisch und Fisch ergänzen das Qi und das Xue nachhaltig.
- Gewürze, Milchprodukte und Süßungsmittel sollten Kinder nur in Maßen genießen.

Bei Kindergarten- und Schulkindern stehen zunehmend die Folgen einer Fehlernährung im Vordergrund, wie beispielsweise der häufige Verzehr von Milchprodukten, Rohkost und Brotmahlzeiten (als Pausensnack), Zucker und Auszugsmehl, aber auch sehr fette Speisen. Dies kann unter anderem zu Bauchschmerzen und Durchfall führen. Nicht zu unterschätzen ist auch ein fehlender Rhythmus sowie die Zeit und der Rahmen, die den Kindern zum Essen zur Verfügung stehen. All diese Aspekte können die „Mitte" schwächen und darüber hinaus die Entstehung von „Feuchtigkeit" *(humor, shi)* und „Schleim" *(pituita, tan)* begünstigen. In der Praxis sieht man bei Kindern häufig einen engen Zusammenhang zwischen Beschwerden des Hals-, Nasen-, Ohrenbereichs wie Infektanfälligkeit und chronische Verschleimung und gastrointestinalen Problemen wie beispielsweise Obstipation, Diarrhoe, abdominellen Schmerzen und Nahrungsmittelunverträglichkeiten. Diese können häufig allein durch wenige Veränderungen der Ernährungsgewohnheiten deutlich verbessert und geheilt werden.

4.4.3 Jugendliche

Die Adoleszenz (Pubertät), der Übergang von der späten Kindheit ins Erwachsenenalter, ist gekennzeichnet durch bedeutende körperliche, kognitive und emotionale Veränderungen. Mit dem Einsetzen der Geschlechtsreife erfolgen ein kräftiges körperliches Wachstum sowie Veränderungen im Körperbau.

Der Fk „Niere" *(o. renalis, shen)*, insbesondere das Struktivpotential *(jing)*, ist die Grundlage für die körperliche und geistige Entwicklung sowie für die Geschlechtsreife, das Yang des Fk „Niere" *(yang renale, shenyang)* entfaltet in dieser Phase seine volle Kraft.

In dieser Zeit kommt es leicht zu Einstauungen mit der Entstehung von „Glut" *(ardor, huo)* im Fk „Leber", die den Fk „Herz" *(o. cardialis, xin)* mit erfassen kann. Dies äußert sich häufig in Symptomen wie Stimmungsschwankungen, erhöhte Reizbarkeit, Kopfschmerzen, cholerisches Verhalten, innere Unruhe und Konzentrationsstörungen. Die Ernährungsgewohnheiten von Jugendlichen wandeln sich ebenfalls, wenn sie vom „versorgt werden" zum „sich selbst versorgen" übergehen. Häufig ist bei Jugendlichen ein übermäßiger Genuss von energetisch heißen Lebensmitteln (wie Alkohol, Kaffee, Softdrinks,

Energy Drinks, Fastfood, Süßigkeiten) sowie Schlafmangel und eine überaktive Lebensführung zu beobachten. All diese Faktoren begünstigen ebenfalls die Entwicklung von „Glut“ und von entzündlichen Prozessen wie z. B. Akne.

ZU BEACHTEN

Jugendliche sollten neben einer „Mitte-" und Struktivpotential (➤ 6.4.2) -stützenden Ernährung besonders auch Lebensmittel essen, die den Fk „Leber" beruhigen und gegebenenfalls „Glut" kühlen. Hierzu eignen sich Lebensmittel mit kaltem, kühlem und neutralem Temperaturverhalten *(natura, xing).*

Besonders wirksam sind hier Lebensmittel wie Löwenzahn, Staudensellerie, Chrysanthemenblüten, Tomate, Sprossen, grüner Tee und Mungbohne. Energetisch heiße Lebensmittel sollten reduziert und auf eine entsprechende Lebensführung (oben) geachtet werden.

4.5 Frauen

Für die Frau ist aus Sicht der Chinesischen Medizin das Xue von großer Bedeutung und eine energetische Schwäche des Xue *(depletio xue, xuxue)* sowie Stasen des Xue häufige Störungen. Physiologische Besonderheiten sind der monatliche Zyklus und die Möglichkeit, neues Leben zu gebären. Die untere Körperregion wird primär dem Fk „Niere“ *(o. renalis, shen)* zugeordnet.

Der Fk „Leber“ *(o. hepaticus, gan)* dominiert das Speichern des Xue. Der Fk „Milz“ *(o. lienalis, pi)* gilt als Basis von Qi und Xue und sorgt für das Halten des Xue in seinen Bahnen. Alle drei Funktionskreise, Fk „Leber“, „Niere“ und „Milz“, spielen bei der Regulation der physiologischen Funktionen von Frauen eine besondere Rolle. Menstruation, Schwangerschaft, die postpartale Phase und die Stillzeit sind besonders kritische Phasen, in denen es leicht zu einer Schädigung des Xue kommen kann. Deshalb ist es wichtig, für eine ausreichende Bereitstellung von Xue durch die Fk „Leber“ und Fk „Niere“ sowie eine stabile „Mitte“ (Fk „Milz“ und „Magen“, *oo. lienalis et stomachi, pi wei*) zu sorgen. Darüber hinaus sollte der freie Fluss von Xue gewährleistet und Einstauungen durch „Kälte“ *(algor, han)* oder „Feuchtigkeit“ *(humor, shi)* im unteren Wärmebereich (unteres Calorium, *xiajiao*) verhindert werden.

ZU BEACHTEN

Mit der Chinesischen Diätetik lässt sich besonders die Kräftigung der „Mitte" und des Fk „Niere" sowie die Bereitstellung von Xue durch die Fk „Leber" und Fk „Niere" nachhaltig unterstützen. Frauen sollten neben einer „Mitte" stützenden Ernährung besonders auch Lebensmittel essen, die das Xue mehren und den Fk „Niere" (➤ 6.4.2) sowie den Fk „Leber" (➤ 6.3.1) kräftigen.

Hierzu eignen sich neutrale, leicht kühle Lebensmittel von süßer (stützend, säftespendend), aber auch saurer (haltend) Geschmacksrichtung *(sapor, wei)*. Um dennoch nicht zu stark zu befeuchten oder zu kühlen, sollten diese v. a. warm (gedämpft, gedünstet) gegessen werden. Besonders hervorzuheben sind hier Lebensmittel wie Spinat, Yamswurzelknolle, Maulbeere, Bocksdornfrüchte, Hühnerfleisch und Tintenfisch. Um eine Schädigung des Xue und eine Schmälerung der Säfte *(jinye)* zu vermeiden, sollten Frauen scharfe, heiße und trocknende Lebensmittel nicht im Übermaß zu sich nehmen. Auch von „Kälte-"*(algor, han)*fördernden Lebensmitteln ist eher Abstand zu nehmen.

4.5.1 Menstruationszyklus und Kinderwunsch

Im immer wieder neu einsetzenden Kreislauf des weiblichen Menstruationszyklus zeigt sich eine rhythmische Veränderung von Angefülltsein und Erschöpfung. Vier verschiedene Phasen des Menstruationszyklus (Tabelle) repräsentieren die Zu- und Abnahme des Qi des Fk „Niere" *(qi renale, shenqi)* sowie von Qi und Xue. Bei dieser fein abgestimmten Regulation kann es sehr leicht zu Beschwerden unterschiedlicher Art kommen. Zyklusstörungen gehören zum Alltag vieler Frauen. Ob PMS, eine unregelmäßige Periode oder eine viel zu starke und schmerzhafte Blutung, nahezu jeder Frau sind Menstruationsbeschwerden in der einen oder anderen Form bekannt.

4

ZU BEACHTEN

Die Regulation des Menstruationszyklus spielt eine wichtige Rolle bei der Erhaltung der Gesundheit und des Gleichgewichts im Körper einer Frau. Die Chinesische Diätetik zeigt sich hier als besonders nachhaltig und effektiv. Zunächst ist es wichtig, den Fk „Niere" *(o. renalis, shen)* (mit seinen beiden Aspekten Yin und Yang) als Basis zu suppletieren (➤ 6.4.1 und ➤ 6.4.2).

Darüber hinaus kann entsprechend der vier Phasen des Menstruationszyklus mit der chinesischen Diätetik unterstützend eingewirkt werden. Prämenstruell und während der Menstruation ist es förderlich den freien Fluss des Qi und des Xue zu unterstützen. Hierzu eignen sich Lebensmittel wie chin. Lauch, Kumquat, Pfirsich, Kurkuma, Zimt und Rosenblüten. Der Pfirsich wird als „für die Frau geeignete Frucht" bezeichnet, da er das Xue

Tab. 4.2

Menstruationsphase	Therapieprinzipien	Spezielle diätetische Empfehlungen
Menstruation	Xue bewegen (➤ 6.7.2)	Chin. Lauch, Kumquat, Pfirsich, Kurkuma, Zimt, Rosenblüten
Post-Menstruation	Stützung *(suppletio, bu)* des Xue/Yin (➤ 6.3.1 bzw. ➤ 6.4.2)	Lotuswurzel, Yamswurzelknolle, Bocksdornfrüchte, Maulbeere
Ovulation	Stützung des Struktivpotentials *(jing)* (➤ 6.4.2) Qi Regulation (➤ 6.7.1)	Sesam, Walnuss, Lotussamen, Yamswurzelknolle, Pistazie Fenchelsamen, Rosenblüten, Kumquat
Prämenstruation	Qi Regulation Xue bewegen Stützung des Yang insbesondere des Fk „Niere" (➤ 6.4.1)	Fenchelsamen, Pistazie Kumquat, Rosenblüten, Kurkuma, chin. Lauch Zimt, Walnuss, Maroni, Hirschfleisch

dynamisiert und reguliert. Besonders empfehlenswert ist er als Kompott mit Zimt. Auch kleine Mengen brauner Zucker können hier schmerzlindernd wirken. Westliche Studien bestätigen eine schmerzlindernde Wirkung u. a. von Zimt und Fenchelsamen bei Dysmenorrhö (Xu, Yang, Wang 2020).

Auch bei unerfülltem Kinderwunsch spielt die Regulation der Menstruation, neben der Stützung des Fk „Niere", eine besondere Rolle. In den „Wichtigen Gedanken zur Frauenheilkunde" (*Nüke yaozhi*, um 1820 von Chen Xiuyuan verfasst) heißt es: „Wenn eine Frau kinderlos bleibt, beruht dies auf Unregelmäßigkeiten bei der Menstruation. Der Weg, Kinder zu bekommen, liegt im Regulieren der Menstruation." So sollte man „zur Behandlung von Infertilität zuerst die Störung therapieren und zur Behandlung der Störung zuerst die Menstruation (den Menstruationszyklus) regulieren" (Liu 2017). Darüber hinaus ist bei unerfülltem Kinderwunsch häufig die Erwärmung des unteren Wärmebereichs (unteres *calorium, xiajiao)* (durch wärmende Gerichte und Getränke sowie Wärme von außen) wichtig.

4.5.2 Schwangerschaft

In der Chinesischen Medizin wurde der Ernährung von Schwangeren seit jeher eine besondere Beachtung geschenkt. Die Tradition „den Fetus nähren" *(yangtai)* ist ein wichtiger Bestandteil der „Lebenspflege" *(yangsheng)* und der chinesischen Frauenheilkunde. Die Notwendigkeit zeigt sich dadurch, dass sich der Fetus aus Sicht der Chinesischen Medizin ab dem 3. Monat in Reaktion auf äußere Gegebenheiten wandelt und seine angeborenen Anlagen noch nicht festgelegt sind. Der westliche Wissenschaftsbereich der Epigenetik zeigt ebenfalls, dass besonders in der Schwangerschaft Lebenseinflüsse wie die Ernährung Umweltfaktoren und Chemikalien (wie BPA), aber auch emotionale Faktoren wie beispielsweise Stress eine entscheidende Rolle spielen.

Durch sog. „epigenetische Schalter" kann die Ernährung in der Schwangerschaft die Aktivität von Genen beeinflussen und die lebenslange Konstitution des Ungeborenen entscheidend prägen. Sowohl die Tradition „den Fetus nähren" *(yangtai)* als auch die Epigenetik sind sich somit sehr deutlich der besonderen Rolle der Ernährung in der Schwangerschaft und der Möglichkeit bewusst, damit entscheidende Weichen für lebenslange Gesundheit bzw. Krankheitsdisposition zu legen. Die westliche Ernährungsmedizin legt den Fokus darüber hinaus auf eine ausreichende Energie- und Nährstoffversorgung (insbesondere Folsäure, Jod, Eisen) der Schwangeren. Ebenso sollte auf Lebensmittel geachtet werden, die häufig mit Lebensmittelinfektionen wie Listeriose und Toxoplasmose in Verbindung gebracht werden, wie rohes Fleisch, roher Fisch, Rohmilchprodukte und unpasteurisierte Lebensmittel. Auf Genussgifte (Alkohol, Nikotin) ist zu verzichten.

Die Schwangerschaft stellt eine besondere Herausforderung für die werdenden Mütter dar.

ZU BEACHTEN

Die beiden „Mitten"-Funktionskreise (Fk „Milz" und „Magen", *oo. lienalis et stomachi, pi wei*), als Basis von Qi und Xue, dominieren das Wachsen und Nähren. Der Fk „Niere" *(o. renalis, shen)*, insbesondere das Struktivpotential *(jing)*, ist zuständig für Fortpflanzung und Schwangerschaft. Diese Funktionskreise sollten während der Schwangerschaft nachhaltig ergänzt und gekräftigt werden.

Aus Sicht der chinesischen Diätetik ist es wichtig, in der Schwangerschaft auf zu stark Xue mobilisierende Lebensmittel (wie alkoholische Getränke, Tabak, Zimt, Kurkuma, Krebs, Pfirsich) zu verzichten. Um eine Schädigung des Yin und eine Schmälerung der Säfte *(jinye)* zu vermeiden, sollten Frauen während der Schwangerschaft scharfe, heiße und trocknende Lebensmittel wie Alkohol, Tabak, Kaffee, schwarzen Tee, getrockneten Ingwer, Zimt, Chili und Wildfleisch meiden oder stark reduzieren. Auch extreme Hitze, starkes Schwitzen, Stress und Schlafmangel können das Yin schwächen.

1.–5. Schwangerschaftsmonat

Da sich während der Schwangerschaft das Xue der Funktionskreise und des gesamten Leitbahnsystems in die Breite Trossstraße (*s. impedimentalis, chongmai*) und die Aufnehmende Leitbahn (*s. respondens, renmai*) ergießt, tendiert der gesamte Körper zur energetischen Schwäche *(depletio, xu)* von Yin und Xue, während das Yang-Qi dazu neigt, nach oben zu schlagen. In der Schwangerschaft gilt es vom ersten bis fünften Monat v.a., das Xue zu stützen, den Fk „Leber“ *(o. hepaticus, gan)* zu stabilisieren und das Yin des Fk „Leber“ *(yin hepaticum, ganyin)* zu ergänzen. Zur Stützung *(suppletio, bu)* des Xue bzw. des Yin des Fk „Leber“ eignen sich neutrale, leicht kühle Lebensmittel von süßer (stützend, säftespendend), aber auch saurer (haltend) Geschmacksrichtung *(sapor, wei)*.

Empfehlenswert sind insbesondere wässrige Gerichte (z. B. Suppen, gedünstetes Gemüse, Kompott, wässrige Breie) und ausreichend Getränke. Besonders geeignete Lebensmittel sind u. a. Sesam, Leinsamen, Staudensellerie, Karotte, Spinat, Tomate (gekocht), Yamswurzelknolle, Zitrusfrüchte, Weintraube, Bocksdornfrüchte, Maulbeeren, Kokosmilch, Fleisch (v. a. Huhn, Rind), Fisch (v. a. Tintenfisch), Hühnerei und in Maßen Milchprodukte.

Schwangerschaftsübelkeit

Bei Schwangerschaftsübelkeit kommt es in den ersten drei Monaten aufgrund des „Fetus-Qi“ *(taiqi)* häufig zu Unruhe in den Leitbahnen „Breite Trossstraße“ und „Aufnehmende Leitbahn“ *(ss. impedimentalis et respondens, chongmai renmai)* und zum kontravektiven Aufsteigen des Qi („gegenläufiges“ Qi, *qi ni*) des Fk „Magen“ *(o. stomachi, wei)*. Eine bewährte Kombination ist hier Ingwer mit Zitrone (z. B. Ingwertee mit Zitronensaft). Die Zitrone wird als besonders „für die Frau geeignete Frucht“ bezeichnet, denn sie vermag bei Schwangeren Säfte *(jinye)* zu halten und nach unten zu führen. Außerdem stützt sie durch das Saure das Yin des Fk „Leber“ *(yin hepaticum, ganyin)*, was auf den Fetus beruhigend wirken kann. Der Ingwer besitzt eine „Mitte“ (*oo. lienalis et stomachi, pi wei*) harmonisierende, erwärmende sowie „Schleim“ *(pituita, tan)* umwandelnde Funktion. Auch aus Sicht der westlichen Ernährungsmedizin gilt Ingwer als effektiv und sicher bei Schwangerschaftsübelkeit und Erbrechen (Crichton 2022).

5.–9. Schwangerschaftsmonat

Nach dem fünften Schwangerschaftsmonat sollte man in erster Linie darauf achten, die Fk „Niere" und „Milz" *(oo. renalis et lienalis, shen pi)* zu kräftigen, da in dieser Zeit zusätzlich der Fetus zu ernähren und die konstitutionellen Reserven zu erhalten sind. Dies gilt auch vorbeugend für die Zeit nach der Geburt, damit der Verlust von Qi und Xue rasch wieder ausgeglichen werden kann.

4.5.3 Wochenbett und Stillzeit

ZU BEACHTEN

Die Chinesische Medizin widmet dem Wochenbett sehr große Aufmerksamkeit. *Zuo yuezi* 坐月子, bedeutet „den Monat sitzen", während dieser Zeit wird besonderer Fokus auf die Ernährung und Pflege der Mutter gelegt, um ihren Körper zu stärken und den Organismus nach Schwangerschaft und Geburt mit Qi und Xue umfassend zu ergänzen.

Eine unzureichende Nachsorge kann manchmal langfristige Probleme mit sich bringen. Um den Energieverlust durch die Geburt möglichst schnell auszugleichen, eignen sich alle gekochten Getreidesorten (besonders Hirse, Reis, Dinkel), gekochte Erdnüsse, Trockenfrüchte (besonders Jujubenfrucht und Longane), Hühnerfleisch, Rinderfleisch und Schweinefleisch, Hühnerei, Tintenfisch sowie geringe Mengen Schaf-/Ziegenmilch. Empfehlenswert sind warme und leicht verdauliche Gerichte (wie Getreidebreie, Fleischsuppen, Eintöpfe) sowie warme Getränke. Frauen im Wochenbett zeigen sich darüber hinaus besonders anfällig für „Kälte-" und „Wind-"Schädigungen. Auf kühlende Lebensmittel wie rohes Gemüse/Obst (v. a. Melone, Zitrusfrüchte, Gurke, Tomate), Säfte, sehr kalte Getränke, Eis und Kuhmilchprodukte sollte daher verzichtet werden. Auch Kälte und Wind von außen sollte gemieden werden. Damit es nach der Entbindung nicht zu Xue-Stasen kommt, empfehlen sich überdies Nahrungsmittel, die das Xue sanft in Bewegung halten. Hierzu eigen sich Lebensmittel wie schwarze Sojabohne, Pfirsich, Rosenblüten und Fiederweißdornbeeren.

Stillschwäche: Nach der Theorie der chinesischen Medizin basiert ein verminderter Milchfluss v.a. auf einer Schwäche von Qi und Xue und einer mangelnden Durchgängigkeit der Milchgänge. Um diese Schwäche möglichst schnell auszugleichen und die Durchgängige der Milchgänge zu unterstützen, eigenen sich insbesondere gekochte Erdnuss, Erbsen, Azukibohnen, Sesam, Champignon, Feigen, Schweinefuß, Karpfen, Tintenfisch und Garnele.

4.5.4 Wechseljahre

Die Wechseljahre sind eine natürliche Phase im Leben einer Frau, in der die Produktion von Östrogen und Progesteron abnimmt. Das Alter beim Eintritt der Menopause ist sehr variabel, im Durchschnitt liegt es zwischen 51–52 Jahren. Aus der Sicht der Chinesischen Medizin beruht dieser Prozess im Wesentlichen auf einer physiologischen Abnahme des Struktivpotentials *(jing)*. Dies führt zunächst zu den typischen Symptomen wie Nachtschweiß, Rückenschmerzen und Schlafstörungen. Da der Fk „Niere" *(o. renalis, shen)* seiner Aufgabe der Yin- und Säfteversorgung nicht mehr gerecht wird, kommt es zu einem allgemeinen Yin- und Säftemangel, dies zeigt sich häufig in einer Trockenheit der Schleimhäute. Diese typische Dysbalance zwischen Yin und Yang führt zum Überwiegen des Yang mit einer Entwicklung von „Hitze" (*calor, re*)-Zeichen wie Hitzewallungen, die auf einer energetischen Schwäche des Yin *(depletio yin, xuyin)* basieren. Besonders der Fk „Leber" *(o. hepaticus, gan)* kann hierdurch erheblich beeinträchtigt werden. Bei einem Mangel an Yin und Xue kommt es leicht zum Aufsteigen des Yang des Fk „Leber" *(yang hepatici, ganyang)* und zur Entwicklung von „Hitze"-Symptomen wie Kopfschmerzen, arterieller Hypertonus, Reizbarkeit und Blutungsstörungen.

ZU BEACHTEN

Mit der Chinesischen Diätetik lässt sich die Mehrung des Yin des Fk „Niere" (*yin renale, shenyin*) und gegebenenfalls die Besänftigung des Yang des Fk „Leber", Beruhigung des *shen* sowie Kühlung von „Hitze"-Prozessen nachhaltig unterstützen.

Hierzu eignen sich Säfte *(jinye)* spendende, leicht kühle Lebensmittel mit einer salzigen und süßen Geschmacksrichtung *(sapor, wei)*. Besonders wirksam sind überdies Lebensmittel wie grob geschroteter Weizen, Lotussamen, Leinsamen, Yamswurzelknolle, Staudensellerie, Longane, Maulbeeren, Bocksdornfrüchte, Tintenfisch.

Phytoöstrogene werden häufig mit Frauengesundheit in Zusammenhang gebracht. Von besonderer ernährungsphysiologischer Relevanz sind Isoflavone, die in Sojabohnen in größeren Mengen vorkommen. Die wichtigsten Quellen für Sojaisoflavone sind Sojabohnen, Tofu, Sojamilch und fermentierte Produkte wie Miso, wobei Verarbeitungsschritte den Isoflavongehalt reduzieren. Isovflavone sind Polyphenole mit einer ähnlichen chemischen Struktur wie das Hormon Östrogen. Isoflavone wirken sich laut neuesten wissenschaftlichen Erkenntnissen in verzehrüblichen Mengen nicht nachteilig auf den Hormonstatus aus, sondern wirken als sog. Östrogen-Rezeptor-Modulatoren, bei niedrigem Östrogenspiegel wirken sie als Agonisten und bei hohem Östrogenspiegel als Antagonisten. Regelmäßiger Sojakonsum in Mengen, wie sie auch in Asien üblich sind, lindern menopausale Beschwerden wie beispielsweise Hitzewallungen. Darüber hinaus gibt es Hinweise darauf, dass auch Frauen mit prämenstruellem Syndrom von Sojaisoflavonen profitieren könnten. Im Gegensatz dazu können für Nahrungsergänzungsmittel mit isolierten Isoflavonen aufgrund fehlender wissenschaftlicher Daten keine sicheren Zufuhrempfehlungen gemacht werden (Mörixbauer 2019).

4.6 Ältere Menschen

Die Chinesische Medizin sieht die „Pflege des Alters" *(yanglao)* als besonderen Teil der Lebenspflege *yangsheng* mit dem Ziel, möglichst lange körperlich und geistig in einem gesunden Zustand zu altern. Eine wichtige Rolle für ein gesundes Altern spielt v.a. das Speichern und Bewahren des Struktivpotentials *(jing)* sowie die körperliche als auch geistige Ausgeglichenheit im Leben. Im Laufe des Alters kommt es zu einer Defizienz der Qi-Kräfte und der körperlichen Substanzen, bedingt durch eine physiologische Schwächung der

Fk „Niere“ und „Milz“ *(oo. renalis et lienalis, shen pi).* Hat der Mensch die Vierzig überschritten, verfügt er nur noch über die Hälfte seines Yin, heißt es in den Klassikern der Chinesischen Medizin. Bei älteren Menschen sollte besonders der präventive Gedanke im Vordergrund stehen. Die Grundsätze der Chinesischen Medizin „Behandeln, wenn noch keine Krankheit ausgebrochen ist“, sowie „wenn eine Krankheit bereits da ist, verhindere man eine Verschlechterung“ spielen eine wesentliche Rolle. Besonders die Diätetik ist für die Gesunderhaltung und Behandlung spezifischer geriatrischer Probleme sehr wichtig.

Eine ausgewogene Ernährung im Alter kann eine Herausforderung darstellen. Neben dem physiologischen Alterungsprozess spielen akute und chronische Erkrankungen sowie zusätzliche körperliche Einschränkungen eine wesentliche Rolle und können ein abwechslungsreiches und nahrhaftes Essen erschweren. Häufig muss ein multipler Medikamentenkonsum berücksichtigt werden. Darüber hinaus kann ein verändertes Empfinden gegenüber Durst und Hunger im Alter zu Verdauungsstörungen führen und der Auslöser für beispielsweise Obstipation und Gewichtsverlust sein. Nicht zu unterschätzen sind bei älteren Menschen emotionale Komponenten wie Einsamkeit, Altersdepression sowie die fehlende Freude und der Genuss beim Essen. Zum „gesunden Altern“ tragen neben einer ausgewogenen Ernährung auch eine angemessene körperliche Bewegung, geistige Beschäftigung sowie soziale Kontakte wesentlich bei.

ZU BEACHTEN

Zu den wichtigsten Zielen im Alter mit der Chinesischen Diätetik gehören Stützen und Harmonisieren der „Mitten“-Funktionskreise *(oo. lienalis et stomachi, pi wei)*, Suppletieren des Fk „Niere“ *(o. renalis, shen)* sowie Mehren des Struktivpotentials *(jing).*

Zur Stützung *(suppletio, bu)* des Yin des Fk „Niere“ und des Struktivpotentials eignen sich Säfte *(jinye)* spendende, leicht kühle Lebensmittel mit einer salzigen und süßen Geschmacksrichtung *(sapor, wei)* (➤ 6.4.2) wie Nüsse und Samenfrüchte, wie Sesam, Walnuss, Leinsamen und Lotussamen. Darüber hinaus haben Trockenfrüchte (wie getrocknete Jujubenfrucht, Maulbeere, Longane) einen besonderen Stellenwert in der chinesischen Diätetik und sind für ältere Menschen sehr gut geeignet. Allgemein wirken sie suppletierend, sie stützen Yin und Yang, Qi und Xue, wirken regulierend und fördern so die Gesundheit von älteren Menschen auf besondere Weise. Darüber hinaus hat auch Salz einen Bezug zum Fk „Niere“. Der salzige Geschmack spendet Feuchtigkeit und trägt zur Erhaltung und Stützung des Struktivpotentials und des Yin des Fk „Niere“ bei. Bei einer energetischen Schwäche *(depletio, xu)* des Yin und nach oben steigendem Yang muss deshalb auf Salz nicht verzichtet werden. Dies entspricht auch der aktuellen Studienlage zu Bluthochdruck und Salzkonsum, die zeigt, dass eine Abhängigkeit von Salzkonsum und Blutdruck bei vielen, aber nicht bei allen Menschen besteht.

Zur Stützung *(suppletio, bu)* des Yang des Fk „Niere“ *(yang renale, shenyang)* eignen sich aus diätetischer Sicht Lebensmittel mit einem warmen Temperaturverhalten (*natura, xing*) und sowie einer salzigen oder auch scharfen Geschmacksrichtung *(sapor, wei)* (➤ 6.4.1). Besonders hervorzuheben ist die Maroni; sie stützt und erwärmt das Yang des Fk „Niere“. Für ältere Menschen empfiehlt sie sich als Suppe oder als Mus. Darüber hinaus erwärmen und kräftigen chinesischer Lauch, Hirschfleisch sowie Gewürze wie Zimt, Anis, Nelke das Yang des Fk „Niere“ sehr effektiv.

Eine Vielzahl an westlichen **Studien** zeigen, dass einzelne Lebensmittel (wie Grüntee, Sojabohne, Maulbeeren) einen besonderen Einfluss auf die Telomerlänge haben, welche als Biomarker für eine intakte DNA-Struktur, Teilungsvermögen der Zellen und damit für potenzielle Langlebigkeit gelten (Vidacek et al. 2017). Dennoch gibt es keine einzelnen „Superfoods" für ein langes Leben. Das gesamte Ernährungsmuster und nicht eine bestimmte Einzelkomponente ist für die Wirkung verantwortlich. Darüber hinaus zeigen natürlich auch viele weitere Lebensstilfaktoren wie körperliche Aktivität, Meditation und emotionale Ausgeglichenheit einen Einfluss auf den Telomerstoffwechsel. Die Kombination aus mehreren gesunden Lebensstilfaktoren hat somit einen stärkeren Einfluss auf die Telomerlänge als jeder Faktor allein. Die Grundlagen für ein gesundes Altern werden früh im Lebensverlauf gelegt, dennoch kann jeder Einzelne in allen Phasen des Lebens zu seiner Gesunderhaltung beitragen.

4.7 Sportler

Bewegung ist wichtig, um den Fluss von Qi und Xue zu stärken, die Funktionskreise zu kräftigen und die „Wehrenergie" *(qi defensivium, weiqi)* sowie die „Bauenergie" *(qi constructivum, yingqi)* im Körper zu verteilen.

Bereits in der offiziellen Biographie von Hua Tuo aus dem 2.Jh. n.Chr. werden seine eigenen Worte zitiert, um die Notwendigkeit von ausreichender Bewegung für die Gesundheit des Menschen zu erläutern: „Der menschliche Körper braucht Aktivität, aber man sollte es nicht übertreiben. Wenn man sich bewegt, kann das mit der Nahrung aufgenommene *Qi* 氣 verbraucht werden, das Blut (*Xue*) ungehindert fließen, und Krankheit kann nicht entstehen. Es ist wie mit einer Türangel, die niemals rostet." (*Hou hanshu*, Kap. 72; *Sanguozhi*, Kap. 29) (Engelhardt 2017).

Vom Freizeitsportler bis zum Athleten im Hochleistungssport zeigt sich eine erhebliche Vielfalt. Eine ausgewogene und bedarfsorientierte Ernährung hat einen maßgeblichen Einfluss auf die Gesundheit, die Leistungsfähigkeit sowie die Regenerationsfähigkeit im Sport. Die Anforderungen an die Ernährung variieren dabei von Sportler zu Sportler, abhängig von Faktoren wie der spezifischen Sportart, dem Trainingsstil, der Intensität, der Dauer, dem Geschlecht, dem Alter, der Jahreszeit und zahlreichen weiteren Aspekten. Die Sporternährung sollte an diese individuellen Bedürfnisse und Ziele eines Sportlers angepasst werden.

TIPP

Aus Sicht der chinesischen Medizin sind bei Sportlern besonders die Verluste an Säften *(jinye)* durch vermehrtes Schwitzen sowie ein gesteigerter Bedarf und Verbrauch von Qi und Xue zu berücksichtigen. Die „Bauenergie", welche in unmittelbaren Zusammenhang mit Bereitstellung von geklärten Säften und Qi aus der „Mitte" (Fk „Milz" und „Magen", *oo. lienalis et stomachi, pi wei*) steht, muss in ausreichenden Mengen an die Leitbahnen abgegeben werden. Gleichzeitig müssen die konstitutionellen Kräfte und Reserven erhalten werden, indem auch der Fk „Niere" *(o. renalis, shen)* gestützt wird. Nur so kann der gesamte Bewegungsapparat energetisch versorgt werden.

Grundsätzlich gelten die allgemeinen jahreszeitlichen Ernährungsempfehlungen auch für Sportler (➤ 4.3). In den warmen Monaten können die Empfehlungen zur Lebensführung, die Säfte zu schonen und sich vor Überanstrengung zu schützen, bei Sportlern häufig nicht umgesetzt werden. Durch die klimatische Hitze können sich „Glut" *(ardor, huo)*, „Sommerhitze" *(aestus, shu)* und „Trockenheit"*(ariditas, zao)*-Prozesse besonders leicht festsetzen. Daher muss v.a. bei Ausdauerathleten auf die ausreichende Versorgung mit Säften aus der Nahrung besonders geachtet werden. Für die warmen Monate heißt das, v.a. kühlende und säftereiche Nahrungsmittel zuzuführen. Gleichzeitig gilt es, die „Mitte" ausreichend zu stützen. Zur Stärkung des Säftereservoirs eignen sich neben ausreichenden Getränken, rohe Früchte und Gemüse wie Banane, Apfel, Birne, Ananas, Melone, Salate, Tomate und Gurke. Als Kompott, Suppe oder Getreidesalat werden die wärmenden Kräfte des Yang des Fk „Milz" geschont. Zur ausreichenden Stützung der „Mitte" ist auch im Sommer mindestens eine warme Mahlzeit empfehlenswert, insbesondere gekochtes Getreide. In kälteren Monaten sind die Schweißverluste während des Trainings und damit der Säfteverlust insgesamt geringer als im Sommer. Qi und Xue werden jedoch weiterhin viel gebraucht und müssen in Bewegung gehalten werden. Wintersportler sind häufig dem äußeren Agens (krankheitsauslösender Faktor, *bingyin)* „Kälte" *(algor, han)* ausgesetzt. Wärmende, das Yang des Fk „Milz" stützende und dynamisierende Nahrungsmittel sind für diese Sportlergruppe daher besonders wichtig. Für das Wintertraining sollten die Mahlzeiten und Getränke überwiegend warm aufgenommen werden. Besonders empfehlenswert sind Eintöpfe mit Getreide, Hülsenfrüchte, Wurzel- und Knollengemüse, mageres Fleisch und wärmenden Gewürzen. Kühlende Lebensmittel wie rohes Gemüse bzw. Obst, Säfte, sehr kalte Getränke, Eis und Kuhmilchprodukte sind kontraindiziert.

Darüber hinaus ist zu beachten, dass auch ein Zuviel an Bewegung bzw. Anstrengung schädlich sein kann. Bereits in „Inneren Klassiker" heißt es: „Man sollte nicht unkontrolliert schwere Arbeit leisten/sich überanstrengen (*lao*)" (*Suwen* Kap1/1). Denn dies kann zur Erschöpfung von Qi und Xue führen.

Deshalb ist es wichtig „richtiges Maß" zu finden, wobei die individuelle Konstitution, das Alter etc. eine wichtige Rolle spielen.

KAPITEL

5 Diätetik bei häufigen Beschwerde- und Krankheitsbildern

Überblick

In diesem Kapitel werden wichtige und häufige Beschwerde- und Krankheitsbilder nach der chinesischen Differenzialdiagnose und ihrer Symptomatik aufgeführt sowie die Therapieprinzipien und diätetische Empfehlungen angegeben. Die Störungen sind nach westlichen Fachbereichen geordnet.
Eine jeweils vorangestellte Einführung dient zur Erklärung der Herangehensweise. Die tabellarische Darstellung kann als Richtschnur/Orientierungshilfe dienen, auch wenn sie natürlich eine individuelle Diagnose nicht zu ersetzen vermag.

- Bei den „Diätetischen Therapieempfehlungen" geben wir eine Auswahl der wichtigsten Lebensmittel und Rezepte an. Die Lebensmittel sind in der Reihenfolge nach Gruppen aufgelistet, wie dies auch im Kapitel 2 der Fall ist: Getreide/Nüsse und Samenfrüchte/Hülsenfrüchte, Gemüse, Früchte, Fleisch/Fisch und Sonstige.
- Die für die Anwendung der Lebensmittel wichtigen Zubereitungsarten sollten zusätzlich berücksichtigt werden und wir bitten, entsprechende Hinweise dem Kapitel 1 zu entnehmen.
- Da für einige wenige Lebensmittel keine klassischen Wirkbeschreibungen im Chinesischen vorliegen, haben wir die Wirkweisen einzelner Lebensmittel wie Chicorée, Radicchio, Zucchini, Erdbeere, Himbeere und Avocado interpoliert.
- Die unter „Diätetische Empfehlungen" angegebenen Rezepte beziehen sich großteils auf die im ➤ Kap. 3 aufgeführten Rezepte. Die Rezepte, die nicht im Leitfaden beschrieben werden, sind kursiv geschrieben.

5.1 Gastrointestinale und Stoffwechselstörungen

Die Nahrungsaufnahme, vom Essen mit Appetit bis zum Stuhlgang, steht in enger Beziehung zu den Fk „Milz" und „Magen" (*oo. lienalis et stomachi, pi wei*). Dieses auch als „Mitte" bezeichnete Funktionskreispaar arbeitet eng zusammen, um die Nahrung aufzuschlüsseln, die wertvollen Bestandteile aufzunehmen und die Ballaststoffe zu eliminieren, also „das Klare vom Trüben zu trennen". Dabei soll der Fk „Milz" wärmen, trocknen und die aus der Nahrung gewonnene Energie dem Organismus zuführen, der Fk „Magen" soll hingegen befeuchten, eher kühlen sowie Impulse nach unten geben, damit die Verdauung und Peristaltik geordnet ablaufen.

Somit wird der Fk „Milz" in seinen Aufgaben durch „energetische Schwäche" *(depletio, xu)*, „Kälte" *(algor, han)* und „Feuchtigkeit" *(humor, shi)* bedroht, der Fk „Magen" durch „Wärme" *(calor, re)*, „Trockenheit" *(ariditas, zao)* und „Glut" *(ardor, huo)*. Beide werden durch unregelmäßiges, hastiges Essen sowie Grübeln und emotionale Spannungen, also Stagnationen im Fk „Leber“ *(o. hepaticus, gan)*, in ihrer Funktion beeinträchtigt.

Im vom vegetativen Nervensystem dominierten Verdauungssystem gibt es sehr viele Störungen wie Reizmagen, Reizdarm oder Nahrungsmittelunverträglichkeiten, bei denen die westliche Abklärung keine mess- oder sichtbaren Befunde erheben kann. Die chinesische Medizin hat hier durch die individuelle, qualitative Diagnosestellung hingegen klare Therapieprinzipien und -methoden. Die Ernährungsberatung und das Essverhalten stehen dabei ganz im Vordergrund.

Die häufig vermuteten oder nachgewiesenen Nahrungsmittelunverträglichkeiten (NMU) finden in diesem Kapitel Platz, da sie sich häufig mit Symptomen im Gastrointestinaltrakt manifestieren. Ob es sich um immunologische, IgE- oder zellulär vermittelte NMU oder um nichtimmmunologische (spezifische oder nicht-spezifische) NMU handelt, spielt dabei eine sehr untergeordnete Rolle. Diese Störungen, die im Rahmen der Nahrungsaufnahme und -verarbeitung auftreten, werden aus Sicht der Chinesischen Medizin generell den Fk „Milz“ und „Magen“ zugeordnet, deren Funktionen durch unterschiedliche Bedingungen gestört sind.

5.1.1 Speiseröhre, Magen und Oberbauch

Mögliche westliche Diagnosen: Refluxösophagitis, gastroösophageale Refluxerkrankung (GERD), Hiatushernie, Reizmagen, Gastritis, Magengeschwür, Pankreatitis, Hepatitis, Hepatopathie, Cholezystitis, Sodbrennen, Nahrungsmittelunverträglichkeiten (NMU), Dysphagie, Meteorismus, Aphthen, Stomatitis, Globusgefühl, Schluckauf.

Symptome	Therapieprinzipien	Diätetische Empfehlungen
Energetische Schwäche des Qi der Fk „Milz" und „Magen" *(depletio qi lienale et stomachi, piwei qi xu)*		
Symptome und Befunde: Appetitlosigkeit, Magengluckern, Gewichtsverlust, Übelkeit, Völlegefühl, Übelkeit, Regurgitationen, Aufstoßen (geruchlos), Dysphagie, Verdauungsschwäche, aufgetriebener Bauch, (Hiatus-)Hernie, Kraftlosigkeit, Blässe, Kälteempfindlichkeit, Neigung zu weichem Stuhl und Durchfällen, NMU **Zunge:** blass, weich, Belag dünn, hell **Pulse:** „erschöpft" *(depletus, xu)*, „schwach" (*invalidus, ruo*)	stützen *(suppletio, bu)* des Qi des Fk „Milz" wärmen Fk „Magen" harmonisieren	**Lebensmittel:** Reis, Dinkel, Hirse, Mais Sojabohne, Erbse Karotte, Fenchel, Kartoffel, Kürbis, Ingwer, Knoblauch, Maroni, Yamswurzelknolle Trockenfrüchte (z. B. Feige, Jujubenfrucht), Mandarinenschale mageres Hühnerfleisch, Rindfleisch, Lamm-/Ziegenfleisch, Fisch (z. B. Hering) Fenchelsamen, Pfeffer **Rezepte:** Getreidebreie Gemüse-Allerlei Kräftigende Hühnersuppe Teigtaschen Dekokt aus frischem Ingwer und getrockneten Mandarinenschalen

Symptome	Therapieprinzipien	Diätetische Empfehlungen
Energetische Schwäche des Yin des Fk „Magen (*depletio yin stomachi, weiyin xu*)		
Symptome und Befunde: Magen schnell gereizt, Mund und Lippen trocken, Durstgefühl, Würgereiz, wenig Speichel, Dysphagie oft Besserung durch Nahrungsaufnahme, Stuhl trocken, Körpergewicht gering, endoskopisch oft atrophische Gastritis **Zunge:** gerötet, Belag vermindert **Pulse:** „zart" *(minutus, xi)*, „erschöpft" *(depletus, xu)*, „oberflächlich" *(superficialis, fu)*	stützen *(suppletio, bu)* des Yin des Fk „Magen" Fk „Magen" harmonisieren Kontravektionen absenken	**Lebensmittel:** Weizen, Gerste, Reis Erbse, Mungbohne, Tofu, Sojamilch Weiß- und Silbermorchel, Aubergine, Yamswurzelknolle, Chinakohl, Spinat, Salat, Lotuswurzel, Gurke, Tomate, Rettich (gedünstet) Banane, Apfel, Birne, Pflaume, Ananas, Granatapfel, Mango, Weintraube Schweinefleisch, Schinken, Entenfleisch, Hasen-/Kaninchenfleisch Kuhmilchprodukte, Kokosmilch **Rezepte:** allgemein: Säfte, Kompott, wässrige Getreidebreie Getreidebrei mit Spinatblättern Tofu-Avocado-Paste *Chinakohlsuppe* *Suppen mit Kokosmilch*
Nahrungsmittelstagnationen		
Symptome und Befunde: Völlegefühl, Oberbauch gespannt und schmerzhaft, Aufstoßen, Übelkeit, Sodbrennen, Schluckauf, wechselnder Appetit Neigung zu Übergewicht, Meteorismus, hastigem und unregelmäßigem Essen, unvollständiger Stuhlgang NMU, evtl. Fettleber **Zunge:** Belag dick, schmierig-klebrig **Pulse:** „schlüpfrig" *(lubricus, hua)*	Fk „Magen" *(o. stomachi, wei)* öffnen und regulieren Blockaden lösen Kontravektionen absenken	**Lebensmittel:** Buchweizen, Gerste, Reis, Mais, Getreide gekeimt Sojabohne, Tofu Rettich (gedünstet), Ingwer, Chin. Lauch, Zwiebel (gedünstet), Knoblauch (gedünstet), Koriander, Fenchel, Karotte Kumquat, Zitrusschalen Fiederweißdornbeere, Fenchelsamen, Kardamom, Kurkuma, Pfeffer Grüner Tee, Oolongtee **Rezepte:** Getreidebrei mit Buchweizen Grüner Tee mit Mandarinenschalen und Fiederweißdornbeere Dekokt aus Karotte, Wasserkastanie, Koriander *Fencheltee aus Fenchelsamen* *Gerstensuppe*

Symptome	Therapieprinzipien	Diätetische Empfehlungen
„Feuchtigkeit-Hitze" *(calor humidus, shire)*		
Symptome und Befunde: Völlegefühl, Gastritis, Übelkeit, Sodbrennen, bitterer Mundgeschmack, Mundgeruch Neigung zu Entzündlichkeiten, klebriger Stuhl, riechende Sekrete, Hepatitis, Pankreatitis, Cholezystitis, Gallengries und -steine, NMU **Zunge:** gerötet, Belag gelb-klebrig **Pulse:** „schlüpfrig" *(lubricus, hua)*	„Feuchtigkeit" *(humor, shi)* umwandeln und ausleiten „Hitze" *(calor, re)* kühlen Fk „Magen" *(o. stomachi, wei)* harmonisieren Kontravektionen absenken	**Lebensmittel:** Buchweizen, Hiobstränensamen, Gerste, Mais Mungbohne, Sojabohne, Azukibohne Rettich, Staudensellerie, Löwenzahn/Rucola, Braunntang, Sprossen, Artischocke, Chicorée, Radicchio, Kürbis Grüner Tee **Rezepte:** Misosuppe (mit wenig Ingwer und Frühlingszwiebeln) Sushisalat Eingelegter Tofu Grüner Tee mit Mandarinenschalen und Fiederweißdornbeeren *Gedünsteter Rettich* *Nudelpfanne mit Rucola*
„Hitze" im Fk „Magen" *(calor stomachi, weire)*, „Glut" im Fk „Magen" *(ardor stomachi, weihuo)* "		
Symptome und Befunde: Magenbrennen, Sodbrennen, akute Gastritis, Magengeschwür, Aphthen, Gingivitis, Stomatitis, Blutungen, oft Besserung durch Nahrungsaufnahme, gesteigerter Durst und Appetit, trockener Stuhl, Unruhe, Schlafstörungen **Zunge:** gerötet (v. a. Mitte), Belag gelb oder braun **Pulse:** „beschleunigt" *(celer, shu)*	„Hitze" kühlen „Glut" ausleiten Kontravektionen absenken Yin des Fk „Magen" *(yin stomachi, weiyin)* nähren	**Lebensmittel:** Gekeimtes Getreide, Gerste, Buchweizen, Weizen Mungbohne, Tofu Salat, Sprossen, Tomate, Gurke, Aubergine, Rettich, Brauntang, Staudensellerie Wassermelone, Banane, Ananas, Zitrusfrüchte, Birne, Apfel, Mango Entenfleisch, Hasen-/Kaninchenfleisch Grüner Tee, Kuhmilch, Salz, Sojasauce **Rezepte:** Allgemein: Säfte, Salate Getreidebrei mit Spinatblätter Glasnudelsalat

5

Symptome	Therapieprinzipien	Diätetische Empfehlungen
Stagnation des Qi des Fk „Leber" *(qi hepatici, ganqi)*		
Symptome und Befunde: Magenprobleme, Sodbrennen, Übelkeit durch emotionale Belastungen Druck- und Spannungsgefühle, Globusgefühl, Schluckprobleme, wechselnder Appetit, NMU Neigung zu Reizbarkeit und depressiver Verstimmung, Gallenblasenreizungen, PMS, Kopfschmerzen. Besserung durch Bewegung und Entspannung **Zunge:** gerötet (v. a. Ränder) **Pulse** „saitenförmig" *(chordalis, xian)*, evtl. „beschleunigt" (*celer, shu*)	Qi des Fk „Leber" lösen und regulieren Fk „Magen" *(o. stomachi, wei)* harmonisieren Kontravektionen absenken	**Lebensmittel:** Fenchelknolle, Kumquat Fenchelsamen, Rosenblüten **Rezepte:** *Fencheltee (aus Fenchelsamen)* *Rosenblütentee* **Lebensführung:** Entspannungsübungen und Bewegung (Qigong/Taiji)
Stase Xue		
Symptome und Befunde: stechende, ortsfeste Schmerzen, chronische und rezidivierende Erkrankungen, z. B. Leberfibrose und -zirrhose, Gallensteine, Dysmenorrhö, Myome, Endometriose, Narbenprobleme **Zunge:** livide Verfärbungen, gestaute Unterzungenvenen **Pulse:** „saitenförmig" *(chordalis, xian)*, „rau" *(asper, se)*	Stasen lösen und Xue regulieren Qi des Fk „Leber" *(qi hepatici, ganqi)* lösen und regulieren	**Lebensmittel:** schwarze Sojabohne Lotuswurzel, chin. Lauch Kumquat, Pfirsich Fiederweißdornbeere, Kurkuma, Rosenblüte Essig **Rezepte:** Grüner Tee mit Mandarinenschale und Fiederweißdornbeeren *Rosenblütentee* **Lebensmittel/Rezepte:** Qi des Fk „Leber" regulierend, lösend ➤ oben
„Kälte" im Fk „Magen" *(algor stomachi, weihan)*		
Symptome und Befunde: Magenschmerzen, Kältegefühl, Kollern und Geräusche, Schluckauf, Verbesserung durch Wärme oder warme Nahrung **Zunge:** (wenn chronisch) blass, feucht **Pulse:** „gespannt" (*intentus, jin*), „verlangsamt" *(tardus, chi)*	„Kälte" (*algor, han*) ausleiten erwärmen *(tepefactio, wenfa)*	**Lebensmittel:** Hirse, Langkornreis, Maroni Chin. Lauch, Ingwer, Frühlingszwiebel, Zwiebel, Knoblauch, Paprika, Fenchel, Koriander Hühnerfleisch, Rindfleisch, Lamm-/Ziegenfleisch Sternanis, Gewürznelke, Zimt, Kardamom, Muskat, Kurkuma, Pfeffer **Rezepte:** Hirsebrei mit Zimt Chinesischer Lauch mit Walnüssen *Maronensuppe mit Zimt* *Ingwertee* *Feigentee*

5

5.1.2 Reizdarmsyndrom

Mögliche westliche Diagnosen: Reizdarm, Colon irritabile, Irritable Bowel Syndrome (IBS), Nahrungsmittelunverträglichkeiten (NMU), Meteorismus, Völlegefühl, Aufstoßen.

Beim sogenannten Reizdarmsyndrom ist aus chinesisch-medizinischer Sicht meist der Fk „Leber“ *(o. hepaticus, gan)* mitbeteiligt. Eine Stagnation des freien Qi-Flusses wirkt sich oft auf den Fk „Milz“ *(o. lienalis, pi)* aus, der dadurch bedrängt und in seiner Funktion für eine geregelte Verdauung behindert wird. Die Stagnation des Qi des Fk „Leber“ *(qi hepatici, ganqi)* kann für sich alleine oder in Kombination mit einem der unten aufgeführten Muster zu einem Reizdarmsyndrom führen.

Symptome	Therapieprinzipien	Diätetische Empfehlungen
Stagnation des Qi des Fk „Leber" *(qi hepatici, ganqi)*		
Symptome und Befunde: Blähungen, Druck- und Spannungsgefühle, wechselnde Symptomatik, Appetit und Stuhlgang wechselnd, seelische Schwankungen mit Reizbarkeit und depressiver Verstimmung, emotionale Belastungen, NMU PMS, Neigung zu Kopfschmerzen, Besserung durch Bewegung und Entspannung **Zunge:** gespannt, Ränder betont **Pulse:** „saitenförmig" *(chordalis, xian)*	Qi des Fk „Leber" lösen und regulieren Fk „Milz" und „Magen" *(oo. lienalis et stomachi, pi wei)* harmonisieren	**Lebensmittel:** Fenchelknolle, Karotte Zitrusschalen, Kumquat Fiederweißdornbeeren, Fenchelsamen, Kurkuma, Rosenblüten **Rezept:** Grüner Tee mit Mandarinenschale und Fiederweißdornbeeren *Fencheltee aus Fenchelsamen* *Rosenblütentee* **Lebensführung:** Entspannungsübungen und Bewegung (Qigong/Taiji)
Energetische Schwäche des Qi/Yang des Fk „Milz" *(depletio qi/yang lienale, pi qi/yang xu)*		
Symptome und Befunde: Darmgeräusche, Völlegefühl, aufgetriebener Bauch, weicher Stuhl und Durchfälle, NMU; Kraftlosigkeit, Blässe, Kälteempfindlichkeit **Zunge:** blass, weich, Belag dünn, hell **Pulse:** „erschöpft" *(depletus, xu)*	stützen *(suppletio, bu)* des Qi des Fk „Milz" wärmen	**Lebensmittel:** Hirse, Reis, Maroni, Pistazie Ingwer, Fenchelknolle bei Verträglichkeit: Chin. Lauch, Knoblauch Lamm-/Ziegenfleisch, Hühnerfleisch, Rindfleisch Gewürze bei Verträglichkeit: Fenchelsamen, Kardamom, Sternanis, Pfeffer **Rezepte:** Kräftigende Hühnersuppe *Fencheltee aus Fenchelsamen* *Ingwertee*

Symptome	Therapieprinzipien	Diätetische Empfehlungen
Nahrungsmittelstagnationen		
Symptome und Befunde: Völlegefühl, Bauch gespannt und schmerzhaft, Neigung zu Übergewicht, Meteorismus, unvollständiger Stuhlgang Aufstoßen, Übelkeit, Sodbrennen, Schluckauf, hastiges und unregelmäßiges Essen, NMU **Zunge:** Zungenbelag dick, klebrig **Pulse:** „schlüpfrig" *(lubricus, hua)*	Fk „Magen" *(o. stomachi, wei)* öffnen und regulieren Blockaden lösen Kontravektionen absenken	**Lebensmittel:** Buchweizen, Gerste, Reis, Mais, Getreide gekeimt Sojabohne, Tofu Rettich (gedünstet), Chin. Lauch, Zwiebel (gedünstet), Knoblauch (gedünstet), Ingwer, Koriander, Fenchel, Karotte Kumquat, Zitrusschalen Fiederweißdornbeere, Fenchelsamen, Kardamom, Kurkuma, Pfeffer Grüner Tee, Oolongtee **Rezepte:** Getreidebrei mit Buchweizen Grüner Tee mit Mandarinenschalen und Fiederweißdornbeere Dekokt aus Karotte, Wasserkastanie, Koriander *Fencheltee aus Fenchelsamen* *Gerstensuppe*
Energetische Schwäche des Yin des Fk „Magen" *(depletio yin stomachi, weiyin xu)*		
Symptome und Befunde: Darm schnell gereizt mit Blähungen und Krämpfen, Verstopfung, Stuhl trocken, vermehrter Durst, oft Besserung durch Nahrungsaufnahme, subfebrile Temperaturen, reizbar-unruhig **Zunge:** trocken, rissig, eventuell gerötet, Belag vermindert **Pulse:** „zart" *(minutus, xi)*, „oberflächlich" *(superficialis, fu)*, evtl. „beschleunigt" *(celer, shu)*	stützen *(suppletio, bu)* des Yin des Fk „Magen"	**Lebensmittel:** Weizen, Gerste, Reis Mungbohne, Erbse, Tofu, Sojamilch Weiß- und Silbermorchel, Aubergine, Chinakohl, Spinat, Salat, Lotuswurzel, Gurke, Yamswurzelknolle, Tomate Banane, Apfel, Birne, Pflaume, Weintraube, Ananas, Granatapfel, Mango, Avocado Schweinefleisch, Schinken, Ente, Hase Kuhmilchprodukte, Kokosmilch **Rezepte:** allgemein Säfte, Kompott, wässrige Getreidebreie Getreidebrei mit Spinatblätter Tofu-Avocado-Paste *Suppen mit Kokosmilch* *Chinakohlsuppe*

5

5.1.3 Durchfall

Mögliche westliche Diagnosen: Reizdarm, Colon irritabile, entzündliche Darmerkrankung, Lebensmittelvergiftung, M. Crohn, Colitis ulcerosa, kollagene Kolitis, Malabsorptionssyndrom, Maldigestionssyndrom, Dysenterie, Nahrungsmittelunverträglichkeiten (NMU), Malresorptionssyndrom, Hämorrhoiden.

Symptome	Therapieprinzipien	Diätetische Empfehlungen
„Sommerhitze" *(aestus, shu)*		
Symptome und Befunde: akute Magen- und Darmerkrankung im Sommer durch schwüle Hitze oder verdorbene Speisen Durchfälle, Völlegefühl, Übelkeit, grippale Beschwerden mit Schüttelfrost und Fieber, Kopf- und Gliederschmerzen **Zunge:** Belag gelb, schmierig **Pulse:** „schlüpfrig" *(lubricus, hua)*, „beschleunigt" *(celer, shu)*	Oberfläche *(extima, biao)* öffnen Heteropathie ausleiten	**Lebensmittel:** Mungbohne, Azukibohne Algen/Tang, Rettich, Misopaste, Grüner Tee, Chrysanthemenblüten **Rezepte:** Meeresalgensalat Sushisalat Glasnudelsalat Misosuppe Drachenbrunnentee mit Chrysanthemenblüten Dekokt aus Karotte, Wasserkastanie und Koriander *Gedünsteter Rettich*
„Feuchtigkeit-Kälte" *(humor algidus, shihan)*		
Symptome und Befunde: Durchfall mit weichem, schmierigem Stuhl durch Ernährungsfehler (kalte und schwere Speisen), Nebenwirkungen von Medikamenten oder konstitutionelle Schwäche, NMU Benommenheit, Schwere, Kälteempfindlichkeit **Zunge:** blass, gedunsen, Zahneindrücke, Belag weiß, schmierig **Pulse:** „schlüpfrig" (*lubricus, hua*), „verlangsamt" (*tardus, chi*)	„Feuchtigkeit" *(humor, shi)* umwandeln und ausleiten stützen *(suppletio, bu)* des Qi des Fk „Milz" (*qi lienale, piqi)* Durchfall stoppen	**Lebensmittel:** Ingwer, Knoblauch, Koriander, Frühlingszwiebel Zitrusschalen mageres Fleisch (Hühnerfleisch, Rindfleisch, Lammfleisch) Pfeffer, Muskat, Kardamom, Kurkuma, Sternanis, Chili, Zimt, Schwarzer Tee **Rezepte:** Dekokt mit Ingwer und Mandarinenschalen Lammfleisch mit Rettich *Erbsensuppe mit Koriander*

5

Symptome	Therapieprinzipien	Diätetische Empfehlungen
„Feuchtigkeit-Hitze" *(calor humidus, shire)*		
Symptome und Befunde: akut durch falsche Ernährung oder Infektionen, Dysenterie, chronisch durch Darmentzündungen (M. Crohn, Colitis ulcerosa), Analekzeme, NMU Stuhl riechend, schleimig-klebrig, evtl. eitrig, blutig **Zunge:** gerötet, gedunsen, Belag gelb-klebrig **Pulse:** „schlüpfrig" *(lubricus, hua)*, „beschleunigt" *(celer, shu)*	„Feuchtigkeit" *(humor, shi)* umwandeln und ausleiten „Hitze" *(calor, re)* kühlen Durchfall stoppen	**Lebensmittel:** Buchweizen, Hiobstränensamen, Gerste Mungbohne, Azukibohne, Sojabohne Rettich, Staudensellerie, Kürbis, Löwenzahn/Rucola, Algen/Tang, Chicorée, Radicchio, Sprossen Grüner Tee **Rezepte:** Bunter Bohneneintopf Eingelegter Tofu Sushisalat Meeresalgensalat Grüner Tee mit Mandarinenschalen und Fiederweißdornbeeren
Fk „Leber" *(o. hepaticus, gan)* bezwingt Fk „Milz" *(o. lienalis, pi)*		
Symptome und Befunde: Durchfallneigung mit Blähungen und Spannungsgefühlen, wechselnde Symptomatik, Reizdarm, Verschlechterung bei emotionaler Belastung und Aufregung, NMU PMS, Neigung zu Kopfschmerzen, Besserung durch Bewegung und Entspannung **Zunge:** weich, Ränder betont, evtl. gerötet **Pulse:** „saitenförmig" *(chordalis, xian)*	Qi des Fk „Leber" *(qi hepatici, ganqi)* lösen und regulieren Fk „Milz" stützen	**Lebensmittel:** Fenchelknolle, Karotte Kumquat Fenchelsamen, Rosenblüten, Fiederweißdornbeere **Rezept:** *Fencheltee aus Fenchelsamen*
Energetische Schwäche des Qi des Fk „Milz" *(depletio qi lienale, piqi xu)*		
Symptome und Befunde: weiche Stühle, Verdauungsschwäche, Appetit vermindert, Kraftlosigkeit, Neigung zum Grübeln, Neigung zu (Anal-)Prolaps, Hämorrhoiden, Malabsorptionssyndrom, Malresorptionssyndrom, NMU **Zunge:** blass, weich, Zahneindrücke **Pulse:** „erschöpft" *(depletus, xu)*, insbesondere rechte mittlere Tastposition *(guan)*	stützen *(suppletio, bu)* und wärmen des Qi des Fk „Milz"	**Lebensmittel:** Reis, Dinkel, Hirse, Mais Sojabohne, Erbse Karotte, Fenchel, Kartoffel, Kürbis, Ingwer, Knoblauch, Maroni, Yamswurzelknolle Trockenfrüchte (z. B. Feige, Jujubenfrucht), Mandarinenschale mageres Hühnerfleisch, Rindfleisch, Lamm-/Ziegenfleisch, Fisch (z. B. Hering) Fiederweißdorn, Jujubenfrucht, Fenchelsamen, Pfeffer **Rezepte:** Getreidebrei Gemüse-Allerlei Kräftigende Hühnersuppe Teigtaschen Dekokt aus frischem Ingwer und getrockneten Mandarinenschalen

Symptome	Therapieprinzipien	Diätetische Empfehlungen
Energetische Schwäche des Yang der Fk „Milz" und „Niere" *(depletio yang lienale et renale, pishen yang xu)*		
Symptome und Befunde: wässrige, unverdaute Stühle, nächtlicher Stuhlgang chronische Verläufe, Malabsorptionssyndrom, Malresorptionssyndrom, NMU, höheres Alter häufiges Wasserlassen, Kraftlosigkeit, Blässe, Kälteempfindlichkeit **Zunge:** blass, weich, feucht **Pulse** „erschöpft" *(depletus, xu)* „untergetaucht, tief" *(mersus, chen)*, „verlangsamt" *(tardus, chi)*	stützen *(suppletio, bu)* des Yang der Fk „Milz" und „Niere" erwärmen *(tepefactio, wenfa)*	**Lebensmittel:** Hirse, Kolbenhirse Maroni, Walnuss, Pistazie Chin. Lauch, Fenchel, Ingwer Lamm-/Ziegenfleisch, Hirschfleisch, Hühnerfleisch, Rindfleisch, Garnele Zimt, Sternanis, Gewürznelke, Muskat **Rezepte:** Chinesischer Lauch mit Walnuss *Fencheltee aus Fenchelsamen* *Maronensuppe*

5.1.4 Obstipation

Mögliche westliche Diagnosen: habituelle Obstipation, Reizdarmsyndrom, neurogene Obstipation, organische Obstipation, Hämorrhoiden, Nahrungsmittelunverträglichkeiten (NMU).

Symptome	Therapieprinzipien	Diätetische Empfehlungen
„Hitze" *(calor, re)* im Fk „Dick- und Dünndarm" *(oo. intestinorum, chang)*		
Symptome und Befunde: akut (oft durch fieberhafte Infekte) oder chronisch (oft durch Fehlernährung) harter, trockener Stuhl, Hämorrhoiden, anale Entzündungen vermehrter Durst **Zunge:** gerötet, trocken, rissig, Belag gelb **Pulse:** „beschleunigt" *(celer, shu)*	„Hitze" kühlen Fk „Dick- und Dünndarm" befeuchten	**Lebensmittel:** Gekeimter Weizen, Buchweizen Tofu Salat, Aubergine, Gurke, Zucchini Kaki, Banane, Feige Hasen-/Kaninchenfleisch Joghurt, Salz **Rezepte:** Tofu-Avocado-Paste

Symptome	Therapieprinzipien	Diätetische Empfehlungen
Nahrungsmittelstagnationen		
Symptome und Befunde: Völlegefühl, Bauch gespannt und schmerzhaft, Neigung zu Übergewicht, Meteorismus, unvollständiger Stuhlgang, NMU Aufstoßen, Übelkeit, Sodbrennen, Schluckauf, hastiges und unregelmäßiges Essen, fehlende Bewegung **Zunge:** Belag dick, klebrig **Pulse:** „schlüpfrig" *(lubricus, hua)*	Fk „Magen", „Dick"- und „Dünnndarm" öffnen und regulieren Blockaden lösen Qi des Fk „Magen" (*qi stomachi, weiqi)* absenken	**Lebensmittel:** Buchweizen, Gerste, Reis, Mais, Getreide gekeimt, Sojabohne, Tofu Rettich (gedünstet), Chin. Lauch, Zwiebel (gedünstet), Knoblauch (gedünstet), Ingwer, Koriander, Fenchel, Karotte Kumquat, Zitrusschalen Fiederweißdornbeere, Fenchelsamen, Kardamom, Kurkuma, Pfeffer Grüner Tee, Oolongtee, Misopaste **Rezepte:** Breie mit Buchweizen Grüner Tee mit Mandarinenschalen und Fiederweißdornbeere Dekokt aus Karotte, Wasserkastanie, Koriander *Gerstensuppe* *Fencheltee aus Fenchelsamen* **Lebensmittel – Qi des Fk „Magen" absenkend:** Hafer Karotte, Rettich gekocht, Staudensellerie geringe Mengen Ingwer, Kardamom, Kurkuma
Stagnation des Qi des Fk „Leber" *(qi hepatici, ganqi)*		
Symptome und Befunde: Verstopfungsneigung mit Blähungen und Spannungsgefühlen, wechselnde Symptomatik, Verschlechterung bei emotionaler Belastung und Aufregung, NMU PMS, Neigung zu Kopfschmerzen, Besserung durch Bewegung und Entspannung **Zunge:** gespannt, evtl. gerötet **Pulse:** „saitenförmig" *(chordalis, xian)*	Qi des Fk „Leber" lösen und regulieren	**Lebensmittel:** Fenchelknolle, Kumquat Fenchelsamen, Rosenblüte **Rezepte:** *Fencheltee aus Fenchelsamen* *Rosenblütentee* **Lebensführung:** Entspannungsübungen und Bewegung (Qigong/Taiji)

Symptome	Therapieprinzipien	Diätetische Empfehlungen
Energetische Schwäche des Qi der Fk „Milz" und „Lunge" *(depletio qi lienale et pulmonale, pifei qi xu)"*		
Symptome und Befunde: Verdauungsschwäche, Appetit vermindert, Kraftlosigkeit, unregelmäßiger Lebensrhythmus/Schichtarbeit, Infektneigung, Verfrorenheit **Zunge:** blass, weich, Zahneindrücke **Pulse:** „erschöpft" *(depletus, xu)*, insbesondere rechte mittlere *(guan)* und distale *(cun)* Tastposition	stützen *(suppletio, bu)* und wärmen des Qi des Fk „Milz" und „Lunge" absenken des Qi des Fk „Lunge"	**Lebensmittel:** Reis, Walnuss gekochter Rettich, chinesischer Lauch, Yamswurzelknolle Hühnerfleisch Rettich, Koriander, Karotte Zitrusschalen **Rezepte:** Yamswurzel-Gemüse Chinesischer Lauch mit Walnüssen *Dekokt mit Karotte und Koriander*
Energetische Schwäche des Xue und des Yin *(depletio xue et yin, xueyin xu)*		
Symptome und Befunde: trockener Stuhlgang, nach Entzündungen, im Alter, nach Geburten Haut trocken, Kraftlosigkeit, blass-fahler Teint, Haarausfall, Schlafstörungen, Menstruation schwach **Zunge:** trocken, schmal, rissig hell bei energetischer Schwäche des Xue (*depletio xue, xuxue*) gerötet bei energetischer Schwäche des Yin (*depletio yin, xuyin*) **Pulse:** „zart" *(minutus, xi)*	stützen *(suppletio, bu)* des Xue stützen des Yin	**Lebensmittel:** Erdnuss, Pinienkerne, Walnuss Spinat, Aubergine, Chinakohl Avocado (interpoliert), Pfirsich, Feige, Banane, Japanaprikose Tofu, Joghurt, Kokosmilch, Frischkäse, Öle **Rezepte:** Getreidebrei mit Mandelmus Getreidebrei mit Spinatblättern Tofu-Avocado-Paste *Chinakohlsuppe* *Spinat mit Pinienkernen*
Stase Xue		
Symptome und Befunde: Stuhl abgehackt, Bauchschmerzen, verwachsungsbedingte Beschwerden nach Operationen oder Verletzungen, Hämorrhoiden Dysmenorrhö, Myome, Endometriose **Zunge:** livide Verfärbungen, gestaute Unterzungenvenen **Pulse:** „saitenförmig" *(chordalis, xian)*, „rau" *(asper, se)* oder „hängend" (*haesitantes, jie*)	Stasen lösen und Xue regulieren	**Lebensmittel:** Aubergine, Lotuswurzel Pfirsich **Rezept:** *Pfirsichkompott*

5

5.1.5 Adipositas und (Fett-)Stoffwechselstörungen

Mögliche westliche Diagnosen: Adipositas, Fettsucht, metabolisches Syndrom, Fettstoffwechselstörung, Dyslipidämie, Hyperlipidämie, Hyperlipoproteinämie, Hypercholesterinämie, Hyperurikämie, Gicht, Mundgeruch.

Symptome	Therapieprinzipien	Diätetische Empfehlungen
Energetische Schwäche des Qi des Fk „Milz" *(depletio qi lienale, piqi xu)* mit „Feuchtigkeit" und „Schleim" *(humor et pituita, shitan)*		
Symptome und Befunde: Bindegewebe schlaff, Gedunsenheit, Neigung zu Ödemen, schnelle Gewichtszunahme, Verdauungsschwäche, Kraftlosigkeit, Abgeschlagenheit, Benommenheit, Blässe, Kälteempfindlichkeit, Neigung zu weichem Stuhl und Durchfällen erhöhte Blutfette, Hyperuriämie **Zunge:** blass, gedunsen, Zahneindrücke, Belag dünn, hell **Pulse:** „nachgiebig" *(lenis, ru)*, „behäbig" *(languidus, huan)*	stützen *(suppletio, bu)* des Qi des Fk „Milz" erwärmen *(tepefactio, wenfa)* „Schleim" umwandeln und „Feuchtigkeit" ausleiten	**Lebensmittel:** Buchweizen, Reis, Hirse, Mais Sojabohne, Erbse Ingwer, Knoblauch, chin. Lauch, Rettich (gedünstet), Kürbis Zitrusschalen Hühnerfleisch, Rindfleisch, Fisch wie Hering, Barsch, Zander Kardamom, Kurkuma, Pfeffer Oolongtee **Rezepte:** Misosuppe Dekokt aus Ingwer und getrockneten Mandarinenschalen *Kürbissuppe* *Buchweizenbrei mit Ingwer und Frühlingszwiebel*
Energetische Schwäche des Yang der Fk „Milz" und „Niere" *(depletio yang lienale et renale, pishen yang xu)*		
Symptome und Befunde: Veranlagung zu weichem Gewebe, Gedunsenheit, Neigung zu (Bein-)Ödemen, schnelle Gewichtszunahme, Verdauungsschwäche, Kraftlosigkeit, Blässe, Verfrorenheit, Neigung zu Durchfällen Schwäche im Lumbal- und Kniebereich, vermehrter Urin, mangelnde Libido angeborene Fettstoffwechselstörung **Zunge:** blass, gedunsen, feucht, Zahneindrücke **Pulse:** „untergetaucht, tief " *(mersus, chen)*, „erschöpft" *(depletus, xu)*, „verlangsamt"	stützen *(suppletio, bu)* und wärmen des Qi des Fk „Milz" erwärmen *(tepefactio, wenfa)* des Yang der Fk „Milz" und „Niere" umwandeln von „Feuchtigkeit" *(humor, shi)*	**Lebensmittel:** Hirse, Reis Maroni, Walnuss Chin. Lauch, Ingwer, Fenchel Garnele Zimt, Gewürznelke, Sternanis, Fenchelsamen, Schwarzer Tee **Rezepte:** Dekokt mit Ingwer und getrockneten Mandarinenschalen Chin. Lauch mit Walnüssen Lammfleisch mit Rettich **Lebensmittel/Rezepte:** „Feuchtigkeit" umwandeln und ausleiten ➤ 6.6.1

Symptome	Therapieprinzipien	Diätetische Empfehlungen
„Hitze" im Fk „Magen" *(calor stomachi, weire)* mit „Feuchtigkeit"– *(humor, shi)* Blockaden		
Symptome und Befunde: Gewebe fester, Schwindel, Appetit vermehrt, Durst, Mundgeruch, riechende Sekrete, vermehrtes Schwitzen, Stuhl zäh-klebrig, Neigung zu Entzündungen, rotes Gesicht metabolisches Syndrom, Gichtanfälle **Zunge:** gerötet, gedunsen, Belag gelb-klebrig **Pulse:** „schlüpfrig" *(lubricus, hua)*, „beschleunigt" *(celer, shu)*	„Feuchtigkeit" umwandeln und ausleiten „Hitze" im Fk „Magen" kühlen	**Lebensmittel:** Buchweizen, Gerste Mungbohne, Azukibohne, Sojabohne Löwenzahn/Rucola, Rettich, Staudensellerie, Tang, Süßkartoffel Grüner Tee, Tofu **Rezepte:** Misosuppe mit wenig Ingwer Sushisalat Eingelegter Tofu Grüner Tee mit Mandarinenschale und Fiederweißdorn *Gedünsteter Rettich*
Stagnation des Qi des Fk „Leber" *(qi hepatici, ganqi)* und Xue-Stasen		
Symptome und Befunde: Spannungsgefühle und Schmerzen an Flanken, im Bauch- und Brustbereich. Frustessen, Verstopfungsneigung mit Blähungen, wechselnde Symptomatik, emotionale Belastungen PMS, Dysmenorrhö, Neigung zu Migräne, Besserung durch Bewegung und Entspannung **Zunge:** gespannt, gerötet, livide Flecken, sublinguale Venen gestaut **Pulse:** „saitenförmig" *(chordalis, xian)*	Qi des Fk „Leber" lösen und regulieren Xue dynamisieren *(animatio, huofa)* Stasen lösen	**Lebensmittel:** Fenchel, Chin. Lauch Kumquat Fenchelsamen, Kurkuma, Rosenblüten **Rezept:** *Rosenblütentee*

5.2 Kardiovaskuläre Erkrankungen

5.2.1 Blutdruckstörungen

Mögliche westliche Diagnosen: Bluthochdruck, zu niedriger Blutdruck, vasovagale Synkopen, orthostatische Insuffizienz, Bindegewebsschwäche.

Die hier besprochenen Erkrankungen sind überwiegend durch Messungen und bildgebende Untersuchungen, also durch Methoden der westlichen Medizin diagnostizierte Störungen. Eine Behandlung mit Methoden der chinesischen Medizin orientiert sich vorwiegend an unterschiedlichen Symptomkonstellationen. Diese sind bei den Blutdruckabweichungen überwiegend durch ein Ungleichgewicht der Energien Yin und Yang verschiedener Funktionskreise bedingt. Beim zu hohen Blutdruck überwiegt das Yang (oft bei einer gleichzeitigen Schwäche der struktiven [Yin-]Energien), beim zu niedrigen Blutdruck können sich die aktiven (Yang-)Energien nicht ausreichend nach oben entfalten.

Zudem sind die jeweiligen systolischen („oberen") und diastolischen („unteren") Blutdruckmittelwerte auch in der Chinesischen Medizin von Interesse, zeigen sie doch die Entfaltung der Yang-Energien bzw. den anhaltenden Spannungszustand des Herz-Kreislaufsystems an.

Durch den Versuch, das energetische Missverhältnis wieder auszugleichen, wird im Gegensatz zu den meisten westlichen Therapiemethoden neben der symptomatischen Blutdruckregulierung angestrebt, die „Wurzel" *(stirps, ben)* der Erkrankung zu erfassen, um eine anhaltende Normalisierung zu erreichen.

Neben der Chinesischen Ernährungsmedizin und einer eventuellen Gewichtsnormalisierung sind häufig auch andere Therapieoptionen der Chinesischen Medizin sehr vorteilhaft einzusetzen, insbesondere Qigong und Bewegungsübungen, Akupunktur und Phytotherapie. Zudem sind je nach Befund auch andere Therapieformen wie sportliche Bewegung oder natürlich auch bei Bedarf westliche Medikamente erforderlich.

5

Arterielle Hypertonie

Symptome	Therapieprinzipien	Diätetische Empfehlungen
Stagnation des Qi des Fk „Leber" *(qi hepatici, ganqi)*		
Symptome und Befunde: Blutdruck situativ erhöht, labiler oder beginnender arterieller Hypertonus emotionale Spannungen Unausgeglichenheit, Spannungsgefühle im Bauch-/Brustbereich, Kloßgefühl, PMS, muskuläre Verspannungen **Zunge:** erhöhte Spannung, betonte Ränder **Pulse:** „saitenförmig" *(chordalis, xian)*	Qi des Fk „Leber" lösen und regulieren	**Lebensmittel:** Fenchelknolle Kumquat Rosenblüte, Pfefferminze, Kurkuma **Rezepte:** *Fencheltee (aus Fenchelsamen)* *Rosenblütentee* **Lebensführung:** Entspannungsübungen und Bewegung (Qigong/Taiji)

Symptome	Therapieprinzipien	Diätetische Empfehlungen
Stase Xue		
Symptome und Befunde: Blutdruck anhaltend erhöht, insbesondere der diastolische Wert stechende, ortsfeste Schmerzen (Kopfschmerzen, Brust- und Herzschmerzen), anhaltende emotionale Spannungen, Palpitationen, Lippen livide verfärbt, Dysmenorrhö **Zunge:** livide Verfärbungen, gestaute Unterzungenvenen **Pulse:** „saitenförmig" *(chordalis, xian)*, „rau" *(asper, se)* oder „hängend" (*haesitantes, jie*)	Stasen lösen und Xue regulieren Qi des Fk „Leber" lösen und regulieren *(qi hepatici, ganqi)*	**Lebensmittel:** Chin. Lauch, Lotuswurzel Kumquat Fiederweißdornbeere Kurkuma Geringe Mengen Alkohol **Rezepte:** Grüner Tee mit Mandarinenschalen und Fiederweißdornbeeren **Lebensmittel/Rezepte:** Qi des Fk „Leber" lösen und regulieren ➤ oben
„Glut" im Fk „Leber" *(ardor hepatici, ganhuo)*		
Symptome und Befunde: hoher Blutdruck (systolisch und diastolisch) mit Blutdruckkrisen gerötete Augen, rotes Gesicht, bitterer Mundgeschmack, Neigung zu aufbrausend cholerischem Verhalten, Unruhe, heftige Kopfschmerzen (v. a. seitlich), Tinnitus/Drehschwindel, Nasenbluten **Zunge:** gerötet (v. a. Ränder), trocken, Belag gelb **Pulse:** „beschleunigt" *(celer, shu)*, „energetisch überladen" *(repletus shi)*, „saitenförmig" *(chordalis, xian)*	„Glut" kühlen Fk „Leber" absenken und beruhigen (Stasen lösen und Xue regulieren) (lösen und regulieren des Fk „Leber")	**Lebensmittel:** Gekeimter Weizen Löwenzahn, Brauntang, Tomate, Staudensellerie, Spinat Pflaume, Zitrone Chrysanthemenblüten, Pfefferminze, Grüner Tee, Aloe vera Saft **Rezepte:** Meeresalgensalat Dekokt aus Löwenzahn Drachenbrunnentee mit Chrysanthemenblüten *Staudenselleriesaft* Aloe vera Saft
Emporschlagendes Yang des Fk „Leber" *(yang hepatici, ganyang)*		
Symptome und Befunde: Blutdruck v. a. systolisch erhöht, auch Blutdruckkrisen möglich, chronische Verlaufsformen Drehschwindel, Kopfschmerzen, wirre Träume, Taubheitsgefühle, zuckende Muskeln und Sehnen, trockene Augen **Zunge:** trocken, dünn, eher blass (Xue-Mangel) oder gerötet (Yin-Mangel), (abweichend) **Pulse:** „saitenförmig" *(chordalis, xian)*, „oberflächlich" *(superficialis, fu)*	besänftigen und absenken des Yang des Fk „Leber" mehren des Xue (und Yin) des Fk „Leber"	**Lebensmittel:** Weizen, Sesam Staudensellerie, Löwenzahn, Spinat, Tomate, Brauntang, Karotte Zitrone, Litschi, Chrysanthemenblüten Tintenfisch, Austern, Leber (Huhn, Rind, Schwein), Entenfleisch **Rezepte:** Tintenfisch mit Staudensellerie Juwelentee für die Augen *Staudenselleriesaft* *Entenfleisch mit Brauntang*

Symptome	Therapieprinzipien	Diätetische Empfehlungen
Energetische Schwäche des Yin der Fk „Leber" und „Niere" *(depletio yin hepatici et renale, ganshen yin xu)*		
Symptome und Befunde: chronisch erhöhter Blutdruck, familiäre Veranlagung, eher in der Menopause bzw. im Alter auftretend (Alters-)Schwindel, trockene Augen, Ohrensausen und Hypakusis, Schwäche und Ziehen in Hüften und Knien, Mund und Rachen trocken, Schlafstörungen, Nachtschweiße, Unruhe, (nächtliches) Herzrasen Bei Entwicklung eines „inneren Windes" (*ventus internus, neifeng)* apoplektische Bilder, Bewusstlosigkeit oder M. Menière möglich **Zunge:** rot, trocken und ohne Belag, rissig, dünn **Pulse:** „zart" *(minutus, xi)*, „oberflächlich" *(superficialis, fu)* und „beschleunigt" *(celer, shu)*	mehren des Yin der Fk „Leber" und „Niere" absenken des Yang des Fk „Leber" beruhigen des Shen	**Lebensmittel:** Sesam, Lotussamen, Leinsamen, Kolbenhirse, schwarze Sojabohne Yamswurzel, Staudensellerie, Tomate Maulbeerfrucht, Bocksdornfrucht, Weintraube, Kirsche Tintenfisch, Austern Sesamöl, Chrysanthemenblüte **Rezepte:** Tintenfisch mit Staudensellerie Juwelentee für die Augen Tintenfisch mit Schweinefleisch Yamswurzel-Gemüse *Maulbeersirup*
Nahrungsmittelblockaden mit „Feuchtigkeit" – *(humor, shi)* und „Schleim" – *(pituita, tan)* Blockaden der Mitte *(Fk „Milz" und „Magen", oo. lienalis et stomachi, pi wei)*		
Symptome und Befunde: mit erhöhtem Gewicht assoziierte Blutdruckerhöhung Neigung zu Übergewicht, allgemeines Schweregefühl, Benommenheit, Konzentrationsprobleme, Schwindelneigung, Klumpen- und Druckgefühle in der Brust und im Oberbauch, Neigung zu Übelkeit **Zunge:** gedunsen, evtl. Zahneindrücke. Belag trüb, dick, klebrig **Pulse:** „nachgiebig" *(lenis, ru)*, „schlüpfrig" *(lubricus, hua)*, „saitenförmig" *(chordalis, xian)*	„Feuchtigkeit" und „Schleim" umwandeln und ausleiten stützen *(suppletio, bu)* des Qi des Fk „Milz" *(qi lienale, piqi)* besänftigen des Fk „Leber" *(o. hepaticus, gan)*	**Lebensmittel:** Buchweizen, Gerste, Reis, Getreide gekeimt Rettich (gedünstet), Chin. Lauch, Zwiebel (gedünstet), Knoblauch (gedünstet), Ingwer, Koriander, Fenchel, Löwenzahn, Karotte Kumquat, Zitrusschalen Fiederweißdornbeere, Fenchelsamen, Kardamom, Kurkuma, Pfeffer Grüner Tee, Misopaste **Rezepte:** Grüner Tee mit Mandarinenschalen und Fiederweißdornbeere Dekokt aus Karotte, Wasserkastanie, Koriander *Fencheltee aus Fenchelsamen* *Getreidebreie mit Buchweizen* **Lebensmittel/Rezepte:** Fk „Leber" besänftigend ➢ oben

5

Arterielle Hypotonie

Symptome	Therapieprinzipien	Diätetische Empfehlungen
Energetische Schwäche der Fk „Milz" und „Niere" *(depletio oo. lienale et renale, pishen xu)*		
Symptome und Befunde: allgemein niedriger Blutdruck, Neigung zu Ohnmacht, v. a. im Stehen, beim Aufstehen oder morgens v. a. junge Frauen (energetische Schwäche des Fk „Milz") oder ältere Menschen (energetische Schwäche des Fk „Niere") Konzentrationsschwäche, dumpfer Kopfschmerz, allgemeines Kälte- und Schwächegefühl, heller Teint, Schwindelneigung, Verdauungsschwäche, Kraftlosigkeit, Bindegewebsschwäche (spontane Blutungen, Krampfaderneigung) Besserung durch Wärme und Ruhe **Zunge:** Zungenbelag feucht, Zunge blass **Pulse:** „erschöpft" *(depletus, xu)*, „untergetaucht, tief " *(mersus, chen)*, „verlangsamt" *(tardus, chi)*	stützen *(suppletio, bu)* des Qi stützen des Yang erwärmen *(tepefactio, wenfa)*	**Lebensmittel:** Hirse, Kolbenhirse Maroni, Walnuss, Pistazie Chin. Lauch, Fenchel, Ingwer Lamm-/Ziegenfleisch, Hirschfleisch, Hühnerfleisch, Rindfleisch, Garnele Zimt, Sternanis, Gewürznelke, Muskatnuss **Rezepte:** Chinesischer Lauch mit Walnuss Lammfleisch mit Rettich *Fencheltee aus Fenchelsamen* *Maronensuppe*
Energetische Schwäche des Xue *(depletio xue, xuxue)*		
Symptome und Befunde: niedriger Blutdruck mit allgemeiner Kraftlosigkeit, v. a. Frauen, blass-fahler Teint, Blutarmut, trockene Haut, brüchige Nägel, Haarausfall, Sehstörungen (v. a. nachts), (Ein-)Schlafstörungen **Zunge:** blass, trocken **Pulse:** „zart" *(minutus, xi)*	stützen *(suppletio, bu)* des Xue	**Lebensmittel:** Weizen, schwarze Sojabohne Tomate, Spinat, Staudensellerie, Karotte, Lotuswurzel Litschi, Pfirsich, Maulbeere, Weintraube, Bocksdornfrucht Entenfleisch, Rinderleber, Schweinefleisch, Schinken, Hühnerfleisch, Taubenfleisch, Eigelb, Tintenfisch **Rezepte:** Tintenfisch mit Staudensellerie Dekokt mit Weizen, chin. Dattel und Longane *Tintenfisch mit Schweinefleisch*

5.2.2 Herzrhythmusstörungen und Herzschmerzen

Mögliche westliche Diagnosen: Palpitationen, Herzrhythmusstörungen, Arteriosklerose, Koronare Herzkrankheit (KHK), Angina pectoris, Herzneurose, Herzschwäche, Thrombosen, Durchblutungsstörungen, Varikosis, Krampfadern.

In diesem Kapitel werden sowohl Erkrankungen besprochen, die nur subjektiv spürbar sind als auch solche, die nur durch westliche diagnostische Methoden erfasst werden können.

Mehrere Funktionskreise können an der Entstehung der Störung und ihrer Symptomatik mitbeteiligt sein, aus Sicht der Chinesischen Medizin ist aber immer der Fk „Herz" *(o. cardialis, xin)* betroffen. So ist allen Störungen eine Minderversorgung des Fk „Herz" (oft durch Blockaden der Leitbahnen) gemeinsam, die zu Schmerzen, Abweichungen des normalen Pulsrhythmus oder einer Herzschwäche führen.

Die einzeln aufgeführten Symptommuster sind häufig auch als Mischung anzutreffen.

Repletive Störungen

Symptome	Therapieprinzipien	Diätetische Empfehlungen
Stase Xue und Blockaden des Fk „Herz" *(o. cardialis, xin)*		
Symptome und Befunde: Angina pectoris-Symptomatik mit stechenden, ortsfesten thorakalen Schmerzen, Palpitationen mit dem Gefühl von Pausen Verschlechterung nachts, bei Kälte und durch emotionale Belastungen Lippenzyanose, Blutdruckerhöhungen v. a. diastolisch, Thromboseneigung, Durchblutungsstörungen (pAVK), Krampfadern und Hämorrhoiden mit Schwere- und Spannungsgefühl, und eventuell Schmerzen **Zunge:** livide Verfärbungen, gestaute Unterzungenvenen **Pulse:** „saitenförmig" *(chordalis, xian)*, „rau" *(asper, se)* oder „hängend" *(haesitantes, jie)*	Xue dynamisieren Stasen lösen Leitbahnen durchgängig machen Qi des Fk „Leber" *(qi hepatici, ganqi)* lösen und regulieren	**Lebensmittel:** Lotuswurzel, chin. Lauch, Brauntang Kumquat Essig, Kurkuma, Fiederweißdornbeere Geringe Mengen Alkohol **Rezepte:** *Lotuswurzelgericht* **Lebensmittel/Rezepte:** Lösen und Regulieren des Qi des Fk „Leber" ➤ 6.3.2

Symptome	Therapieprinzipien	Diätetische Empfehlungen
„Schleim" *(pituita, tan)* Blockaden		
Symptome und Befunde: Palpitationen: unregelmäßiger Herzschlag, Tendenz zu (kompensatorischen) Pausen Druckgefühle in der Brust mit Erstickungsgefühlen und Schmerzen, Übergewicht, erhöhte Blutfette, bekannte Arteriosklerose, Durchblutungsstörungen (pAVK), vermehrter Auswurf, Schwindel, Übelkeit **Zunge:** Belag klebrig, zäh **Pulse:** „saitenförmig" *(chordalis, xian)*, „schlüpfrig" *(lubricus, hua)*, „hängend" (*haesitantes, jie*), „intermittierend" (*intermittens, dai*)	„Schleim" erweichen, umwandeln und ausleiten Leitbahnen durchgängig machen	**wärmend bei „Kälte-Schleim"** **Lebensmittel:** Ingwer, Knoblauch, chin. Lauch Zitrusschalen, Kumquat Kardamom, Senfsamen, Kurkuma **Rezepte:** Dekokt aus frischem Ingwer und Mandarinenschalen Misosuppe *Knoblauchlösung* **kühlend bei „Schleim-Hitze"** **Lebensmittel:** Mungbohne (Glasnudeln), Buchweizen, Tofu Löwenzahn, Sprossen, Algen/Tang, Rettich Grüner Tee **Rezepte:** Meeresalgensalat Miso-Suppe Grüner Tee mit Mandarinenschalen und Fiederweißdornbeeren *Rettichsaft/gedünsteter Rettich*
„Glut" im Fk „Herz" *(ardor cardiale, xinhuo)*		
Symptome und Befunde: Herzrasen, starke Unruhe, Panikattacken, rotes Gesicht, bitterer Mundgeschmack, Schlaflosigkeit, Schwitzen (v. a. Achseln und Hände), Aphthen, ADHS-Symptomatik **Zunge:** gerötet, v. a. Ränder und Spitze **Pulse:** „beschleunigt" *(celer, shu)*, „jagend" (*agitatus, cu*), „energetisch überladen" *(repletus shi)*	„Glut" kühlen Shen beruhigen	**Lebensmittel:** Mungbohne, gekeimter Weizen, Azukibohne Lotuswurzel Wassermelone, Birne, Maulbeere Grüner Tee **Rezepte:** Glasnudelsalat Dekokt aus Weizen, chin. Datteln und Longane *Wassermelonen-Tomatensaft* *Getreidesalat*

5

Depletive Störungen

<table>
<tr><th>Symptome</th><th>Therapieprinzipien</th><th>Diätetische Empfehlungen</th></tr>
<tr><td colspan="3">Energetische Schwäche des Qi und des Yang des Fk „Herz" (depletio qi et yang cardiale, xin qiyang xu) und (Fk „Niere" [o. renalis, shen])</td></tr>
<tr><td>Symptome und Befunde:
Palpitationen: durch Anstrengung schlechter, Tendenz zu Pausen, bei energetischer Schwäche des Yang mit präkordialem Druck, Kurzatmigkeit, profuse Schweiße („Zentralisation"), Müdigkeit und Schwäche, Blässe, Abneigung gegen Kälte, Verfrorenheit, leichtes und kaltes Schwitzen, Wassereinlagerungen, Herzinsuffizienz, niedriger Blutdruck, Bindegewebsschwäche (Krampfaderneigung, Hämorrhoiden), chronischer Verlauf, konstitutionelle Schwäche ältere Patienten
Zunge: blass (zyanotisch), feucht, schlaff
Pulse: „schwach" (depletus, xu), „tief" chi), „intermittierend" (intermittens, dai)</td><td>stützen (suppletio, bu) des Qi
stützen des Yang
erwärmen (tepefactio, wenfa)</td><td>Lebensmittel:
Schweineherz
Schwarzer Tee, Kaffee, Kakao
Lebensmittel/Rezepte:
Yang des Fk „Niere" stützend ➤ 6.4.1</td></tr>
<tr><td colspan="3">Energetische Schwäche des Xue des Fk „Herz" (depletio xue cardiale, xinxue xu)</td></tr>
<tr><td>Symptome und Befunde:
Palpitationen: eher abends, in Ruhe, mit Unwohlsein, Kraftlosigkeit, blass-stumpfer Teint, Benommenheit, Vergesslichkeit, Blutarmut, postpartal, (Ein-)Schlafstörungen, traumreicher Schlaf, schreckhaft, sorgenvoll
Zunge: blass, trocken, schmal, dünn
Pulse: „zart" (minutus, xi)</td><td>stützen (suppletio, bu) des Xue des Fk „Herz"</td><td>Lebensmittel:
Hafer, Weizen
Lotuswurzel
Longane, Jujubenfrucht, Maulbeere, Lotussamen
Kuhmilch, Eigelb
Rezepte:
Getreidebrei mit Longanen
Dekokt mit Longane, chin. Dattel, Weizen</td></tr>
<tr><td colspan="3">Energetische Schwäche des Yin der Fk „Herz" und „Niere" (depletio yin cardiale et renale, xinshen yin xu)</td></tr>
<tr><td>Symptome und Befunde:
Palpitationen: Herzrasen, v. a. nachts, Ein- und v. a. Durchschlafstörung, Panikattacken, Zungenbrennen, innere Unruhe und Nervosität trotz Erschöpfung und Übermüdung, Konzentrationsstörungen, Hitzewallungen und Nachtschweiße
Zunge: gerötet, trocken; eingezogene Zungenspitze, Zungenwurzel belaglos, rissig, erhabene Papillen
Pulse: „zart" (minutus, xi), „beschleunigt" (celer, shu), „oberflächlich" (superficialis, fu)</td><td>stützen (suppletio, bu) des Yin der Fk „Herz" und „Niere"</td><td>Lebensmittel:
Lotussamen, Weizen, Hafer, schwarze Sojabohne
Lotuswurzel, Yamswurzelknolle
Maulbeere, Longane, Bocksdornfrüchte, Jujubenfrucht
Eigelb, Entenfleisch, Schweineherz, Schweinefleisch, Tintenfisch, Austern
Kuhmilch, Schaf-/Ziegenmilch
Rezepte:
Getreidebrei mit Maulbeeren
Dekokt mit Longane, Lotussamen, Jujubenfrüchten</td></tr>
</table>

5

5.3 Kopfschmerzen (und Schwindel)

Mögliche westliche Diagnosen: Migräne, Spannungskopfschmerzen, Schwindel, M. Menière.

Kopfschmerzen (und auch Schwindel) sind in Ätiologie und Symptomatik sehr vielfältig. Sie können in der Chinesischen Medizin nach verschiedenen Kriterien eingeteilt werden. So werden sie zum Beispiel gerne nach ihrer Lokalisation entsprechend der betroffenen Leitbahnen energetisch klassifiziert. Die hier gewählte Aufteilung unterscheidet Kopfschmerzen nach repletiven und depletiven Störungen.

- **Repletive Kopfschmerzen** sind durch äußere oder innere Faktoren bedingt, die zu einer energetischen Überladung und Stauung führen. Therapeutisch steht bei von außen eingedrungenen pathogenen Faktoren die Ausleitung durch scharfe Lebensmittel im Vordergrund. Innere und chronische Störungen sind häufig durch ein Ungleichgewicht in den Fk „Leber“ *(o. hepaticus, gan)* und Fk „Gallenblase“ (*o. fellus, dan*) bedingt und durch eine Obstruktion in der Zirkulation von Qi und Xue charakterisiert. Deshalb beinhaltet eine Therapie neben bewegenden und der durch die Stauungen bedingten „Hitze“ *(calor, re)* kühlenden Lebensmittel auch entspannende Übungen (Qigong), körperliche Bewegung sowie bei organischen Blockaden manuelle Therapien (Tuina).
- Werden **depletive Muster** identifiziert, also Zustände verminderter physiologischer Energien, kommen stützende und nährende Lebensmittel zum Einsatz. Sie können individuell und zielgerichtet je nach Pathologie mehr die struktiven Energien (Xue und Yin) oder die aktiven Energien (Qi und Yang) stützen. Sehr häufig ist dabei der Fk „Leber“ und Fk „Niere“ *(o. renalis, shen)* betroffen.

5.3.1 Repletive Störungen

Symptome	Therapieprinzipien	Diätetische Empfehlungen
"Wind" *(ventus, feng)*		
Symptome und Befunde: Kopfschmerzen meist im Rahmen grippaler Infekte mit Frösteln, Schüttelfrost, Zugluftempfindlichkeit, verstopfte Nase **Pulse:** „oberflächlich“ *(superficialis, fu)*	Differenzierung und Therapie ➤ Erkältungen/Infekte (➤ 5.5.1)	
„Wind-Kälte“ *(algor venti, fenghan)* schweißlos, Kälteempfinden **Zunge:** feucht		**„Wind-Kälte“** **Lebensmittel:** Frühlingszwiebel, Ingwer, Knoblauch, Koriander **Rezepte:** Dekokt mit Frühlingszwiebeln, Ingwer und braunem Zucker
„Wind-Hitze“ *(calor venti, fengre)* Schwitzen **Zunge:** Belag gelblich		**„Wind-Hitze“** **Lebensmittel:** Rettich; Pfefferminze, Grüner Tee, Chrysanthemenblütentee **Rezept:** Drachenbrunnentee mit Chrysanthemenblüten
„Feuchtigkeit“ *(humor venti)* Benommenheit, Schweregefühl, vermehrte Sekrete **Zunge:** Belag weißlich		**„Wind-Feuchtigkeit“** **Lebensmittel:** Grüner Tee, Rettich, Mungbohne, Bambussprossen

Symptome	Therapieprinzipien	Diätetische Empfehlungen
Stagnation des Qi des Fk „Leber" *(qi hepatici, ganqi)* und „Glut" im Fk „Leber" *(ardor hepatici, ganhuo)*		
Symptome und Befunde: Kopfschmerzen oft durch Stress, Aufregung oder prämenstruell hervorgerufen Neigung zu Ungeduld oder Depression; Ziehen an den Flanken, PMS, Brustschmerzen (Nacken-)Verspannungen, Kopfschmerz mit wechselnder Lokalisation (oft seitlich) Bei „Glut": Rötung von Gesicht, Augen, Jähzorn, Drehschwindel **Zunge:** gerötet, v. a. Ränder **Pulse:** „saitenförmig" *(chordalis, xian)*, „beschleunigt" *(celer, shu)*	Qi des Fk „Leber" lösen und regulieren „Glut" kühlen	**Lebensmittel**: Kumquat, Zitrone Staudensellerie, Spinat, Löwenzahn, Tomate Grüner Tee, Chrysanthemenblüten, Pfefferminze **Rezepte:** Drachenbrunnentee mit Chrysanthemenblüten **Lebensführung:** Entspannungsübungen und Bewegung (Qigong/Taiji)
Aufsteigen des Yang des Fk „Leber" *(yang hepatici, ganyang)* „innerer Wind" *(ventus internus, neifeng)*		
Symptome und Befunde: Schmerz intensiv, pulsierend, v. a. temporal, auch parietal, hinter den Augen, mit Erbrechen einhergehend, Sehstörungen (Blitze), Schlafstörungen, Verschlechterung bei Ärger, Drehschwindel, M. Menière **Zunge:** Risse seitlich, dünn/schmal, Rötung der Ränder **Pulse:** „zart" *(minutus, xi)*, „saitenförmig" *(chordalis, xian)*	stützen *(suppletio, bu)* des Xue und Yin des Fk „Leber" (*xue et yin hepatici, gan xueyin*) (und des Yin des Fk „Niere" [*yin renale, shenyin*]) absenken des Yang des Fk „Leber" „inneren Wind" beruhigen	**Lebensmittel:** Staudensellerie, Löwenzahn, Karotte, Tomate, Spinat Bocksdornfrüchte, Maulbeere Tintenfisch, Entenfleisch Chrysanthemenblüten, Grüner Tee, Pfefferminze **Rezepte:** Tintenfisch mit Staudensellerie Drachenbrunnentee mit Chrysanthemenblüten *Gedünsteter Tintenfisch mit Schweinefleisch* *Selleriesaft*

5

Symptome	Therapieprinzipien	Diätetische Empfehlungen
Stase des Xue		
Symptome und Befunde: chronische Kopfschmerzen, ortsfest, heftig, stechend oder schneidend, evtl. alte Verletzungen im Kopf oder HWS-Bereich, Auslöser oder Verschlechterung durch Menstruation, Wetterwechsel, Bewegungsmangel, Flüssigkeitsmangel, Stress/Anspannung **Zunge:** livide, Zungengrundvenen gestaut **Pulse:** „saitenförmig" *(chordalis, xian)*, „rau" *(asper, se)*	Xue dynamisieren (*animatio, huofa*) Behandlung der zugrundeliegenden Bedingungen	**Lebensmittel:** Lotuswurzel, Kumquat Krebs Rosenblüten **Rezept:** *Rosenblütentee* **Lebensführung:** manuelle Therapien zur Lösung von Blockaden (Tuina)
„Feuchtigkeit"/„Schleim" *(humor/pituita, shi/tan)*		
Symptome und Befunde: Schweregefühl, Benommenheit, Konzentrationsprobleme, Schwindelneigung, mangelnder Appetit, Übelkeit, Nahrungsmittelunverträglichkeit, Neigung zu Übergewicht, Neigung zur Verschleimung, Kopfschmerzen, häufig frontal, evtl. durch Ernährungsfehler (zu viel, zu schweres, zu spätes Essen) **Zunge:** gedunsen, evtl. Zahneindrücke, Belag dick, klebrig **Pulse:** „nachgiebig" *(lenis, ru)*, „schlüpfrig" *(lubricus, hua)*, „saitenförmig" *(chordalis, xian)*	„Feuchtigkeit"/„Schleim" umwandeln und ausleiten evtl. stützen *(suppletio, bu)* des Qi des Fk „Milz" *(qi lienale, piqi)*	**Lebensmittel** ➤ 6.6.1 **Rezepte:** Dekokt aus frischem Ingwer und getrockneten Mandarinenschale Grüner Tee mit Mandarinenschalen und Fiederweißdornbeeren

5.3.2 Depletive Störungen

Symptome	Therapieprinzipien	Diätetische Empfehlungen
Energetische Schwäche des Qi und des Xue *(depletio qi et xue, xu qixue)*		
Symptome und Befunde: dumpfer Kopfschmerz, Leeregefühl, Verschlechterung nach körperlicher Anstrengung, Verbesserung durch Ruhe und Hinlegen oder durch Druck am Kopf (Schwäche-)Schwindel v. a. bei Anstrengung oder langem Stehen **Zunge:** hell, blass **Pulse:** „erschöpft" *(depletus, xu),* „zart" *(minutus, xi)*	stützen *(suppletio, bu)* des Qi stützen des Xue	**Lebensmittel**: Weizen, Hafer, Erdnüsse, chin. Datteln Hühnerfleisch, Lammfleisch, Tintenfisch **Rezepte:** Getreidebreie kräftigende Hühnerbrühe
Energetische Schwäche des Fk „Niere" *(depletio renale, shenxu)*		
Symptome und Befunde: Leeregefühl, (Alters-)Schwindel, Schwäche Antriebslosigkeit, häufig dumpfe Kopfschmerzen, lumbale Schmerzen **Energetische Schwäche des Yang des Fk „Niere"** **Zunge:** blass, feucht, schlaff **Pulse:** „untergetaucht, tief" *(mersus, chen),* „langsam" *(tardus, chi),* „erschöpft" *(depletus, xu)* **Energetische Schwäche des Yin des Fk „Niere"** **Zunge:** gerötet, schmal, rissig, trocken **Pulse:** „zart" *(minutus, xi),* „beschleunigt" *(celer, shu),* „oberflächlich" *(superficialis, fu)*	Fk „Niere" stützen *(suppletio, bu),* je nach Betonung auf Yang oder Yin des Fk „Niere"	**Energetische Schwäche des Yang des Fk „Niere"** **Lebensmittel:** Maroni, Pistazie, Walnuss Chin Lauch, Fenchelknolle Garnele Fenchelsamen, Sternanis, Zimt **Rezepte** ➢ 6.4.1 **Energetische Schwäche des Yin des Fk „Niere"** **Lebensmittel:** Sesam, Lotussamen, Leinsamen Yamswurzelknolle Bocksdornfrüchte, Maulbeere Entenfleisch **Rezepte** ➢ 6.4.2

5.4 Schlafstörungen und Erschöpfungssymptomatik

Dieses Kapitel umfasst als mögliche westliche Diagnosen neben Schlafstörungen auch ADS/ADHS, Neurasthenien , Erschöpfungssyndrome, Burnout und depressive Verstimmungen.

Diese Störungen haben alle eine Störung des *shen* („konstellierende Kraft") gemeinsam. Der Begriff *shen* ist sehr vielschichtig und schwer in einem einzigen deutschen Begriff zu fassen, man könnte *shen* vereinfacht als „geistige Kräfte" bezeichnen, die für unser Wach- und Bewusstsein und für unsere mentalen und emotionalen Funktionen eine große Rolle spielen, als Kräfte, die unsere individuelle Persönlichkeit prägen. Shen ist dem Fk „Herz" *(o. cardialis, xin)* zugeordnet, der somit bei den aufgeführten Erkrankungen immer mitbeteiligt ist, z. T. primär, häufig aber in Folge anderer Störungen.

Für das Ein- und Durchschlafen muss sich die aktive Kraft *shen* nachts (in das Xue und Yin) absenken. Sowohl repletive, caloröse Prozesse – also Prozesse, die zu einer pathologischen Überladung bzw. Beschleunigung – als auch depletive Störungen – also Störungen mit verminderten physiologischen Energien – können dieses Wechselspiel beeinträchtigen und auch zu anderen Hyperaktivitätsstörungen führen sowie zu Krankheiten wie Erschöpfung oder depressive Verstimmung, die durch ein vermindertes Energieniveau gekennzeichnet sind.

5

Neben der chinesischen Ernährungsmedizin bieten sich auch andere Therapieoptionen der chinesischen Medizin an, von Qigong und Bewegungsübungen bis zu Akupunktur und Phytotherapie. Zudem sind je nach Befund auch andere Therapieformen wie sportliche Bewegung oder psychotherapeutische bis zu psychiatrischen Interventionen erforderlich.

5.4.1 Repletive Störungen

Symptome	Therapieprinzipien	Diätetische Empfehlungen
Stagnation des Qi des Fk „Leber" *(qi hepatici, ganqi)*, Aufsteigen des Yang des Fk „Leber" *(yang hepatici, ganyang)*		
Symptome und Befunde: Schlafstörung oft durch Stress, Tageserlebnisse frühes Erwachen, beim Erwachen oft Unruhe, schlechte Laune Neigung zu (Nacken-)Verspannungen und Kopfschmerzen mit wechselnder Lokalisation (oft seitlich) Schlaf kann durch rege Traumaktivität gestört sein Neigung zu Reizbarkeit, PMS, thorakale, epigastrische und hypochondrisches Unwohlsein, Blutdruckerhöhungen Besserung durch Bewegung depressive Verstimmungen und Stimmungsschwankungen oft durch exogene Auslöser (Frustrationen) oder hormonell (PMS) wechselnde ADS/ADHS-Symptomatik bei pubertierenden Kindern **Zunge:** gerötet, v. a. Ränder **Pulse:** „saitenförmig" *(chordalis, xian)*, „beschleunigt" *(celer, shu)*	Qi des Fk „Leber" lösen und regulieren Yang des Fk „Leber" absenken kühlen der „Glut" *(ardor, huo)*	**Lebensmittel:** **Qi des Fk „Leber" regulierend:** Kumquat, Pfefferminze, Rosenblüte **Yang des Fk „Leber" absenkend, „Glut" kühlend:** Staudensellerie, Löwenzahn, Tomate, Karotte, Chrysanthemenblüten **Rezepte:** Drachenbrunnentee mit Chrysanthemenblüten *Pfefferminztee*

Symptome	Therapieprinzipien	Diätetische Empfehlungen
„Glut" im Fk „Leber" und „Herz" *(ardor hepatici et cardiale, ganxin huo)*		
Symptome und Befunde: wirre Träume und Alpträume, starke Unruhe im Schlaf mit Umherwälzen, Neigung zu Herzrasen, Schwitzen Neigung zu Entzündlichkeiten und Rötungen v. a. im Kopfbereich und der Augen bitterer Mundgeschmack, Aphthen Neigung zu aufbrausend cholerischem Verhalten, Unruhe ADHS-Symptomatik mit großer Unruhe **Zunge:** rot, v. a. Ränder und Spitze **Pulse:** „saitenförmig" *(chordalis, xian)*, „beschleunigt" *(celer, shu)*, „energetisch überladen" *(repletus shi)*	„Glut" kühlen „konstellierende Kraft" *(shen)* beruhigen	**Lebensmittel:** gekeimter Weizen, Mungbohne Lotuswurzel, Staudensellerie, Löwenzahn, Brauntang, Tomate Wassermelone, Birne, Zitrone Aloe vera **Rezepte:** Glasnudelsalat Meeresalgensalat *Melonen-, Tomatensaft* Aloe vera Saft
Nahrungsmittelstagnationen		
Symptome und Befunde: Schlaf gestört durch Völlegefühl, Übelkeit, Aufstoßen, Meteorismus, Bauchschmerzen und unvollständigem Stuhlgang bzw. Verstopfung Neigung zu Übergewicht, Neigung zur Verschleimung, Ernährungsfehler (zu viel, zu schnelles, zu schweres, zu spätes Essen) **Zunge:** Belag dick, klebrig **Pulse:** „schlüpfrig" *(lubricus, hua)*	Stagnationen beheben „Feuchtigkeit" *(humor, shi)* umwandeln und ausleiten evtl. stützen *(suppletio, bu)* des Qi des Fk „Milz" *(qi lienale, piqi)*	**Lebensmittel:** Buchweizen, Gerste, Reis, Mais, Getreide gekeimt, Sojabohne, Tofu Rettich (gedünstet), Chin. Lauch, Zwiebel (gedünstet), Knoblauch (gedünstet), Ingwer, Koriander, Fenchel, Karotte Kumquat, Zitrusschalen Fiederweißdornbeere, Fenchelsamen, Kardamom, Kurkuma, Pfeffer Grüner Tee, Oolongtee, Misopaste **Rezepte:** Getreidebrei mit Buchweizen Grüner Tee mit Mandarinenschalen und Fiederweißdornbeere Dekokt aus Karotte, Wasserkastanie, Koriander *Fencheltee aus Fenchelsamen* *Gerstensuppe*

5

Symptome	Therapieprinzipien	Diätetische Empfehlungen
„Schleim" *(pituita, tan)* blockiert das *shen*		
Symptome und Befunde: Benommenheit, Konzentrationsprobleme, Schwindelneigung, unklares Denken manische („Schleim-Hitze" [*calor pituitae, tanre*]) oder depressive („Kälte-Schleim" [*algor pituitae, tanhan*]) Symptome ADHS („Schleim-Hitze") oder ADS („Kälte-Schleim")-Symptome Neigung zu Übergewicht, Neigung zur Verschleimung **Zunge:** gedunsen, evtl. Zahneindrücke, Belag klebrig **Pulse:** „nachgiebig" *(lenis, ru)*, „schlüpfrig" *(lubricus, hua)*, „saitenförmig" *(chordalis, xian)*	„Feuchtigkeit" *(humor, shi)* / „Schleim" umwandeln und ausleiten evtl. *(suppletio, bu)* Qi des Fk „Milz" *(qi lienale, piqi)* stützen	**„Schleim-Hitze"** **Lebensmittel:** Hülsenfrüchte, Hiobstränensamen, Mungbohne (Glasnudeln), Buchweizen Löwenzahn, Sprossen, Algen/Tang, Rettich Birne Grüner Tee (nicht zu spät) **Rezepte:** Meeresalgensalat, Miso-Suppe, Sushisalat Grüner Tee mit Mandarinenschalen und Fiederweißdornbeeren *Rettichsaft/gedünsteter Rettich* **„Kälte-Schleim"** **Lebensmittel:** Ingwer, Knoblauch, chin. Lauch Zitrusschalen, Kumquat Kardamom **Rezepte:** Dekokt aus frischem Ingwer und Mandarinenschalen

5.4.2 Depletive Störungen

Symptome	Therapieprinzipien	Diätetische Empfehlungen
Energetische Schwäche der Fk „Herz" und „Milz" *(Qi und Xue) (depletio cardiale et lienale, xinpi xu)*		
Symptome und Befunde: Schlaf durch Grübeln und Sorgen gestört, evtl. auch durch Blähungen und Darmgeräusche, v. a. Einschlafstörungen, geringe Schlaftiefe depressive Verstimmung mit Antriebs-, Kraft- und Lustlosigkeit, Depression nach Geburt Aufmerksamkeits- und Konzentrationsdefizite bei Kindern, Sprachentwicklungsstörungen Palpitationen mit präkordialem Unwohlsein und „Pulspausen", Erschöpfung und Ruhebedürfnis, Blässe, Konzentrations- und Gedächtnisschwäche, Entscheidungsschwäche, Verdauungsschwäche, dumpfer Kopfschmerz, (Schwäche-)Schwindel **Zunge:** hell, blass **Pulse:** „erschöpft" *(depletus, xu)*, „zart" *(minutus, xi)*	Qi stützen *(suppletio, bu)* des Xue stützen	**Lebensmittel**: Hafer, Weizen Lotussamen Longane, chin. Datteln, Maulbeere **Rezepte:** Getreidebrei mit Longanen Dekokt mit Weizen, chinesische Datteln und Longanen ➤ auch 6.1.1

5

Symptome	Therapieprinzipien	Diätetische Empfehlungen
Energetische Schwäche des Yin des Fk „Herz" *(depletio yin cardiale, xinyin xu)*		
Symptome und Befunde: Ein- und v.a. Durchschlafstörung, Panikattacken, Herzrasen, Zungenbrennen innere Unruhe und Nervosität trotz Erschöpfung und Übermüdung, Vergesslichkeit, ADH-Symptomatik **Zunge:** gerötet, verschmälert, evtl. rissig, eingezogene Zungenspitze **Pulse:** „zart" *(minutus, xi)*, und „oberflächlich" *(superficialis, fu)*, v.a. in der linken distalen Tastposition *(cun)* „beschleunigt" *(celer, shu)*	stützen (*suppletio, bu*) des Yin des Fk „Herz"	**Lebensmittel:** Weizen, Hafer Lotussamen, Lotuswurzel Longane, Maulbeere, chin. Dattel Eigelb, Schweineherz, Kuhmilch, Schaf-/Ziegenmilch **Rezepte:** Getreidebrei mit Longanen, Dekokt mit Weizen, chin. Datteln und Longanen
Energetische Schwäche des Yin des Fk „Niere" *(depletio yin renale, shenyin xu)*		
Symptome und Befunde: Schlafstörungen mit Hitzewallungen und Nachtschweißen, heiße Handflächen und Fußsohlen, nächtlicher Durst, nächtlicher Harndrang Ängste, Altersdepressionen, Nachtschweiß, unruhige Beine, Gedächtnisschwäche klassisches „Burnout"-Syndrom: tiefe Erschöpfung (durch Überarbeitung) mit nervöser Unruhe, Tinnitus Schwäche lumbosakral und im Bereich der unteren Extremitäten, Störungen im urogenitalen Bereich **Zunge:** gerötet, verschmälert, Zungenwurzel belaglos, rissig, erhabene Papillen **Pulse:** „zart" *(minutus, xi)* und „oberflächlich" *(superficialis, fu)*, v.a. in der linken proximalen Tastposition *(chi)*, „beschleunigt" *(celer, shu)*	stützen des Yin des Fk „Niere"	**Lebensmittel:** schwarze Sojabohne, Sesam, Lotussamen, Leinsamen Yamswurzel Maulbeere, Bocksdornfrüchte, Rosine Entenfleisch, Schweinefleisch, Eigelb Tintenfisch, Austern **Rezepte:** Getreidebrei mit geröstetem Sesam Yamswurzel-Gemüse *Getreidebrei mit Sesam und Bocksdornfrüchten* *Maulbeersirup* *Schweinefleisch mit Bocksdornfrüchten*
Energetische Schwäche des Yin des Fk „Leber" *(depletio yin hepatici, ganyin xu)*		
Symptome und Befunde: Parästhesien, Muskelzuckungen und-krämpfe, Anspannung und Steifheit der Muskeln, und Sehnen, spröde Nägel, trockene Augen, Nachtblindheit, **Zunge:** gerötet, verschmälert, Zungenrisse seitlich **Pulse:** „zart" *(minutus, xi)* und „oberflächlich" *(superficialis, fu)*, v.a. in der linken mittleren Tastposition *(guan)*, „beschleunigt" *(celer, shu)*	stützen des Yin des Fk „Leber"	**Lebensmittel:** Sesam, Leinsamen Tomate, Staudensellerie Maulbeere, Bocksdornfrüchte Schweineleber, Tintenfisch, Austern **Rezepte:** Getreidebrei mit geröstetem Sesam Tintenfisch mit Staudensellerie *Getreidebrei mit Sesam und Bocksdornfrüchten* *Maulbeersirup*

Symptome	Therapieprinzipien	Diätetische Empfehlungen
Energetische Schwäche des Yang des Fk „Niere" *(depletio yang renale, shenyang xu)*		
Symptome und Befunde: vermehrtes Schlafbedürfnis, allgemeines Kälte- und Schwächegefühl, blasses Aussehen (Augenringe), chronischer Verlauf, konstitutionelle Schwäche, existenzielle Ängste, Altersdepressionen Schwächeschwindel, Neigung zu Durchfall und Inkontinenz, Appetit vermindert, Kurzatmigkeit, Verlangen nach Wärme und Ruhe **Zunge:** blass, Belag feucht **Puls:** „untergetaucht, tief " *(mersus, chen)*, „verlangsamt" *(tardus, chi)*	stützen *(suppletio, bu)* des Yang Fk „Niere" erwärmen *(tepefactio, wenfa)*	**Lebensmittel**: Maroni, Walnuss, Pistazie Chinesischer Lauch, Fenchelknolle Hirschfleisch, Lamm-/Ziegenfleisch, Garnele Zimt, Gewürznelke, Sternanis **Rezepte:** Chinesischer Lauch mit Walnuss *Maronensuppe mit Zimt*

5.5 HNO-ärztliche Erkrankungen

Für die Abwehr von Infekten ist der Fk „Lunge“ *(o .pulmonalis, fei)* zuständig. Die ihm zugeordnete „Wehrenergie“ *(qi defensivium, weiqi)* zirkuliert an der Körperoberfläche und wärmt sie. Ihre Kraft rührt sowohl aus konstitutionellen Faktoren (Fk „Niere“ [*o .renalis, shen*] und „Ursprungs-Qi“ [*qi orginale, yuanqi*]) als auch aus der Ernährung („Getreide-Qi“ [*qi frumentarium, guqi*]) und Umgebungsfaktoren wie Licht, Luft und Stimmungen („Himmlisches-Qi“ [*qi celeste, tianqi*] respektive „Großes Qi“ [*qi magnum, daqi*]). Dadurch lässt sich bei einer Infektanfälligkeit und Erkältungsneigung eine differenzierte Diagnose stellen und es können schon prophylaktisch effektive Maßnahmen ergriffen werden. Dabei ist die richtige Ernährung ein milder, aber sehr wichtiger und grundlegender Einfluss. Bei Erkrankungen im HNO-Bereich ist die Beratung über eine das Immunsystem stützende Ernährung deshalb sehr wichtig, ebenso die Identifizierung und Vermeidung von Ernährungsfehlern, die häufig eine wichtige Rolle im Krankheitsgeschehen spielen. Dies gilt auch bei schon manifesten Erkrankungen. Hierbei haben äußere, meist klimatische krankmachende Faktoren die Abwehrkräfte überwältigt und sind in den Fk „Lunge“ eingedrungen. Dabei sollten die Therapieziele des Ausleitens von Schrägläufigkeiten (Heteropathien, *xie*) und die im HNO-ärztlichen Rahmen häufig notwendige Umwandeln und Ausleitung von Schleim „Schleim“ *(pituita, tan)* durch eine geeignete Ernährung einschließlich der Vermeidung belastender Lebensmittel unterstützt werden. Bei rezidivierenden Infekten steht zunächst die infektspezifische Therapie und Ernährung im Vordergrund, die Stärkung und das Stützen des Immunsystems erfolgt hauptsächlich im symptomfreien Intervall.

Generell ist es wichtig, die akute Erkrankung wie z. B. ein akuter fieberhafter Infekt oder ein Heuschnupfenanfall in Diagnose und Therapie von der zugrunde liegenden Störung wie einer allgemeinen Infektanfälligkeit, einer allergischen Disposition oder auch chronischen Entzündungsprozessen wie einer chronischen Sinusitis zu differenzieren.

5.5.1 Infektanfälligkeit

Symptome	Therapieprinzipien	Diätetische Empfehlungen
Energetische Schwäche des Qi des Fk „Lunge“ *(depletio qi pulmonale, feiqi xu)*		
Symptome und Befunde: Erkältungsneigung, häufige Infekte leichtes Schwitzen bei Anstrengung, Blässe, Neigung zum Frieren, Kurzatmigkeit bei Belastung, leise Stimme, vermehrte helle Sekrete Neigung zu Sich-Sorgen und Kummer, dünnhäutig **Zunge:** blass, feucht, weich, evtl. Zahneindrücke im vorderen Drittel **Pulse:** „erschöpft“ *(depletus, xu)*, „untergetaucht, tief “ *(mersus, chen)* (insbesondere rechte distale [*cun*] Tastposition), „verlangsamt“ *(tardus, chi)*	stützen *(suppletio, bu)* und wärmen des Qi des Fk „Lunge“ und der „Wehrenergie“ *(qi defensivium, weiqi)* „Bauenergie“ (*qi constructivum, yingqi*) und „Wehrenergie“ harmonisieren	**Lebensmittel:** Getreide, Reis, Walnuss Yamswurzelknolle **Rezepte:** Chinesischer Lauch mit Walnüssen *Reisbrei mit Walnüssen* *Yamswurzelsuppe* **Lebensmittel/Rezepte** zur Versorgung der „Mitte“ ➤ 6.1

Symptome	Therapieprinzipien	Diätetische Empfehlungen
Energetische Schwäche des Qi des Fk „Milz" *(depletio qi lienale, piqi xu)* "		
zusätzlich zu den o.g. Symptomen: Appetit vermindert, Verdauungsschwäche, Kraftlosigkeit, unregelmäßige und „falsche" Ernährung, Neigung zu Verschleimung starke geistige Belastung, Grübelneigung **Zunge:** zusätzlich evtl. Zahneindrücke im mittleren Drittel **Pulse:** zusätzlich auch rechte mittlere *(guan)* Tastposition „erschöpft" *(depletus, xu)*, „untergetaucht, tief " *(mersus, chen)*, „verlangsamt" *(tardus, chi)*	zusätzlich stützen *(suppletio, bu)* und wärmen des Qi des Fk „Milz"	**Lebensmittel** Reis, Dinkel, Sojabohne, Erbse Karotte, Kürbis, Koriander, Knoblauch, Ingwer, Rettich (gedünstet) Zitrusschalen, Feige getrocknet, Jujubenfrucht Hühnerfleisch, Rindfleisch, Fisch (z. B. Hering) **Rezepte:** Getreidebrei mit Kürbis und Ingwer kräftigende Hühnersuppe Teigtaschen mit Hühnerbrust und Frühlingszwiebeln Dekokt mit frischem Ingwer und Mandarinenschalen *Rettich mit Rindfleisch* ➢ 6.1.1
Energetische Schwäche des Qi des Fk „Niere" *(depletio qi renale, shenqi xu)*		
Symptome und Befunde: zusätzlich zu den o.g. Symptomen deutliche Verfrorenheit, große Schwäche, chronische Erkrankungen, Hinweise auf konstitutionelle Faktoren **Zunge:** deutlich hell, weich, feucht, Zahneindrücke **Pulse:** rechte proximale *(chi)* Taststelle bzw. generell „erschöpft" *(depletus, xu)*, „untergetaucht, tief " *(mersus, chen)*, „verlangsamt" *(tardus, chi)*	zusätzlich stützen *(suppletio, bu)* und wärmen des Qi des Fk „Niere"	**Lebensmittel:** Walnuss, Maroni, Pistazie Chin. Lauch, Fenchelknolle Rosine Lamm-/Ziegenfleisch, Hirschfleisch, Garnele Zimt, Sternanis, Gewürznelke **Rezepte:** Chinesischer Lauch mit Walnüssen/Garnele Lammfleisch mit Rettich *Maronensuppe mit Zimt*

5.5.2 Infektionen und Atemwegserkrankungen

Mögliche westliche Diagnosen: akute Erkältung, grippaler Infekt, Mittelohrentzündung, Rhinitis, Laryngitis, Pharyngitis, Bronchitis, Pneumonie, Sinusitis, Tonsillitis, Tubenkatarrh, chronischer Husten, Asthma bronchiale, psychogener Husten.

Repletive Störungen

Symptome	Therapieprinzipien	Diätetische Empfehlungen
„Wind-Kälte" *(algor venti, fenghan)*		
Symptome und Befunde: Anfangsstadium einer Erkältung Kälteaversion, Frösteln, Schüttelfrost, Kopf- und Gliederschmerzen, Schweißlosigkeit verstopfte Nase, heller und dünner Nasenfluss, Niesen, Husten, Kratzen im Hals **Zunge:** dünner weißer Belag **Pulse:** „oberflächlich" *(superficialis, fu)*, „verlangsamt" *(tardus, chi)*, „energetisch überladen" *(repletus shi)*	„Oberfläche" *(extima, biao)* öffnen Schrägläufigkeiten (Heteropathien, *xie*) ausleiten, zerstreuen wärmen evtl. Qi des Fk „Lunge" *(qi pulmonale, feiqi)* stützen	**Lebensmittel:** Frühlingszwiebel, Ingwer, Koriander, Knoblauch, Chili Misopaste **Rezepte:** Dekokt mit Frühlingszwiebeln, Ingwer und braunem Zucker Dekokt mit frischem Ingwer und Getreidezucker Getreidebrei mit Frühlingszwiebeln und Ingwer Teigtaschen mit Frühlingszwiebeln und Ingwer
„Wind-Hitze" *(calor venti, fengre)*		
Symptome und Befunde: typischer grippaler Infekt mit Schüttelfrost und Fieber, Kopf- und Gliederschmerzen verstopfte Nase, Nasenfluss, Niesen, Husten, Kratzen im Hals Schwitzneigung, Rötungen (Hals, Tonsillen, Trommelfell etc.), Sekrete gelblich **Zunge:** Spitze mit rötlichen Punkten, Belag gelblich **Pulse:** „oberflächlich" *(superficialis, fu)*, „beschleunigt" *(celer, shu)*, „energetisch überladen" *(repletus shi)*	„Oberfläche" *(extima, biao)* öffnen Schrägläufigkeiten (Heteropathien, *xie*) ausleiten und zerstreuen kühlen	**Lebensmittel:** Rettich Pfefferminze, Chrysanthemenblüten, Grüner Tee Misopaste **Rezepte:** Drachenbrunnentee mit Chrysanthemenblüten Pfefferminztee Gedünsteter Rettich

Symptome	Therapieprinzipien	Diätetische Empfehlungen
„Innere Hitze" *(calor intimae, neire)* (Fk „Lunge" [*o. pulmonalis, fei*])		
Symptome und Befunde: anhaltendes, hohes Fieber, Schwitzen, deutliche Rötungen (Hals, Tonsillen, Trommelfell etc.) mit Brennen und Trockenheit, Husten, Kopfschmerzen Sekrete gelb bis gelbgrün-eitrig, evtl. blutig Trockenheit, vermehrter Durst, innere Unruhe **Zunge:** rot, Belag gelb **Pulse:** „beschleunigt" *(celer, shu)*, „energetisch überladen" *(repletus shi)*	„innere Hitze" kühlen Säfte mehren	**Fk „Lunge" kühlend, Säfte mehrend und dennoch „Feuchtigkeit" „Schleim" umwandelnd bzw. ausleitend** **Lebensmittel:** Rotalge, Sprossen, Rettich; Zitrone, Birne **Fk „Lunge" kühlend, Säfte mehrend** **Lebensmittel:** Chinakohl, Tomate; Zitrone, Mandarine, Orange, Kaki, Sternfrucht, Erdbeeren, Wassermelone **Rezepte:** Meeresalgensalat Sushisalat *Chinakohlsuppe* *Rettichsaft* *Gedünsteter Rettich* *Chinakohl-Hirse Pfanne* *Wassermelone-Tomatensaft*
„Schleim" *(pituita, tan)*		
Symptome und Befunde: Kann in jedem Stadium auftreten Verschleimung, Husten mit Auswurf, vermehrtes Nasensekret, Nasenatmung erschwert, Gedunsenheit, Druck über Nebenhöhlen, Verschlimmerung im Liegen, Völlegefühl im Brustbereich, Tubenkatarrh Neigung zur Nasenpolypenbildung, vergrößerte Lymphknoten, Tonsillen oder Rachenmandeln	„Schleim" umwandeln und ausleiten evtl. Qi des Fk „Lunge" *(qi pulmonale, feiqi)* und Qi des Fk „Milz" *(qi lienale, piqi)* stützen je nach Bedarf wärmen oder kühlen	spezielle Differenzierung ➤ unten

Symptome	Therapieprinzipien	Diätetische Empfehlungen
„Kalter Schleim" **Symptome:** ➢ oben, Sekrete hell, wässrig, weiß **Zunge:** gedunsen, Belag dick, weiß, klebrig-schmierig **Pulse:** „schlüpfrig" *(lubricus, hua)*, „weich" *(lenis, ru)*	➢ oben	**Wärmend bei „kaltem Schleim"** **Lebensmittel:** Ingwer, Knoblauch, Kürbis Zitrusfruchtschalen (Zitrone, Bitterorange, Kumquat, Pampelmuse), Kumquat, Kardamom **Rezepte:** Dekokt aus frischem Ingwer und Mandarinenschalen Getreidebrei mit Frühlingszwiebel und Ingwer
„Heißer Schleim" **Symptome:** ➢ oben, Sekrete gelb, gelb-grün, eitrig **Zunge:** gedunsen, Belag dick, gelb, klebrig-schmierig **Pulse:** „schlüpfrig" *(lubricus, hua)*, „beschleunigt" *(celer, shu)*	➢ oben	**Kühlend bei „heißem Schleim"** **Lebensmittel:** Hiobstränensamen, Buchweizen Brauntang, Löwenzahn, Bambussprosse, Wasserkastanie, Sprossen (z. B. Sojasprossen), Rettich Zitrone, Birne Grüner Tee **Rezepte:** Meeresalgensalat, Miso-Suppe *Reisbrei mit Birne* *Rettichsaft/gedünsteter Rettich*
Stagnation des Qi des Fk „Leber" *(qi hepatici, ganqi)* "		
Symptome und Befunde: Husten und Atemnot durch emotionale Anspannung, häufiges Seufzen, Brustenge, Kloßgefühl Emotionale Spannungen, Unausgeglichenheit, muskuläre Verspannungen, frühes Erwachen **Zunge:** erhöhte Spannung, betonte Ränder **Pulse:** „saitenförmig" *(chordalis, xian)*	lösen und regulieren des Qi des Fk „Leber" stützen *(suppletio, bu)* und regulieren des Qi des Fk „Lunge" *(qi pulmonale, feiqi)*	**Lebensmittel:** Fenchelknolle Kumquat Pfefferminze, Fenchelsamen **Rezept:** Pfefferminztee **Lebensführung:** Entspannungsübungen und Bewegung (Qigong/Taiji) **Lebensmittel/Rezepte:** Qi des Fk „Lunge" stützend und regulierend ➢ oben

5

Depletive Störungen

Symptome	Therapieprinzipien	Diätetische Empfehlungen
Energetische Schwäche des Qi der Fk „Milz" und „Lunge" *(depletio qi lineale et pulmonale, pifei qi xu)"*		
Symptome und Befunde: chronische Verschleimung (Bronchien, Nebenhöhlen), Sekrete hell/weißlich, Kurzatmigkeit/Asthma bronchiale, leise Stimme Infektanfälligkeit (➤ oben), Kraftlosigkeit, Verschlechterung bei Anstrengung Appetit mäßig, Stuhl weich **Zunge:** blass, feucht, weich, Zahneindrücke **Pulse:** „erschöpft" *(depletus, xu)*, „untergetaucht, tief " *(mersus, chen)*, „verlangsamt" *(tardus, chi)*	stützen *(suppletio, bu)* und wärmen des Qi des Fk „Lunge" und „Milz"	**Lebensmittel:** Reis, Walnuss Rettich (gedünstet), Yamswurzelknolle Rosinen Hühnerfleisch **Rezepte**: Yamswurzel-Gemüse, Chinesischer Lauch mit Walnüssen Dekokt mit frischem Ingwer und Mandarinenschalen *Reisbrei mit Walnüssen* auch ➤ 6.6.1
Energetische Schwäche des Qi des Fk „Niere" *(depletio qi renale, shenqi xu)*		
Symptome und Befunde: Infektanfälligkeit (➤ oben), asthmatische Beschwerden, v. a. bei der Einatmung, v. a. bei Kindern und im Alter, Sekrete hell/weißlich Blässe, Enuresis, Schwäche im LWS-Bereich, Ängstlichkeit **Zunge:** deutlich hell, weich, Zahneindrücke **Pulse:** rechte proximale *(chi)* Taststelle bzw. generell „erschöpft" *(depletus, xu)*, „untergetaucht, tief *(mersus, chen)*, „verlangsamt" *(tardus, chi)*	stützen *(suppletio, bu)* und wärmen des Qi des Fk „Niere"	**Lebensmittel**: Walnuss, Maroni, Pistazie Chin. Lauch, Fenchelknolle Rosine Lamm-/Ziegenfleisch, Hirschfleisch, Garnele Zimt, Sternanis, Gewürznelke **Rezepte:** Chinesischer Lauch mit Walnüssen/Garnele Lammfleisch mit Rettich *Maronensuppe mit Zimt*
Energetische Schwäche des Yin des Fk „Lunge" *(depletio yin pulmonale, feiyin xu)*		
Symptome und Befunde: häufig nach fieberhaften Infekten, subfebrile Temperaturen Verschlechterung im Herbst, bei trockener Luft Husten anfallsweise; trockener und leicht gereizter Rachen, heisere Stimme, Nase trocken, Sputum wenig, zäh Haut trocken, Stuhl trocken, vermehrter Durst **Zunge:** trocken, rissig, wenig Belag, gerötet **Pulse:** „zart" *(minutus, xi)*, eher „oberflächlich" *(superficialis, fu)*, „beschleunigt" *(celer, shu)*	stützen *(suppletio, bu)* des Yin des Fk „Lunge"	**Lebensmittel**: Erdnuss (Mus oder Milch), Sesam, Mandel, Walnuss, Pinienkerne, Tofu Chinakohl, Rettich, Yamswurzelknolle, Weiß- und Silbermorchel, Judasohr, Karotte, Kürbis Japanaprikose, Zitrusfrüchte, Kaki, Birne, Feige, Kokosnuss, Apfel, Aprikose, Weintraube Honig **Lebensmittel bei starker „Mitte":** Hühnereiweiß, Schweinefleisch, Entenfleisch

5

Symptome	Therapieprinzipien	Diätetische Empfehlungen
		Kuhmilchprodukte, Kokosmilch, Sojamilch **Rezepte:** Getreidebrei mit Birne Getreidebrei mit Mandelmus Elixier für jadeglänzendes Antlitz (evtl. mit Birne)

5.5.3 Allergische Rhinitis

Mögliche westliche Diagnosen: Heuschnupfen, Pollinosis, saisonale Rhinitis, perenniale Rhinitis, Hausstaubmilbenallergie, Haustierallergie, Berufsallergie, Mehlallergie, Rhinopathia vasomotorica.

Symptome	Therapieprinzipien	Diätetische Empfehlungen
„Wind" *(ventus, feng)* in der Extima Oberfläche *(extima, biao)*		
Symptome und Befunde: jahreszeitlich bedingte Symptomatik: Niesanfälle, laufende oder verstopfte Nase, wässriges Sekret, anfallsweise Symptomatik Juckreiz in den Augen **Zunge:** dünner weißer Belag **Pulse:** „oberflächlich" *(superficialis, fu)*, „saitenförmig" *(chordalis, xian)*	„Oberfläche" öffnen „Wind" ausleiten, zerstreuen „Bauenergie" *(qi constructivum, ying-qi)* und „Wehrenergie" harmonisieren	**Lebensmittel:** Rettich, Staudensellerie, Frühlingszwiebel, Ingwer, Koriander Chrysanthemenblüten, Pfefferminze, Grüner Tee Misopaste **Rezepte:** Drachenbrunnentee mit Chrysanthemeblüten Dekokt aus Koriander, Schwarznesselblättern und Frühlingszwiebel Jujubenfrucht
„Wind-Hitze" *(calor venti, fengre)*		
Symptome und Befunde: jahreszeitlich bedingte Symptomatik: Niesanfälle, laufende oder verstopfte Nase, Sekrete wässrig oder gelb, Augen juckend, gerötet, tränend, anfallsweise Symptomatik Juckreiz im Rachen, Schwitzneigung **Zunge:** Spitze mit rötlichen Punkten, Belag gelblich **Pulse:** „oberflächlich" *(superficialis, fu)*, „saitenförmig" *(chordalis, xian)*, „beschleunigt" *(celer, shu)*, „energetisch überladen" *(repletus shi)*	Oberfläche" *(extima, biao)* öffnen „Wind-Hitze" ausleiten und zerstreuen „Wind" besänftigen	**Lebensmittel:** Rettich, Staudensellerie Pfefferminze, Chrysanthemenblüten, Grüner Tee, Miso **Rezept:** Drachenbrunnentee mit Chrysanthemenblüten *Gedünsteter Rettich*

Symptome	Therapieprinzipien	Diätetische Empfehlungen
„Glut" im Fk „Leber" *(ardor hepatici, ganhuo)* mit „Wind" *(ventus, feng)*		
Symptome und Befunde: jahreszeitlich bedingte Symptomatik: gerötete und gereizte Augen, starker Juckreiz von Augen und Nase, klares und gelbes Sekret im Wechsel, Verschlechterung bei Hitze und heißem Wetter rotes Gesicht, bitterer Mundgeschmack, Neigung zu aufbrausend cholerischem Verhalten, Unruhe, Kopfschmerzen, Nasenbluten **Zunge:** rot (v. a. Ränder), trocken, Belag gelb **Pulse:** „beschleunigt" *(celer, shu)*, „energetisch überladen" *(repletus shi)*, „saitenförmig" *(chordalis, xian)*	„Glut" kühlen Fk „Leber" absenken und beruhigen	**Lebensmittel:** Staudensellerie, Brauntang, Löwenzahn, Tomate, Spinat, Karotte Grüner Tee, Chrysanthemenblüten **Rezepte:** Drachenbrunnentee mit Chrysanthemenblüten Dekokt aus Löwenzahn Dekokt aus Karotte, Wasserkastanie, Koriander
Energetische Schwäche des Qi des Fk „Lunge" *(depletio qi pulmonale, feiqi xu)* mit „Wind-Kälte" *(algor venti, fenghan)*		
Symptome und Befunde: ganzjährig mit geringen saisonalen Schwankungen: laufende Nase, verstopfte Nase, Niesattacken ➤ oben	stützen *(suppletio, bu)* und wärmen des Qi des Fk „Lunge" und der „Wehrenergie" *(qi defensivium, weiqi)* zerstreuen von „Wind-Kälte"	**Lebensmittel:** Reis, Walnuss Yamswurzel Versorgung der „Mitte" (➤ 6.1) **Lebensmittel bei „Wind-Kälte":** Frühlingszwiebel, Ingwer, Koriander, Knoblauch, Chili **Rezepte:** Brei mit Frühlingszwiebeln und Ingwer Chinesischer Lauch mit Walnüssen Yamswurzel-Gemüse *Reisbrei mit Walnüssen*
Energetische Schwäche des Qi und Yin des Fk „Lunge" *(depletio qi et yin pulmonale, fei qiyin xu)*		
Symptome und Befunde: chronisch verstopfte und trockene Nase, Niesattacken trockene Haut und Schleimhäute, trockener Husten **Zunge:** gerötet, Belag wenig **Pulse:** „zart" *(minutus, xi)*, „erschöpft" *(depletus, xu)*, „oberflächlich" *(superficialis, fu)*	stützen *(suppletio, bu)* des Qi des Fk „Lunge" und der „Wehrenergie" *(qi defensivium, weiqi)* stützen des Yin des Fk „Lunge" „Wind" *(ventus, feng)* ausleiten	**Lebensmittel:** Reis, Hiobstränensamen Walnuss, Sesam, Erdnuss, Pinienkerne Rettich, Yamswurzelknolle, Karotte, Bambussprossen, Pilze Birne, Weintraube/Rosine **Rezepte:** Getreidebrei mit Mandelmus *Reisbrei mit Birne* *Pinienkerne-, Walnussmus* **Lebensmittel/Rezepte:** „Wind" ausleiten ➤ oben

Symptome	Therapieprinzipien	Diätetische Empfehlungen
Energetische Schwäche des Qi des Fk „Milz" *(depletio qi lienale, piqi xu)* mit „Schleim" *(pituita, tan)*"		
Symptome und Befunde: chronisch verstopfte Nase, Sekrete zäh, Niesattacken, Husten mit Auswurf, thorakaler Druck zusätzlich Appetit vermindert, Verdauungsschwäche, Kraftlosigkeit, unregelmäßige und „falsche" Ernährung, Neigung zu Verschleimung **Zunge:** blass, gedunsen, Zahneindrücke, Belag weiß-klebrig **Pulse:** „erschöpft" *(depletus, xu)*, „nachgiebig" *(lenis, ru)*, „schlüpfrig" *(lubricus, hua)*	stützen *(suppletio, bu)* und wärmen des Fk „Milz" „Schleim" umwandeln	**Lebensmittel**: Sojabohne Ingwer, Knoblauch, Chinesischer Lauch Kardamom **Rezepte:** Dekokt aus frischem Ingwer und Mandarinenschalen Misosuppe
Energetische Schwäche des Yang des *Fk „Niere" (depletio yang renale, shenyang xu)*		
Symptome und Befunde: Nase chronisch verstopft oder wässrig laufend, Niesattacken, asthmatische Beschwerden Verschlechterung durch Kälte, deutliche Verfrorenheit, allgemeine Schwäche, chronische Erkrankungen oder Hinweise auf konstitutionelle Faktoren **Zunge:** feucht, hell, weich, Zahneindrücke **Pulse:** rechte proximale *(chi)* Taststelle bzw. generell „erschöpft" *(depletus, xu)*, „untergetaucht, tief " *(mersus, chen)*	stützen *(suppletio, bu)* und wärmen des Yang des Fk „Niere"	**Lebensmittel:** Maroni, Walnuss, Pistazie Chin. Lauch, Fenchel Hirschfleisch, Lamm-/Ziegenfleisch, Hühnerfleisch, Rindfleisch Zimt, Gewürznelke, Sternanis **Rezepte:** Chin. Lauch mit Walnüssen Lammfleisch mit Rettich
Energetische Schwäche des Xue und Yin der Fk „Leber" und „Niere" *(depletio xue et yin hepatici et renale, ganshen qiyin xu)*"		
Symptome und Befunde: Nase wässrig laufend oder chronisch verstopft, Niesattacken, Verschlechterung nachts, evtl. asthmatische Beschwerden Augen und Nase trocken Schlafstörungen, nächtliche Schweiße, trockene Haut und Schleimhäute, Juckreiz **Zunge:** gerötet, schmal, rissig, trocken **Pulse:** „zart" *(minutus, xi)*, „oberflächlich" *(superficialis, fu)*, „beschleunigt" *(celer, shu)*	stützen *(suppletio, bu)* von Yin und Xue „Wind" *(ventus, feng)* ausleiten	**Lebensmittel:** Nüsse, Sesam, Pinienkerne, Leinsamen, schwarze Sojabohne Staudensellerie, Karotte Bocksdornfrüchte, Maulbeerfrucht, Zitrone, Weintraube Tintenfisch, Austern **Rezepte:** Tintenfisch mit Staudensellerie Miso-Sesam-Paste Juwelentee für die Augen **Lebensmittel/Rezepte:** „Wind" ausleiten ➤ oben

5.6 Gynäkologische Erkrankungen

Die untere Körperregion wird primär dem Fk „Niere“ *(o. renalis, shen)* zugeordnet. Das Qi des Fk „Niere“ *(qi renale, shenqi)* wird aus einem Zusammenspiel des Yin des Fk „Niere“ *(yin renale, shenyin)* mit dem Yang des Fk „Niere“ *(yang renale, shenyang)* generiert. Es sorgt für die nötige energetische Versorgung der Geschlechtsorgane. Auch der Neben-Fk „Uterus“ *(paraorbis uteri, baogong)* hängt direkt vom Fk „Niere“ und seiner Kraft und Wärme ab. In der Ätiologie gynäkologischer Erkrankungen spielt deshalb eine energetische Schwäche des Yang oder des Yin des Fk „Niere“ eine wichtige Rolle.

Der Fk „Uterus“ ist allerdings auch mit anderen Funktionskreisen und Leitbahnen direkt oder indirekt verbunden.

So ist häufig der Fk „Leber“ *(o. hepaticus, gan)* mitbeteiligt. Hierbei ist v. a. die Stagnation des Qi bei gynäkologischen Störungen eine wichtige Differentialdiagnose.

In der Physiologie und Pathophysiologie gynäkologischer Abläufe wird den sogenannten unpaarigen Leitbahnen, insbesondere der „Breite Trossstraße“, „Aufnehmende Leitbahn“, „Leitbahn der Steuerung“ und „Gürtelleitbahn“ *(ss. impedimentalis, respondens, regens et zonalis, chongmai renmai dumai daimai)* eine wichtige Rolle zugeschrieben. Da es keine spezielle Ernährungstherapie für diese Leitbahnen gibt, wird meist versucht, sie über die Fk „Niere“, „Leber“ und Fk „Milz“/„Magen“, *(oo. lienalis et stomachi, pi wei)* zu regulieren.

5

An äußeren krankmachenden Faktoren sind „Kälte“ (*algor, han*) und „Feuchtigkeit“ *(humor, shi)* zu beachten. Da sich „Kälte“ in „Hitze“ *(calor, re)* transformieren kann und die untere Körperhälfte für „Feuchtigkeit“ anfällig ist, findet man nicht selten „Feuchtigkeit-Hitze“ *(calor humidus, shire)* als Krankheitsbedingung.

Eine Vielzahl gynäkologischer Störungen und Erkrankungen können mit den Therapiemöglichkeiten der Chinesischen Medizin gut behandelt werden. Gerade die Stützung *(suppletio, bu)* und Kräftigung des Fk „Niere“ und des Xue lässt sich mit den Methoden zur gesunden Lebensführung und insbesondere durch eine gezielte Ernährung nachhaltig erreichen.

5.6.1 Prämenstruelles Syndrom und Dysmenorrhö (Regelstörungen)

Mögliche westliche Diagnosen: Prämenstruelles Syndrom, Dysmenorrhö, Amenorrhö, Hypomenorrhö, Hypermenorrhö, Ovarialzysten, PCO-Syndrom, Endometriose, Myome, Pelvic inflammatory disease.

Unter einem Prämenstruellen Syndrom (PMS) versteht man eine Anzahl von Symptomen und Beschwerden, die zyklusabhängig (verstärkt) vor der Menstruation auftreten. Sie können bereits ab dem Eisprung beginnen, häufig treten sie verstärkt einige Tage vor der Periode auf. Sie beruhen sehr häufig auf einer Stagnation des Qi, nach Eintritt der Blutung lösen sich Stauungen auf. Diejenigen Symptome, die durch die zugrundeliegende Störung bedingt sind, bestehen allerdings weiter. Eine Dysmenorrhö hingegen bezeichnet Beschwerden und Schmerzen, die während der Regelblutung auftreten. Sie sind durch Störungen des Xue-Flusses charakterisiert.

Symptome	Therapieprinzipien	Diätetische Empfehlungen
Stagnation des Qi des Fk „Leber" *(qi hepatici, ganqi)*		
Symptome und Befunde: typisches prämenstruelles Syndrom mit Spannungsgefühlen, Brustspannen, emotionaler Unausgeglichenheit mit Reizbarkeit und depressiver Verstimmung ziehende Menstruationsschmerzen eher zu Beginn der Periode, wechselnde Symptomatik, Kopfschmerzen v. a. vor der Periode, eher temporal, muskuläre Verspannungen Ovarialzysten: eher einzeln, wechselnd, flüchtig organische Befunde sonst unauffällig **Zunge:** erhöhte Spannung, evtl. gerötete Ränder **Pulse:** „saitenförmig" *(chordalis, xian)*	Qi des Fk „Leber" lösen und regulieren	**Lebensmittel:** Fenchelknolle, Kumquat Fenchelsamen, Rosenblüte, Pfefferminze, Kurkuma **Rezepte:** *Pfefferminztee* *Rosenblütentee* *Fencheltee aus Fenchelsamen* **Lebensführung:** Entspannungsübungen und Bewegung (Qigong/Taiji)
Stase Xue		
Symptome und Befunde: stechende, ortsfeste Schmerzen, (Bauch, Rücken, Kopf) während der Periode, Menstruationsblut dunkel, klumpig evtl. Myome, Endometriose, PCO-Syndrom **Zunge:** livide Verfärbungen, gestaute Unterzungenvenen, Zunge entweder blass (bei *algor*) oder gerötet (bei sekundärem *calor*) **Pulse:** „saitenförmig" *(chordalis, xian)*, „rau" *(asper, se)* oder „hängend" (*haesitantes, jie*)	Stasen lösen und Xue regulieren Qi des Fk „Leber" *(qi hepatici, ganqi)* lösen und regulieren wärmen bei „Kälte" (*algor, han*) vorsichtiges Kühlen bei sekundärer „Hitze" *(calor, re)*	**Neutral** **Lebensmittel:** Schwarze Sojabohne, Lotuswurzel, Fiederweißdornbeere **Rezepte:** Klärender Bohneneintopf, Grüner Tee mit Mandarinenschale und Fiederweißdornbeere **Wärmend** **Lebensmittel:** Chin. Lauch, Maroni Kumquat, Pfirsich Hirschfleisch Kurkuma, Zimt, Rosenblüte geringe Mengen: brauner Zucker, Alkohol **Rezepte:** *gedünsteter chinesischer Lauch, Maronisuppe, Pfirsichkompott mit Zimt* **Kühlend** **Lebensmittel:** Aubergine, Lotuswurzel, Krebse **Rezepte:** *Lotuswurzelgericht, Brei mit Azukibohne* **Qi des Fk „Leber" lösend und regulierend** **Lebensmittel/Rezepte** ➤ oben

Symptome	Therapieprinzipien	Diätetische Empfehlungen
Energetische Schwäche des Xue *(depletio xue, xuxue)*		
Symptome und Befunde: Periode selten, evtl. ausbleibend, Blutung spärlich, kurz, eher hell wenig Schmerzen, eher dumpf Beschwerden nach der Periode verstärkt Kraftlosigkeit, Blutarmut, blass-fahler Teint, trockene Haut, brüchige Nägel, Haarausfall, (Ein-)Schlafstörungen **Zunge:** blass, trocken **Pulse:** „zart" *(minutus, xi)*	Xue stützen *(suppletio, bu)*	**Lebensmittel:** Schwarze Sojabohne Lotuswurzel, Yamswurzelknolle, Staudensellerie, Spinat Pfirsich, Maulbeere, Japanaprikose, Bocksdornfrucht Fleisch, Sonstiges, Schweinefleisch, Taubenfleisch, Hühnerfleisch, Eigelb Tintenfisch **Rezept:** *Tintenfisch mit Schweinefleisch* *Schweinefleisch mit Bocksdornfrucht*
Energetische Schwäche des Yang der Fk „Milz" und „Niere" *(depletio yang lienale et renale, pishen yang xu)"*		
Symptome und Befunde: prämenstruell verstärkte Ödemneigung und Gewichtszunahme wenig oder dumpfe Menstruationsschmerzen Blutung verzögert bis ausbleibend, Menstruationsblut hell, spärlich, aber auch verlängerte Sickerblutung, verminderte Libido Infertilität, PCO-Syndrom, weicher Stuhl und Durchfall, allgemeine Schwäche, Blässe, Verfrorenheit **Zunge:** blass, weich, feucht, evtl. gedunsen mit Zahneindrücken **Pulse:** v.a. rechts bzw. generell „erschöpft" *(depletus, xu)*, „untergetaucht, tief " *(mersus, chen)*, „verlangsamt" *(tardus, chi)*	Yang der Fk „Milz" und „Niere" stützen *(suppletio, bu)* und wärmen evtl. „Feuchtigkeit" *(humor, shi)* umwandeln und ausleiten	**Lebensmittel:** Maroni, Pistazie, Walnuss Chin. Lauch, Fenchelknolle Hirschfleisch, Lamm-/Ziegenfleisch Nelke, Sternanis, Zimt, Fenchelsamen **Rezepte:** Chinesischer Lauch mit Walnuss Lammfleisch mit Rettich *Maronensuppe mit Zimt* *Fencheltee aus Fenchelsamen* **Lebensmittel/Rezepte:** „Feuchtigkeit" umwandelnd und ausleitend ➤ 6.6.1

5

Symptome	Therapieprinzipien	Diätetische Empfehlungen
Energetische Schwäche des Yin der Fk „Leber" und „Niere" *(depletio yin hepatici et renale, ganshen yin xu)*		
Symptome und Befunde: Periode selten, evtl. Amenorrhö, Blutung spärlich, kurz wenig Schmerzen, eher dumpf Beschwerden nach der Periode verstärkt Schwäche und Ziehen in Hüften und Knien, Nervosität und Unruhe, (nächtliches) Herzrasen, Schlafstörungen, Schwindel, trockene Augen **Zunge:** rot, trocken und ohne Belag, rissig, dünn **Pulse:** „zart" *(minutus, xi)*, „oberflächlich" *(superficialis, fu)* und „beschleunigt" *(celer, shu)*	Yin der Fk „Leber" und „Niere" mehren Yang des Fk „Leber" *(yang hepatici, ganyang)* absenken Shen beruhigen	**Lebensmittel:** Weizen, Sesam, schwarze Sojabohne, Kolbenhirse Spinat, Staudensellerie, Löwenzahn, Brauntang, Yamswurzelknolle Maulbeere, Bocksdornfrüchte, Weintraube Taubenfleisch, Entenfleisch Tintenfisch, Austern Lotussamen, Leinsamen **Rezepte:** Tintenfisch mit Staudensellerie *Entenfleisch mit Brauntang* *Tintenfisch mit Schweinefleisch*

5

5.6.2 Infertilität/unerfüllter Kinderwunsch

Repletive Störungen

Symptome	Therapieprinzipien	Diätetische Empfehlungen
Stagnation des Qi des Fk „Leber" *(qi hepatici, ganqi)*		
Symptome und Befunde: prämenstruelles Syndrom mit Spannungsgefühlen, emotionale Unausgeglichenheit, muskuläre Verspannungen, ziehende Menstruationsschmerzen, wechselnde Symptomatik Ovarialzysten, organische Befunde unauffällig **Zunge:** erhöhte Spannung, evtl. gerötete Ränder **Pulse:** „saitenförmig" *(chordalis, xian)*	Qi des Fk „Leber" lösen und regulieren	**Lebensmittel:** Fenchelknolle, Kumquat Fenchelsamen, Rosenblüte, Pfefferminze, Kurkuma, Fenchelsamen **Rezepte:** *Pfefferminztee* *Rosenblütentee* *Fencheltee aus Fenchelsamen* **Lebensführung:** Entspannungsübungen und Bewegung (Qigong/Taiji)

Symptome	Therapieprinzipien	Diätetische Empfehlungen
Stase Xue		
Symptome und Befunde: stechende, ortsfeste Schmerzen (Bauch, Rücken, Kopf) während der Periode, Menstruationsblut dunkel, klumpig Myome, Endometriose, PCO-Syndrom, Mammaknoten **Zunge:** livide Verfärbungen, gestaute Unterzungenvenen, Zunge entweder blass (bei „Kälte") oder rot (bei sekundärer „Hitze") **Pulse:** „saitenförmig" *(chordalis, xian)*, „rau" *(asper, se)* oder „hängend" (*haesitantes, jie*)	Stasen lösen und Xue regulieren Qi des Fk „Leber" *(qi hepatici, ganqi)* lösen und regulieren wärmen bei „Kälte" (*algor, han*) vorsichtiges Kühlen bei sekundärer „Hitze" *(calor, re)*	**Neutral** **Lebensmittel:** Schwarze Sojabohne, Lotuswurzel, Fiederweißdornbeere **Rezept:** Klärender Bohneneintopf Grüner Tee mit Mandarinenschale und Fiederweißdornbeere **Wärmend** **Lebensmittel:** Chin. Lauch, Maroni Kumquat, Pfirsich Hirschfleisch Kurkuma, Zimt, Rosenblüte geringe Mengen: brauner Zucker, Alkohol **Rezept:** *gedünsteter chinesischer Lauch, Maronisuppe, Pfirsichkompott mit Zimt* **Kühlend** **Lebensmittel:** Aubergine, Lotuswurzel, Krebse **Rezepte:** *Lotuswurzelgericht, Brei mit Azukibohne*
„Feuchtigkeit" *(humor, shi)* im unteren Wärmebereich *(unteres calorium, xiajiao)*		
Symptome und Befunde: Zyklus unregelmäßig, verlängert, Ausfluss, PCO-Syndrom, Neigung zu Übergewicht **Zunge:** weißer, klebriger Belag **Pulse:** „behäbig" (*languidus, huan*), „schlüpfrig" *(lubricus, hua)*	„Feuchtigkeit" *(humor, shi)* umwandeln und ausleiten, wärmen evtl. stützen *(suppletio, bu)* des Yang der Fk „Milz" und „Niere" (*yang lienale et renale, pishen yang*)	**Lebensmittel:** Hiobstränensamen, Buchweizen, Gerste, Sojabohne, Azukibohne, Mungbohne, Mais, Polenta Brauntang, Löwenzahn, Sojasprosse, Staudensellerie Grüner Tee, Chrysanthemenblüten **Rezepte:** Klärender Bohneneintopf Glasnudelsalat Dekokt aus Löwenzahn und Maisgriffel **Lebensmittel/Rezepte:** Stützen des Yang des Fk „Niere" ➤ 6.4.1

5

Symptome	Therapieprinzipien	Diätetische Empfehlungen
Mit Hitze *(calor, re)* **Symptome und Befunde** ➤ oben, Ausfluss gelb, riechend Neigung zu genitalen und Blaseninfektionen **Zunge:** gerötet, Belag gelb-klebrig (im hinteren Drittel) **Pulse:** „schlüpfrig" *(lubricus, hua)*, „beschleunigt" *(celer, shu)*	Mit Hitze *(calor, re)* ➤ oben zusätzlich „Hitze" kühlen	**Lebensmittel/Rezepte:** ➤ oben

Depletive Störungen

Symptome	Therapieprinzipien	Diätetische Empfehlungen
Energetische Schwäche des Yang des Fk „Niere" *(depletio yang renale, shenyang xu)*		
Symptome und Befunde: Blutung verzögert bis ausbleibend, hell, spärlich, aber auch verlängerte Sickerblutung, verminderte Libido PCO-Syndrom, Anovulation weicher Stuhl und Durchfall, Urin hell und reichlich, allgemeine Schwäche, Blässe, Verfrorenheit **Zunge:** blass, weich, feucht **Pulse:** v.a rechte proximale *(chi)* Taststelle bzw. generell „erschöpft" *(depletus, xu)*, „untergetaucht, tief " *(mersus, chen)*, „verlangsamt" *(tardus, chi)*	stützen *(suppletio, bu)* und wärmen des Yang des Fk „Niere"	**Lebensmittel:** Maroni, Pistazie, Walnuss Chin. Lauch, Fenchel Hirschfleisch, Lamm-/Ziegenfleisch Garnele Gewürznelke, Sternanis, Zimt **Rezepte:** Chin Lauch mit Walnuss Getreidebrei mit Walnüssen *Maronensuppe mit Zimt*
Energetische Schwäche des Yin des Fk „Niere" *(depletio yin renale, shenyin xu)* und Struktivpotential *(jing)*		
Symptome und Befunde: verzögerte Menarche, Periode selten, eventuell Amenorrhö, Blutung spärlich, kurz Schwäche und Ziehen in Hüften und Knien ovarielle Insuffizienz, ovarielle Reserve vermindert Nervosität und Unruhe, (nächtliches) Herzrasen, Nachtschweiße, Schlafstörungen, Schwindel **Zunge:** rot, trocken und ohne Belag, rissig, dünn **Pulse:** „zart" *(minutus, xi)*, „oberflächlich" *(superficialis, fu)* und „beschleunigt" *(celer, shu)*	Yin des Fk „Niere" und des Struktivpotentials mehren	**Lebensmittel:** Sesam, Walnuss, Pistazie, Lotussamen Yamswurzelknolle Maulbeere, Bocksdornfrucht, Rosine Schwarzknochenhuhn **Rezepte:** Yamswurzel-Gemüse *Getreidebrei mit Lotussamen und Maulbeeren, Sesammus* *Hühnersuppe aus Schwarzknochenhuhn*

Symptome	Therapieprinzipien	Diätetische Empfehlungen
Energetische Schwäche des Xue *(depletio xue, xuxue)*		
Symptome und Befunde: Periode selten, eventuell ausbleibend, Blutung spärlich, kurz, eher hell Kraftlosigkeit, Erschöpftheit, Blutarmut, fahler Teint, trockene Haut, brüchige Nägel, Haarausfall, (Ein-)Schlafstörungen **Zunge:** blass, trocken **Pulse:** „zart" *(minutus, xi)*	Stützen *(suppletio, bu)* des Xue	**Lebensmittel:** Schwarze Sojabohne Lotuswurzel, Yamswurzelknolle, Staudensellerie, Spinat Pfirsich, Maulbeere, Japanaprikose, Bocksdornfrucht Schweinefleisch, Taubenfleisch, Hühnerfleisch, Eigelb Tintenfisch **Rezept:** *Tintenfisch mit Schweinefleisch* *Schweinefleisch mit Bocksdornfrucht*

5.6.3 Wechseljahrsbeschwerden

Mögliche westliche Diagnosen: Klimakterisches Syndrom, Perimenopause, Menopausensyndrom, Postmenopause.

Bei den in der Tabelle aufgeführten Syndrommustern ist zu beachten, dass es durchaus zu einer gleichzeitigen energetischen Schwäche des Yin und Yang des Fk „Niere“ *(depletio yin et yang renale, shenyang xu)* kommt, also Mischbilder häufig sind. Zudem können auch hier eine Stagnation des Qi des Fk „Leber“ *(qi hepatici, ganqi)* oder eine Stase Xue mit den typischen Symptomen hinzukommen. Zudem ist häufig der Fk „Herz“ *(o. cardialis, xin)* mitbeteiligt (z. B. Herzrhythmusstörungen, Schlafstörungen, seelische Verstimmungen), da er in enger Beziehung zum Fk „Niere“ *(o. renalis, shen)* steht.

Symptome	Therapieprinzipien	Diätetische Empfehlungen
Energetische Schwäche des Yin des Fk „Niere" *(depletio yin renale, shenyin xu)*		
Symptome und Befunde: Schwäche und Ziehen in Hüften und Knien, Trockenheit von Haut und Schleimhäuten, Nervosität, (Durch-) Schlafstörungen, Schwindel, Tinnitus **Zunge:** trocken und ohne Belag, rissig, dünn **Pulse:** „zart" *(minutus, xi)*, „oberflächlich" *(superficialis, fu)* und „beschleunigt" *(celer, shu)*	Mehren des Yin des Fk „Niere"	**Lebensmittel:** Nüsse, schwarzer Sesam, Lotussamen, Leinsamen, Kolbenhirse, schwarze Sojabohne, Yamswurzelknolle Bocksdornfrüchte, Maulbeere, Weintraube Entenfleisch, Tintenfisch **Rezepte:** Yamswurzel-Gemüse *Kolbenhirsenbrei mit Sesam und Bocksdornfrüchten*

Symptome	Therapieprinzipien	Diätetische Empfehlungen
Hitze bei energetischer Schwäche des Yin des Fk ‚Niere'" *(calor depletionis yin renale, shenyin xu re)* und Aufsteigen des Yang des Fk „Leber" *(yang hepatici, ganyang)*		
Symptome und Befunde: Hitzewallungen, Nachtschweiße, Unruhe, (nächtliches) Herzrasen, Brennen beim Wasserlassen, Reizbarkeit, trockene Augen, Blutdruckanstieg **Zunge:** zusätzlich rot **Pulse:** zusätzlich „beschleunigt" *(celer, shu)*, linke distale Tastposition *(cun)* „überflutend" *(exundans, hong)*	Yin des Fk „Niere" mehren „Hitze" *(calor, re)* kühlen Yang des Fk „Leber" absenken Shen beruhigen	**Lebensmittel/Rezepte:** Yin des Fk „Niere" mehrend ➤ oben **Lebensmittel:** gekeimter Weizen Staudensellerie, Brauntang Longane Tintenfisch Chrysanthemenblüten **Rezepte:** Tintenfisch mit Staudensellerie Juwelentee für die Augen
Energetische Schwäche des Yang des Fk „Niere" *(depletio yang renale, shenyang xu)*		
Symptome und Befunde: mangelnde Libido, Blasenschwäche, häufiges Wasserlassen, klarer Urin, Gewichtszunahme, allgemeine Schwäche, Blässe, Verfrorenheit, kalte Füße, Schwäche im LWS-Bereich, Ängstlichkeit **Zunge:** blass, weich, feucht **Pulse:** v.a. rechte proximale *(chi)* Taststelle oder generell „erschöpft" *(depletus, xu)*, „untergetaucht, tief " *(mersus, chen)*, „verlangsamt" *(tardus, chi)*	Yang des Fk „Niere" stützen *(suppletio, bu)* und wärmen (unter Berücksichtigung des Yin des Fk „Niere" [*yin renale, shenyin*])	**Lebensmittel:** Walnuss, Kolbenhirse, Maroni, Pistazie Chin. Lauch, Fenchelknolle Hirschfleisch, Ziege-/Lammfleisch, Hühnerfleisch Garnele Zimt **Rezepte:** Chinesischer Lauch mit Walnuss *Getreidebrei aus Kolbenhirse mit Walnuss und Rosinen*

5.6.4 Postpartale Depression und Stillschwäche

Diese Störungen sind aus klinischer und westlicher Sicht unabhängig voneinander zu betrachten. Jedoch finden sich in der Chinesischen Medizin ätiologisch sehr ähnliche differentialdiagnostische Muster (energetische Schwäche des Xue [*depletio xue, xuxue*] und stagnierender Qi-Fluss), so dass beide hier gemeinsam aufgeführt werden.

Zu beachten ist zudem, dass auch Kombinationen der Muster auftreten, umso mehr, als ein energetischer Mangel *(depletio, xu)* an Qi bzw. Xue eine Stagnation des Qi-Flusses begünstigt.

Symptome	Therapieprinzipien	Diätetische Empfehlungen
Energetische Schwäche des Xue (des Fk „Herz") *(depletio xue cardiale, xinxue xu)*		
Symptome und Befunde: verminderte Milchproduktion, Deprimiertheit mit Erschöpfung, Weinerlichkeit, (Ein-)Schlafstörungen, Palpitationen blass-fahler Teint, Blutarmut, trockene Haut **Zunge:** blass, trocken **Pulse:** „zart" *(minutus, xi)* (v. a. an der linken distalen [*cun*] Taststelle)	stützen *(suppletio, bu)* des Xue	**Lebensmittel:** Weizen, Hafer, Mungbohne Lotuswurzel Longane, Maulbeere, Jujubenfrucht, Birne Kuhmilch, Schaf-/Ziegenmilch, Eigelb Lotussamen **Rezepte:** Getreidebrei mit Longanen Dekokt mit Weizen, chin. Dattel und Longane *Tintenfisch mit Schweinefleisch*
Energetische Schwäche des Yin (des Fk „Herz") *(depletio yin cardiale, xinyin xu)*		
Symptome und Befunde: postpartale Depression, mit (Durch-)Schlafstörungen, Unruhe und Nervosität, Schwindel, Hitze und Schwitzen nachts, Herzrasen **Zunge:** gerötet, trocken und ohne Belag, rissig, dünn **Pulse:** „zart" *(minutus, xi)*, „oberflächlich" *(superficialis, fu)* und „beschleunigt" *(celer, shu)*	Yin (des Fk „Herz") mehren Shen beruhigen	**Lebensmittel:** Weizen, Hafer, Mungbohne, Lotussamen Lotuswurzel Longane, Maulbeere, chin. Datteln, Birne Fasan Kuhmilch, Schaf-/Ziegenmilch, Eigelb **Rezepte:** Dekokt mit Weizen, chin. Dattel und Longane *Geschmorter Schweinefuß* *Tintenfisch mit Schweinefleisch*

Symptome	Therapieprinzipien	Diätetische Empfehlungen
Energetische Schwäche der Fk „Herz" und „Milz" *(depletio cardiale et lienale, xinpi xu) (Qi und Xue)*		
Symptome und Befunde: Milchfluss vermindert, Milch dünn, postpartale depressive Verstimmung mit Erschöpfung, Antriebs- und Kraftlosigkeit, Schlaf durch Grübeln und Sorgen gestört, Verdauungsschwäche, Palpitationen mit präkordialem Unwohlsein und „Pulspausen" **Zunge:** hell, blass **Pulse:** „erschöpft" *(depletus, xu)*, „zart" *(minutus, xi)*	stützen *(suppletio, bu)* des Qi stützen des Xue	**Lebensmittel:** Erdnuss (gekocht) Champignon Jujubenfrucht Hühnerfleisch, Lamm-/Ziegenfleisch **Rezepte:** Dekokt mit Weizen, chin Datteln und Longanen Brei mit Longanen *Dekokt aus Erdnuss und Jujubenfrucht* *Hühnersuppe mit Longanen* *Kartoffelpfanne mit Hühnerfleisch und Spinat*
Stagnation des Qi des Fk „Leber" *(qi hepatici, ganqi)*		
Symptome und Befunde: depressive Verstimmung mit wechselnder Gereiztheit, latenter Aggression, muskuläre Verspannungen Milchfluss vermindert, Brüste gespannt, schmerzhaft, verhärtet **Zunge:** erhöhte Spannung, evtl. gerötete Ränder **Pulse:** „saitenförmig" *(chordalis, xian)*	lösen und regulieren des Qi des Fk „Leber"	**Lebensmittel:** Fenchelknolle, Kumquat Fenchelsamen, Rosenblüte, Pfefferminze, Kurkuma **Rezepte:** *Pfefferminztee* *Rosenblütentee* *Fencheltee aus Fenchelsamen* **Lebensführung:** Entspannungsübungen und Bewegung (Qigong/Taiji)

5.7 Urologische Erkrankungen

Die untere Körperregion wird primär dem Fk „Niere“ *(o. renalis, shen)* zugeordnet. Das Qi des Fk „Niere“ (*qi renale, shenqi*) wird aus einem Zusammenspiel von sowohl Yin des Fk „Niere“ (*yin renale, shenyin*) als auch Yang des Fk „Niere“ (*yang renale, shenyang*) generiert. Es sorgt für die nötige energetische Versorgung der Harn- und Geschlechtsorgane. Auch der Fk „Blase“ (*o. vesicalis, pangguang*) erhält als „Bezirkshauptstadt“ des Fk „Niere“ von ihm die erforderliche Kraft und Wärme für ein geordnetes Harnverhalten. In der Ätiologie urologischer Erkrankungen spielt deshalb eine energetische Schwäche des Yin und Yang des Fk „Niere“ (*depletio yin et yang renale, shen yinyang xu*) häufig eine Rolle.

Neben den Fk „Niere“ und „Blase“ können aber auch andere Funktionskreise bei urologischen Störungen mitbeteiligt sein, insbesondere bei chronischen Problemen der Fk „Leber“ *(o. hepaticus, gan)* oder auch der Fk „Herz“ *(o. cardialis, xin*). Hierbei ist die Stagnation des Qi (des Fk „Leber“) und eine Entwicklung oder Weiterleitung von „Hitze“ *(calor, re)* besonders zu beachten.

5

An äußeren krankmachenden Faktoren stehen „Kälte“ (*algor, han*) und „Feuchtigkeit“ *(humor, shi)* ganz im Vordergrund. Da sich „Kälte“ über kurz oder lang in „Hitze“ transformiert und die untere Körperhälfte generell für „Feuchtigkeit“ anfällig ist, findet sich sehr häufig bei Störungen der Harn- und Geschlechtsorgane ein „Feuchtigkeit-Hitze“ (*calor humidus, shire*)-Befund.

In der chinesischen Medizin werden Störungen des Wasserlassens neben den unten beschriebenen Differentialdiagnosen von Beginn an auch verschiedenen Formen des sogenannten Lin-Syndroms („Miktionsstörungen“) zugeordnet.

Urologische Erkrankungen sind wie Blasen- oder Prostataentzündungen nicht selten chronisch und rezidivierend und durch die verschiedenen Therapierichtungen der chinesischen Medizin oft gut zu behandeln.

Neben allgemeinen und speziellen Ratschlägen zur Lebensführung können durch eine individuelle Ernährungsberatung die Fk „Niere“ und „Blase“ in ihren Funktionen gezielt unterstützt und reguliert werden, „Kälte“ erwärmt und „Feuchtigkeit-Hitze“ ausgeleitet werden.

5.7.1 Blasenschwäche

Mögliche westliche Diagnosen: Harninkontinenz, Urininkontinenz, Enuresis, Dranginkontinenz, Urgeinkontinenz, Belastungsinkontinenz, Stressinkontinenz, postoperative Inkontinenz, Reizblase, Nykturie, chronisches Beckenschmerzsyndrom, chronic pelvic pain syndrome.

Symptome	Therapieprinzipien	Diätetische Empfehlungen
Energetische Schwäche des Yang des Fk „Niere" *(depletio yang renale, shenyang xu)*		
Symptome und Befunde: Inkontinenz, häufiges Wasserlassen, klarer Urin allgemeine Schwäche, Blässe, Verfrorenheit, Ängstlichkeit, höheres Alter **Zunge:** blass, weich, feucht **Pulse:** v.a rechte proximale *(chi)* Taststelle bzw. generell „erschöpft" *(depletus, xu)*, „untergetaucht, tief " *(mersus, chen)*, „verlangsamt" *(tardus, chi)*	stützen *(suppletio, bu)* und wärmen des Yang des Fk „Niere" (unter Berücksichtigung des Yin des Fk „Niere" [*yin renale, shenyin*]) adstringieren	**Lebensmittel:** Walnusskerne, Pistazie Chinesischer Lauch Hirschfleisch, Hühnerleber, Ziege-/Lammfleisch, Garnele Zimt, Gewürznelke **Rezepte:** Chinesischer Lauch mit Walnüssen Lammfleisch mit Rettich *Reispfanne mit Brokkoli und Shrimps*
Energetische Schwäche des Qi des Fk „Milz" *(depletio qi lienale, piqi xu)* (mit Absinken des Qi)		
Symptome und Befunde: häufiges Wasserlassen, klarer Urin, Blasensenkung und andere Organsenkungen zusätzlich Appetit vermindert, Verdauungsschwäche, Kraftlosigkeit, Grübelneigung **Zunge:** weich, blass, evtl. gedunsen mit Zahneindrücken **Pulse:** v.a rechte mittlere *(guan)* Tastposition „erschöpft" *(depletus, xu)*	stützen *(suppletio, bu)* und wärmen des Qi des Fk „Milz" emporheben des Qi adstringieren	**Lebensmittel:** Reis, Hirse, Dinkel Ingwer, Knoblauch, chin. Lauch, Frühlingszwiebel, Maroni, Kartoffel, Fenchelknolle, Shiitakepilz Hühnerfleisch, Rindfleisch, Lamm-/Ziegenfleisch Fenchelsamen, Steranis, Zimt **Rezepte:** Getreidebrei mit Ingwer Teigtaschen Kräftigende Hühnersuppe Hühnerfleisch mit gebratenem Lauch und Erdnüssen *Dekokt aus frischem Ingwer und Getreidezucker* ➢ auch 6.1.1 **Lebensmittel – adstringierende:** Lotussamen, Pistazie, Japanaprikose, Himbeere, Hagebutte, Muskat

5

Symptome	Therapieprinzipien	Diätetische Empfehlungen
Energetische Schwäche des Yin des Fk „Niere" *(depletio yin renale, shenyin xu)* (und energetische Schwäche des Yin des Fk „Herz" [*depletio yin cardiale, xinyin xu*])		
Symptome und Befunde: häufige Miktion, kleine Mengen, ständiges Tröpfeln, eher dunkler Urin, evtl. Brennen beim Wasserlassen, höheres Alter lumbales Ziehen, Abmagerung, Nervosität, Schlafstörungen, klimakterische Beschwerden, Hitzewallungen **Zunge:** trocken, schmal, gerötet **Pulse:** v. a. linke proximale *(chi)* und distale *(cun)* Tastposition „zart" *(minutus, xi)*, „oberflächlich" *(superficialis, fu)*, allgemein „beschleunigt" *(celer, shu)*	Stützen *(suppletio, bu)* des Yin des Fk „Niere" (und des Fk „Herz") adstringieren	**Lebensmittel:** Kolbenhirse, schwarze Sojabohne, Weizen, Sesam, Lotussamen, Leinsamen Yamswurzelknolle, Lotuswurzel Maulbeere, Bocksdornfrucht, Jujubenfrucht, Longane, Kirsche Milchprodukte: Eigelb, Entenfleisch, Schweineherz Tintenfisch, Austern Milchprodukte: Kuhmilch, Schafs-/Ziegenmilch, Salz **Rezepte:** Brei mit Kolbenhirse und Longane Maulbeersirup Dekokt aus Longanen, Lotussamen und Jujubenfrucht **Lebensmittel – adstringierende:** Lotussamen, Japanaprikose, Himbeere, Pistazie, Hagebutte, Muskat
Stagnation des Qi des Fk „Leber" *(qi hepatici, ganqi)*		
Symptome und Befunde: wechselnde Symptomatik, eher Reizblase, Beckenbodensyndrom mit Spannungsgefühlen und Schmerzen im Blasen- und Beckenbereich emotionale Spannungen, Unausgeglichenheit, PMS, muskuläre Verspannungen, jüngere und mittelalte Menschen **Zunge:** erhöhte Spannung, gerötet Ränder **Pulse:** „saitenförmig" *(chordalis, xian)*	Qi des Fk „Leber" lösen und regulieren	**Lebensmittel:** Fenchelknolle, Kumquat Fenchelsamen, Rosenblüte, Pfefferminze, Kurkuma, Fenchelsamen **Rezepte:** *Pfefferminztee* *Rosenblütentee* *Fencheltee aus Fenchelsamen* **Lebensführung:** Entspannungsübungen und Bewegung (Qigong/Taiji)

Symptome	Therapieprinzipien	Diätetische Empfehlungen
„Feuchtigkeit-Hitze" *(calor humidus, shire)*		
Symptome und Befunde: oft im Rahmen von Entzündungen und Infekten (➤ 5.7.2): Harndrang, stechende Schmerzen, Hitzegefühl, Urin spärlich, rötlich, Brennen in der Urethra **Zunge:** Belag v. a. im hinteren Drittel gelb-klebrig **Pulse:** v. a. in den proximalen *(chi)* Tastpositionen „schlüpfrig" *(lubricus, hua)*	„Hitze" *(calor, re)* kühlen „Feuchtigkeit" *(humor, shi)* ausleiten	**Lebensmittel:** Buchweizen, Gerste, Hiobstränensamen, Mais, Maisgriffel Mungbohne, Azukibohne, Sojabohne Löwenzahn, Sprossen, Algen/Tang, Wasserkastanie, Staudensellerie, Rettich, Kürbis, Gurke Grüner Tee **Rezept:** Dekokt mit Löwenzahn und Maisgriffel Klärender Bohneneintopf *Dekokt mit Gerste und Ingwer* *In Honig getauchter Rettich*
Xue-Stasen		
Symptome und Befunde: häufig postoperativ (z. B. Prostataoperationen): unkontrolliertes Harnträufeln, Schmerzen, Narben oder tastbare Verhärtungen **Zunge:** livide **Pulse:** „saitenförmig" *(chordalis, xian)*, „rau" *(asper, se)*	Xue bewegen adstringieren	**Lebensmittel:** Schwarze Sojabohne, Lotuswurzel, chin. Lauch, Algen/Tang, Wasserkastanie Kumquat, Pfirsich, Pflaume Hirsch, Krebs Zimt, Kurkuma, Fiederweißdorn Essig, geringe Mengen: brauner Zucker, Alkohol **Rezepte:** ➤ 6.7.2 **Lebensmittel – adstringierende:** Lotussamen, Japanaprikose, Himbeere, Pistazie, Hagebutte, Muskat

5.7.2 Entzündungen und Schmerzen

Mögliche westliche Diagnosen: Blasenentzündung, Zystitis, Urethritis, Harnwegsinfekt, Prostataentzündung, Prostatitis, chronisches Beckenschmerzsyndrom, chronic pelvic pain syndrome, interstitielle Zystitis, Reizblase.

Repletive Störungen

Symptome	Therapieprinzipien	Diätetische Empfehlungen
„Feuchtigkeit-Kälte" *(humor algidus, shihan)*		
Symptome und Befunde: Anfangsstadium einer Blasen- oder Prostataentzündung, oft nach Kälteexposition Kälteaversion, Urin reichlich, meist klar oder auch trüb, fixierte Schmerzen **Zunge:** Belag weiß **Pulse:** „oberflächlich" *(superficialis, fu)*, „verlangsamt" *(tardus, chi)*, „energetisch überladen" *(repletus shi)*	„Kälte" ausleiten, zerstreuen wärmen evtl. stützen *(suppletio, bu) des* Qi des Fk „Niere" *(qi renale, shenqi)*	**Lebensmittel:** Ingwer, Knoblauch, Chili, chin. Lauch, Fenchel, Frühlingszwiebel, Paprika Zitrusschalen Kardamom, Zimt, Sternanis, Nelke, Senfsamen, Fenchelsamen **Rezepte:** *Ingwertee* *Dekokt mit Ingwer, schwarzem Pfeffer und braunem Zucker* *Chin. Lauch mit Garnele*
„Feuchtigkeit-Hitze" *(calor humidus, shire)*		
Symptome und Befunde: typische akute Blasenentzündung mit vermehrtem Harndrang, trübem und evtl. blutigem Urin, akute Prostatitis, Brennen und Schmerzen beim Wasserlassen oder beim Samenerguss **Zunge:** gerötet, Belag gelbklebrig (im hinteren Drittel) **Pulse:** „schlüpfrig" *(lubricus, hua)*, „beschleunigt" *(celer, shu)*	„Hitze" kühlen Toxisches herauslösen „Feuchtigkeit" ausleiten Miktio durchgängig machen	**Lebensmittel:** Buchweizen, Gerste, Hiobstränensamen, Mais, Maisgriffel Mungbohne, Azukibohne, Sojabohne Löwenzahn, Sprossen, Algen/Tang, Wasserkastanie, Staudensellerie, Rettich, Kürbis, Gurke Grüner Tee **Rezept:** Dekokt mit Löwenzahn und Maisgriffel Klärender Bohneneintopf Sushisalat *Dekokt mit Gerste und Ingwer* *In Honig getauchter Rettich*

Symptome	Therapieprinzipien	Diätetische Empfehlungen
Stagnation des Qi des Fk „Leber" *(qi hepatici, ganqi)* „Hitze" in den Fk „Leber" und „Herz" *(calor hepatici et cardiale, ganxin re)*		
Symptome und Befunde: (rezidivierende) Zystitis durch emotionale Belastungen, krampfartige Miktio („Reizblase"), wechselnde Symptomatik, chronisch-rezidivierende Prostatabeschwerden oder Beckenbodensyndrom mit Spannungsgefühlen und Schmerzen im Blasen- und Beckenbereich emotionale Spannungen, Unausgeglichenheit, muskuläre Verspannungen, Schlafstörungen, jüngeres und mittleres Lebensalter **Zunge:** erhöhte Spannung, gerötete Ränder und Spitze **Pulse:** „saitenförmig" *(chordalis, xian)* oder „überflutend" *(exundans, hong)*	Qi des Fk „Leber" lösen „Hitze" kühlen Shen beruhigen	**Qi des Fk „Leber" lösende Lebensmittel:** Kumquat Pfefferminze, Rosenblüte **„Hitze" kühlende Lebensmittel:** Mungbohne Staudensellerie, Löwenzahn, Lotuswurzel, Karotte, Brauntang, Tomate Birne Chrysanthemenblüten **Rezepte:** Meeresalgensalat Glasnudelsalat *Pfefferminztee* *Chrysanthemenblütentee*

5

Depletive Störungen

Symptome	Therapieprinzipien	Diätetische Empfehlungen
Energetische Schwäche des Qi und Yang des Fk „Niere" (*depletio qi et yang renale, shen qiyang xu*)		
Symptome und Befunde: Neigung zu Blaseninfekten, Blasenschwäche bis -inkontinenz, häufiges Wasserlassen, klarer Urin allgemeine Schwäche, Blässe, Verfrorenheit, kalte Füße, Schwäche im LWS-Bereich, Ängstlichkeit, höheres Alter **Zunge:** blass, weich, feucht **Pulse:** v.a rechte proximale *(chi)* Tastposition bzw. generell „erschöpft" *(depletus, xu)*, „untergetaucht, tief" *(mersus, chen)*, „verlangsamt" *(tardus, chi)*	stützen *(suppletio, bu)* und wärmen des Qi des Fk „Niere" (unter Berücksichtigung des Yin des Fk „Niere" [*yin renale, shenyin*]) adstringieren	**Lebensmittel:** Getreide, Kolbenhirse, Walnuss, Maroni, Pistazie Fenchel, chin. Lauch Weintraube Hirschfleisch, Lamm-/Ziegenfleisch Garnele Lotussamen, Zimt, Gewürznelke, Sternanis, Fenchelsamen **Rezepte:** Lammfleisch mit Rettich *Reispfanne mit Brokkoli und Shrimps* **Lebensmittel – adstringierende:** Lotussamen, Japanaprikose, Himbeere, Pistazie, Hagebutte, Muskat

Symptome	Therapieprinzipien	Diätetische Empfehlungen
„Hitze bei energetischer Schwäche des Yin des Fk „Niere" *(calor depletionis yin renale, shenyin xu re)*		
Symptome und Befunde: häufiges Wasserlassen kleiner Mengen, Schmerzen und Brennen beim Wasserlassen, Schleimhäute trocken, Ziehen im Dammbereich Unruhe, lumbale Schwäche, Benommenheit, Tinnitus, Mund trocken, evtl. subfebril, nächtliche Schweiße, höheres Alter **Zunge:** gerötet, schmal, rissig, trocken **Pulse:** „zart" *(minutus, xi)*, „oberflächlich" *(superficialis, fu)*, „beschleunigt" *(celer, shu)*	stützen *(suppletio, bu)* des Yin des Fk „Niere" und des Struktivpotentials „Hitze" *(calor, re)* kühlen	**Lebensmittel:** Getreide, Hülsenfrüchte, Kolbenhirse, schwarze Sojabohne, Sesam, Lotussamen Yamswurzelknolle, Brauntang Maulbeere, Weintraube Entenfleisch Tintenfisch Sojasauce, Salz **Rezepte:** Yamswurzel-Gemüse *Brei mit Kolbenhirse und Maulbeeren* *Entenfleisch mit Brauntang*

5

5.7.3 Erektile Dysfunktion und männliche Infertilität

Mögliche westliche Diagnosen: Impotenz, erektile Dysfunktion, Impotentia coeundi und generandi, männliche Infertiliät, OAT-Syndrom.

Repletive Störungen

Symptome	Therapieprinzipien	Diätetische Empfehlungen
„Feuchtigkeit-Hitze" *(calor humidus, shire)*		
Symptome und Befunde: Brennen beim Samenerguss, Entzündungszeichen im Sperma, Druck- und Schweregefühl im Damm- und Hodenbereich Dysurie, Juckreiz und Schweiße im Genitalbereich, Neigung zu Blasen-, Prostata- und Pilzinfektionen allgemeine Schwere und Abgeschlagenheit, Verdauungsstörungen **Zunge:** gerötet, Belag gelb-klebrig (im hinteren Drittel) **Pulse:** „schlüpfrig" *(lubricus, hua)*, „beschleunigt" *(celer, shu)*	„Hitze" kühlen Toxisches herauslösen „Feuchtigkeit" ausleiten	**Lebensmittel:** Buchweizen, Gerste, Hiobstränensamen, Mais, Maisgriffel Mungbohne, Azukibohne, Sojabohne Löwenzahn, Sprossen, Algen/Tang, Wasserkastanie, Staudensellerie, Rettich, Kürbis, Gurke Grüner Tee **Rezepte:** Dekokt mit Löwenzahn und Maisgriffel Klärender Bohneneintopf Sushisalat *Dekokt mit Gerste und Ingwer* *In Honig getauchter Rettich*

Symptome	Therapieprinzipien	Diätetische Empfehlungen
Eingestautes Qi des Fk „Leber" *(qi hepatici, ganqi)* und Stase Xue		
Symptome und Befunde: situative Impotenz, Beckenbodensyndrom mit wechselnden Spannungsgefühlen und Schmerzen im Blasen- und Beckenbereich Varikozele, stechende Schmerzen im Genitalbereich, Z. n. Operationen (z. B. Leistenhernie, Prostata) emotionale Spannungen, Unausgeglichenheit, muskuläre Verspannungen, jüngeres und mittleres Lebensalter **Zunge:** erhöhte Spannung, gerötete Ränder und Spitze, livide Punkte oder Färbung, Zungengrundvenen gestaut **Pulse:** „saitenförmig" *(chordalis, xian)*, „rau" *(asper, se)*	Qi des Fk „Leber" lösen, Einstauungen beseitigen dynamisieren *(animatio, huofa)* des Xue	**Lebensmittel:** Fenchelknolle, Pfefferminze Kumquat, Pfirsich Krebs Rosenblüte, Kurkuma **Rezepte:** *Brauntang mit Fenchel* *Rosenblütentee*

5

Depletive Störungen

Symptome	Therapieprinzipien	Diätetische Empfehlungen
Energetische Schwäche des Qi und Yang des Fk „Niere" *(depletio qi et yang renale, shen qiyang xu)*		
Symptome und Befunde: Impotentia coeundi und mangelnde Libido, verminderte Spermienbeweglichkeit Blasenschwäche, häufiges Wasserlassen, klarer Urin allgemeine Schwäche, Blässe, Verfrorenheit, kalte Füße, Schwäche im LWS-Bereich, Ängstlichkeit, höheres Alter **Zunge:** blass, weich, feucht **Pulse:** v. a. rechte proximale *(chi)* Tastposition bzw. generell „erschöpft" *(depletus, xu)*, „untergetaucht, tief" *(mersus, chen)*, „verlangsamt" *(tardus, chi)*	stützen *(suppletio, bu)* und wärmen des Qi des Fk „Niere" (unter Berücksichtigung des Yin des Fk „Niere" [*yin renale, shenyin*]) adstringieren	**Lebensmittel:** Kolbenhirse, Walnuss, Maroni, Pistazie Fenchel, chin. Lauch Weintraube Hirschfleisch, Lamm-/Ziegenfleisch Garnele Lotussamen, Zimt, Gewürznelke, Sternanis, Fenchelsamen **Lebensmittel – adstringierende:** Lotussamen, Japanaprikose, Himbeere, Pistazie, Hagebutte, Muskat **Rezepte:** Lammfleisch mit Rettich *Reispfanne mit Brokkoli und Shrimps*

Symptome	Therapieprinzipien	Diätetische Empfehlungen
„Hitze bei energetischer Schwäche des Yin des Fk „Niere" *(calor depletionis yin renale, shenyin xure)*		
Symptome und Befunde: Impotentia generandi, nächtlicher Samenverlust, verminderte Spermienzahl, gesteigerter Geschlechtstrieb häufiges Wasserlassen kleiner Mengen, Schmerzen und Brennen beim Wasserlassen, Schleimhäute trocken, Ziehen im Dammbereich Unruhe, lumbale Schwäche, Benommenheit, Tinnitus, Mund trocken, evtl. subfebril, nächtliche Schweiße, höheres Alter **Zunge:** gerötet, schmal, rissig, trocken **Pulse:** „zart" *(minutus, xi)*, „oberflächlich" *(superficialis, fu)*, „beschleunigt" *(celer, shu)*	stützen *(suppletio, bu)* des Yin des Fk „Niere" und des Struktivpotentials „Hitze" *(calor, re)* kühlen	**Lebensmittel:** Kolbenhirse schwarze Sojabohne Sesam Yamswurzelknolle, Brauntang Maulbeere, Weintraube Entenfleisch Tintenfisch Sojasauce, Lotussamen, Salz **Rezepte:** Yamswurzel-Gemüse *Brei mit Kolbenhirse und Maulbeeren* *Entenfleisch mit Brauntang*
Energetische Schwäche der Fk „Herz" und „Milz" *(depletio cardiale et lienale, xinpi xu) (Qi und Xue)*		
Symptome und Befunde: Libidoverlust, Impotenz, dünnes oder wässriges Ejakulat, verminderte Spermienzahl, verminderte Spermienbeweglichkeit eher Menschen im mittleren Lebensalter depressive Verstimmung mit Antriebs-, Kraft- und Lustlosigkeit, Erschöpfung und Ruhebedürfnis Schlaf durch Grübeln und Sorgen gestört Palpitationen, stumpfer Teint, Konzentrationsschwäche, Inappetenz **Zunge:** hell, blass **Pulse:** „erschöpft" *(depletus, xu)*, „zart" *(minutus, xi)*	stützen *(suppletio, bu)* des Qi stützen des Xue stützen des Fk „Niere" *(o. renalis, shen)*	**Lebensmittel:** Hafer, Weizen Longane, Jujubenfrüchte, Maulbeere, Lotussamen **Rezepte:** Getreidebrei mit Longanen Dekokt mit Weizen, chin. Datteln und Longane ➤ auch 6.1.1

5

5.8 Hauterkrankungen

Die Haut wie auch die Schleimhäute werden dem Fk „Lunge" *(o. pulmonalis, fei)* zugeordnet, der die Körperoberfläche beherrscht. Allerdings ist diese Zuordnung am ehesten für oberflächliche, meist akute Hautveränderungen von Bedeutung. Generell erfolgt bei Hauterkrankungen die Diagnostik und Einordnung weniger durch die Bestimmung betroffener Funktionskreise, sondern v. a. über eine Klassifikation analog den Einteilungskriterien der Pathologie der „Wärme"-Erkrankungen *(wenbing)* wie zum Beispiel die Bestimmung der Eindringtiefe. Dafür spielt der Hautbefund selber, das Aussehen und andere Charakteristika der Hauterscheinungen eine große Rolle. Er wird zwar in den Gesamtbefund eingeordnet, ist aber oft der für die Diagnose und Therapiestrategie entscheidende Faktor.

Zudem ist auf die wichtige Rolle des Xue bei Hauterkrankungen hinzuweisen. Die Haut wird durch das Xue versorgt. Insbesondere bei schweren, chronischen und rezidivierenden dermatologischen Veränderungen ist deshalb meist das Xue in Mitleidenschaft gezogen worden und muss dementsprechend gekühlt, bewegt oder ergänzt werden.

Die Therapie vieler und oft sogenannter chronischer Hautleiden kann durch diese differenzierte Diagnostik und die entsprechenden therapeutischen Mittel der chinesischen Medizin erfolgreich sein. Eine gezielte Ernährungstherapie ist dabei ein wichtiger und nachhaltiger Baustein.

Hier fließt auch das Konzept der „(Lebens-)Mittel, die Störungen zur Entfaltung bringen" *(fawu* > 4.4*)* ein. Hierunter versteht man verkürzt gesagt im allgemeinen Lebensmittel, die den Gesundheitszustand beeinträchtigen können, als auch im speziellen Lebensmittel, die häufig Hautreaktionen und -erkrankungen hervorrufen, die wir modern als Nahrungsunverträglichkeiten oder Allergien bezeichnen würden. Diese werden nach Herkunft, Funktion und Wirkmechanismus unterschieden und sind insbesondere bei (Haut-)Erkrankungen von Kindern in der Beratung zu berücksichtigen.

Generell ist bei Hauterkrankungen auf die „Mitte", also die Fk „Milz" und „Magen", (*oo. lienalis et stomachi, pi wei*) zu achten. Diese gelten als Grundlage der für die Hautversorgung so wichtigen Säfte und des Xue und als „Mutter" des Fk „Lunge". Viele Hauterkrankungen sind deshalb durch eine falsche und die „Mitte" belastende Ernährungsweise mit bedingt, was ganz besonders bei Kindern mit ihrer noch zarten und labilen „Mitten"-Funktion gilt.

5.8.1 Ekzeme und Psoriasis (Schuppenflechte)

Mögliche westliche Diagnosen: atopisches Ekzem, Neurodermitis, endogenes Ekzem, Kontaktekzem, Exsikkationsekzem, Psoriasis, Schuppenflechte, seborrhoisches Ekzem.

Bei den aufgeführten Differenzialdiagnosen ist zu beachten, dass einerseits häufig Kombinationen insbesondere mit „Wind" *(ventus, feng)* oder „toxischer Hitze" auftreten und es andererseits im Verlauf der Erkrankung und der Behandlung zu einem Wechsel der Diagnose und damit der Therapiestrategie kommt.

Symptome	Therapieprinzipien	Diätetische Empfehlungen
„Hitze" *(calor, re)*/„Glut" *(ardor, huo)* im Xue		
Symptome und Befunde: Psoriasis, Neurodermitis, Seborrhoisches Ekzem: starke Rötung, schnelle Progression und Ausbreitung, Blutungsneigung, Auspitz-Phänomen (bei Psoriasis); Ekzeme trocken, schuppig, unscharf abgegrenzt Unruhe, Schlafstörungen **Zunge:** (deutlich) gerötet **Pulse:** „untergetaucht" *(mersus, chen),* „beschleunigt" *(celer, shu)*	Xue kühlen	**Lebensmittel:** Azukibohne Algen/Tang, Löwenzahn, Aubergine, Staudensellerie, Spinat, Lotuswurzel, Chinakohl, Sprossen, Gurke Wassermelone, Aloe vera Grüner Tee **Rezepte:** Dekokt aus Löwenzahn *Wassermelonensaft* Aloe vera Saft **Äußerlich:** Gurke, Azukibohne, Aloe vera, Quark
Toxische Hitze		
Symptome und Befunde: großflächiger Befall, insbesondere auch der Hand- und Fußflächen, akuter Schub, schnelle Progression, Köbner-Phänomen (bei Psoriasis), (Hals-) Infekte, Nageldystrophie **Zunge:** hochrot **Pulse:** „beschleunigt" *(celer, shu),* „rasend" *(concitatus, ji)*	„Glut" *(ardor, huo) ausleiten* Toxisches klären kühlen	**Lebensmittel:** Mungbohne, Azukibohne Tang, Löwenzahn, Aubergine, Staudensellerie, Spinat, Lotuswurzel, Chinakohl, Sprossen, Gurke Wassermelone Grüner Tee **Rezepte:** Dekokt aus Löwenzahn **Äußerlich:** Gurke, Azukibohne, Mungbohne, Quark, Aloe vera
„Wind" *(ventus, feng)*		
Symptome und Befunde: häufig durch „Glut" *(ardor, huo)*-Toxine oder energetische Schwäche des Xue (*depletio xue, xuxue*) bzw. des Yin (*depletio yin, xuyin)* weiße Schuppung, flockenartige Schuppung, deutlicher Juckreiz, Befall der oberen Körperhälfte, Symptomatik wechselnd **Zunge:** evtl. gespannt, zittrig **Pulse:** „saitenförmig" *(chordalis, xian)*	„Wind" ausleiten „Wind" beruhigen	**Lebensmittel:** Staudensellerie, Fenchelknolle, Aubergine Kokosnuss, Taubenfleisch Aal Chrysanthemenblüten, Pfefferminze Misopaste **Rezepte:** Drachenbrunnentee mit Chrysanthemenblüten Juwelentee für die Augen *Pfefferminztee* **Äußerlich:** Grüner Tee

Symptome	Therapieprinzipien	Diätetische Empfehlungen
Energetische Schwäche des Xue *(depletio xue, xuxue)*		
Symptome und Befunde: nach Abheilung eines Schubes, keine neuen Hautläsionen, kein Köbner-Phänomen (bei Psoriasis) psoriatische Plaques und Ekzemstellen dünn, blass, stumpf; Hypopigmentierung; trockene, rissige Haut, Lichenifizierung (bei atopischem Ekzem) Kraftlosigkeit, blass-fahler Teint, brüchige Nägel, Haarausfall, (Ein-) Schlafstörungen, trockener Stuhlgang, Menstruation schwach **Zunge:** blass, trocken **Pulse:** „zart" *(minutus, xi)*	stützen *(suppletio, bu)* des Xue	**Lebensmittel:** Leinsamen, Pinienkerne, Sonnenblumenkerne, Mandel Yamswurzelknolle, Spinat, Staudensellerie, Karotte, Pilze, Lotuswurzel Avocado, Longane, Bocksdornfrüchte, Jujubenfrucht, Japanaprikose, Birne, Maulbeere, Kokosmilch Entenfleisch, Taubenfleisch, Hasen-/Kaninchenfleisch, Schweinefleisch **Lebensmittel:** Milchprodukte: Kuhmilch, Joghurt, Butter/Sahne **Rezepte:** Yamswurzel-Gemüse Tofu-Avocado-Paste Elixier für jadeglänzendes Antlitz *Nussmus (Sesam, Pinienkerne)* *Bratbirne* *Schweinefleisch mit Bocksdornfrüchten* *Hühnerfleisch mit Spinat und Pinienkernen* **Äußerlich** (bei trockener rissiger Haut): Honig, Joghurt, Öle (Sesam, Raps, Soja), Schweineschmalz
Xue-Stase		
Symptome und Befunde: chronischer Verlauf, hartnäckiger Verlauf, fixierte Läsionen, dunkle, livide Effloreszenzen, harte Plaques, eventuell schmerzend **Zunge:** livide Verfärbungen, gestaute Unterzungenvenen **Pulse:** „saitenförmig" *(chordalis, xian)*, „rau" *(asper, se)* oder „hängend" (*haesitantes, jie*)	Stasen lösen und Xue regulieren Qi des Fk „Leber" *(qi hepatici, ganqi)* lösen und regulieren	**Lebensmittel**: Schwarze Sojabohne, Azukibohne Lotuswurzel, Aubergine Kumquat, Pfirsich Essig, Fiederweißdornbeere, Rosenblüte **Rezepte:** *Rosenblütentee* *Lotuswurzelgericht* **Äußerlich:** Azukibohne, Essig **Rezepte** – Qi des Fk „Leber" lösend und regulierend ➤ 6.3.2

5

Symptome	Therapieprinzipien	Diätetische Empfehlungen
„Feuchtigkeit-Hitze" *(calor humidus, shire)*		
Symptome und Befunde: intertriginöse Plaques oder Ekzeme, fettige Schuppen, nässende Stellen, Pustelbildung (an Hand- und Fußflächen), gelb-klebrige Exsudate, Läsionen rot, ödematös, nässend riechende Sekrete, Neigung zu Entzündungen **Zunge:** gerötet, Belag gelb-klebrig **Pulse:** „schlüpfrig" *(lubricus, hua)*	„Feuchtigkeit" umwandeln und ausleiten „Hitze" kühlen	**Lebensmittel:** Buchweizen, Hiobstränensamen, gekeimtes Getreide Sojabohne, Mungbohne, Azukibohne Löwenzahn, Rettich, Algen/Tang, Sprossen, Kürbis, Staudensellerie, Artischocke, Chicorée, Radicchio Birne Grüner Tee **Rezepte:** Meeresalgensalat Sushisalat Grüner Tee mit Mandarinenschalen und Fiederweißdornbeeren *Gedünsteter Rettich* *Buchweizennudelpfanne mit Rucola und Austernpilze* *Buchweizenbrei mit Birne und Zitrusschalen* **Äußerlich**: Buchweizen, Azukibohne, Mungbohne, Grüner Tee
Energetische Schwäche des Qi des Fk „Milz" *(depletio qi lienale, piqi xu)* und Nahrungsmittelstagnation		
Symptome und Befunde: (nahrungsabhängige) Ekzeme, v. a. bei Säuglingen und Kleinkindern Verdauungsschwäche, aufgetriebener Bauch, Völlegefühl, Aufstoßen, Übelkeit **Zunge:** weich; Belag (gelb-)schmierig **Pulse:** „erschöpft" *(depletus, xu)* oder „schlüpfrig" *(lubricus, hua)*	stützen *(suppletio, bu)* des Qi des Fk „Milz" Nahrungsmittelstagnationen beseitigen Fk „Magen" *(o. stomachi, wei)* öffnen	**Lebensmittel:** Buchweizen, Gerste, Reis, Getreide gekeimt, Mais, Sojabohne Rettich (gedünstet), Zwiebel (gedünstet), Löwenzahn, Karotte Kumquat, Zitrusschalen Fiederweißdornbeere, Grüner Tee **Rezepte:** Getreidebrei mit Buchweizen Grüner Tee mit Mandarinenschalen und Fiederweißdornbeere Dekokt aus Karotte, Wasserkastanie, Koriander *Fencheltee aus Fenchelsamen* *Gerstensuppe* **Lebensmittel – wärmende:** Knoblauch (gedünstet), Ingwer, Koriander, Fenchel Fenchelsamen, Kardamom, Kurkuma, Pfeffer

5.8.2 Entzündliche Hauterkrankungen

Mögliche westliche Diagnosen: Akne, Furunkel, seborrhoisches Ekzem, Rosazea, Pompholyx, dyshidrotisches Ekzem, Mykose, periorale Dermatitis, Impetigo, Rhinophym.

Symptome	Therapieprinzipien	Diätetische Empfehlungen
„Hitze" im Fk „Lunge" *(calor pulmonale, feire)*		
Symptome und Befunde: oft Initialstadium der Akne und Rosazea; Komedonen, rote Papeln, Rötungen und Effloreszenzen perinasal und im Stirnbereich schnelles Kommen und Verschwinden der Hauterscheinungen **Zunge:** vorderes Drittel (punktförmig) gerötet, ZB gelblich **Pulse:** rechts *distal (cun)* „energetisch überladen" *(repletus shi)*	kühlen und klären des Fk „Lunge"	**Lebensmittel:** Hiobstränensamen, Buchweizen, Mais Rettich, Chinakohl, Bambussprosse, Wasserkastanie, Aubergine, Karotte Birne, Zitrone Grüner Tee, Tofu, Sojamilch **Rezepte:** Eingelegter Tofu Dekokt mit Wasserkastanie, Karotte und Koriander *Chinakohlsuppe* *Rettichsaft* **Äußerlich**: Azukibohne, Mungbohne
„Feuchtigkeit-Hitze" *(calor humidus, shire)*		
Symptome und Befunde: Pusteln, ödematöse Papeln, Seborrhö oder Erythem im Gesicht, Brustbereich, Herpes simplex labialis	„Hitze" kühlen „Feuchtigkeit" umwandeln und ausleiten	spezielle Differenzierung ➤ unten
Fk „Magen" und Fk „Dickdarm" **Symptome und Befunde:** Appetit gesteigert, Völlegefühl, Mundgeruch, riechender Stuhl, Entzündungen im Mund, anal **Zunge:** gerötet, Belag gelb-schmierig **Pulse:** „schlüpfrig" *(lubricus, hua)*, „beschleunigt" *(celer, shu)*		**Fk „Magen" und Fk „Dickdarm"** **Lebensmittel:** Buchweizen, Gerste, Mais Sojabohne, Mungbohne Löwenzahn, Rettich Staudensellerie Algen/Tang Grüner Tee **Rezepte:** Dekokt aus Löwenzahn mit Maisgriffel Sushisalat *Buchweizennudelpfanne mit Rucola und Austernpilze* *Gedünsteter Rettich*

Symptome	Therapieprinzipien	Diätetische Empfehlungen
Fk „Leber" und Fk „Gallenblase" **Symptome und Befunde:** Dyshidrotisches Ekzem mit brennenden, juckenden, gespannten Bläschen Herpes simplex genitalis, Impetigo, Mykosen (genital) emotionale Auslöser **Zunge:** gerötete Ränder; Belag gelb-schmierig **Pulse:** „schlüpfrig" *(lubricus, hua)*, „saitenförmig" *(chordalis, xian)*		Fk „Leber" und Fk „Gallenblase" **Lebensmittel:** Löwenzahn, Staudensellerie, Brauntang Mandarinenschalen Chrysanthemenblütentee, Grüner Tee, Pfefferminze **Rezepte:** Dekokt aus Löwenzahn Grüner Tee mit Mandarinenschalen und Fiederweißdorn Meeresalgensalat
Fk „Milz" **Symptome und Befunde:** Dyshidrotisches Ekzem mit weichen, weniger brennenden und juckenden Bläschen, Impetigo, Mykosen, Verdauungsstörungen, Durchfall (riechend) **Zunge:** gedunsen-hell; Belag gelb-schmierig **Pulse:** „schlüpfrig" *(lubricus, hua)*, „nachgiebig" *(lenis, ru)*		Fk „Milz" **Lebensmittel:** Buchweizen, Hiobstränensamen, Gerste Sojabohne, Azukibohne Grüner Tee **Rezepte:** *Buchweizenbrei mit Hiobstränensamen und Zitrusschalen* *Gerstensuppe*
„Hitze" *(calor, re)* im Xue (mit Stase *Xue*)		
Symptome und Befunde: postpubertäre Akne, periorale Dermatitis, Rosazea mit deutlicher Rötung und Teleangiektasien, Rhinophym v. a. knotige Veränderungen, schmerzhaft, livide, perioral oder am Unterkiefer, Verschlechterung (prä)menstruell, bei emotionalen Belastungen Unruhe, Schlafstörungen, Dysmenorrhö, emotionale Belastungen **Zunge:** gerötet mit livider Färbung **Pulse:** „saitenförmig" *(chordalis, xian)*, „rau" *(asper, se)*, „beschleunigt" *(celer, shu)*	Xue kühlen	**Lebensmittel:** Mungbohne, Azukibohne Lotuswurzel, Judasohr, Aubergine, Wasserkastanie, Algen/Tang, Löwenzahn, Sprosse Hasen-/Kaninchenfleisch Grüner Tee **Rezepte:** Meeresalgensalat

Symptome	Therapieprinzipien	Diätetische Empfehlungen
„Schleim" *(pituita, tan)* und „Glut" *(ardor, huo)* mit Stase Xue		
Symptome und Befunde: Akne mit tiefen, knotigen, zystischen, Veränderungen, entzündlich-eitrige Effloreszenzen narbige Abheilung, chronische Verläufe **Zunge:** rot mit livider Färbung, Belag gelb-klebrig **Pulse:** „schlüpfrig" *(lubricus, hua)*, „saitenförmig" *(chordalis, xian)*	„Schleim" umwandeln und ausleiten „Glut" kühlen und ausleiten Xue bewegen	**Lebensmittel:** Hülsenfrüchte, Azukibohne, Mungbohne, Hiobstränensamen, Buchweizen Löwenzahn, Wasserkastanie, Bambussprosse, Rettich, Algen/Tang Grüner Tee **Rezepte:** Bunter Bohneneintopf Misosuppe mit wenig Ingwer und Frühlingszwiebel Sushisalat Meersalgensalat *Buchweizennudelpfanne mit Rucola und Austernpilzen*

5.8.3 Urtikaria (Nesselsucht)

Symptome	Therapieprinzipien	Diätetische Empfehlungen
„Wind-Hitze" *(calor venti, fengre)*		
Symptome und Befunde: Typische akute Nesselsucht: rote Quaddeln, starker Juckreiz, Wärme verschlechtert, v. a. obere Körperhälfte betroffen, schnell wechselnde Symptomatik grippale Beschwerden mit Halsweh, Schüttelfrost und Fieber, Kopf- und Gliederschmerzen **Zunge:** rötliche Punkte an der Spitze; gelblicher Belag **Pulse:** „oberflächlich" *(superficialis, fu)*, „beschleunigt" *(celer, shu)*, „energetisch überladen" *(repletus shi)*	Oberfläche *(extima, biao)* öffnen Schrägläufigkeiten (Heteropathien, *xie*) ausleiten, zerstreuen kühlen „Wind" beruhigen	**Lebensmittel:** Rettich, Staudensellerie Pfefferminze, Chrysanthemenblüten, Grüner Tee Misopaste **Rezepte:** Drachenbrunnentee mit Chrysanthemenblüten *Gedünsteter Rettich* *Getreidesalat mit Pfefferminze*

5

Symptome	Therapieprinzipien	Diätetische Empfehlungen
„Wind-Kälte" *(algor venti, fenghan)*		
Symptome und Befunde: akute Urtikaria; Quaddeln heller, oft an unbedeckten Körperstellen Kälte verschlechtert **Zunge:** dünner weißer Belag **Pulse:** „oberflächlich" *(superficialis, fu)*, „verlangsamt" *(tardus, chi)* „gespannt" *(intentus, jin)*	Oberfläche *(extima, biao)* öffnen Schrägläufigkeiten (Heteropathien, *xie*) ausleiten und zerstreuen wärmen „Wind" beruhigen evtl. Qi des Fk „Lunge" *(qi pulmonale, feiqi)* stützen	**Lebensmittel:** Frühlingszwiebel, Ingwer, Koriander, Knoblauch, Chili Misopaste **Rezepte:** Dekokt mit Frühlingszwiebeln mit Ingwer Getreidebrei mit Frühlingszwiebeln, Ingwer und braunem Zucker Teigtaschen mit Frühlingszwiebeln und Ingwer Dekokt mit frischem Ingwer und Getreidezucker
Disharmonie der Fk „Milz" und „Magen" *(oo. lienalis et stomachi, pi wei)*		
Symptome und Befunde: Quaddeln durch (spezielles) Essen ausgelöst; Übelkeit, abdominelle Beschwerden Verdauungsbeschwerden, Durchfallneigung **Zunge:** blass, Zungenbelag weiß (schmierig) **Pulse:** „nachgiebig" *(lenis, ru)*, „schlüpfrig" *(lubricus, hua)*	„Mitte" (Fk „Milz" und „Magen", *oo. lienalis et stomachi, pi wei*) regulieren, harmonisieren Fk „Milz" *(o. lienalis, pi)* stützen	**Lebensmittel/Rezepte:** „Spezielles" auslösendes Essen meiden ➤ 6.1
„Hitze" *(calor, re)* im Xue mit „Wind" *(ventus, feng)*		
Symptome und Befunde: rote, eher kleine Quaddeln heftiger Juckreiz Unruhe, Schlafstörungen, Aphthen **Zunge:** roter Zungenkörper **Pulse:** „beschleunigt" *(celer, shu)*	Xue kühlen „Wind" beruhigen	**Lebensmittel:** Mungbohne, Azukibohne Algen/Tang, Löwenzahn, Aubergine, Judasohr, Staudensellerie, Spinat, Lotuswurzel, Chinakohl, Sprossen, Gurke Wassermelone Grüner Tee **Lebensmittel – „Wind" beruhigende:** Staudensellerie, Aubergine Chrysanthemenblüte, Pfefferminze, Grüner Tee **Rezepte:** Drachenbrunnentee mit Chrysanthemenblüten Staudenselleriesaft Dekokt mit Löwenzahn **Äußerlich:** Aloe vera, Grüner Tee

Symptome	Therapieprinzipien	Diätetische Empfehlungen
Energetische Schwäche des Xue *(depletio xue, xuxue)* mit „Wind" *(ventus, feng)*		
Symptome und Befunde: chronische Urtikaria, abends Verschlechterung, Erschöpftheit, Blutarmut, fahler Teint, trockene Haut, (Fin-) Schlafstörungen **Zunge:** blass, trocken **Pulse:** „zart" *(minutus, xi)*	stützen *(suppletio, bu)* des Xue „Wind" beruhigen	**Lebensmittel:** Samen, Sonnenblumenkerne, Pinienkerne Staudensellerie, Spinat, Lotuswurzel, Karotte Weintraube, Avocado, Japanaprikose Taubenfleisch Aal, Barsch, Zander **Rezept:** *Nussmus (Pinienkerne, Sonnenblumenkerne)*

5.9 Erkrankungen des Bewegungsapparats

Mögliche westliche Diagnosen: Rheumatische Erkrankungen, Gicht, Arthrose, degenerative Erkrankungen, Osteoporose, posttraumatische Schmerzen.

Erkrankungen des Bewegungsapparates sind ihrer Entstehungsweise und Ausprägung sehr vielfältig und zahlreich. Eine Einteilung kann pathognomonisch erfolgen in rheumatische und entzündliche Krankheiten, degenerative wie Arthrosen oder Osteoporose oder auch muskuläre bzw. traumatisch bedingte Störungen. Bei einer anatomischen Betrachtungsweise können die betroffenen Strukturen nach Knochen, Muskeln, Sehnen oder Bindegewebe unterschieden werden. In der westlichen Medizin aber noch mehr in der Chinesischen Medizin ist die Differenzierung anhand des Schmerzcharakters, der Lokalisation sowie der Schmerzmodalitäten von Bedeutung. Zusätzlich kann mit einer gezielten Anamnese, Betrachtungsweise und Untersuchung die für eine Diagnose in der Chinesischen Medizin erforderliche Zuordnung nach den Acht Leitkriterien, den Agenzien sowie den Funktionskreisen und Leitbahnen vorgenommen werden. Mit Kenntnis der differenzierten Theorie der Bi-Syndrome, die im Bereich des Bewegungsapparates grob gesagt dem westlichen rheumatischen Formenkreis entspricht, lässt sich eine differenzierte Diagnose stellen, die über die zugeordneten Therapiestrategien zu bewährten Therapiemethoden führen.

Die Ernährungstherapie stellt dabei ein wichtiges Therapieelement dar, ist doch die Beeinflussung rheumatischer und anderer Gelenkbeschwerden durch Ernährung ein häufig offensichtlicher Einflussfaktor. So werden die durch Akupunktur, Phytotherapie oder manuelle Maßnahmen erzielten Veränderungen durch eine gezielte und individuelle Ernährungsberatung langfristig stabilisiert.

Die chinesische Diätetik bei Erkrankungen des Bewegungsapparates hat dabei vorrangig folgende Therapieziele: das Ausleiten von „Schrägläufigkeiten" (Heteropathien, *xie*), das Durchgängigmachen der Leitbahnen sowie das Stützen der Geradläufigkeit (Orthopathie, *zheng*) und der jeweils betroffenen Energieformen Qi, Yang, Xue undYin.

5.9.1 Rheumatische und entzündliche Erkrankungen

Es werden vorwiegend Gelenkentzündungen betrachtet, die durch eine akut-entzündliche Symptomatik gekennzeichnet sind. Es handelt sich also um ein frühes Stadium oder einen akuten Schub einer chronischen Erkrankung mit Schwellungen, Überwärmung oder Rötung sowie heftigeren Schmerzen. Dies umfasst westliche Diagnosen wie z. B. akute Stadien einer autoimmun bedingten Arthritis (etwa rheumatoide oder reaktive Arthritis) sowie akute Gelenk- bzw. Sehnenentzündungen anderer Ursache (etwa bakteriell oder stoffwechselbedingte Erkrankungen wie Gicht). Aus Sicht der Chinesischen Medizin sind diese Stadien v. a. durch eine „energetisch Überladung" *(repletio, shi)* gekennzeichnet.

Symptome	Therapieprinzipien	Diätetische Empfehlungen
„Wind" *(ventus, feng)*		
Symptome und Befunde: Schmerzen wandernd, wechselnd, Symptome variieren in Intensität und Ausmaß anfallsartige, akute Schmerzen, eher obere Körperhälfte betroffen, ausgelöst oder Verschlechterung durch Zug **Zunge:** leichte punktuelle Rötung; Zungenbelag dünn, weißlich **Pulse:** „saitenförmig" *(chordalis, xian)*	Elimination von „Wind" (stützen [*suppletio, bu*] des Xue: ➤ unten)	**Lebensmittel:** Schwarze Sojabohne Fenchelknolle Aal Chili, Fenchelsamen **Rezepte:** *Brei mit Fenchelknolle*
„Kälte" *(algor, han)*		
Symptome und Befunde: Schmerzen sehr stark, stechend, ortsfest Steifigkeit, deutliche Bewegungseinschränkung, Kältegefühl lokal oder allgemein Kälteexposition als Auslöser Besserung durch Wärme, Bewegung, tagsüber Verschlechterung in Ruhe, nachts, durch Kälte **Zunge:** blass; Zungenbelag feucht-weiß **Pulse:** „gespannt" (*intentus, jin*), „verlangsamt" *(tardus, chi)*	„Kälte" eliminieren erwärmen *(tepefactio, wenfa)*	**Lebensmittel:** Frühlingszwiebel, chin. Lauch, Ingwer, Knoblauch, Fenchelknolle Chili, Zimt, Kurkuma, Pfeffer, Gewürznelke, Sternanis, Fenchelsamen Geringe Mengen: Alkohol, brauner Zucker **Rezept**: *Dekokt mit Zimt und braunem Zucker* *Dekokt mit Ingwer, Pfeffer und braunem Zucker*
„Feuchtigkeit" *(humor, shi)*		
Symptome und Befunde: Gelenke geschwollen Schmerzen haftend, ortsfest, dumpf Beginn langsamer, Verlauf länger Verschlechterung bei feuchtem Wetter, feuchter Umgebung, schwerem Essen Allgemeine Abgeschlagenheit und Schwere **Zunge:** geschwollen, Zungenbelag feucht-weiß, dick, klebrig **Pulse:** „schlüpfrig" *(lubricus, hua)*, „nachgiebig" *(lenis, ru)*, „behäbig" (*languidus, huan*)	umwandeln von „Feuchtigkeit" „Feuchtigkeit" eliminieren	**Lebensmittel:** Hiobstränensamen, Buchweizen, Sojabohne, Azukibohne Chin Lauch, Fenchelknolle, Austernpilze, Ingwer Chili, Kurkuma, Kardamom, Zimt **Rezepte:** *Getreidebrei mit Hiobstränensamen* *Austernpilze mit Hiobstränensamen*

Symptome	Therapieprinzipien	Diätetische Empfehlungen
„Hitze" *(calor, re)*		
Symptome und Befunde: Gelenke überwärmt, geschwollen, gerötet, schmerzhaft Verschlechterung durch Wärme, Kühlung angenehm eventuell Fieber mit Hitzegefühl, Durst, Gewichtsabnahme, Unruhe **Zunge:** gerötet, eventuell rissig; Zungenbelag gelb **Pulse:** „beschleunigt" *(celer, shu)*, „schlüpfrig" *(lubricus, hua)*	kühlen ausleiten der „Hitze"	**Lebensmittel:** Hiobstränensamen, Mungbohne, Azukibohne schwarze Sojabohne (und Sprosse) Löwenzahn (Rucola), Staudensellerie Grüner Tee, Pfefferminze **Rezepte:** Glasnudelsalat Dekokt mit Löwenzahn

5.9.2 Chronische rheumatische Erkrankungen, Arthrose, degenerative Erkrankungen, Osteoporose

In diesem Abschnitt finden sich Störungen des Bewegungsapparates, die chronischer Natur sind oder von Abbauprozessen dominiert sind. Klinisch handelt es sich dabei vorwiegend um ältere Menschen, chronische rheumatische Erkrankungen, Arthrosen, degenerative Erkrankungen oder Osteoporose. Es finden sich v. a. Zeichen einer energetischen Schwäche *(depletio, xu)*, insbesondere in den Fk „Leber" und „Niere" (*oo. hepaticus et renalis, gan shen*). Die Therapie richtet sich neben einer allgemeinen Unterstützung dieser Funktionskreise hauptsächlich auf das Stützen und die Stärkung der Knochen, Gelenks- und Bindegewebsstrukturen.

Symptome	Therapieprinzipien	Diätetische Empfehlungen
Energetische Schwäche des Qi und des Yang *(depletio qi et yang, qiyang xu)*		
Symptome und Befunde: allgemeines Kälte- und Schwächegefühl, blasses Aussehen, chronischer Verlauf eher ältere Menschen, tiefe, dumpfe, ortsfeste Schmerzen der Knochen und Gelenke, Schwäche und Schmerzen besonders der unteren Körperhälfte Allgemeinsymptome wie Schwindel, Neigung zu Durchfall, häufiges und klares Wasserlassen, allgemeines Kältegefühl, Kraftlosigkeit, Teint hell, Appetit vermindert, Durchfall, kurzatmig, Verlangen nach Wärme und Ruhe **Zunge:** Zungenbelag feucht, Zunge blass **Pulse:** „untergetaucht, tief " *(mersus, chen)*, „verlangsamt" *(tardus, chi)*	stützen *(suppletio, bu)* des Qi und Yang erwärmen *(tepefactio, wenfa)*	**Lebensmittel:** Walnuss, Pistazie Chinesischer Lauch, Fenchelknolle, Maroni Hirsch, Rinderniere Zimt, Sternanis, Gewürznelke, Fenchelsamen Geringe Mengen Alkohol **Rezepte:** Chinesischer Lauch mit Walnüssen/Garnelen Lammfleisch mit Rettich Teigtaschen mit Garnelen und Frühlingszwiebeln

Symptome	Therapieprinzipien	Diätetische Empfehlungen
Energetische Schwäche des Xue und des Yin *(depletio xue et yin, xueyin xu)*		
Symptome und Befunde: chronischer Verlauf, häufig ältere Menschen, Schwäche und Steifigkeit, Knochenschmerzen, eventuell Muskelkrämpfe, Verschlechterung abends Bei *depletio xue (hepatici)* Parästhesien, Muskeln und Sehnen schlaff, Muskelzuckungen und Krämpfe, Sicht verschwommen, Nägel glanzlos Bei *depletio yin (hepatici et renale)* Schwindel, Tinnitus, Schlafstörungen, Hitzewallungen und Nachtschweiße, Wangen gerötet, Abmagerung **Zunge:** trocken, verschmälert eventuell rissig, blass (energetische Schwäche des Xue) oder gerötet (energetische Schwäche des Yin) **Pulse:** „zart" *(minutus, xi)*, „beschleunigt" *(celer, shu)*, „überflutend" *(exundans, hong)* (energetische Schwäche des Yin)	stützen *(suppletio, bu)* des Xue und Yin	**Xue stützend** **Lebensmittel:** Spinat, Staudensellerie, Karotte Longane, Maulbeere, Kirsche, Weintrauben Rinderleber **Rezept:** Teigtaschen mit Spinat und Sesam **Yin stützend** **Lebensmittel:** Sesam, schwarze Sojabohne Maulbeere, Kirsche, Bocksdornfrüchte Tintenfisch **Rezept:** Tintenfisch mit Staudensellerie

5.9.3 Traumen, postoperative Schmerzen, Hämatome, Zerrungen, Frakturen, Narbenschmerzen, chronische Schmerzen

Bei Verletzungen sind entsprechend des Heilungsverlaufs jeweils spezifische Therapieprinzipien anzuwenden, die sich im Wesentlichen aus den klinischen Zeichen wie Schwellung, Rötung oder Blutung, Schmerzcharakter und Wärmezustand ableiten. Zusätzlich können die bildgebenden Befunde in die chinesische Diagnose integriert werden. Unabhängig vom Verletzungszustand erfordern Verletzungen wie auch chronische Schmerzzustände aber immer auch, die Leitbahnen wieder durchgängig zu machen und eine Bewegung des Xue.

Symptome	Therapieprinzipien	Diätetische Empfehlungen
frische Verletzungen		
Symptome und Befunde: starke Schmerzen, lokale Schwellungen, Bewegungseinschränkung, Hämatome, eventuell Rötung und Überwärmung	Regulatio des Qi Xue dynamisieren (*animatio, huofa*) evtl. Kühlung	**Lebensmittel:** Schwarze Sojabohne Lotuswurzel, Weißkohl (auch äußerlich) Weintraube Krebs **Lebensmittel – wärmende:** Chin. Lauch, Fenchel Zitrusschalen, Pfirsich Zimt Geringe Mengen: brauner Zucker, Alkohol **Lebensmittel – kühlende:** Ananas
Ältere Verletzungen und Komplikationen, chronische Schmerzen		
Symptome und Befunde: ziehende, dumpfe Schmerzen, Bewegungseinschränkung, Muskeln und Sehnen schwach, verzögerte (Knochen-)Heilung Kontrakturen, Versteifungen, lokale Osteoporose, Pseudarthrosen, komplexes regionales Schmerzsyndrom (CRPS) chronischer Verlauf, nach Verletzungen, Schmerzen stark, stechend-ziehend Schwellungen, Steifigkeit, Parästhesien, Muskelkrämpfe **Zunge:** livide (allgemein oder partiell) Unterzungenvenen gestaut **Pulse:** „saitenförmig" *(chordalis, xian)*, „rau" *(asper, se)*	Xue dynamisieren (*animatio, huofa*)	**Lebensmittel:** schwarze Sojabohne Chin. Lauch, Lotuswurzel, Maroni Pfirsich Krebs Zimt, Kurkuma, Fenchelsamen Essig Geringe Mengen: brauner Zucker, Alkohol **Rezepte** ➤ 6.7.2

5.10 Augenärztliche Erkrankungen

Im System der Chinesischen Medizin ist das Auge als Sinnesorgan und als „Körperöffnung“ *(kai qiao, guan)* dem Fk „Leber“ zugeordnet. Zudem werden einzelne Strukturen des Augenbereiches als Entsprechungen der Fünf Speicherfunktionskreise *(oo. horreales, zang)* aufgefasst: Die Lider werden dem Fk „Milz“ *(o. lienalis, pi)* zugeordnet, das „Weiße des Auges“ (einschließlich Binde- und Lederhaut) dem Fk „Lunge“ *(o. pulmonalis, fei)*, die Lidwinkel dem Fk „Herz“ *(o. cardialis, xin)*, der Irisbereich dem Fk „Leber“ *(o. hepaticus, gan)* und das „Schwarze des Auges“, also die Pupille, dem Fk „Niere“ *(o. renalis, shen)*. Äußerst wichtig für ein gesundes Auge und eine gute Sehkraft ist die ausreichende Versorgung mit Struktivpotential *(jing)*, Qi und Xue.

Durch eine gezielte Ernährung können diese Funktionskreise und Energieformen milde aber anhaltend unterstützt und reguliert werden. Deshalb ist neben allgemeinen Hinweisen zur Lebensführung wie ausreichender Schlaf oder Vermeidung einer andauernden Überbelastung der Augen, die Beachtung der Ernährungsweise ein wichtiger Baustein in der Vorbeugung und Behandlung von Augenerkrankungen. Zusammen mit Qigong-Übungen, Akupunktur und -pressur sowie chinesischen Arzneimitteln stellt die Chinesische Medizin damit für viele Augenleiden ein sinnvolles und erprobtes Behandlungskonzept dar.

5.10.1 Bindehautentzündung

Mögliche westliche Diagnosen: allergische Konjunktivitis, infektiöse Konjunktivitis, bakterielle Konjunktivitis, Keratokonjunktivitis epidemica, chronische Konjunktivitis, Sicca-Syndrom, „dry-eye“.

Symptome	Therapieprinzipien	Diätetische Empfehlungen
„Wind-Hitze“ *(calor venti, fengre)*		
Symptome und Befunde: Augen juckend Bindehaut gerötet, tränend akute, anfallsweise Symptomatik; Allergene als Auslöser Niesanfälle, laufende Nase, Juckreiz **Zunge:** Zungenspitze mit rötlichen Punkten, Zungenbelag gelblich **Pulse:** „oberflächlich“ *(superficialis, fu)*, „saitenförmig“ *(chordalis, xian)*, beschleunigt“ *(celer, shu)*, „energetisch überladen“ *(repletus shi)*	„Oberfläche“ *(extima, biao)* öffnen „Wind-Hitze“ ausleiten und zerstreuen „Wind“ besänftigen	**Lebensmittel:** Staudensellerie, Rettich Chrysanthemenblüten, Grüner Tee, Pfefferminze **Rezepte:** Drachenbrunnentee mit Chrysanthemenblüten **Äußerlich:** Maulbeerblätter, Chrysanthemenblütentee

Symptome	Therapieprinzipien	Diätetische Empfehlungen
„Hitze" des Fk „Leber" *(calor hepatici, ganre)* mit „Wind" *(ventus, feng)*		
Symptome und Befunde: stark gerötete und gereizte Augen starker Juckreiz, rotes Gesicht, bitterer Mundgeschmack, Neigung zu aufbrausend cholerischem Verhalten, Unruhe, Kopfschmerzen, Nasenbluten, emotionale Belastungen **Zunge:** rot (v. a. Ränder), trocken, Zungenbelag gelb **Pulse:** „beschleunigt" *(celer, shu)*, „energetisch überladen" *(repletus shi)*, „saitenförmig" *(chordalis, xian)*	„Glut" kühlen Fk „Leber" absenken und beruhigen	**Lebensmittel:** Staudensellerie, Brauntang, Wasserkastanie, Löwenzahn, Tomate, Spinat Chrysanthemenblüten, Grüner Tee, Pfefferminze **Rezepte:** Drachenbrunnentee mit Chrysanthemenblüten Selleriesaft Tintenfisch mit Staudensellerie **Äußerlich:** Maulbeerblätter, Chrysanthemenblüten
Epidemische, toxische Schrägläufigkeiten (Heteropathien, *due xie*)		
Symptome und Befunde: infektöse (Viren, Bakterien) Bindehautentzündung mit Rötung, Fremdkörpergefühl, Lichtscheu, Schwellungen, (gelbe) Sekrete, verklebte Augen allgemeines Krankheitsgefühl **Zunge:** rötlich bis deutlich rot **Pulse:** „beschleunigt" *(celer, shu)*, „energetisch überladen" *(repletus shi)*	„Hitze" *(calor, re)* kühlen Schrägläufigkeiten zerstreuen Toxisches herauslösen	**Lebensmittel:** Mungbohne, Azukibohne Löwenzahn, Wasserkastanie, Staudensellerie, Gurke Grüner Tee, Chrysanthemenblüten, Pfefferminze **Rezepte:** Dekokt aus Löwenzahn Klärender Bohneneintopf Drachenbrunnentee mit Chrysanthemenblüten **Äußerlich:** Maulbeerblätter, Chrysanthemenblüten
„Feuchtigkeit-Hitze" *(calor humidus, shire)* der Fk „Milz" und „Magen" *(oo. lienalis et stomachi, pi wei)*		
Symptome und Befunde: Bindehaut gerötet und geschwollen, Lider geschwollen, vermehrtes gelbes Sekret, Juckreiz allgemeine Neigung zu Entzündlichkeiten, riechende Sekrete, Mundgeruch **Zunge:** Zungenbelag gelb-klebrig, Zungenkörper gerötet **Pulse:** „schlüpfrig" *(lubricus, hua)*, „beschleunigt" *(celer, shu)*	„Hitze" kühlen „Feuchtigkeit" umwandeln und ausleiten evtl. Fk „Milz" und „Magen" stützen	**Lebensmittel:** Mungbohne, Azukibohne, Buchweizen Löwenzahn, Sprossen, Tang, Rettich, Staudensellerie Grüner Tee, Chrysanthemenblüten **Rezepte:** Grüner Tee mit Mandarinenschalen und Fiederweißdornbeeren Klärender Bohneneintopf

5

Symptome	Therapieprinzipien	Diätetische Empfehlungen
Energetische Schwäche des Yin des Fk „Lunge" *(depletio yin pulmonale, feiyin xu)*		
Symptome und Befunde: trockenes Auge, verminderte Tränenmenge, gerötete Bindehaut, Windempfindlichkeit trockene Haut und Schleimhäute, trockener Husten **Zunge:** rote Punkte an der Spitze, trocken, wenig Zungenbelag **Pulse:** „zart" *(minutus, xi)*, „oberflächlich" *(superficialis, fu)*	stützen *(suppletio, bu)* des Yin des Fk „Lunge" „Hitze" *(calor, re)* kühlen evtl. „Wind" *(ventus, feng)* ausleiten	**Lebensmittel:** Erdnuss (Mus oder Milch), Sesam, Mandel, Walnuss, Pinienkerne, Tofu Chinakohl, Rettich, Yamswurzelknolle, Weiß- und Silbermorchel, Judasohr, Karotte, Kürbis Japanaprikose, Zitrusfrüchte, Kaki, Birne, Feige, Kokosnuss, Apfel, Aprikose, Weintraube **Lebensmittel bei starker „Mitte":** Schweinefleisch, Entenfleisch Ei- und Milchprodukte: Kuhmilchprodukte, Kokosmilch, Sojamilch Hühnereiweiß **Rezepte:** Getreidebrei mit Birne Elixier für jadeglänzendes Antlitz (mit Birne) *Rettichsaft, gedünsteter Rettich* *Nussmus*
Energetische Schwäche des Xue und Yin der Fk „Leber" und „Niere" *(depletio xue et yin hepatici et renale, ganshen xueyin xu)*		
Symptome und Befunde: trockenes Auge, Bindehaut, leicht reizbar, Fremdkörpergefühl, Brennen des Auges Benommenheit, Ohrensausen, nächtliche Schweiße, höheres Alter **Zunge:** gerötet, schmal, rissig, trocken **Pulse:** „zart" *(minutus, xi)*, „oberflächlich" *(superficialis, fu)*, „beschleunigt" *(celer, shu)*	stützen *(suppletio, bu)* von Yin und Xue „Wind" *(ventus, feng)* ausleiten	**Lebensmittel:** schwarze Sojabohne, Sesam, Pinienkerne Staudensellerie, Tomate, Karotte Maulbeere, Bocksdornfrucht Schweinefleisch, Hasen-/Kaninchenfleisch, Entenfleisch, Leber **Rezepte:** Juwelentee für die Augen *Dekokt aus Pinienkernen, Sesam, Bocksdornfrüchten und Chrysanthemenblüten* *Selleriesaft*

5

5.10.2 Augenlidentzündungen

Mögliche westliche Diagnosen: Blepharitis, Gerstenkorn (Hordeolum), Hagelkorn (Chalazion).

Symptome	Therapieprinzipien	Diätetik
„Wind-Hitze" *(calor venti, fengre)*		
Symptome und Befunde: Lidränder (z. T. punktuell) gerötet, juckend, trocken-schuppig Evtl. Bindehaut gerötet, tränend, anfallsweise Symptomatik, evtl. allergische Auslöser, Niesen **Zunge:** trocken, Spitze rötliche Punkte, gelblicher Belag **Pulse:** „oberflächlich" *(superficialis, fu)*, „saitenförmig" *(chordalis, xian)*, „beschleunigt" *(celer, shu)*, „energetisch überladen" *(repletus shi)*	„Hitze" kühlen und zerstreuen „Wind" besänftigen „Trockenheit" *(ariditas, zao)* befeuchten	**Lebensmittel:** Staudensellerie, Rettich Chrysanthemenblüten, Grüner Tee, Pfefferminze **Rezepte:** Drachenbrunnentee mit Chrysanthemenblüten **Äußerlich:** Maulbeerblätter, Chrysanthemenblüten
„Feuchtigkeit-Hitze" *(calor humidus, shire)* der Fk „Milz" und „Magen" *(oo. lienalis et stomachi, pi wei)"*		
Symptome und Befunde: Lidränder gerötet, geschwollen, juckend, gelb-klebrige Sekrete Akute oder – bei latenter „Hitze" oder „energetischer Schwäche" – rezidivierende Hagel- und Gerstenkörner Allgemeine Neigung zu Entzündlichkeiten, riechende Sekrete, Mundgeruch **Zunge:** Zungenkörper gerötet (bei latenter „Hitze" oder „energetischer Schwäche" unauffällig oder blass) Zungenbelag gelb-klebrig **Pulse:** „schlüpfrig" *(lubricus, hua)*, „beschleunigt" *(celer, shu)*, (bei latenter „Hitze" unauffällig, bei energetischer Schwäche „erschöpft" *[depletus, xu])*	„Hitze" kühlen bei latenter „Hitze" ausleiten „Feuchtigkeit" umwandeln und ausleiten bei „energetischer Schwäche" von Fk „Milz" und „Magen" *(depletio oo. lienalis et stomachi, pi wei xu)* stützen	**Lebensmittel:** Mungbohne, Azukibohne, Buchweizen Löwenzahn, Sprossen, Tang, Rettich, Staudensellerie Grüner Tee, Chrysanthemenblüten, Tofu **Rezepte:** Grüner Tee mit Mandarineinschalen und Fiederweißdornbeeren Bunter Bohneneintopf, eingelegter Tofu Karottenstern mit Polenta **Lebensmittel/Rezepte:** energetische Schwäche von Fk „Milz" und „Magen" ➤ 6.1
„Schleim" *(pituita, tan)* (und „Hitze" [*calor, re*])		
Symptome und Befunde: Hartnäckige, größere Schwellungen und Hagelkörner **Zunge:** gerötet, Zungenbelag klebrig **Pulse:** „schlüpfrig" *(lubricus, hua)*	„Schleim" umwandeln und zerstreuen „Hitze" kühlen	**Lebensmittel:** Mungbohne, Azukibohne, Buchweizen Löwenzahn, Sprossen, Algen/Tang, Rettich, Staudensellerie Grüner Tee, Chrysanthemenblüten **Rezepte:** Grüner Tee mit Mandarinenschalen und Fiederweißdornbeeren Klärender Bohneneintopf

5.10.3 Altersabhängige Makuladegeneration (AMD)

Mögliche westliche Diagnosen: nichtneovaskuläre („trockene") AMD, neovaskuläre („feuchte") AMD.

Symptome	Therapieprinzip	Diätetik
Energetische Schwäche des Yin der Fk „Leber" und „Niere" *(depletio yin hepatici et renale, ganshen yin xu)* und des Struktivpotentials *(jing)*		
Symptome und Befunde: verminderte Sehkraft, trockenes Auge, v. a. „trockene" Makulaveränderungen Benommenheit, Ohrensausen, lumbale oder Knieschwäche, höheres Alter **Zunge:** schmal, rissig, trocken **Pulse:** „zart" *(minutus, xi)*, „oberflächlich" *(superficialis, fu)*	stützen *(suppletio, bu)* des Yin und Struktivpotentials (und Xue) evtl. *animatio* des Xue	**Lebensmittel:** Nüsse, Sesam, Pinienkerne, schwarze Sojabohne, Kolbenhirse, Lotussamen Staudensellerie, Tomate, Spinat, Karotte, Yamswurzelknolle Maulbeeren, Bocksdornfrucht, Weintraube Hasen-/Kaninchenfleisch, Leber (Hase, Schwein, Ente, Huhn, Rind) Tintenfisch, Austern Sesamöl **Rezepte:** Juwelentee für die Augen Teigtaschen mit Spinat und Sesam *Tintenfisch mit Schweinefleisch* *Schweinefleisch und Bocksdornfrüchte* *Dekokt aus Pinienkernen, Sesam, Bocksdornfrüchten und Chrysanthemenblüten* **Lebensmittel/Rezepte:** Xue bewegend ➤ 6.7.2

5

Symptome	Therapieprinzip	Diätetik
„Hitze" aufgrund von energetischer Schwäche des Yin des Fk „Niere" (*calor depletionis yin, yin xure) "*		
Symptome und Befunde: rasche Progression, Einblutungen im Netzhautbereich Nachtschweiße, Unruhe, Hitze an Hand-und Fußinnenflächen, subfebrile Temperaturen **Zunge:** deutlich gerötet, schmal, rissig, trocken **Pulse:** „beschleunigt" *(celer, shu)*, „oberflächlich" *(superficialis, fu)*, „zart" *(minutus, xi)*	stützen *(suppletio, bu)* des Yin zusätzlich „Hitze" kühlen bei latenter „Hitze" ausleiten	**Lebensmittel:** Kolbenhirse, gekeimter Weizen Löwenzahn, Brauntang, Tomate, Spinat, Staudensellerie Maulbeere, Zitrone Hasen-/Kaninchenfleisch, Entenfleisch, Hühnereiweiß Tintenfisch Salz **Rezepte:** Juwelentee für die Augen Meeresalgensalat Tintenfisch mit Staudensellerie *Hühnerfleisch mit Spinat und Pinienkernen* *Entenfleisch mit Brauntang*
Energetische Schwäche des Qi und des Yang der Fk „Milz" und „Niere" *(depletio qi et yang lienale et renale, pishen qiyang xu)*		
Symptome und Befunde: meist „feuchte" AMD kraftlos, verfroren, appetitlos, weiche Stühle **Zunge:** blass, feucht; weißlicher Belag **Pulse:** „erschöpft" *(depletus, xu)*, „untergetaucht, tief " *(mersus, chen)*, „verlangsamt" *(tardus, chi)*	stützen *(suppletio, bu)* des Qi und des Yang der Fk „Milz" und „Niere" wärmen anheben des Yang	**Lebensmittel:** Hirse, Kolbenhirse Maroni, Walnuss, Pistazie Chin. Lauch, Fenchel, Ingwer Lamm-/Ziegenfleisch, Hirschfleisch, Hühnerfleisch, Rindfleisch Garnele Zimt, Sternanis, Gewürznelke, Muskat **Rezepte:** kräftigende Hühnersuppe Chinesischer Lauch mit Walnuss Lammfleisch mit Rettich *Maronensuppe* *Fencheltee aus Fenchelsamen*

5.10.4 Primäres Offenwinkelglaukom (POWG) („Grüner Star")

Mögliche westliche Diagnosen: Glaukom, Nomaldruckglaukom, okuläre Hypertension.

Symptome	Therapieprinzip	Diätetik
Stagnation des Qi des Fk „Leber" *(qi hepatici, ganqi)* mit Stase Xue und „Glut" im Fk „Leber" *(ardor hepatici, ganhuo)*		
Symptome und Befunde: Spannungsgefühle und Schmerzen im Augenbereich, gerötete, brennende Augen, akutes Glaukom Kopfschmerz/Migräne, arterieller Hypertonus, emotionale Spannungen, Unausgeglichenheit, Spannungsgefühle im Bauch-/Brustbereich, PMS, Dysmenorrhö, muskuläre Verspannungen, bitterer Mundgeschmack **Zunge:** erhöhte Spannung, gerötet Ränder, livide **Pulse:** „saitenförmig" *(chordalis, xian)*, „rau" *(asper, se)*, „beschleunigt" *(celer, shu)*	lösen und regulieren des Qi des Fk „Leber" Stasen lösen und Xue regulieren „Glut" kühlen	**Lebensmittel:** Brauntang Kumquat, Zitrusschale Krebs Chrysanthemenblüten, Grüner Tee, Pfefferminze, Rosenblüte, Essig **Rezepte:** Meeresalgensalat Drachenbrunnentee mit Chrysanthemenblüten *Rosenblütentee* *Brauntang mit Fenchel*
Energetische Schwäche des Xue und Yin der Fk „Leber" und „Niere" *(depletio xue et yin hepatici et renale, ganshen xueyin xu)"*		
Symptome und Befunde: „müde" Augen, trockene Augen (Alters-)Schwindel, Hypakusis, Schwäche und Ziehen in Hüften und Knien, Schlafstörungen, Nachtschweiße, Unruhe, (nächtliches) Herzrasen **Zunge:** trocken, ohne Belag, rissig, dünn; Farbe hell („energetische Schwäche" des Xue) bis gerötet („energetischer Schwäche" des Yin) **Pulse:** „zart" *(minutus, xi)*, „oberflächlich" *(superficialis, fu)*	Xue und Yin der Fk „Leber" und „Niere" mehren	**Lebensmittel:** Sesam, Pinienkerne, schwarze Sojabohne, Kolbenhirse, Lotussamen Staudensellerie, Tomate, Spinat, Karotte, Yamswurzelknolle Maulbeeren, Bocksdornfrucht, Weintraube Hasen-/Kaninchenfleisch, Leber (Hase, Schwein, Ente, Huhn, Rind) Tintenfisch, Austern Sesamöl **Rezepte:** Juwelentee für die Augen Teigtaschen mit Spinat und Sesam *Tintenfisch mit Schweinefleisch* *Schweinefleisch und Bocksdornfrüchte* *Dekokt aus Pinienkernen, Sesam, Bocksdornfrüchte und Chrysanthemenblüten*

Symptome	Therapieprinzip	Diätetik
Emporschlagendes Yang des Fk „Leber" *(yang hepatici, ganyang)* und „innerer Wind" *(ventus internus, neifeng)* "		
Symptome und Befunde: trockene Augen, verschwommene Sicht, akutes Glaukom erhöhter Blutdruck mit Blutdruckkrisen, Drehschwindel, Kopfschmerzen, wirre Träume **Zunge:** trocken, dünn, gerötet, (abweichend) **Pulse:** „saitenförmig" *(chordalis, xian)*, „oberflächlich" *(superficialis, fu)*, „beschleunigt" *(celer, shu)*	besänftigen und absenken des Yang des Fk „Leber" und des „Windes" *(ventus, feng)* mehren des Xue (und Yin) des Fk „Leber"	**Lebensmittel:** Sesam, Pinienkerne Staudensellerie, Löwenzahn, Spinat, Tomate, Brauntang, Karotte Zitrone, Litschi, Chrysanthemenblüten Leber, Entenfleisch Tintenfisch, Austern, Aal **Rezepte:** Tintenfisch mit Staudensellerie Teigtaschen mit Karottengemüse und Staudensellerie Juwelentee für die Augen *Staudenselleriesaft* *Entenfleisch mit Brauntang*
„Feuchtigkeit" *(humor, shi)* und „Schleim" *(pituita, tan)* – Blockaden aus der „Mitte" (Fk „Milz" und „Magen", *oo. lienalis et stomachi, pi wei*)		
Symptome und Befunde: verschwommene Sicht, Spannungsgefühle an den Augen Neigung zu Übergewicht, allgemeines Schweregefühl, Schwindelneigung, Klumpen- und Druckgefühle in der Brust und im Oberbauch, Neigung zu Übelkeit und Verschleimung **Zunge:** gedunsen, evtl. Zahneindrücke; Belag trüb, dick, klebrig **Pulse:** „nachgiebig" *(lenis, ru)*, „schlüpfrig" *(lubricus, hua)*, „saitenförmig" *(chordalis, xian)*	„Feuchtigkeit" und „Schleim" umwandeln und ausleiten evtl. stützen *(suppletio, bu)* des Qi des Fk „Milz" *(qi lienale, piqi)*	**Lebensmittel:** Buchweizen, Reis, Hirse, Dinkel, Mais Sojabohne Ingwer, Knoblauch, chin. Lauch, Rettich (gedünstet) Zitrusschale Hühnerfleisch, Rindfleisch Fisch (Hering, Barsch, Zander) Kardamom, Kurkuma, Senfsamen Grüner Tee, Oolong Tee **Rezepte:** Misosuppe Getreidebrei mit Buchweizen Gründer Tee mit Mandarinenschale und Fiederweißdornbeere

5

KAPITEL

6 Chinesische Diätetik bei häufigen Symptomkonfigurationen

Überblick

In diesem Kapitel werden wichtige und häufige Symptomkonfigurationen (*zheng* 症, 证), ihre Symptomatik, Therapieprinzipien sowie bewährte diätetische Empfehlungen beschrieben.

Die Ausführungen zu den Funktionskreisen beginnen mit den beiden Mitten-Funktionskreisen (Fk „Milz" und „Magen", *oo. lienalis et stomachi, pi wei*), die zentral für die tägliche Ernährung sind. Darüber hinaus werden am Ende des Kapitels diätetische Empfehlungen für energetische Veränderungen, die nicht funktionskreisgebunden sind, wie die verschiedenen äußeren krankheitsauslösenden Faktoren (Agenzien), sowie für die Bewegung des Qi und des Xue gegeben. Die tabellarische Darstellung soll einer guten Übersichtlichkeit und Verständlichkeit dienen und eine praktische Hilfe für die gezielte Anwendung sein. In der Rubrik „Diätetische Empfehlungen" geben wir eine Auswahl der wichtigsten Lebensmittel und Rezepte an (weiterführende Literatur: Engelhardt und Hempen 2006, Engelhardt und Nögel 2009). Die für die Anwendung der Lebensmittel wichtigen Zubereitungsarten sollten zusätzlich jeweils unbedingt berücksichtigt werden und entsprechende Hinweise dem ➤ Kap.1 entnommen werden. Die angegebenen Rezepte beziehen sich großteils auf die im ➤ Kap. 3 aufgeführten Rezepte. Die Rezepte, die nicht im Leitfaden beschrieben werden, sind kursiv geschrieben.

Das zentrale Anliegen der täglichen Ernährung ist es, die „Mitten"-Funktionskreise zu stützen. Darüber hinaus kann mit der chinesischen Diätetik auch gezielt auf jeden anderen Funktionskreis eingewirkt werden.

6.1 Funktionskreise „Milz" und „Magen" *(oo. lienalis et stomachi, pi wei)*

Die beiden „Mitten"-Funktionskreise (Fk „Milz" und „Magen") gelten als Dreh- und Angelpunkt des gesamten Funktionskreissystems, Wurzel der erworbenen Konstitution sowie Entstehungsort von Qi und Xue. Zu den Hauptaufgaben der Fk „Milz" und „Magen" gehören die Aufnahme und die Erschließung der Nahrung. Die beiden Funktionskreise arbeiten dabei eng zusammen. Der Fk „Magen" nimmt den Speisebrei auf, und der Fk „Milz" ist mit seinem aktiven Qi dafür verantwortlich, dass die Scheidung von Klarem und Trübem durchgeführt wird. Dabei soll der Fk „Milz" wärmen, trocknen und die aus der Nahrung gewonnene Energie dem Organismus zuführen. Der Fk „Magen" soll hingegen befeuchten, eher kühlen sowie Impulse nach unten geben, damit die Verdauung und Peristaltik geordnet ablaufen. Um die ausgewogene Funktion der „Mitten" Funktionskreise zu gewährleisten, sollte sowohl der aktive Aspekt (Yang des Fk „Milz", *yang lienale, piyang*) als auch der Säfteanteil (Yin des Fk „Magen", *yin stomachi, weiyin*) ausreichend gestützt und ergänzt werden (➤ Kap. 4).

6.1.1 Energetische Schwäche des Qi des Fk „Milz" *(depletio qi lienale, piqi xu)*

Ätiologie Das Qi des Fk „Milz" ist besonders anfällig gegenüber einer Mangelernährung oder einer Fehlernährung mit zu vielen befeuchtenden und kühlenden Lebensmitteln. Ein fehlender Essensrhythmus und zu späte Mahlzeiten belasten ebenfalls die Funktion des Qi des Fk „Milz". Darüber hinaus können auch emotional-kognitive Faktoren wie Unterforderung oder Grübeln und Langeweile das Qi des Fk „Milz" schwächen. Ist das Qi des Fk „Milz" geschwächt, können Umwandlung und Transport nicht optimal durchgeführt werden.

Symptome Kraftlosigkeit, Antriebslosigkeit, Verdauungsschwäche, weiche Stühle, Bindegewebsschwäche, verminderter Durst und Appetit, Nahrungsmittelunverträglichkeiten, Grübelneigung.

Zunge Blass, weich.

Pulse „Erschöpft" *(depletus, xu)*, insbesondere rechte mittlere Tastposition *(guan)*.

Anmerkung Bei einer energetischen Schwäche des Yang des Fk „Milz" *(depletio yang lienale, piyang xu)* sind alle aufgeführten Symptome und Zeichen ähnlich, aber deutlicher ausgeprägt, insbesondere kommt eine deutliche Verfrorenheit hinzu.

Therapieprinzip Stützen *(suppletio, bu)* und Erwärmen des Qi des Fk „Milz".

Diätetische Empfehlungen

Temperaturverhalten	neutral, warm
Geschmack	neutral, leicht scharf, leicht süß
Getreide	Rundkornreis, Langkornreis, Dinkel, Rispenhirse, Mais, Hafer, Buchweizen, Gerste (Gerstengraupen)
Hülsenfrüchte	gelbe Sojabohne, Erbse, Saubohne, Azukibohne Tofu
Nüsse	Erdnuss, Pistazie
Gemüse	Karotte, Kartoffel, Kürbis Fenchelknolle, Maroni, Yamswurzelknolle Ingwer, Knoblauch, Koriander Shiitake, Champignon, Austernpilze
Früchte	Jujubenfrucht, getrocknete Feige
Fleisch	Hühnerfleisch, Rindfleisch, Lamm-/Ziegenfleisch Entenfleisch, Hasen-/Kaninchenfleisch
Fisch	Karpfen, Hering, Barsch
Sonstiges	Misopaste geringe Mengen brauner Zucker, weißer Zucker, Honig

Rezepte	Getreidebrei Gemüse-Allerlei Kräftigende Hühnersuppe Yamswurzel-Gemüse Teigtaschen Dekokt aus frischem Ingwer und getrockneten Mandarinenschalen *Fencheltee aus Fenchelsamen* *Ingwertee*
Kontraindiziert	fette, süße, befeuchtende, kühlende Lebensmittel und Darreichungsformen

Es eignen sich neutrale und warme Lebensmittel mit einer neutralen, leicht scharfen oder leicht süßen Geschmacksrichtung. Zerkleinern, Erwärmen und Fermentieren der Lebensmittel verbessern die Verträglichkeit. Getreide sollte gemahlen, geschält oder als Flocken, Hülsenfrüchte lange eingeweicht und gekocht, Gemüse gekocht, gedünstet oder gedämpft, Früchte getrocknet, als Kompott, Konfitüre oder Sirup und mageres Fleisch und Fisch als Suppe gekocht, gedämpft oder schonend gebraten verwendet werden. Empfehlenswert sind warme und leichte Gerichte (wie Getreidebreie, Suppen, Eintöpfe), warme Getränke, Regelmäßigkeit, Essen in Ruhe und gutes Kauen sowie ein nicht zu spätes Essen. Kontraindiziert sind hier v.a. sehr fette, süße, aber auch befeuchtende und kühlende Lebensmittel (wie Kuhmilchprodukte, Rohkost) und Darreichungsformen wie Fastfood, Frittiertes, Gegrilltes, Süßwaren, Gebäck, Brot, Rohkost, Säfte, Eis.

6.1.2 „Hitze" im Fk „Magen" *(calor stomachi, weire)*

Ätiologie Der übermäßige Verzehr von energetisch heißen (wie Alkohol, Kaffee, Gewürze), hoch raffinierten (Zucker), stark verarbeiteten und gegrillten Speisen begünstigt die Entstehung von „Hitze“ im Fk „Magen“. Darüber hinaus kann eine „Hitze“ im Fk „Magen“ auch durch eine starke emotionale Anspannung und Stress bedingt sein. Lange bestehende „Hitze“ verbraucht die Säfte *(jinye)* und begünstigt eine energetische Schwäche des Yin des Fk „Magen“ (*depletio yin stomachi, weiyin xu*).
Symptome Gesteigerter Durst und Appetit, Sodbrennen, akute Gastritis, Magengeschwür, Blutungen im oberen Verdauungstrakt, Zahnfleischbluten, Karies, Aphten, Mundgeruch, oft Besserung durch Nahrungsaufnahme, Obstipationsneigung und trockener Stuhl, Unruhe.
Zunge Rot bis hochrot (v. a. in der Mitte), Belag gelb-dunkelbraun, eventuell fehlend.
Pulse „Beschleunigt“ *(celer, shu)*.
Therapieprinzip „Hitze“ kühlen, evtl. Yin des Fk „Magen“ nähren.

Diätetische Empfehlungen

Temperaturverhalten	neutral, kühl, kalt
Geschmack	neutral, sauer, leicht süß, salzig
Getreide	gekeimtes Getreide, Buchweizen, Gerste, Weizen
Hülsenfrüchte	Mungbohnen, Tofu

Gemüse	Salat, Sprossen, Tomate, Gurke, Aubergine, Spinat, Rettich, Staudensellerie, Chinakohl, Löwenzahn
Früchte	Wassermelone, Banane, Ananas, Zitrusfrüchte, Birne, Apfel, Mango
Fleisch	Hasen-/Kaninchenfleisch, Entenfleisch, Schweinefleisch
Sonstiges	Grüner Tee, Salz Kuhmilch, Sojasauce
Rezepte	Getreidebrei mit Spinatblätter Tofu-Avocado-Paste Dekokt aus Karotte, Wasserkastanie und Koriander Glasnudelsalat *Wassermelonensaft* *Kartoffelsaft* *Tomatensaft* *Blattsalate*
Kontraindiziert	wärmende Lebensmittel und Darreichungsformen

Empfehlenswert sind kühle, befeuchtende und absenkende Lebensmittel, wie Salate und Säfte. Generell sind alle rohen Darreichungsformen kühler als gekochte oder stark verarbeitete. Darüber hinaus wirken gekeimte Getreide- und Bohnensprossen deutlich kühlender. Stark wärmende (wie Alkohol, Kaffee, Gewürze) Lebensmittel und Darreichungsformen (wie hoch raffinierte, stark verarbeitete, gegrillte, frittierte und in Alkohol eingelegte Speisen) sollten gemieden werden.

6

6.1.3 „Feuchtigkeit-Hitze" *(calor humidus, shire)* der Fk „Milz" und „Magen", *(oo. lienalis et stomachi, pi wei)*

Ätiologie Der übermäßige Verzehr von fetten, scharfen, heißen und gebratenen Speisen sowie der Konsum von Alkohol begünstigen die Entstehung von „Feuchtigkeit-Hitze". Auch eine lange bestehende energetische Schwäche des Qi des Fk „Milz" *(depletio qi lienale, piqi xu)* kann über die Entstehung von „Feuchtigkeit" *(humor, shi)* schließlich zu „Feuchtigkeit-Hitze" *(calor humidus, shire)* führen.

Symptome Schweregefühl, Schwellungen und Druckgefühl im Oberbauch mit Übelkeit, Völlegefühl, Mundgeruch, riechende Sekrete, schmierige, riechende Stühle („Feuchtigkeit"-Symptomatik) oder Obstipation („Hitze" -Symptomatik), subfebrile Temperaturen, (Haut-)Entzündlichkeiten.

Zunge Gerötet, Belag gelb-klebrig.

Pulse „Schlüpfrig" *(lubricus, hua)*, „beschleunigt" *(celer, shu)*.

Therapieprinzip „Feuchtigkeit" umwandeln und ausleiten, „Hitze" kühlen.

Diätetische Empfehlungen

Temperaturverhalten	kühl
Geschmack	bitter, scharf
Getreide	Buchweizen, Hiobstränensamen, Mais, Gerste
Hülsenfrüchte	Mungbohne, Azukibohne, Sojabohne Tofu

Gemüse	Löwenzahn/Rucola, Radicchio, Chicorée, Artischocke Rettich, Sprossen, Algen/Tang Kürbis, Staudensellerie Wasserkastanie Gurke
Fisch	Karpfen
Sonstiges	Grüner Tee
Rezepte	Misosuppe Meeresalgensalat Klärender Bohneneintopf Eingelegter Tofu Sushisalat Dekokt aus Löwenzahn und Maisgriffeln Grüner Tee mit Mandarinenschalen und Fiederweißdornbeeren *Gedünsteter Rettich* *Dekokt mit Gerste und Ingwer* *Gerstengraupensuppe*
Kontraindiziert	stark wärmende (wie Kaffee, Alkohol, weißer Zucker, Weißmehl, Gewürze) und „Feuchtigkeit"-bildende (wie Rohkost, Milchprodukte, fette Lebensmittel) Lebensmittel sollten gemieden werden

Die Herausforderung besteht hier darin, die belastende „Feuchtigkeit" einerseits umzuwandeln und auszuleiten, wozu es eher einer trocknenden Wärme bedarf und andererseits „Hitze" zu kühlen. Hierzu eignen sich in Temperaturverhalten und geschmacklich neutrale Lebensmittel sowie scharfe (lösende) und bittere (klärende) Lebensmittel, die jedoch gleichzeitig energetisch kühlend wirken. Um nicht zu stark zu befeuchten, sollten die kühlenden Lebensmittel v. a. in warmer Darreichungsform (wie gedämpft, gedünstet) gegessen werden. Darüber hinaus wirken gekeimte Getreide- und Bohnensprossen deutlich kühlender ohne dabei zu stark zu befeuchten. Stark wärmende (wie Alkohol, Kaffee, Gewürze) und befeuchtende (wie Kuhmilchprodukte, Rohkost) Lebensmittel und Darreichungsformen (wie hochraffinierte, gegrillte, frittierte und in Alkohol eingelegte Speisen und Süßigkeiten) sollten gemieden werden.

6.1.4 Nahrungsmittelstagnationen

Ätiologie Übermäßiges und hastiges Essen, insbesondere von fetten, süßen und stark kühlenden Lebensmitteln kann zu einer Blockierung des Qi-Flusses im mittleren Wärmebereich (mittleres *calorium, zhongjiao*) führen. Das harmonische Aufsteigen und Absinken der Fk „Milz" und „Magen", *(oo. lienalis et stomachi, pi wei)* wird dadurch gestört. Eine besondere Rolle spielt dieser Aspekt bei Kindern, da im Säuglings- und Kleinkindalter die „Mitten"-Funktionskreise (Fk „Milz" und „Magen") für Störungen noch besonders anfällig sind.

Symptome Völlegefühl, Oberbauch gespannt, Aufstoßen, Übelkeit, evtl. Sodbrennen, Schluckauf, wechselnder Appetit, Blähungen, Nahrungsmittelunverträglichkeiten, unvollständiger Stuhlgang.

Zunge Belag dick, schmierig-klebrig.

Pulse „Schlüpfrig" *(lubricus, hua).*
Therapieprinzip Fk „Magen" öffnen und regulieren, Blockaden lösen, Kontravektionen absenken.

Diätetische Empfehlungen

Temperaturverhalten	warm, neutral
Geschmack	scharf
Getreide	Buchweizen, Gerste, Hafer, Mais, Reis, gekeimtes Getreide
Hülsenfrüchte	Sojabohne, Tofu
Gemüse	Ingwer, Rettich gegart, Knoblauch, Chin. Lauch, Zwiebel gegart Fenchelknolle, Karotte Sprossen
Früchte	Kumquat, Mandarinenschale
Sonstiges	Kurkuma, Kardamom, Fenchelsamen Fiederweißdornbeeren Grüner Tee, Oolongtee Misopaste Essig, Salz Chili, Pfeffer, Sternanis, Gewürznelke, Zimt, Muskat (diese Gewürze sind bei Kindern mit Vorsicht anzuwenden)
Rezepte	Misosuppe Grüner Tee mit Mandarinenschalen und Fiederweißdornbeeren Dekokt aus Karotte, Wasserkastanie, Koriander Fencheltee *Getreidebrei aus Buchweizen* *Fencheltee aus Fenchelsamen* *Gerstensuppe*
Kontraindiziert	kontraindiziert sind hier v.a. fette, süße, aber auch stark befeuchtende und kühlende Lebensmittel und Darreichungsformen

Zur Verbesserung und Regulierung des Qi-Flusses sind öffnende, lösende und erweichende Nahrungsmittel notwendig, in der Regel von scharfem Geschmack und warmem Temperaturverhalten. Schwere, fette, süße Lebensmittel und Zubereitungsmethoden (wie Fastfood, Frittiertes, Süßwaren) sowie stark kühlende Lebensmittel (wie Rohkost, Kuhmilchprodukte) und Darreichungsformen (wie Säfte, Eis) sollten gemieden werden. Des Weiteren spielen Regelmäßigkeit, Essen in Ruhe, gutes Kauen und Vermeidung von hastigem und übermäßigem Essen eine entscheidende Rolle.

6.2 Funktionskreis „Lunge" *(o. pulmonalis, fei)*

6.2.1 Energetische Schwäche des Qi des Fk „Lunge" *(depletio qi pulmonale, feiqi xu)*

Ätiologie Eine energetische Schwäche des Qi des Fk „Lunge" tritt häufig in Verbindung mit einer energetischen Schwäche des Qi des Fk „Milz" *(depletio qi lienale, piqi xu)* auf. Darüber hinaus kann eine energetische Schwäche des Qi des Fk „Lunge" durch eine konstitutionelle Schwäche, durch Fehl- bzw. Mangelernährung oder Schwäche durch ungesunde Lebensführung wie zu wenig frische Luft, Sonne, soziale Kontakte und falsche Atmung bedingt sein.
Symptome Kurzatmigkeit, Husten, Infektanfälligkeit, schwache Stimme, leichtes Schwitzen bei Anstrengung, Blässe, Neigung zum Frieren, Kurzatmigkeit bei Belastung, leise Stimme, vermehrte helle Sekrete, Neigung zu Sich-Sorgen und Kummer, Dünnhäutigkeit.
Zunge Blass, feucht, weich, evtl. Zahneindrücke im vorderen Drittel.
Pulse „Erschöpft" *(depletus, xu)* (insbesondere rechte distale [*cun*] Tastposition).
Therapieprinzip Stützen *(suppletio, bu)* und Erwärmen des Qi des Fk „Lunge" und der „Wehrenergie" *(qi defensivium, weiqi)*.

Diätetische Empfehlungen

Temperaturverhalten	neutral, warm
Geschmack	neutral, leicht süß, leicht scharf
Getreide	Reis
Nüsse	Walnusskerne
Gemüse	Yamswurzelknolle
Rezepte	Yamswurzel-Gemüse Chinesischer Lauch mit Walnüssen *Reisbrei mit Walnüssen*
Kontraindiziert	kühlende und absenkende Lebensmittel und Zubereitungsarten

Durch den engen Zusammenhang des Qi des Fk „Lunge" mit der Bereitstellung des „Getreide-Qi" *(qi frumentarium, guqi)* aus den „Mitten"-Funktionskreise *(oo. lienalis et stomachi, pi wei)* sind hier prinzipiell alle Lebensmittel geeignet, welche die „Mitten"-Funktionskreise stützen und harmonisieren und insbesondere das Qi des Fk „Milz" stützen. Darüber hinaus kann das Qi des Fk „Lunge" auch gezielt suppletiert werden. Es eignen sich neutrale und warme Lebensmittel mit einer neutralen, scharfen oder leicht süßen Geschmacksrichtung. Kühlende und absenkende Lebensmittel und Darreichungsformen sollten hingegen reduziert werden.

6.2.2 Energetische Schwäche des Yin des Fk „Lunge" *(depletio yin pulmonale, feiyin xu)*

Ätiologie Durch eine Schmälerung der Säfte kommt es zu Zeichen der Trockenheit, die insbesondere durch „Hitze"*(calor, re)*- oder „Glut"*(ardor, huo)*-Prozesse begünstigt sein können, z. B. durch häufige fieberhafte oder chronische Infekte. Darüber hinaus kann eine energetische Schwäche des Yin des Fk „Lunge" durch das Fehlen von klaren Säften *(jinye)* aus der „Mitte" (Fk „Milz" und „Magen", *oo. lienalis et stomachi, pi wei*) verstärkt werden.

Symptome Trockenheit von Haut und Schleimhäuten, trockener Husten, gereizter Rachen, heisere Stimme, Hitze am Nachmittag, Atmung oberflächlich und schnell, vermehrter Durst.

Zunge Trocken, rissig (v.a im vorderen Drittel), wenig Belag, gerötet.

Pulse „Zart" *(minutus, xi)* und eher „oberflächlich" *(superficialis, fu)* (insbesondere rechte distale [*cun*] Tastposition), „beschleunigt" *(celer, shu)*.

Therapieprinzip Stützen *(suppletio, bu)* des Yin des Fk „Lunge".

Diätetische Empfehlungen

Temperaturverhalten	neutral, kühl
Geschmack	neutral, süß, leicht sauer
Hülsenfrüchte	Sojamilch
Nüsse	Erdnuss, Mandel, Leinsamen, Pinienkerne
Gemüse	Weiß- und Silbermorchel, Judasohr Rettich, Yamswurzelknolle, Karotte Chinakohl
Früchte	Japanaprikose, Zitrusfrüchte, Birne, Feige, Kokosnuss, Apfel, Aprikose
Fleisch	Entenfleisch, Hühnereiweiß
Sonstiges	Kuhmilch, Schaf-/Ziegenmilch, Joghurt, Butter/Sahne, Frischkäse Honig
Rezepte	Getreidebrei mit Mandelmus Getreidebrei mit Birne Elixier für jadeglänzendes Antlitz
Kontraindiziert	im Übermaß: heiße, scharfe und bittere Lebensmittel und Zubereitungsarten

Besonders empfehlenswert sind befeuchtende Lebensmittel mit neutralem bis kühlem Temperaturverhalten sowie einem neutralen, süßen oder leicht sauren Sapor. Darüber hinaus ist eine reichliche Bereitstellung von geklärten Säften *(jinye)* aus der „Mitte" notwendig. Bei stabiler „Mitte" können die Lebensmittel in roher Form verzehrt werden, um den feuchtigkeitsspendenden Effekt zu verstärken. Liegt eine Schwäche der „Mitte" vor, sollten Früchte bevorzugt als Kompott gegessen werden. Auch Fleisch und Milchprodukte haben eine befeuchtende Wirkung, diese sind jedoch nur bei einer stabilen Funktion der „Mitten"-Funktionskreise indiziert. Empfehlenswert sind hier v.a. warme, wässrige Gerichte (wie Suppen, gedünstetes Gemüse, Kompott, wässrige Breie).

6.2.3 „Wind-Kälte" im Fk „Lunge" *(algor venti* im *o. pulmonalis, fei fenghan)*

Ätiologie Bei einer anhaltenden Schwächung des Gesamtorganismus kann die „Wehrenergie" *(qi defensivium, weiqi)* ihrer Aufgabe der Eliminierung von äußeren Schrägläufigkeiten (exogenen Heteropathien, *xie*) nicht mehr nachkommen, und äußere schädigende Einflüsse, häufig „Wind"-Schrägläufigkeiten können eindringen. Eine „Wind-Kälte"-Symptomatik zeigt sich häufig bei beginnenden Infekten.
Symptome Anfangsstadium einer Erkältung mit Frösteln, Schüttelfrost, Zugluftempfindlichkeit, verstopfte Nase, Kälteempfinden, Schweißlosigkeit, helle, klare Sekrete.
Zunge Dünner weißer Belag.
Pulse „Oberflächlich" *(superficialis, fu)*, verlangsamt" *(tardus, chi)*, „energetisch überladen" *(repletus shi)*.
Therapieprinzip Oberfläche *(extima, biao)* öffnen, Schrägläufigkeiten (Heteropathien, *xie*) ausleiten, zerstreuen, wärmen.

Diätetische Empfehlungen

Temperaturverhalten	warm
Geschmack	scharf
Gemüse	Frühlingszwiebel, Ingwer, Koriander
Sonstiges	Chili, Misopaste
Rezepte	Getreidebrei mit Frühlingszwiebel und Ingwer Misosuppe Teigtaschen mit Frühlingszwiebeln und Ingwer Dekokt aus Frühlingszwiebeln, Ingwer und braunem Zucker
Kontraindiziert	kühlende Lebensmittel und Zubereitungsarten

Um die Oberfläche zu öffnen und die „Wind"-Schrägläufigkeiten auszuleiten, eignen sich besonders stark riechende und scharfe Lebensmittel. Bei „Wind-Kälte" im Fk „Lunge" sollten die Lebensmittel zusätzlich ein wärmendes Temperaturverhalten haben, um der „Kälte"*(algor, han)*-Affektion entgegenzuwirken. Kühlende Lebensmittel (wie Kuhmilchprodukte) und Darreichungsformen (wie Rohkost, Säfte, Eis) sollten gemieden werden.

6.2.4 „Wind-Hitze" im Fk „Lunge" *(calor venti* im *o. pulmonalis, fei fengre)*

Ätiologie „Wind-Hitze" entwickelt sich auch häufig aus einer „Wind-Kälte" *(algor venti, fenghan)*-Schrägläufigkeit. Darüber hinaus kann bei einer anhaltenden Schwächung des Gesamtorganismus die „Wehrenergie" *(qi defensivium, weiqi)* ihrer Aufgabe der Eliminierung von äußeren Schrägläufigkeiten (exogenen Heteropathien, [*xie*]) nicht mehr nachkommen, und äußere schädigende Einflüsse, häufig „Wind"-Schrägläufigkeit können eindringen.

Symptome Typischer grippaler Infekt mit Schüttelfrost und Fieber, Kopf- und Gliederschmerzen, verstopfte Nase, Nasenfluss, Niesen, Husten, Kratzen im Hals, Schwitzneigung, Rötungen (Hals, Tonsillen, Trommelfell etc), Sekrete gelblich.
Zunge Spitze mit rötlichen Punkten, Belag gelblich.
Pulse „Oberflächlich“ *(superficialis, fu)*, „beschleunigt“ *(celer, shu)*, „energetisch überladen“ *(repletus shi)*.
Therapieprinzip „Oberfläche“ *(extima, biao)* öffnen, Schrägläufigkeiten (Heteropathien, *xie*) ausleiten, zerstreuen, kühlen.

Diätetische Empfehlungen

Temperaturverhalten	kühl
Geschmack	scharf
Gemüse	Rettich
Sonstiges	Pfefferminze, Chrysanthemenblüte, Grüner Tee Misopaste
Rezepte	Dekokt aus Karotte, Wasserkastanie und Koriander Drachenbrunnentee mit Chrysanthemenblüten *Pfefferminztee*
Kontraindiziert	stark wärmende Lebensmittel und Zubereitungsarten

Um die Oberfläche zu öffnen und die „Wind“-Schrägläufigkeiten auszuleiten, eignen sich besonders stark riechende und scharfe Lebensmittel. Bei „Wind-Hitze“ im Fk „Lunge“ sollten die Lebensmittel zusätzlich ein kühlendes Temperaturverhalten haben.

6

6.2.5 „Feuchtigkeit"/„Schleim" im Fk „Lunge" (*humor/pituita* im *o. pulmonalis, fei shi/tan*)

Ätiologie „Feuchtigkeit“ im Fk „Lunge“ kann durch ein entsprechendes Klima, eine energetische Schwäche des Qi des Fk „Milz“ *(depletio qi lienale)* oder eine Fehlernährung (mit einem Übermaß an fetten, süßen, aber auch befeuchtenden und kühlenden Lebensmittel) bedingt sein. Die „Feuchtigkeit“-Belastung kann sich weiter zu „Schleim“ verdichten, was durch eine energetisch heiße Ernährung oder „Hitze“ *(calor, re)*-Prozesse wie z. B. Infektionen begünstigt wird. Der Fk „Milz“ *(o. lienalis, pi)*, der für die Trennung von Klarem und Trüben zuständig ist, gilt durch seine zentrale Rolle bei der Entstehung von „Feuchtigkeit“ deshalb als „Quelle des ‚Schleimes'“, während der Fk „Lunge“ das „Gefäß des ‚Schleimes'“ ist, da sich diese Störung hier häufig manifestiert. Darum stehen „Feuchtigkeit“ bzw. „Schleim“-Befunde im Fk „Lunge“ häufig in einem engen Zusammenhang mit einem „Feuchtigkeit“-Befund in den „Mitten“-Funktionskreisen *(oo. lienalis et stomachi, pi wei)*.
Symptome Bronchiale und nasale Verschleimung, erschwerte Nasenatmung, Sinusitis, Völlegefühl im Brustbereich, Tubenkatarrh, Neigung zur Nasenpolypenbildung, vergrößerte Lymphknoten, Tonsillen oder Rachenmandeln.
Zunge Gedunsen, Belag dick, klebrig-schmierig.
Pulse „Schlüpfrig“ *(lubricus, hua)*, nachgiebig“ *(lenis, ru)*, „saitenförmig“ *(chordalis, xian)*.
Therapieprinzip „Feuchtigkeit“ und „Schleim“ umwandeln und ausleiten.

Diätetische Empfehlungen

Temperaturverhalten	je nachdem (s.u.)
Geschmack	scharf, bitter
Hülsenfrüchte	Hiobstränensamen
Gemüse	Rettich, Ingwer, Knoblauch, Koriander Rotalge, Bambussprossen
Früchte	Birne, Mandarinenschale, Zitrone, Kumquat
Sonstiges	Grüner Tee, Pfefferminze, Kardamom
Rezepte	Getreidebrei mit Birne Getreidebrei mit Kürbis und Ingwer Getreidebrei mit Frühlingszwiebeln und Ingwer Misosuppe Sushisalat Dekokt aus Ingwer und getrockneten Mandarinenschalen *Gedünsteter Rettich*
Kontraindiziert	„Feuchtigkeit"-bildende Lebensmittel und Zubereitungsarten

Um „Feuchtigkeit“ und „Schleim“ umzuwandeln und auszuleiten, benötigt man Lebensmittel mit einer scharfen (lösend) oder bitteren (klärend) Geschmacksrichtung. Darüber hinaus eignen sich trocknende Lebensmittel, die in der Regel ein warmes Temperaturverhalten haben. Bei einer „Feuchtigkeit-Hitze“-*(calor humidus, shire)* bzw. „Schleim-Hitze“ *(calor pituitae, tanre)*-Belastung sollten die Lebensmittel jedoch energetisch kühlend wirken. Um nicht zu stark zu befeuchten, sollten die kühlenden Lebensmittel v. a. in warmer Darreichungsform (gedämpft, gedünstet) gegessen werden. Durch den engen Zusammenhang des Qi des Fk „Lunge“ mit der Bereitstellung des „Getreide-Qi“ *(qi frumentarium, guqi)* aus den „Mitten“-Funktionskreisen, sind prinzipiell alle Lebensmittel geeignet, die die „Mitten“ -Funktionskreise stützen und harmonisieren und insbesondere das Qi des Fk „Milz“ stützen. Kontraindiziert sind hier v.a. sehr fette, süße, aber auch befeuchtende und kühlende Lebensmittel (wie Kuhmilchprodukte, Rohkost) und Darreichungsformen wie Fastfood, Frittiertes, Gegrilltes, Süßwaren, Gebäck, Brot, Rohkost, Säfte, Eis.

6

6.3 Funktionskreis „Leber" *(o. hepaticus, gan)*

6.3.1 Energetische Schwäche des Xue und des Yin des Fk „Leber" *(depletio xue et yin hepatici, gan xueyin xu)*

Ätiologie Der Fk „Leber" *(o. hepaticus, gan)* gilt als Speicherort des Xue („Meer des Xue"). Das Xue versorgt die Augen, den Bewegungsapparat und die Nägel. Darüber hinaus füllt es die „Breite Trossstraße" und „Aufnehmende Leitbahn" *(ss. impedimentalis et respondens, chongmai renmai)*, um eine geregelte Menstruation in Gang zu halten. Das Xue wird in erster Linie durch die Funktionen der „Mitten"-Funktionskreise *(oo. lienalis et stomachi, pi wei)* aus der Nahrung gewonnen. Darüber hinaus erzeugt das Yin des Fk „Niere" *(yin renale, shenyin)* das Yin des Fk „Leber". Eine Fehlernährung, übermäßiges Schwitzen, starker Blutverlust, sowie eine energetische Schwäche des Yin des Fk „Niere" *(depletio yin renale, shenyin xu)* begünstigen die Entstehung einer energetischen Schwäche des Xue und des Yin des Fk „Leber".

Symptome Trockene Augen, verschwommene Sicht, Nachtblindheit, trockene, spröde Nägel, Krämpfe, Muskelschwäche, Parästhesien, Hypomenorrhö, Schlaflosigkeit.

Zunge

- energetische Schwäche des Xue: blass, schmal, trocken
- energetische Schwäche des Yin: gerötet, rissig, trocken

Pulse

- energetische Schwäche des Xue: „zart" *(minutus, xi)*
- energetische Schwäche des Yin: „zart" *(minutus, xi)*, „oberflächlich" *(superficialis, fu)*, „beschleunigt" *(celer, shu)*

Therapieprinzip Stützen *(suppletio, bu)* von Yin und Xue des Fk „Leber".

Diätetische Empfehlungen

Temperaturverhalten	neutral, leicht kühl
Geschmack	süß, sauer
Nüsse	Sesam, Leinsamen, Pinienkerne
Gemüse	Tomate, Staudensellerie, Spinat, Karotte, Austernpilze
Früchte	Bocksdornfrucht, Maulbeere, Weintraube, Japanaprikose, Litschi
Fleisch	Schweineleber, Hühnerleber, Rinderleber, Hasen-/Kaninchenfleisch
Fisch	Tintenfisch, Austern
Sonstiges	Sesamöl
Rezepte	Getreidebrei mit Spinatblätter Getreidebrei mit geröstetem Sesam Tintenfisch mit Staudensellerie Teigtaschen mit Karottengemüse und Staudensellerie Juwelentee für die Augen *Maulbeersirup*
Kontraindiziert	im Übermaß: salzige, bittere, scharfe und heiße Lebensmittel

Zum Stützen des Xue bzw. des Yin des Fk „Leber" eignen sich neutrale, leicht kühle Lebensmittel von süßer (stützend, säftespendend), aber auch saurer (haltend) Geschmacksrichtung. Empfehlenswert sind hier v.a. wässrige Gerichte (z. B. Suppen, gedünstetes Gemüse, Kompott, wässrige Breie) und ausreichend Getränke. Xue bzw. Yin schädigende Lebensmittel (Kaffee, Alkohol, Gewürze, im Übermaß: heiß, scharf, bitter) sollten reduziert werden.

6.3.2 Stagnation des Qi des Fk „Leber" *(qi hepatici, ganqi)*

Ätiologie Der Fk „Leber" *(o. hepaticus, gan)* ist für den weichen Fluss des Qi verantwortlich. Emotionale Belastungen sind die Hauptursache für eine Stagnation des Qi, aber auch ungesunder Lebensstil mit Stress und wenig Bewegung behindert den freien und harmonischen Fluss des Qi.

Symptome Abdominelle Spannungen, Schmerzen im Flankenbereich, Blähungsneigung, Druckgefühl auf der Brust, prämenstruelles Syndrom, Reizblase, Spannungskopfschmerz, Verspannungen, erhöhte Reizbarkeit.

Zunge Gespannt, Ränder betont.

Pulse „Saitenförmig" *(chordalis, xian)*.

Therapieprinzip Lösung und Regulierung des Qi des Fk „Leber".

Diätetische Empfehlungen

Temperaturverhalten	warm
Geschmack	scharf
Nüsse	Pistazie
Gemüse	Fenchelknolle
Früchte	Kumquat
Sonstiges	Kurkuma, Fenchelsamen, Rosenblüten, Pfefferminze
Rezepte	*Fencheltee (aus Fenchelsamen)* *Rosenblütentee*
Kontraindiziert	schwere, fette Lebensmittel und Zubereitungsarten bei „Hitze" Symptomatik: stark wärmende Lebensmittel und Zubereitungsarten

Zur Verbesserung und Regulierung des Qi-Flusses sind öffnende, lösende und erweichende Nahrungsmittel notwendig, in der Regel von leicht scharfer Geschmacksrichtung und warmen Temperaturverhalten. Schwere, fette Lebensmittel und Zubereitungsmethoden sollten gemieden werden. Da bei Qi-Blockaden häufig auch „Hitze" aufgrund energetischer Überladung, *(calor repletionis, shi re)* im Fk „Leber" entstehen kann, sollten jedoch bei entsprechender Symptomatik heiße Lebensmittel gemieden werden. Zudem spielen körperliche Bewegung und Entspannungsübungen (Qigong/Taiji) eine ganz entscheidende Rolle im Therapieansatz zur Lösung von Qi-Blockaden.

6.3.3 „Glut" im Fk „Leber" *(ardor hepatici, ganhuo)*

Ätiologie Entwickelt sich häufig aus einer Stase des Xue des Fk „Leber" (die wiederum häufig durch eine Stagnation des Qi bedingt ist). Darüber hinaus kann der übermäßige Genuss von energetisch heißen Lebensmitteln (wie Alkohol, Kaffee, Gewürze) die Entwicklung von „Glut" im Fk „Leber" begünstigen.
Symptome Gerötete Augen, rotes Gesicht, bitterer Mundgeschmack, Neigung zu aufbrausend cholerischem Verhalten, Unruhe, heftige Kopfschmerzen (v.a seitlich), Tinnitus, Drehschwindel, Nasenbluten, hoher Blutdruck.
Zunge Rot (v. a. Ränder), trocken.
Pulse „Beschleunigt" *(celer, shu)*, „energetisch überladen" *(repletus shi)*, evtl. „saitenförmig" *(chordalis, xian)*.
Therapieprinzip „Glut" kühlen, Fk „Leber" absenken und beruhigen.
Anmerkung Die Symptomatik eines Aufsteigens des Yang des Fk „Leber" ist ähnlich, allerdings beruht diese auf einer energetischen Schwäche des Xue und eventuell des Yin des Fk „Leber" und zeigt deshalb auch die entsprechenden, oben aufgeführten Zeichen und Symptome.

Diätetische Empfehlungen

Temperaturverhalten	neutral, kühl, kalt
Geschmack	neutral, sauer, leicht süß
Getreide	gekeimter Weizen (Bezug zu Fk „Herz" [*o. cardialis, xin*])
Gemüse	Löwenzahn, Brauntang, Tomate, Staudensellerie, Spinat, Sprossen
Früchte	Pflaume
Fleisch	Hasen-/Kaninchenfleisch (v.a. Leber)
Sonstiges	Chrysanthemenblüten, Grüner Tee, Pfefferminze
Rezepte	Getreidebrei mit Spinatblättern Meeresalgensalat Dekokt aus Löwenzahn Drachenbrunnentee mit Chrysanthemenblüten *Staudenselleriesaft* *Tomatensaft*
Kontraindiziert	stark wärmende Lebensmittel und Zubereitungsarten

Empfehlenswert sind Lebensmittel mit kaltem, kühlem und neutralem Temperaturverhalten. Generell sind alle rohen Darreichungsformen kühler als gekochte oder stark verarbeitete. Darüber hinaus wirken gekeimte Getreide- und Bohnensprossen und Säfte deutlich kühlender. Stark wärmende Lebensmittel (wie Alkohol, Kaffee, Gewürze) und Darreichungsformen (wie hoch raffinierte, stark verarbeitete, gegrillte, frittierte und in Alkohol eingelegte Speisen) sollten gemieden werden.

6.4 Funktionskreis „Niere" *(o. renalis, shen)*

6.4.1 Energetische Schwäche des Yang des Fk „Niere" *(depletio yang renale, shenyang xu)*

Ätiologie Eine energetische Schwäche des Yang des Fk „Niere“ kann sich bei angeborener konstitutioneller Schwäche, Erschöpfung durch Überarbeitung, lange bestehenden Krankheiten und im Alter zeigen. Eine langandauernde Zufuhr von großen Mengen kühlenden und befeuchtenden Lebensmitteln kann ebenfalls das Yang der Fk „Milz“ und „Niere“ schwächen.
Symptome Allgemeines Kälte- und Schwächegefühl, Blässe, Durchfälle, verminderter Appetit, häufiges Wasserlassen und Inkontinenz, Schwäche im LWS-Bereich, Ängstlichkeit, höheres Alter.
Zunge Blass, weich, feucht.
Pulse „Erschöpft“ *(depletus, xu)* und „untergetaucht, tief “ *(mersus, chen)* v.a rechte proximale *(chi)* Taststelle, „verlangsamt“ *(tardus, chi)*.
Therapieprinzip Stützen *(suppletio, bu)* und Erwärmen *(tepefactio, wenfa)* des Yang des Fk „Niere“.

Diätetische Empfehlungen

Temperaturverhalten	warm, heiß
Geschmack	scharf, süß, salzig
Getreide	Kolbenhirse
Nüsse	Walnuss, Maroni, Pistazie
Gemüse	chin. Lauch, Fenchelknolle
Fleisch	Hirschfleisch, Lamm-/Ziegenfleisch, Hühnerfleisch
Fisch	Garnele
Sonstiges	Zimt, Gewürznelke, Sternanis, Fenchelsamen Schwarzer Tee, geringe Mengen Alkohol
Rezepte	Getreidebrei mit Walnüssen Kräftigende Hühnersuppe Chin. Lauch mit Walnüssen Hühnerfleisch mit gebratenem Lauch und Erdnüssen Lammfleisch mit Rettich Teigtaschen mit Garnelen und Frühlingszwiebeln *Maronensuppe mit Zimt*
Kontraindiziert	kühlende Lebensmittel und Zubereitungsarten

Aus diätetischer Sicht sind zum Stützen des Yang des Fk „Niere“ besonders Lebensmittel mit einem warmen Temperaturverhalten sowie einer salzigen oder auch scharfen Geschmacksrichtung geeignet. Besonders hervorzuheben sind hier wärmende Fleischsorten und Gewürze. Empfehlenswert sind Fleisch- und Gemüsebrühen, Eintöpfe mit Gewürzen sowie warme Getränke. Kühlende Lebensmittel wie rohes Gemüse/Obst (v. a. Melone, Zitrusfrüchte, Gurke, Tomate), Säfte, sehr kalte Getränke, Eis und Kuhmilchprodukte sind kontraindiziert.

6.4.2 Energetische Schwäche des Yin des Fk „Niere" *(depletio yin renale, shenyin xu)* und des Struktivpotentials *(jing)*

Ätiologie Eine Schwäche des Yin des Fk „Niere" und des Struktivpotentials entwickelt sich häufig im Alter und bei angeborener konstitutioneller Schwäche sowie bei lange bestehenden Krankheiten und chronischer Überarbeitung.
Symptome Schwäche und Ziehen in Hüften und Knien, nervöse Unruhe, (nächtliches) Herzrasen, (Durch-)Schlafstörungen, Nachtschweiße, Haarausfall, frühes Ergrauen, tiefe Erschöpfung (durch Überarbeitung), Gedächtnisschwäche, (Alters-)Schwindel, heiße Handflächen und Fußsohlen, nächtlicher Durst, Ängstlichkeit, hohes Alter.
Zunge Gerötet, trocken und ohne Belag, rissig, dünn.
Pulse „Zart" *(minutus, xi)*, „oberflächlich" *(superficialis, fu)* und „beschleunigt" *(celer, shu)*.
Therapieprinzip Mehrung des Yin des Fk „Niere" und des Struktivpotentials.

Diätetische Empfehlungen

Temperaturverhalten	kühl, neutral
Geschmack	salzig, süß, neutral
Getreide	Kolbenhirse
Hülsenfrüchte	schwarze Sojabohne
Nüsse	Sesam (v. a. schwarzer Sesam), Walnuss, Lotussamen, Leinsamen, Pistazie
Gemüse	Yamswurzelknolle
Früchte	Bocksdornfrüchte, Maulbeere, Weintraube
Fleisch	Hühnerfleisch (v. a. Schwarzknochenhuhn), Hühnerniere, Entenfleisch, Schweinefleisch, Schweineniere, Eigelb
Fisch	Tintenfisch, Austern
Sonstiges	Salz, Sesamöl
Rezepte	Getreidebrei mit geröstetem Sesam Yamswurzel-Gemüse Juwelentee für die Augen *Getreidebrei mit Lotussamen und Maulbeeren, Sesammus* *Kolbenhirsenbrei mit Sesam und Bocksdornfrüchten* *Hühnersuppe aus Schwarzknochenhuhn* *Schweinefleisch mit Bocksdornfrüchten* *Maulbeersirup*
Kontraindiziert	im Übermaß: heiße, scharfe, bittere Lebensmittel

Um das Yin des Fk „Niere" und des Struktivpotentials zu stützen, eignen sich Säfte *(jinye)* spendende, leicht kühle Lebensmittel mit einer salzigen und süßen Geschmacksrichtung. Besonders hervorzuheben sind hier Nüsse, Samenfrüchte und Trockenfrüchte. Zu beachten ist jedoch die maximale Tagesdosis (➤ Einzelmittelbeschreibungen). Empfehlenswert sind hier v.a. Gerichte wie Suppen, gedünstetes Gemüse, Kompott und wässrige Breie und ausreichend Getränke. Lebensmittel, die das Yin schädigen (Kaffee, Alkohol, Gewürze im Übermaß: heiß, scharf, bitter), sollten reduziert werden.

6

6.5 Funktionskreis „Herz" *(o. cardialis, xin)*

6.5.1 Energetische Schwäche des Qi und des Yang des Fk „Herz" *(depletio qi et yang cardiale, xin qiyang xu)*

Ätiologie Eine erschöpfende, überaktive Lebensführung sowie starke oder chronische emotionale Belastungen schwächen das Qi des Fk „Herz". Darüber hinaus begünstigt eine falsche Ernährung sowie eine konstitutionelle Schwäche des Yang des Fk „Niere" *(yang renale, shenyang)* eine energetische Schwäche des Qi bzw. des Yang des Fk „Herz".

Symptome Palpitationen (v.a. bei Anstrengung), Kurzatmigkeit bei Belastung, Müdigkeit und Schwäche, Blässe, Verfrorenheit, leichtes und kaltes Schwitzen, Teilnahmslosigkeit.

Zunge Blass, feucht, schlaff.

Pulse „Schwach" *(depletus, xu)* und „tief" *(mersus, chen)* (insbesondere linke distale [*cun*] Tastposition), „verlangsamt" *(tardus, chi)*.

Therapieprinzip Stützen *(suppletio, bu)* des Qi und des Yang des Fk „Herz".

Diätetische Empfehlungen

Temperaturverhalten	warm
Geschmack	süß, scharf
Fleisch	Schweineherz
Sonstiges	Kaffee, Kakao, Schwarzer Tee Süßholzwurzel
Kontraindiziert	kühlende Lebensmittel und Zubereitungsarten

Um das Qi bzw. Yang des Fk „Herz" zu stützen, eignen sich nur wenige Lebensmittel. Empfehlenswert sind hier v. a. wärmende und dynamisierende Lebensmittel mit einer süßen und scharfen Geschmacksrichtung. Durch den engen Zusammenhang mit der Bereitstellung des „Getreide-Qi" *(qi frumentarium, guqi)* aus der „Mitte" sowie des Yang des Fk „Niere" sind hier prinzipiell alle Lebensmittel geeignet, die die „Mitten" -Funktionskreise stützen und harmonisieren sowie das Qi bzw. Yang des Fk „Niere" stützen.

6.5.2 Energetische Schwäche des Yin des Fk „Herz" *(depletio yin cardiale, xinyin xu)*

Ätiologie Durch eine mangelnde Bereitstellung von Xue aus den „Mitten"-Funktionskreisen *(oo. lienalis et stomachi, pi wei)*, nach Blutverlusten, Geburten oder bei allgemeinem Säftemangel kann es zu einer energetischen Schwäche des Yin des Fk „Herz" kommen. Darüber hinaus entwickelt sich diese häufig aus einer energetischen Schwäche des Yin des Fk „Niere" *(depletio yin renale, shenyin xu)*, wie dies z. B. in den Wechseljahren der Fall sein kann.

6

Symptome Schlafstörungen, Panikattacken, Herzrasen, eingezogene Zungenspitze, Zungenbrennen, innere Unruhe und Nervosität trotz Erschöpfung und Übermüdung, Vergesslichkeit.
Zunge Gerötet, trocken und ohne Belag, rissig, dünn.
Pulse „Zart" *(minutus, xi)* und „oberflächlich" *(superficialis, fu)* v.a linke distale *(cun)* Taststelle und „beschleunigt" *(celer, shu)*.
Therapieprinzip Stützen *(suppletio, bu)* des Yin des Fk „Herz".

Diätetische Empfehlungen

Temperaturverhalten	kühl
Geschmack	süß, sauer, salzig
Getreide	Weizen, gekeimter Weizen, Hafer Mungbohne
Nüsse/Samenfrüchte	Lotussamen
Gemüse	Lotuswurzel
Früchte	Longane, chin. Dattel, Maulbeere
Fleisch	Schweineherz, Eigelb Fasan
Sonstiges	Kuhmilch, Schaf-/Ziegenmilch
Rezepte	Getreidebrei mit Longanen Dekokt mit Weizen, chin. Datteln und Longanen *Getreidebrei mit Maulbeeren,* *Dekokt mit Longane, Lotussamen, Jujubenfrüchten*
Kontraindiziert	im Übermaß: heiße, scharfe, bittere Lebensmittel

Um das Yin des Fk „Herz" zu stützen, eignen sich Säfte *(jinye)* spendende, leicht kühle Lebensmittel mit einer süßen, sauren (Xue haltend) und salzigen Geschmacksrichtung. Besonders hervorzuheben sind hier Longane und Weizen v. a. der gekeimte Weizen. Hochraffiniertes Weizenmehl kann hingegen „Hitze"-Prozesse *(calor, re)* begünstigen und ist hier kontraindiziert.

Empfehlenswert sind hier v.a. Gerichte wie Suppen, gedünstetes Gemüse, Kompott und wässrige Breie und ausreichend Getränke. Das Yin schädigende Lebensmittel (Kaffee, Alkohol, Gewürze im Übermaß: heiß, scharf, bitter) sollten reduziert werden.

6.6 Äußere Agenzien

Die Agenzien (krankheitsauslösende Faktoren, *bingyin* 病因) werden oft in drei Gruppen eingeteilt:

- Zum einen die sog. „neutralen Agenzien", die krankmachenden Einflüsse der Lebensführung umfassen wie Bewegungsmangel, Ernährungsfehler oder auch Schädigungen durch sexuelle Aktivitäten.
- Zum anderen die sog. „inneren Agenzien", die die „sieben Emotionen" beinhalten, also emotionale Belastungen, die zur Störung der Gesundheit führen.
- Und als dritte Gruppe die „äußeren Agenzien", die die „Sechs klimatischen Exzesse" (*liuyin* 六淫) zusammenfasst. Hier werden den normalen Qi-Fluss störende und krankmachende klimatische Faktoren aufgeführt, die allerdings mit ihren jeweiligen Charakteristika auch für nicht-klimatische Störungen verwendet werden. Die Gruppe dieser „äußeren Agenzien" wird im Folgenden detaillierter aufgeführt.

6.6.1 „Feuchtigkeit" *(humor, shi)*/„Schleim" *(pituita, tan)*

Ätiologie „Feuchtigkeit" bedeutet Nichtaufgearbeitetes oder Ungeklärtes und setzt eine mangelnde Assimiliationskraft der „Mitten"-Funktionskreise *(oo. lienalis et stomachi, pi wei)* voraus. Dies kann durch eine energetische Schwäche des Qi des Fk „Milz" *(depletio qi lienale)* oder eine energetische Überladung durch feuchtes Klima, eine feuchte Umgebung oder eine entsprechende Fehlernährung (mit einem Übermaß an fetten, süßen, aber auch befeuchtenden und kühlenden Lebensmittel) bedingt sein. „Schleim" *(pituita, tan)* ist eine heteropathische Entwicklung aus „Feuchtigkeit" durch „Hitze"-Einwirkung. Neben den auch bei uns geläufigen Symptomen des „äußeren Schleimes" *(waitan)* im Respirationstrakt existiert in der Chinesischen Medizin jedoch das umfassendere Konzept des „inneren Schleimes" *(neitan)*, das entsprechende Verdichtungen und ihre Folgen in den Funktionskreisen und Leitbahnen benennt.

Symptome

- „Feuchtigkeit": Schweregefühl, Benommenheit, Schwellungen, trübe Sekrete, Völlegefühl.
- „Schleim": Verschleimung, getrübte Sinne, stumpfer Blick, Lethargie, Abneigung gegen Fettiges, (Gefäß-)Ablagerungen, Tumorbildungen.

Zunge Gedunsen (eventuell mit Zahneindrücken), Zungenbelag schmierig oder klebrig.

Pulse „Schlüpfrig" *(lubricus, hua)*, „nachgiebig" *(lenis, ru)*, „behäbig" *(languidus, huan)*, bei „Schleim" evtl. auch „saitenförmig" *(chordalis, xian)*.

Therapieprinzip „Feuchtigkeit" umwandeln und ausleiten, eventuell Stützen des Qi des Fk „Milz"; „Schleim" erweichen, umwandeln und ausleiten.

Diätetische Empfehlungen

Temperaturverhalten	je nachdem (> unten)
Geschmack	scharf, bitter, salzig
Getreide	Hiobstränensamen, Buchweizen, Mais, Maisgriffel Dinkel, Langkornreis
Hülsenfrüchte	Azukibohne, Saubohne, Sojabohne, Erbse
Gemüse	Algen/Tang Ingwer, Knoblauch, Chili Rettich, Sprossen, Kürbis Löwenzahn, Staudensellerie
Früchte	Mandarinenschale, Kumquat, Birne, Zitrone Mango
Fisch	Karpfen
Sonstiges	Pfeffer, Kardamom, Kurkuma Grüner Tee, Oolongtee
Rezepte	Getreidebrei mit Birne Getreidebrei mit Kürbis und Ingwer Reisbrei mit Azukibohne Misosuppe Klärender Bohneneintopf Meeresalgensalat Sushisalat Eingelegter Tofu Grüner Tee mit Mandarinenschalen und Fiederweißdornbeeren Dekokt mit Ingwer und getrockneten Mandarinenschalen Dekokt aus Löwenzahn und Maisgriffel
Kontraindiziert	„Feuchtigkeit"-bildende Lebensmittel und Zubereitungsarten

Um „Feuchtigkeit“ und „Schleim“ umzuwandeln und auszuleiten, benötigt man Lebensmittel mit einer scharfen (lösend), bitteren (klärend) oder auch salzigen (Verhärtungen erweichend) Geschmacksrichtung. Darüber hinaus eignen sich trocknende Lebensmittel, die in der Regel ein warmes Temperaturverhalten haben. Bei „Feuchtigkeit-Hitze“-*(calor humidus, shire)* bzw. „Schleim-Hitze“*(calor pituitae, tanre)*-Belastungen sollten die Lebensmittel jedoch energetisch kühlend wirken. Um nicht zu stark zu befeuchten, sollten die kühlenden Lebensmittel v. a. in warmer Darreichungsform (gedämpft, gedünstet) gegessen werden.

Kontraindiziert sind hier v.a. sehr fette, süße, aber auch befeuchtende und kühlende Lebensmittel (wie Kuhmilchprodukte, Rohkost) und Darreichungsformen wie Fastfood, Frittiertes, Gegrilltes, Süßwaren, Gebäck, Brot, Rohkost, Säfte, Eis.

6.6.2 „Glut" *(ardor, huo)*/„Sommerhitze" *(aestus, shu)*

Ätiologie „Sommerhitze“ ist ein wörtlich zu nehmender klimatischer Faktor, der zu den bekannten Symptomen des Sonnenstiches und des Hitzschlages führen kann. (Zudem werden hierunter auch Symptomkonfigurationen aufgeführt, bei denen durch ein schwüles Wetter oder verdorbene Speisen und Fehlernährungen eine Sommergrippe oder Magen-Darm-Störungen hervorgerufen werden).

„Glut" ist hingegen kein klimatischer Faktor im eigentlichen Sinne, sondern entwickelt sich erst sekundär durch entsprechende Störungen in den jeweiligen Funktionskreisen. „Glut" ist dem Fk „Herz" zugeordnet und beeinträchtigt seine Funktionsweise.

Symptome Rasch progredienter Krankheitsverlauf, Rötungen, Blutungen, Agitiertheit, Durst.

Zunge Rot, trocken, rissig, Belag gelb-braun oder fehlend.

Pulse „Beschleunigt" *(celer, shu)*.

Therapieprinzip „Glut" kühlen und klären, „konstellierende Kraft" *(shen)* beruhigen.

Diätetische Empfehlungen

Temperaturverhalten	kühl, kalt, neutral
Geschmack	neutral, süß, sauer, salzig
Getreide	gekeimtes Getreide, Weizen, Gerste, Kolbenhirse, Buchweizen, Hiobstränensamen Maisgriffel
Hülsenfrüchte	Mungbohne, Tofu, Sojamilch
Gemüse	Algen/Tang, Löwenzahn, Sprossen, Aubergine, Tomate, Blattsalat, Gurke, Rettich, Staudensellerie, Chinakohl, Spinat, Karotte
Früchte	Wassermelone, Banane, Zitrusfrüchte, Ananas, Kiwi, Maulbeere Mango, Pflaume, Birne, Apfel
Fleisch	Entenfleisch, Hasen-/Kaninchnenfleisch, Eiweiß
Fisch	Krebs, Austern
Sonstiges	Salz, Grüner Tee, Pfefferminze, Chrysanthemenblüten Sojasauce, Kuhmilch, Joghurt
Rezepte	Getreidebrei mit Spinatblättern Meeresalgensalat Tofu-Avocado-Paste Glasnudelsalat Sushisalat Eingelegter Tofu Dekokt aus Karotte Wasserkastanie und Koriander Dekokt aus Löwenzahn und Maisgriffeln Dekokt mit Löwenzahn Drachenbrunnentee mit Chrysanthemenblüten *Wassermelonensaft* *Kartoffelsaft* *Tomatensaft* *Blattsalat*
Kontraindiziert	stark wärmende Lebensmittel und Zubereitungsarten

Empfehlenswert sind Lebensmittel mit kaltem, kühlem und neutralem Temperaturverhalten. Generell sind alle rohe Darreichungsformen kühler als gekochte oder stark verarbeitete. Darüber hinaus wirken gekeimte Getreide- und Bohnensprossen und Säfte deutlich kühlender. Stark wärmende (wie Alkohol, Kaffee, Gewürze) Lebensmittel und Darreichungsformen (wie hoch raffinierte, stark verarbeitete, gegrillte, frittierte und in Alkohol eingelegte Speisen) sollten gemieden werden.

6.6.3 „Trockenheit" *(ariditas, zao)*

Ätiologie „Trockenheit" entsteht bei sehr trockenen Wetterlagen oder Klimazonen aber auch in sehr trockenen Räumen. Zudem können auch „Hitze"- und „Glut"-Prozesse zu „Trockenheit" führen, ebenso eine zu geringe Trinkmenge.
Symptome Trockene Schleimhäute, trockene Haut, Durst, trockener Stuhl, verminderte Miktion, Juckreiz.
Zunge Trocken, rissig, eventuell gerötet.
Pulse „Zart" *(minutus, xi)*.
Therapieprinzip befeuchten, „Hitze" kühlen und klären.

Diätetische Empfehlungen

Temperaturverhalten Geschmack	neutral, kühl neutral, süß, sauer, salzig
Hülsenfrüchte	Tofu, Sojamilch, Erbse
Nüsse/Samenfrüchte	Leinsamen, Mandel, Pinienkerne, Erdnuss, Walnusskerne
Gemüse	Pilze, Spinat, Tomate, Chinakohl
Früchte	Wassermelone, Zitrusfrüchte, Kokosnuss, Banane, Ananas, Japanaprikose, Litschi Birne, Apfel, Pfirsich, Maulbeeren, Feigen Pflaume, Weintraube, Avocado
Fleisch	Schweinefleisch, Schweineschmalz, Hühnerei, Schinken
Sonstiges	Kuhmilch, Schaf-/Ziegenmilch, Joghurt, Frischkäse, Butter, Sahne Honig, geringe Mengen weißer Zucker, brauner Zucker Erdnussöl, Sesamöl, Rapsöl
Rezepte	Getreidebrei mit Mandelmus Getreidebrei mit Spinatblätter Getreidebrei mit Birne Tofu-Avocadopaste Eingelegter Tofu Sushisalat Elixier für jadeglänzendes Antlitz *Nussmus* *Wassermelonensaft* *Orangensaft* *Kokosmilch*
Kontraindiziert	im Übermaß: heiße, scharfe, bittere Lebensmittel

Empfehlenswert sind kühle, befeuchtende und absenkende Lebensmittel, wie Salate und Säfte. Stark wärmende (wie Alkohol, Kaffee, Gewürze) Lebensmittel und Darreichungsformen (wie hoch raffinierte, stark verarbeitete, gegrillte, frittierte und in Alkohol eingelegte Speisen) sollten gemieden werden.

6.6.4 „Kälte" *(algor, han)*

Ätiologie „Kälte" kann als klimatischer Einfluss zu einer Störung und Verlangsamung der physiologischen Funktionen führen, was sich in den typischen Symptomen einer Erkältung aber auch ortsfesten Muskel- oder Gelenkschmerzen äußeren kann. Ebenso wirkt sich eine thermisch wie energetisch kalte Ernährung aus, die zu Magen- und Bauchproblemen führt. Beide Bilder stellen eine krankmachende Belastung, also eine energetische Überladung dar. Davon abzugrenzen ist eine (innere) „Kälte", die durch eine energetische Schwäche des Yang hervorgerufen wird.
Symptome Kälteaversion, Wärme bessert, Blässe, Kopf- und Gliederschmerzen, Schweißlosigkeit, starke, lokalisierte Schmerzen, Steifigkeit.
Zunge Blass, feucht.
Pulse „Verlangsamt" *(tardus, chi)*, „gespannt" *(intentus, jin)*.
Therapieprinzip „Kälte" *(algor, han)* ausleiten, wärmen.

Diätetische Empfehlungen

Temperaturverhalten	warm, heiß
Geschmack	süß, scharf
Getreide	Hirse, Dinkel, Langkornreis
Nüsse	Pistazie, Maroni, Walnusskerne
Gemüse	Chili, Chin. Lauch, Ingwer, Knoblauch, Frühlingszwiebel Paprika, Koriander, Fenchelknolle
Früchte	Pfirsich
Fleisch	Hirschfleisch, Schaf-/Ziegenfleisch, Hühnerfleisch, Rindfleisch
Fisch	Hering, Garnelen
Sonstiges	Zimt, Gewürznelke, Sternanis, Pfeffer, Muskat, Kardamom, Kurkuma, Fenchelsamen alkoholische Getränke, Kaffee, Schwarzer Tee weißer Zucker, brauner Zucker
Rezepte	Getreidebrei mit Frühlingszwiebel und Ingwer Chinesischer Lauch mit Walnüssen Kräftigende Hühnersuppe Lammfleisch mit Rettich Teigtaschen mit Frühlingszwiebeln und Ingwer Teigtaschen mit Garnelen und Frühlingszwiebeln Dekokt mit Frühlingszwiebeln, Ingwer und braunem Zucker
Kontraindiziert	kühlende Lebensmittel und Zubereitungsarten

Aus diätetischer Sicht sind besonders Lebensmittel mit einem warmen Temperaturverhalten sowie einer süßen oder auch scharfen Geschmacksrichtung geeignet. Kühlende Lebensmittel wie rohes Gemüse/Obst (v. a. Melone, Zitrusfrüchte, Gurke, Tomate), Säfte, sehr kalte Getränke, Eis und Kuhmilchprodukte sollten gemieden werden.

6.6.5 „Wind" *(ventus, feng)*

Ätiologie „Wind"-Erkrankungen können durch eine Wind- und Zugluftexposition entstehen, die zu den typischen Symptomen einer beginnenden Erkältung sowie Kopfschmerzen oder muskulären Verspannungen führen. Als „Wind"-Störungen werden aber auch zumindest teilweise viele andere Erkrankungen diagnostiziert, die dem Wind ähnliche Charakteristika wie ein schneller Symptom- oder Lokalisationswechsel aufweisen, so z. B. Neuralgien, allergische Bilder oder manche rheumatische Erkrankungen bis hin zu Krampfleiden. Der krankmachende Faktor „Wind" kombiniert sich gerne mit anderen Agenzien wie „Kälte" oder „Feuchtigkeit".
Symptome Wechselnde Symptomatik in Schwere und Lokalisation, ziehende Schmerzen, Verspannungen.
Zunge Gespannt, Ränder betont, leicht zittrig.
Pulse „Saitenförmig" *(chordalis, xian).*
Therapieprinzip „Wind" ausleiten und beruhigen.

Diätetische Empfehlungen

Temperaturverhalten	warm bei „Wind-Kälte" *(algor venti, fenghan)* kühl bei „Wind-Hitze" *(calor venti, fengre)*
Geschmack	scharf
Hülsenfrüchte	Schwarze Sojabohne
Nüsse	Pinienkerne
Gemüse	Frühlingszwiebel, Ingwer, Koriander Fenchelknolle, Staudensellerie
Fisch	Aal, Barsch
Sonstiges	Pfefferminze, Chrysanthemenblüte Grüner Tee, Misopaste
Rezepte	Getreidebrei mit Frühlingszwiebel und Ingwer Misosuppe Teigtaschen mit Frühlingszwiebeln und Ingwer Dekokt aus Frühlingszwiebeln, Ingwer und braunem Zucker Drachenbrunnentee mit Chrysanthemenblüten Juwelentee für die Augen *Pfefferminztee*
Kontraindiziert	Schwere, fette Lebensmittel und Zubereitungsarten

Um die Oberfläche zu öffnen und die „Wind"-Schrägläufigkeiten auszuleiten, eignen sich besonders stark riechende und scharfe Lebensmittel. Schwere, fette Lebensmittel und Zubereitungsmethoden sollten gemieden werden.

6

6.7 Qi und Xue

6.7.1 Qi-Blockade

Ätiologie Eine Blockade des Qi-Flusses wird meist durch emotionale Belastungen und Spannungen, insbesondere Frustration, unterdrückte Wut oder Ärger und Stress hervorgerufen. Bewegungsmangel ist dabei ein verstärkender Kofaktor.
Symptome Wechselnde Symptomatik, Unausgeglichenheit und Reizbarkeit, Deprimiertheit, Spannungsgefühle und ziehende Schmerzen (v. a. Flankenbereich), Kloßgefühl, prämenstruelles Syndrom.
Zunge Unauffällig, evtl. erhöhte Spannung.
Pulse „Saitenförmig" *(chordalis, xian).*
Therapieprinzip Qi-Blockade lösen und regulieren.

Diätetische Empfehlungen

Temperaturverhalten	neutral, warm, heiß
Geschmack	scharf, süß
Gemüse	Chili, Chin. Lauch, Frühlingszwiebel, Ingwer, Knoblauch, Zwiebel Fenchelknolle
Früchte	Kumquat, Mandarinenschale
Sonstiges	Fenchelsamen, Rosenblüten, Pfefferminze Kardamom, Kurkuma, Sternanis
Rezepte	*Rosenblütentee* *Fencheltee (aus Fenchelsamen)*
Kontraindiziert	schwere, fette, stark kühlende Lebensmittel und Zubereitungsarten

Zur Verbesserung und Regulierung des Qi-Flusses sind bewegende, lösende und erweichende Nahrungsmittel notwendig, in der Regel von leicht scharfer Geschmacksrichtung und warmen Temperaturverhalten. Zudem spielen körperliche Bewegung und Entspannungsübungen (Qigong/Taiji) eine ganz entscheidende Rolle im Therapieansatz zur Lösung von Qi-Blockaden. Schwere, fette Lebensmittel und Zubereitungsmethoden sollten gemieden werden.

6.7.2 Stase des Xue

Ätiologie Xue-Stasen könne durch verschiedene Bedingungen hervorgerufen werden. Neben der häufigen Entwicklung dieser Störung aus einer Stagnation des Qi zählen hierzu auch eine energetische Schwäche des Qi bzw. des Yang *(depletio qi et yang, qiyang xu)*, energetische Schwäche des Xue *(depletio xue, xuxue)*, „Kälte" *(algor, han)*, „Glut" *(ardor, huo)*, „Schleim" *(pituita, tan)* oder Verletzungen.
Symptome Livide Verfärbungen, stechende und ortsfeste Schmerzen, Verdichtungen und Verhärtungen (z. B. Myogelosen oder Myome), Dysmenorrhö.
Zunge Livide Verfärbungen, gestaute Unterzungenvenen.
Pulse „Saitenförmig" *(chordalis, xian)*, „rau" *(asper, se)*.
Therapieprinzip Stasen lösen und Xue regulieren.

Diätetische Empfehlungen

Temperaturverhalten	warm
Geschmack	scharf
Getreide	Schwarze Sojabohne
Gemüse	Chin. Lauch, Aubergine, Lotoswurzel
Früchte	Kumquat, Pfirsich
Fisch	Krebs
Sonstiges	Kurkuma Alkoholische Getränke, Essig, Fiederweißdornbeeren Zimt, Rosenblüten, brauner Zucker
Rezepte	Grüner Tee mit Mandarinenschalen und Fiederweißdornbeeren *Lotuswurzelgericht* *Pfirsichkompott* *Rosenblütentee*
Kontraindiziert	schwere, fette, stark kühlende Lebensmittel und Zubereitungsarten

Zur Verbesserung und Regulierung des Xue-Flusses sind bewegende und dynamisierende Nahrungsmittel notwendig, in der Regel von scharfer Geschmacksrichtung und warmen Temperaturverhalten. Schwere, fette Lebensmittel und Zubereitungsmethoden sollten gemieden werden.

KAPITEL

7 Praxis der chinesischen Diätetik

Überblick

In diesem Kapitel wird die Komplementarität der chinesischen und westlichen Ernährungslehre beleuchtet unter Berücksichtigung der aktuellen Studienlage und Trends. Darüber hinaus findet der Leser Hinweise für den Aufbau und die Durchführung eines Ernährungsberatungsgesprächs im Sinne der chinesischen Diätetik mit hilfreichen ernährungspsychologischen Ergänzungen.

7.1 Komplementarität der westlichen und chinesischen Ernährungslehre

In der Chinesischen Medizin hat die Ernährungstherapie seit Anbeginn einen wichtigen therapeutischen Stellenwert. Die Gesamtheit des Körpers mit all seinen Abläufen und Lebensfunktionen steht im Mittelpunkt. Nahrungsmittel gelten als milde Arzneimittel zur Behandlung und Verhinderung von Krankheiten. Durch die tägliche Nahrungsaufnahme und individuelle Anpassung von Ernährung und Lebensstil ist es eine sehr nachhaltige Therapie, die wesentlich zum Erreichen des Behandlungserfolges beiträgt und darüber hinaus im Sinne der Gesundheitsförderung und Prävention eine wichtige Rolle spielt. Allein durch wenige Veränderungen der Ernährungsgewohnheiten können Beschwerden deutlich verbessert oder sogar geheilt werden. Umgekehrt aber kann auch häufig erst mithilfe von diätetischen Maßnahmen eine langfristige Heilung erzielt werden.

Auch im Westen verschrieben die Ärzte des Altertums häufig Nahrungsmittel als Heilmittel. Allerdings war die Qualifikation und Wirkung der Lebensmittel nicht so kohärent in das medizinische System integriert, wie das in der Chinesischen Medizin der Fall ist. In der Neuzeit wurde dieses alte Wissen von der modernen Ernährungswissenschaft abgelöst. Seit dem 19. Jahrhundert beschäftigt sich diese mit der Erforschung ernährungsphysiologischer Erkenntnisse, der Entwicklung ernährungstherapeutischer Anwendungen und der Etablierung dieser Erkenntnisse in allen Teilgebieten der Medizin. Dabei steht die Analyse der Nährstoffe in Lebensmitteln und deren quantitativen Zusammenhänge im Zentrum, wobei die Ernährung sowohl als Mittel zur Versorgung des gesunden Organismus oder eines Patienten mit Makronährstoffen wie Kohlenhydraten, Fetten und Eiweißen sowie Mikronährstoffen wie Vitaminen und Spurenelementen betrachtet wird, als auch als eine wirkungsvolle Ernährungsintervention zur Behandlung und Vorbeugung von Krankheiten.

Die westliche Ernährungsmedizin zeichnet sich durch ihren Fokus auf quantitative Aspekte aus und zeigt ein tiefes Verständnis auf zellulärer, biochemischer Ebene. Dies ermöglicht unter anderem eine gezielte Therapie bei Stoffwechselstörungen, Nahrungsmittelunverträglichkeiten sowie die Vermeidung von Mangelernährung und Nährstoffdefiziten. Im Gegensatz dazu bietet die chinesische Diätetik eine ganzheitlichere Betrachtung des Krankheitsgeschehens und ermöglicht individuelle Ernährungsempfehlungen basierend auf einer fundierten chinesischen Diagnose. Die Empfehlungen berücksichtigen nicht nur die physische Gesundheit, sondern auch den Zusammenhang zwischen Körper und Psyche sowie die energetischen Ungleichgewichte im Körper. Die chinesische Diätetik ermöglicht deshalb einen einzigartigen Zugang zur Vorbeugung und Behandlung vieler ernährungsbedingter Probleme und stellt somit eine wichtige Ergänzung zur westlichen Ernährungstherapie dar.

ZU BEACHTEN

Das Ziel einer Ernährungsberatung sollte es deshalb sein, vor dem Hintergrund wichtiger ernährungswissenschaftlicher Grundkenntnisse die Vorzüge der chinesischen Diätetik in die Praxis umzusetzen.

In der folgenden ➤ Tabelle werden die Grundzüge der chinesischen Diätetik denen der westlichen Ernährungstherapie gegenübergestellt, um Vor- und Nachteile der beiden Therapieformen vergleichen zu können (Engelhardt, Hempen 2006).

Westliche Ernährungstherapie	Chinesische Ernährungstherapie
Konzept	
• **Gesundheit** wird als Fehlen von pathologischen Störungen definiert und Diätetik als Zufuhr von Nährstoffen, die den Organismus am Leben erhalten. • vorwiegende Ausrichtung auf Kriterien der **modernen Natur- und Ernährungswissenschaft:** Nährstoffzufuhr, Blutwerte, messbare Veränderungen, Körpergewicht, Körperfettwerte • **quantitative** Ausrichtung • **Lebensmittel** gelten als Nährstofflieferanten mit günstigen und ungünstigen zusätzlichen Inhaltsstoffen (z. B. Cholesterin, Transfettsäuren).	• **Gesundheit** wird als aktiver Prozess definiert, der zur Verfeinerung der Körperessenzen und zur Pflege der Lebenskräfte dient: Konzept der „Lebenspflege" (*yangsheng*) • vorwiegende Ausrichtung auf **traditionelle Kriterien** wie Geschmacksrichtung *(sapor, wei)*, Temperaturverhalten *(natura, xing)*, Yin/Yang etc.; die subjektive Befindlichkeit des Patienten spielt eine große Rolle. • **qualitative** Ausrichtung • **Lebensmittel** gelten per se als milde Therapeutika.
Vorteile	
• Vermeidung von Mangelernährung und Nährstoffdefiziten • gezielte Strategien zur Therapie von schweren Stoffwechselstörungen (z. B. Diabetes) • genaue standardisierte Mengenangaben	• individuell abgestimmte Auswahl der Lebensmittel unter Berücksichtigung der Vorlieben des Patienten • unvoreingenommener Umgang mit Fleisch, Alkohol, Kaffee, Zucker; individuelle Entscheidungen statt pauschaler Wertungen • Berücksichtigung von Klima, Jahreszeiten, Alter • Prophylaxe/Gesunderhaltung • Übertragung westlicher Befunde in einen chinesischen Therapieansatz ist möglich (z. B. bei Anämie, Fettstoffwechselstörungen)

Westliche Ernährungstherapie	Chinesische Ernährungstherapie
Nachteile	
• wenig Therapiemöglichkeiten bei unspezifischen Beschwerden • geringe Berücksichtigung von externen Einflüssen • starke Standardisierung, Tendenz zu pauschalen Wertungen	• kaum standardisierte Mengenangaben (Nährstoffdefizite) • beschränkte Wirksamkeit bei schweren Stoffwechselstörungen • keine Wirkungsbeschreibungen für eine Reihe von westlichen Lebensmitteln

7.1.1 Paradigmenwechsel der Ernährungswissenschaft

Aktuell zeigt sich in der westlichen Ernährungswissenschaft ein klarer Paradigmenwechsel. Der Ansatz der „gesunden Ernährung als allgemein gültige, standardisierte Ernährungsempfehlung für alle Menschen" wird seit einigen Jahren unter Experten zunehmend in Frage gestellt. Pauschalempfehlungen für gesunde Menschen und bei bestimmten Krankheitsbildern sind weiterhin wertvoll und wichtig, jedoch wird die Komplexität des individuellen Stoffwechsels immer deutlicher (Berry et al. 2020; Rogers, Collins 2020; Chaudhary et al. 2021).

Genetik/Epigenetik

Zusätzlich zur genetischen Veranlagung, die den Stoffwechsel beeinflussen, spielen auch epigenetische Veränderungen eine entscheidende Rolle. Die Epigenetik umfasst chemische Modifikationen an der DNA, welche die Genaktivität steuern, ohne die zugrunde liegende DNA-Sequenz zu verändern. Insbesondere während der Schwangerschaft können sog. „epigenetische Schalter" aktiviert werden, wodurch die Genaktivität beim ungeborenen Kind beeinflusst und somit der lebenslange Stoffwechsel entscheidend prägt wird. Diese Modifikationen werden insbesondere durch Ernährung aber auch durch Umweltfaktoren, Lebensstil und emotionale Faktoren beeinflusst (Holzapfel et al. 2022).

Darmmikrobiom

Das Darmmikrobiom wird mittlerweile als eigenständiges Organ mit einer hohen metabolischen Aktivität betrachtet. Es handelt sich um ein komplexes System bestehend aus Milliarden von Bakterien, Viren, Pilzen und anderen Mikroorganismen, das eine Schlüsselrolle bei der Regulierung des Immunsystems und der Verdauung spielt. Die Stabilität dieses Systems erhöht sich mit zunehmender Vielfalt und Diversität der Mikroorganismenarten. Darüber hinaus existiert auch eine erhebliche interindividuelle Variabilität im Mikrobiom (Leshem et al.2020).

Darm-Hirn-Achse

Auch die Kommunikation zwischen Mikrobiom und dem Nervensystem über die sog. Darm-Hirn-Achse ist von großer Bedeutung. Diese bidirektionale Kommunikation beeinflusst nicht nur die Verdauung und Nahrungsaufnahme, sondern auch emotionale und kognitive Prozesse. Störungen in dieser Kommunikation wurden mit verschiedenen pathophysiologischen Zuständen wie Reizdarmsyndrom, Depressionen und speziellen neurologischen Erkrankungen in Verbindung gebracht (Enck et al 2019).

ZU BEACHTEN

Das komplexe Zusammenspiel von Genetik, Epigenetik, Mikrobiom und Nervensystem zeigt, dass der Mensch erhebliche individuelle Unterschiede im Stoffwechsel aufweist, die von verschiedenen Faktoren geprägt werden. Grundsätzlich teilen wir dieselbe grundlegende Physiologie, in der Ausprägung zeigen sich jedoch inter- und intraindividuelle Unterschiede in der Stoffwechselreaktion auf bestimmte Mahlzeiten und Lebensmittel.

Dies verdeutlicht, warum der pauschalisierte Ansatz allein häufig nicht zum erwünschten Erfolg führt und zeigt uns, wie wichtig es ist, jeden Patienten individuell zu betrachten und zu beraten.

Eine personalisierte Ernährung geht über allgemeine Ernährungsempfehlungen hinaus, optimiert den persönlichen Gesundheitsstatus durch individualisierte Empfehlungen, verbessert das Wohlbefinden nachhaltig und berücksichtigt integrativ die Alleinstellungsmerkmale des Einzelnen. Die Formulierung sinnvoller und klinisch relevanter Ernährungsempfehlungen basierend auf wissenschaftlichen Grundlagen stellt jedoch aus westlicher Sicht aktuell aufgrund der Komplexität und fehlenden Datenlage noch eine große Herausforderung dar.

7.1.2 Das metabolische Syndrom

Das metabolische Syndrom ist eine komplexe Stoffwechselstörung, die durch das gleichzeitige Vorliegen von mindestens drei der folgenden fünf Hauptkomponenten gekennzeichnet ist: abdominale Adipositas, erhöhte Triglyzeridspiegel, niedrige HDL-Cholesterolkonzentration, Glukoseintoleranz und Hypertonie.

Die Einzeldiagnosen tragen jeweils zu einem erhöhten Risiko für die Entwicklung von Typ-2-Diabetes und koronaren Herzerkrankungen bei. Dennoch betrachtet man diese Veränderungen und Krankheitsbilder nicht isoliert, sondern vielmehr als Teil eines komplexen Prozesses, der sich oft über viele Jahre, mitunter sogar Jahrzehnte, durch das wechselseitige Zusammenspiel von individuellen genetischen Voraussetzungen, Lebensstil und Umweltfaktoren entfaltet. Die westliche Medizin zeigt hier ein tiefes Verständnis auf biochemischer und zellulärer Ebene. Die genauen Zusammenhänge sind allerdings immer noch nicht genau geklärt und bleiben im Fokus aktueller Forschung. Gemäß evidenzbasierten Leitlinien ist das primäre Therapieziel eine Änderung des Lebensstils, mit Gewichtsreduktion und vermehrter Bewegung.

Auch in der Chinesischen Medizin wird das komplexe Zusammenspiel verschiedener pathogener Einflussfaktoren anerkannt. In den klassischen Texten der Chinesischen Medizin findet sich zwar keine explizite Erwähnung des modernen Begriffs „metabolisches Syndrom", dennoch wurde die enge Beziehung zwischen pränataler Konstitution, Ernährung, Übergewicht und der Entstehung von Diabetes (*xiaoke* – „konsumierender Durst") erkannt (Qi, Hummelsberger 2011).

Differenzialdiagnosen der Leitsymptome aus Sicht der TCM

Für jedes Leitsymptom des metabolischen Syndroms aus Sicht der westlichen Medizin gibt es mehrere Differenzialdiagnosen der Chinesischen Medizin. Die einzelnen Differenzialdiagnosen können sich ähnlich der Auffassung der westlichen Medizin gegenseitig beeinflussen und die Entstehung eines Typ-2-Diabetes begünstigen.

ZU BEACHTEN

Häufige Symptomkonfigurationen des metabolischen Syndroms aus Sicht der Chinesischen Medizin sind:

- energetische Schwäche des Qi/Yang des Fk „Milz" *(depletio qi/yang lienale, pi qi/yang xu)*
- energetische Schwäche des Yang der Fk „Milz" und „Niere" *(depletio yang lienale et renale, pishen yang xu)*
- „Feuchtigkeit" *(humor, shi)*/„Feuchtigkeit-Hitze" *(calor humidus, shire)*/„Schleim" *(pituita, tan)*
- Qi-Blockaden *(qizhi)* und Xue-Stasen *(xueyu)* im Fk „Leber" *(o. hepaticus, gan)*
- Aufsteigen des Yang des Fk „Leber" *(o. hepaticus, gan)*
- energetische Schwäche des Yin *(depletio yin, xuyin)*
- „Hitze" *(calor, re)*, „Glut" *(ardor, huo)*, „Trockenheit" *(ariditas, zao)*

Die Manifestation des Typ-2-Diabetes oder aus chinesischer Sicht der „konsumierenden Durst-Krankheit" *(xiaoke)*, zeigt sich in der klinischen Praxis v.a. in einer Schädigung des Yin, sowie daraus resultierender übermäßiger „Hitze" und „Trockenheit". Die meisten klassischen Quellen betrachten Diabetes als einen tiefsitzenden „Hitze"-Prozess. In den „Unbefangenen Fragen" im „Inneren Klassiker des Gelben Fürsten" (*Huangdi Neijing Suwen,* aus dem 1. Jhd. v. Chr.) heißt es: „Diese Krankheit wird durch häufigen Verzehr fetter und reichhaltiger Speisen verursacht, die ‚innere Hitze' *(neire)* hervorrufen. Der süße Geschmack bewirkt eine Völle *(man)* im Thorax, weshalb sich das Qi oben sammelt und sich in ‚konsumierenden Durst' *(xiaoke)* umwandelt." (Qi, Hummelsberger 2011). Dies weist Parallelen zur westlichen Wissenschaft, welche unter anderem eine niedrig-gradige, aber chronische Inflammation als einen wichtigen pathophysiologischen Mechanismus für das Entstehen von Typ-2-Diabetes postuliert (Hotamisligil 2017).

Behandlung

In der Behandlung des metabolischen Syndroms hat in der Chinesischen Medizin ähnlich der westlichen Medizin die Ernährungstherapie einen besonderen Stellenwert. Bei Patienten mit metabolischem Syndrom zeigt sich die Fehlernährung sehr häufig als pathogener Faktor, wodurch in der Behandlung die individuelle Anpassung der Ernährung eine entscheidende Rolle einnimmt. Ziel soll es sein, die Vorzüge beider Ansätze zu vereinen und die Behandlung zu optimieren.

Anders als in der westlichen Medizin steht in der Ernährungstherapie des metabolischen Syndroms in der Chinesischen Medizin jedoch nicht die Reduktion des Gewichts im Vordergrund, sondern die Abstimmung der Lebensmittel entsprechend der vorliegenden Symptomkonfiguration. Dies ermöglicht individualisierte Ernährungempfehlungen mit unterschiedlichen Therapiezielen.

Beispielsweise wären bei Patienten mit einer energetischen Schwäche des Qi/Yang des Fk „Milz“ *(depletio qi/yang lienale, pi qi/yang xu)* mit Symptomen wie Verdauungsschwäche, weiche Stühle und Bindegewebsschwäche, Lebensmittel zur Stützung *(suppletio, bu)* und Wärmung des Qi/Yang des Fk „Milz“ empfehlenswert. Bei einer „Feuchtigkeit-Hitze“ *(calor humidus, shire)*-Belastung der Fk „Milz“ und „Magen“, *(oo. lienalis et stomachi, pi wei)* mit Druckgefühl im Oberbauch mit Übelkeit, Völlegefühl, riechende Stühle oder Obstipation eignet sich hingegen eine Ernährungsweise, die „Hitze“ kühlend und gleichzeitig „Feuchtigkeit“ umwandelnd wirkt.

Durch die Möglichkeit der individuellen Anpassung zeigt sich die chinesische Diätetik in der Therapie des metabolischen Syndroms als besonders wirksam. Die Stärken der Chinesischen Medizin liegen hier v.a. in der Früherkennung und der Prävention einer möglichen Stoffwechselentgleisung. Die Grundsätze „Behandeln, wenn noch keine Krankheit ausgebrochen ist“, sowie „wenn eine Krankheit bereits da ist, verhindere man eine Verschlechterung“ spielen hier eine wesentliche Rolle.

7.1.3 Milde Therapeutika statt Superfood

„Superfood“ ist ein moderner Begriff, den besonders das Lebensmittelmarketing geprägt hat und der seit den 2000er Jahren sehr populär ist. Gemeint sind Lebensmittel, die aufgrund ihres hohen Nährstoffgehalts und ihres möglichen positiven Einflusses auf die Gesundheit besonders hervorgehoben werden. Sie enthalten oft eine Vielzahl bioaktiver Substanzen. Darunter eine hohe Konzentration und ungewöhnliche Vielfalt an Vitaminen, Spurenelementen, Aminosäuren, Antioxidantien und sekundären Pflanzenstoffen. Zu den Superfoods gehören u. a. unterschiedliche Nüsse und Samen (Walnüsse, Sesam und Leinsamen), Trockenfrüchte (Maulbeeren, Rosinen und Bocksdornfrüchte), Gewürze (Ingwer, Kurkuma und Zimt) sowie Grüner Tee und Algen. Einige der sog. Superfoods stammen aus China und ihre positiven Wirkungen wurden teilweise bereits in daoistischen und medizinischen Quellen beschrieben. Es handelt sich hierbei meist um wirkkräftige Lebensmittel, die in der Chinesischen Medizin auch als Arzneimittel eingesetzt werden. In einer Vielzahl an Studien werden gesundheitsfördernde Wirkungen von einzelnen Superfoods untersucht. Zu beachten ist jedoch, dass Studien zu Superfoods häufig auf Zellkulturversuche oder Studien in Tiermodellen basieren. Hierzu werden meist Extrakte der jeweiligen Lebensmittel oder einzelne Inhaltsstoffe in sehr hoher (supraphysiologischen) Konzentration untersucht. Diese Studien weisen zwar positive gesundheitliche Wirkungen auf, doch diese Resultate stellen keinen ausreichenden wissenschaftlichen Beweis dar. Betrachtet man die jeweils untersuchten Wirkungen der einzelnen Lebensmittel, entspricht dies interessanterweise häufig auch der Sicht der Chinesischen Medizin. Beispielsweise zeigen Lebensmittel wie Sesam, Walnuss, Maulbeere, Rosine, Bocksdornfrüchte einen positiven Effekt bei altersbedingten Beschwerden wie Osteoporose, neurokognitive Verschlechterung und Bluthochdruck. Aus Sicht der Chinesischen Medizin werden diese Lebensmittel unter anderem zur Stützung des Yin des Fk „Niere“ *(yin renale, shenyin)* und des Struktivpotentials *(jing)* empfohlen, zwei energetische Konzepte, die mit den oben genannten Krankheiten assoziiert sind.

Aus Sicht der Chinesischen Medizin werden diese wirkstarken Lebensmittel allerdings nicht als pauschalisiert gesundheitsförderlich betrachtet, sondern nur gezielt, basierend auf der chinesischen Diagnose, eingesetzt. Darüber hinaus ist es wichtig die maximale

Tagesdosis zu beachten. Eine übermäßige Einnahme, insbesondere in supraphysiologischen Konzentrationen in Form von Supplementen, kann auch unerwünschte Folgen haben.

ZU BEACHTEN

In der Chinesischen Medizin haben wir die Möglichkeit, basierend auf der jeweiligen Differenzialdiagnose nicht nur einzelne Lebensmittel zu empfehlen, sondern das Ernährungsverhalten entsprechend der Konstitution anzupassen. Denn das gesamte Ernährungsmuster und nicht eine bestimmte Einzelkomponente ist für die Wirkung verantwortlich.

7.1.4 Fasten

Fasten ist eine heutzutage oft angepriesene und praktizierte Methode. Insbesondere das Intervallfasten (intermittierendes Fasten) ist eine Fastenform, der verschiedene gesundheitsfördernde Wirkungen auf den Stoffwechsel zugeschrieben werden. Sie unterscheidet sich von einer Heilfastenkur dadurch, dass sie auch langfristig angewendet werden soll. Unterschiede zwischen den verschiedenen Formen betreffen Häufigkeit und Dauer der Nahrungskarenz, wie beispielsweise regelmäßiges Verzichten auf das Frühstück oder Abendessen, um 16 Stunden nüchtern zu bleiben (16:8-Diät) oder auch die 5:2-Diät (zwei Tage in der Woche fasten und die restlichen fünf Tage wie gewohnt essen). In der Regel ist das Ziel eine langfristige Gewichtsreduktion sowie eine allgemeine Förderung der Gesundheit. Die meisten Konzepte des Intervallfastens beinhalten jedoch keine oder nur wenige Empfehlungen zur Lebensmittelauswahl. Daher findet alleine durch das intermittierende Fasten in der Regel keine Ernährungsumstellung hin zu einer ernährungsphysiologisch günstigen Lebensmittelauswahl statt. Klinische Humanstudien über die Wirkung des Intervallfastens liegen bisher nur in geringer Anzahl vor und sind in ihren Aussagen nicht eindeutig. Die Auswertung der vorhanden klinischen Humanstudien wird nicht nur durch die vielen unterschiedlichen Formen des intermittierenden Fastens (alternierendes Fasten, 5:2-Fasten u. a.), sondern auch durch die verschiedenen Studienpopulationen (Übergewichtige, Normalgewichtige, Adipöse) und durch die geringe Studienpopulation erschwert. Darüber hinaus liegen zu Langzeitfolgen des Intervallfastens keine wissenschaftlichen Studien vor.

Aus Sicht der Chinesischen Medizin kann das Fasten in seinen unterschiedlichen Formen für Menschen, bei denen im Bereich der „Mitten"-Funktionskreise (Fk „Milz" und „Magen", *oo. lienalis et stomachi, pi wei*) eine repletive Störung wie eine Nahrungsmittelstagnation oder „Feuchtigkeit"-/„Schleim"-Prozesse *(humor/pituita, shi tan)* vorliegen, zuträglich sein. Durch eine Fastenkur können die beiden Funktionskreise entlastet werden, so dass sie danach ihrer Aufgabe der „Trennung von Trübem und Klarem" wieder besser gerecht werden können. Die genauen Modalitäten und die Dauer des Fastens sollten allerdings mit einem qualifizierten Therapeuten besprochen werden. Menschen, bei denen bereits eine energetische Schwäche *(depletio, xu)* in den Fk „Milz" oder „Magen" besteht, ist vom Fasten abzuraten, da eine weitere Schwächung erfolgen würde und Beschwerden neu auftreten oder sich verschlimmern können. Darüber hinaus können für den Kostaufbau bei Heilfastenkuren oder für Essenszeiten bei Intervallfasten individuelle Ernährungsempfehlungen basierend auf der chinesischen Diagnose gegeben werden.

ZU BEACHTEN

Die chinesische Ernährungslehre erlaubt einen individuellen und flexiblen Umgang mit dem Thema Fasten, der von den jeweiligen diagnostischen Überlegungen abhängig ist.

7.1.5 Vegetarische und vegane Ernährung

Vegetarische und vegane Ernährungsformen gewinnen aufgrund ihrer potenziell gesundheitlichen Vorteile und angesichts des Klimawandels zunehmend an Interesse. Wissenschaftliche Studien zeigen, dass eine ausgewogene pflanzenbasierte Ernährung das Risiko, bestimmte Zivilisationskrankheiten wie Typ-2-Diabetes, Arteriosklerose und Herz-Kreislauf-Erkrankungen zu entwickeln, verringern kann. Auf der anderen Seite wird aus westlicher ernährungsmedizinischer Sicht immer wieder die Frage aufgeworfen, ob eine vegetarische bzw. vegane Ernährung eine ausreichende Versorgung mit allen notwendigen Nährstoffen gewährleistet. Zu den kritischen Nährstoffen gehören Vitamin B12, Calcium, Eisen, Zink, Riboflavin, die langkettigen n-3-Fettsäuren Eicosapentaensäure (EPA) und Docosahexaensäure (DHA), Protein (essentielle Aminosäuren), sowie die allgemein kritischen Nährstoffe Jod und Vitamin D (insbesondere in sonnenarmen Monaten). Vitamin B12 ist fast ausschließlich in tierischen Lebensmitteln wie Fleisch, Milchprodukten und Eiern vorhanden. Nach derzeitigem Wissensstand ist eine ausreichende Vitamin B12-Versorgung in einer veganen Ernährung nur durch die Einnahme von Nahrungsergänzungsmitteln möglich. Alle anderen Nährstoffe können durch eine sorgfältig zusammengestellte und abwechslungsreiche vegetarische oder vegane Ernährung gewährleistet werden, um eine bedarfsgerechte Nährstoffversorgung in allen Lebensphasen sicherzustellen (Leitzmann, Keller 2020).

Auch aus Sicht der Chinesischen Medizin ist es möglich, sich ausgewogen vegetarisch bzw. vegan zu ernähren. Fleisch, Fisch und Eier stützen insbesondere bei einer energetischen Schwäche *(depletio, xu)* die Fk „Milz“ und „Magen“ *(oo. lienalis et stomachi, pi wei)* und suppletieren effektiv Qi und Xue. Milch und Milchprodukte stützen Xue und Yin und haben darüber hinaus eine befeuchtende Wirkung. Allerdings können diese Lebensmittel im Übermaß genossen die „Mitten“ Funktionskreise auch schwächen und die Entstehung von „Feuchtigkeit“ *(humor, shi)* begünstigen.

Alternative Möglichkeiten in der vegetarischen bzw. veganen Ernährung, um insbesondere die „Mitten“ Funktionskreise nachhaltig zu stützen, sind die verschiedenen Getreidearten und Hülsenfrüchte, besonders als warme Getreidebreie, Suppen und Eintöpfe. Sie wirken suppletiv und stützen das „Getreide Qi“ *(qi frumentarium, guqi)*. Auch Trockenfrüchte wie Jujubenfrucht, Bocksdornfrucht und Longane sind besonders wirkkräftig und stützen nachhaltig Yin und Yang, Qi und Xue. Darüber hinaus haben Nüsse eine Yin stützende und befeuchtende Wirkung und können so als Alternative zu Milchprodukten dienen. Auch hier ist zu beachten, dass Trockenfrüchte und Nüsse nicht im Übermaß gegessen werden.

Vegetarier und Veganer essen meist mehr Gemüse, Obst, Hülsenfrüchte und Nüsse und in der Regel weniger Süßwaren und Fertiggerichte. Wichtig ist jedoch darauf zu achten, dass eine langandauernde Zufuhr von großen Mengen kühlender und befeuchtender Lebensmittel (wie Rohkost und Kuhmilchprodukte) das Qi bzw. Yang der Fk „Milz“ schwächen kann. Vegetariern bzw. Veganern wird deshalb empfohlen vermehrt warme Speisen zu sich zu nehmen.

Darüber hinaus wird im Handel ein reichhaltiges Sortiment vegetarischer und veganer Ersatzprodukte angeboten. Dabei handelt es sich teilweise um stark verarbeitete Produkte mit einem hohen Gehalt an Zucker, Salz oder Fett, sowie vielen Zusatzstoffen. Solche Lebensmittel können die „Mitten" Funktionskreise schwächen und darüber hinaus die Entstehung von „Feuchtigkeit" begünstigen.

ZU BEACHTEN

Die chinesische Diätetik ermöglicht es bei vegetarischen und veganen Ernährungsformen, neben einer bedarfsgerechte Nährstoffversorgung auch eine individuelle energetische Ausgewogenheit zu berücksichtigen.

7.2 Ernährungsberatungs-/Ernährungstherapiegespräch

7.2.1 Diagnose der Chinesischen Medizin

Die Ernährungsberatung bzw. Ernährungstherapie basiert auf einer fundierten Diagnose der Chinesischen Medizin. Diese wird auf der Grundlage der vier diagnostischen Verfahren Befragung, Betrachtung (mit Zungendiagnose), Betastung (Pulsdiagnose), sowie Befunderhebung durch Gehör und Geruch erstellt. Neben dem Beschwerdebild werden auch allgemeine Befindlichkeiten wie zum Beispiel Appetit, Durst, Verdauung, Müdigkeit, Schlaf, Temperaturempfinden und Emotionen berücksichtigt (Hempen 2016, Maciocia 2018).

Darüber hinaus ist es wichtig, im Rahmen der chinesischen Diagnose festzustellen, welche Rolle die Ernährung spielt und ob der zugrunde liegende krankheitsauslösende Faktor in der Ernährung liegt.

7.2.2 Ernährungsanamnese

Die individuelle Ernährungsweise mit Vorlieben, Abneigungen, Ernährungssituation im Alltag, aktuelle Lebenssituation und darüber hinaus auch die emotionale Befindlichkeit spielt eine entscheidende Rolle. Eine ausführliche Ernährungsanamnese beinhaltet eine gründliche Befragung und gegebenenfalls das Führen eines Ernährungsprotokolls, um detaillierte Informationen über die Ernährungsgewohnheiten sowie das Ernährungsverhalten zu erhalten.

ZU BEACHTEN

Im Folgenden sind mögliche Aspekte für eine ausführliche Ernährungsanamnese zusammengestellt:

- allgemeine Ernährungs- und Trinkgewohnheiten (Tageszeiten, Alltag, Wochenende)
- Ernährungsweisen (z. B. omnivor, vegetarisch, pescetarisch, vegan), Nahrungsmittelunverträglichkeiten, Stoffwechselerkrankungen (z. B. Diabetes)

- Ernährungsgeschichte (aktuelle und frühere Ernährungsgewohnheiten)
- besonderes Essverhalten und Gelüste (Stressessen, emotionales Essen, Heißhunger)
- Vorlieben und Abneigungen (Lebensmittel, Gerichte, Geschmacksrichtungen)
- Verpflegungsoptionen (Selbstgekochtes, Fertigprodukte, Restaurant, Kantine)
- bevorzugte Zubereitungsmethoden
- Portionsgrößen und Trinkmenge
- Hunger-, Sättigungs- und Durstgefühl
- Mahlzeitenstruktur (Haupt- und Zwischenmahlzeiten)
- Essenssituation (Ort, Stimmung, Zeit, Ablenkung, Geschwindigkeit)
- Einfluss der Ernährung auf Befindlichkeiten und Beschwerden
- Nahrungsergänzungsmittel und Medikamente

7.2.3 Individuelle Ernährungsempfehlungen

Individuelle Ernährungsempfehlungen berücksichtigen unter anderem die spezifischen Bedürfnisse und Ziele des Klienten/Patienten, die westliche und die chinesische Diagnose sowie die Ernährungsanamnese. Diese können allgemeine Empfehlungen zur Verbesserung der Ernährung und des Lebensstils umfassen. Häufig sind es auch schon kleine Veränderungen, die bereits eine große und nachhaltige Wirkung haben. Wie beispielsweise warme Mahlzeiten und Getränke, Regelmäßigkeit, Essen in Ruhe und gutes Kauen.

Darüber hinaus können je nach Konstitution, Gesundheitszustand, Verträglichkeiten, Vorlieben, Lebensumstände, Alter, Tages- und Jahreszeit eine individuell abgestimmte Ernährungsberatung erfolgen. Entsprechend können einzelne Lebensmittel, Getränke, Zubereitungsmethode, Rezepte sowie zu Meidendes empfohlen werden.

7.2.4 Folgeberatung und Begleitung

Die Begleitung ist ein kontinuierlicher Prozess, um den Klienten/Patienten dabei zu unterstützen, die Empfehlungen umzusetzen. Dies kann unter anderem regelmäßige Gespräche, Anpassungen der Ernährungsempfehlungen und die Unterstützung bei auftretenden Herausforderungen umfassen.

7.2.5 Ernährungsverhalten

Das Ernährungsverhalten ist ein komplexes und vielschichtiges Phänomen, das von einer Vielzahl an Faktoren beeinflusst wird, wie beispielsweise individuelle Vorlieben, soziale Einflüsse, kulturelle Traditionen, wirtschaftliche Bedingungen, psychologische Faktoren, die Verfügbarkeit von Nahrungsmitteln, Bildung und Gesundheitszustand. Diese Faktoren interagieren miteinander und prägen die Essgewohnheiten jeder Person auf individuelle Weise. Auch viele Faktoren, die nicht direkt mit der Ernährung verbunden sind, erweisen sich oft als zentrale Stellschrauben, um zu einer Verhaltensänderung zu gelangen. Die ganzheitliche Betrachtung, physisch und psychisch, rückt auch hier in den Vordergrund. Ziel der Ernährungsberatung ist es primär den Klienten/Patienten dahingehend zu beraten, welche Lebensmittel und Zubereitungsformen für ihn empfehlenswert sind und welche nicht. Doch dies allein führt häufig nicht zum erwünschten Erfolg. Es ist wichtig

Zusammenhänge zu erkennen und zu verstehen welche Faktoren das Ernährungsverhalten beeinflussen, um positive Veränderungen in der Ernährung zu unterstützen und langfristig gesunde Essgewohnheiten zu fördern (Klotter 2020).

In der folgenden ➤ Tabelle werden unterschiedliche Faktoren zusammengestellt, die unter anderem einen Einfluss auf das Ernährungsverhalten haben können:

individuelle Faktoren	Präferenzen, Geschmacksvorlieben, genetische Veranlagungen, körperliche Verfassung, Konstitution, Lebensstil, Gesundheitsbewusstsein, Werte Krankheiteninsbesondere Stoffwechselerkrankungen, Allergien, Nahrungsmittelintoleranzen
soziale Faktoren	Kindheit, Familie, Freunde, soziales Umfeld, soziale Normen
kulturelle Faktoren	kulturelle Essgewohnheiten, traditionelle Gerichte, Religion
ökonomische Faktoren	Angebot und Verfügbarkeit von Nahrungsmitteln, Kosten, finanzielle Mittel
psychologische Faktoren	Psyche, Emotionen, Stress
geographische Faktoren/ klimatische Faktoren	Anbau und Landwirtschaft, saisonale Lebensmittel, Umwelteinflüsse, Jahreszeit, Temperatur, Wetterlage
Ernährungskommunikation	Medien, Werbung, Trends
Bildung und Wissen	Bildung und Aufklärung, Wissen über gesunde Ernährung und Ernährungsprinzipien

7.2.6 Compliance

Der Begriff „Compliance“ wird im wörtlichen Sinne als „Zustimmung“ oder „Einhaltung“ verstanden. Im Kontext der Ernährung bezieht er sich auf die Bereitschaft bzw. Eigenmotivation eines Klienten/Patienten zur Umsetzung von Empfehlungen und therapeutischen Maßnahmen. In der Ernährungsberatung suchen Menschen aus unterschiedlichen Beweggründen heraus Unterstützung. Einige kommen aus eigenem Antrieb (intrinsische Motivation). Dies kann aufgrund eines Gesundheitsproblems oder dem Wunsch nach einer gesünderen Lebensweise sein. Andererseits gibt es Fälle, in denen Klienten/Patienten überwiegend aufgrund äußerer Anreize (extrinsische Motivation) zur Beratung kommen, wie beispielsweise auf ärztliche Empfehlung oder aufgrund von familiärem Druck. Sehr häufig zeigt sich eine Ambivalenz der Klienten/Patienten. Auf der einen Seite verspüren sie den Wunsch nach einer gesünderen Lebensweise, sei es aus gesundheitlichen Gründen oder um ihre Lebensqualität zu verbessern. Auf der anderen Seite stehen jedoch oft Hindernisse, Gewohnheiten und emotionale Bindungen an bestimmte Nahrungsmittel oder Essgewohnheiten, die Veränderungen erschweren. Die Beratung sollte darauf abzielen, diese inneren Konflikte und Zweifel der Klienten/Patienten zu verstehen und sie dabei zu unterstützen, realistische Schritte zur Veränderung zu entwickeln. Dies erfordert eine einfühlsame Kommunikation, eine individualisierte Herangehensweise und die Förderung der intrinsischen Motivation, sodass die Klienten/Patienten schließlich bereit sind, positive Veränderungen in ihrer Ernährung umzusetzen und langfristig gesunde Essgewohnheiten zu entwickeln. Dies ermöglicht es in der Ernährungsberatung individuelle Empfehlungen und Strategien zu erarbeiten, die genau auf die Bedürfnisse, Ziele und Herausforderungen des einzelnen angepasst sind. Darüber hinaus können Akupunktur, Arzneimitteltherapie, Qigong, Akupressur etc. diesen Prozess wertvoll unterstützen.

ZU BEACHTEN

Dieser ganzheitliche Ansatz in der Ernährungsberatung/Ernährungstherapie gewährleistet eine individuelle und effektive Betreuung, die sowohl die Prinzipien der Chinesischen Medizin, westliche medizinische Erkenntnisse als auch ernährungspsychologische Aspekte berücksichtigt und den Klienten/Patienten bei der Erreichung seiner Gesundheitsziele unterstützt. Wichtig ist es, die Zusammenhänge von körperlichen Beschwerden, Emotionen und der Ernährung aus Sicht der der chinesischen sowie der westlichen Medizin zu verstehen und durch die individuelle Anpassung von Ernährung und Lebensstil die Gesundheit nachhaltig wiederherzustellen und präventiv zu stärken.

7.2.7 Ernährungsberatung und Ernährungstherapie

Ernährungsberatung konzentriert sich auf die Bereitstellung von Ernährungsempfehlungen zur Förderung eines gesunden Lebensstils und der Prävention von Krankheiten. Der Fokus liegt hier auf der Entwicklung gesunder Essgewohnheiten und der Vermittlung von Ernährungsinformationen. Ernährungstherapie hingegen ist ein gezielter therapeutischer Ansatz, der darauf abzielt, individuelle medizinische Probleme oder Gesundheitszustände durch spezialisierte Ernährungsempfehlungen zu behandeln. Ernährungstherapie wird von qualifizierten Fachleuten durchgeführt und umfasst die Anpassung der Ernährung zur gezielten Behandlung spezifischer Gesundheitsprobleme. Wichtig für Ernährungsfachleute ist es hierbei, die eigenen Kompetenzen und Grenzen zu erkennen. Dies ermöglicht eine verantwortungsbewusste und sichere Beratung bzw. Therapie, indem sichergestellt wird, dass Ernährungsfachleute nur in ihrem Fachgebiet tätig sind und gegebenenfalls auf ein interdisziplinäres Netzwerk zurückzugreifen. Dieser Ansatz gewährleistet eine qualitativ hochwertige Betreuung und das Wohlergehen der Klienten bzw. Patienten.

7.3 Wissenschaftliche Evidenz

Die Chinesische Medizin mit ihren fünf Säulen – Akupunktur, Phytotherapie, Diätetik, Qigong/Taiji und Tuina – ist heute das umfassendste und weltweit am weitesten verbreitete traditionelle Medizinsystem. Die Akupunktur gehört zu den am besten erforschten komplementären Therapieverfahren mit in den letzten Jahren stark wachsender Anzahl positiver Wirknachweise. Auch zu Wirkungen und Wirksamkeit von Qigong/Taiji und Phytotherapie sind inzwischen eine Vielzahl von Studien, Reviews und Metaanalysen erschienen, die zum Teil hochrangig publiziert wurden (Hempen, Hummelsberger 2020). Darüber hinaus hat die Weltgesundheitsorganisation (WHO) in der elften Version der „International Statistical Classification of Diseases and Related Health Problems“ (ICD-11), die seit 1. Januar 2022 in Kraft ist, Diagnosen und Symptomkonfigurationen aus der

Chinesischen Medizin als ergänzendes Kapitel in das internationale Klassifikationssystem für Krankheiten mit aufgenommen.

Die chinesische Diätetik basiert auf demselben Ordnungsschema wie die Akupunktur und die chinesische Phytotherapie. Zu vielen einzelnen Lebensmittel, deren Wirkung auch in der Chinesischen Medizin beschrieben wurden, gibt es eine Vielzahl an Studien und Metaanalysen, die gesundheitliche Vorteile untersucht haben und diese wissenschaftlich bestätigen. Beispielsweise sind die Wirkungen und die möglichen Mechanismen für Ingwer als Antiemetikum (Übelkeit und Brechreiz unterdrückend), Regulator des Glukose- und Fettstoffwechsels, sowie hinsichtlich einer antimikrobiellen, entzündungs- bzw. schmerzhemmenden Wirkung wissenschaftlich nachgewiesen (Crichton et al. 2022). Auch aus Sicht der chinesischen Diätetik besitzt Ingwer mit seinem scharfen Sapor und dem warmen Temperaturverhalten ein breites Wirkspektrum, mit einer Oberfläche *(extima, biao)* lösenden, „Kälte" *(algor, han)* zerstreuenden, „Feuchtigkeit" *(humor, shi)* bzw. „Schleim" *(pituita, tan)* umwandelnden, Übelkeit beseitigenden, entgiftenden Wirkung.

In der westlichen Ernährungsmedizin konzentriert man sich besonders auf die Untersuchung der einzelnen Hauptwirkstoffe der jeweiligen Lebensmittel. Wie beispielsweise das Epigallocatechingallat (EGCG) aus Grüntee, Genistein und Daidzein aus Sojabohnen, Sulforaphan aus Brokkoli und Resveratrol aus Trauben und Maulbeeren.

Darüber hinaus hat in der Forschung in den letzten Jahren das Konzept der Biofunktionalität von Lebensmitteln vermehrt an Bedeutung gewonnen. Dies bezieht sich auf die Fähigkeit von Nahrungsmitteln, neben ihrer grundlegenden Funktion, den Körper mit Nährstoffen zu versorgen, auch weitere Wirkungen auf die Gesundheit und das Wohlbefinden des Menschen auszuüben. Denn die Wirkung der Lebensmittel beruht häufig nicht auf einzelnen isolierten Wirkstoffen, sondern auf dem komplexen Zusammenspiel verschiedener Wirkstoffgemische, wie unter anderem der vielfältigen Auswahl an sekundären Pflanzenstoffen. Die synergistische Wirkung bioaktiver Lebensmittelinhaltsstoffe bezieht sich auf physiologische, biochemische und molekulare Prozesse im Menschen und zielt auf die Stabilisierung oder Verbesserung von Organ- und Körperfunktionen (Haller et al. 2013). Dieses Konzept zeigt auch Parallelen zur qualitativen Betrachtungsweise der Chinesischen Diätetik. Lebensmittel werden als milde Arzneimittel betrachtet, die anhand ihrer energetischen Eigenschaften und ihrer Wirkung im Körper genau klassifiziert sind.

Ein wichtiger Aspekt der chinesischen Diätetik ist darüber hinaus die individuelle Anpassung der Ernährung entsprechend der Konstitution, sowie Bedürfnisse und den Gesundheitszustand eines Menschen, denn das gesamte Ernährungsmuster und nicht eine bestimmte Einzelkomponente ist für die Wirkung verantwortlich. Auch aus Sicht der westlichen Ernährungsmedizin gewinnt die Nachfrage nach personalisierter Ernährung immer mehr an Bedeutung (Trendreport 2023).

Obwohl die Diätetik eine wichtige Säule der Chinesischen Medizin darstellt, wurde dieser Ansatz noch kaum in Studien untersucht. Die Wirksamkeit der Diätetik mit ihrer positiven Empirie steht zwar außer Frage, jedoch ist in unserer naturwissenschaftlich geprägten und evidenzbasierten Zeit ein wissenschaftlicher Beleg von Vorteil, um die Akzeptanz als Therapiealternative zu gewinnen.

Literatur

Bücher

Enck P, Frieling T, Schemann M. Darm an Hirn – der geheime Dialog unserer beiden Nervensysteme und sein Einfluss auf unser Leben. Freiburg: Herder, 2017.

Engelhardt U, Hempen C-H. Chinesische Diätetik. 3. A. München: Elsevier, 2006.

Engelhardt U, Nögel R. Rezepte der chinesischen Diätetik. München: Elsevier, 2009.

Farquhar J. Appetites – Food and Sex in Post-Socialist China. Durham: Duke University Press, 2002.

Fatrai A, Uhrig S. Chinesische Medizin in der Augenheilkunde. 2. A. Wolfratshausen: Tipani, 2012.

Haller D, Rimbach G, Grune T. Biofunktionalität der Lebensmittelinhaltsstoffe. Berlin: Springer, 2013. doi:https://doi.org/10.1007/978-3-642-29374-0.

Harper D. Early Chinese Medical Manuscripts: The Mawangdui Medical Manuscripts. London: Wellcome Asian Medical Monographs, 1998.

Hempen C-H. dtv-Atlas Akupunktur. 13. A. München: dtv, 2016.

Hempen -HC, Fischer T. Leitfaden Chinesische Phytotherapie. 2. A. München: Elsevier, 2007.

Hoffmann M, Fatrai A. Chinesische Medizin in der Hals-Nasen-Ohrenheilkunde. München: Elsevier, 2011.

Leitzmann C, Keller M. Vegetarische und vegane Ernährung. 4. Auflage. Stuttgart: UTB, 2020.

Li M. Klinische Erfahrungen mit der Diagnose und Behandlung von Infertilität mit Chinesischer Medizin. Berlin, Heidelberg: Springer Medizin, 2017.

Lo V, Stanley-Baker M, eds. Routledge Handbook of Chinese Medicine. London: Routledge, 2021.

Maciocia G. Diagnosis in Chinese Medicine. 2. A. London: Churchill Livingstone, 2018.

Maciocia G. Gynäkologie und Geburtshilfe in der chinesischen Medizin. 2. A. München: Elsevier, 2014.

Shen P. Shen's Textbook on Management of Autoimmune Diseases TCM. Donica Publishing, Barnet UK, 2012.

Simoons FJ. Food in China. A Cultural and Historical Inquiry. Boca Raton: CRC Press, 1991.

Vangermeersch L, Lin SP. Bi-syndromes or rheumatic disorders treated by traditional chinese medicine. Brüssel: SATAS, 1994.

Wilms S (Übers.). The divine farmer's classic of materia medica Shennong bencao jing. Corbett: Happy Goat Productions, 2016.

Wullinger M, Fatrai A. Allergiebehandlung mit chinesischer Medizin. München: Elsevier, 2007.

Artikel

Berry SE, Valdes AM, Drew DA et al. Human postprandial responses to food and potential for precision nutrition. Nat Med. 2020; 26 (6): 964-973.

Bi X, Fan T. Einige Überlegungen zur Bedeutung von *fawu* 發物 („Mittel, die (Störungen) zur Entfaltung bringen") in der Kinderheilkunde. Chin. Medizin, Springer Medizin, 2016;31 (2): 97-106.

Chaudhary N, Kumar V, Sangwan P, et al. Personalized Nutrition and -Omics. Comprehensive Foodomics. 2021: 495-507.

Crichton M, Davidson AR, Innerarity C, et al. Orally consumed ginger and human health: an umbrella review.Am J Clin Nutr, 2022; 115 (6): 1511–1527.

Engelhardt U. Dietetics in Tang China and the first extant works of materia dietetica. In: Hsu E (ed): Innovation in Chinese Medicine. Cambridge: Cambridge University Press, Needham Research Institute Studies 3, 2001: 173–192.

Engelhardt U. Hua Tuo 華佗, ein sagenumwobener Arzt aus der Frühzeit Chinas. Chin. Medizin, Springer Medizin, 2017; 3 163–167.

Fang C, Engelhardt U, Nögel R. Die diätetische Wirkung von Trockenfrüchten. Einführung in die diätetische Literatur vor der Song-Zeit (vor dem 10. Jh.) – ein Projekt der SMS (Teil 3). Chin. Medizin, Springer Medizin, 2009;24 (3):142–154.

Fatrai A. Die Behandlung von Adipositas mit chinesischer Akupunktur und Phytotherapie. Chin. Medizin, Springer Medizin, 2004; 19 (3): 112–124.

Halle B. Inkontinenz nach Operation des Prostatakarzinoms. Chin. Medizin, Springer Medizin, 2012; 27 (1): 1–8.

Hempen C-H. Die Behandlung von Blasenschwäche – Urininkontinenz. Chin. Medizin, Springer Medizin, 2009; 44 (3): 132–141.

Hempen C-H, Hummelsberger J. Traditionelle Chinesische Medizin (TCM) – vom Mythos zur Evidenz.Bundesgesundheitsbl. 2020; 63: 570–576.

Holzapfel C, Waldenberger M, Lorkowski S, Daniel H; Working Group „Personalized Nutrition" of the German Nutrition Society. Genetics and Epigenetics in Personalized Nutrition: Evidence, Expectations, and Experiences. Mol Nutr Food Res. 2022; 66 (17): e2200077.

Kasper A. Die Behandlung von Harnwegsinfekten mit chinesischer Medizin. Chin. Medizin, Springer Medizin, 2008; 23 (1): 1–18.

Kopp MV, Muche-Borowski C, Abou-Dakn M et al. S3-Leitlinie Allergieprävention. Allergol Select 2022; 6: 61–97.

Krinninger P. Ernährungstherapie bei Adipositas aus Sicht der westlichen und chinesischen Medizin. Chin. Medizin, Springer Medizin 2014; 29 (2): 96–105.

Leshem A, Segal E, Elinav E. The Gut Microbiome and Individual-Specific Responses to Diet. mSystems. 2020; 5(5): e00665-20.

Liu P. Erfahrungen mit der Behandlung von Harninkontinenz nach Prostatahyperplasie-Operation. Chin. Medizin, Springer Medizin, 2012; 27 (1): 9–14.

Mörixbauer U. Soja, Sojaisoflavone und gesundheitliche Auswirkungen. Ernährungs Umschau 2019; 3: 160 169.

Pan XF, Wang L, Pan A. Epidemiology and determinants of obesity in China. Lancet Diabetes Endocrinol 2021;9 (6): 373–392.

Rodgers GP, Collins FS. Precision Nutrition-the Answer to "What to Eat to Stay Healthy". JAMA 2020; 324 (8): 735–736.

Sabban F. Geschmack und Ernährung in China: das Trinken von Milch. Chin. Medizin 2018; 33 (2): 111-120.

Sabban F. The Taste for Milk in Modern China (1865-1937). In: Food Consumption in Global Perspective. Essays in the Anthropology of Food in Honour of Jack Goody, 2014: 182–208.

Sabban F. Un savoir-faire oublié: Le travail du lait en Chine ancienne. Zinbun: Memoirs of the Research Institute for Humanistic Studies, Kyoto University, 1986; 21 31–65.

Simon A. Eine Einführung in die Diagnose und Behandlung von Schlafstörungen. Chin. Medizin 2018; 33 (4): 248–254.

Thede C. Differenzierung und Therapie des *lin*-Syndroms (Miktionsstörungen) auf der Basis traditioneller Rezepturen mit Falldarstellungen. Chin. Medizin 1999; 14 (3): 79–89.

Vidacek NŠ, Nanic L, Ravlic S, et al. Telomeres, Nutrition, and Longevity: Can We Really Navigate Our Aging? J Gerontol A Biol Sci Med Sci 2017; 73 (1): 39–47.

Wai-Ngan Schreiber H. Chinesische Medizin in der Behandlung von ADS/ADHS bei Kindern. Chin. Medizin; 2015 ;30 (3): 158–169.

Xu Y, Yang Q, Wang X. Efficacy of herbal medicine (cinnamon/fennel/ginger) for primary dysmenorrhea: a systematic review and meta-analysis of randomized controlled trials. J Int Med Res, 2020; 48 (6): 300060520936179.

Chinesische und japanische Primärquellen

Bencao gangmu (GM) 本草纲目 „Systematische Drogenkunde", von Li Shizhen 1596 verfasst, Beijing 1990.

Huangdi neijing (HDNJ) 黄帝内经 „Innerer Klassiker des Gelben Fürsten", Beijing 1986.

Qianjin fang (QJF) 千金方 („Rezepturen, die tausend Goldstücke Wert sind"), von Sun Simo (auch Sun Simiao), 650/659 verfasst, *Renmin weisheng chubanshe*, Beijing 1992, Reprint von 1955.

Shinoda Osamu et al. (ed.) *Chugoku Shokokei Sosho* 中国食经叢書 "Sammelwerk chinesischer Ernährungsklassiker", Tokio 1972.

Shiliao bencao (SLBC) 食疗本草 „Diätetische Drogenkunde", von Meng Shen im Jahre 704 verfasst, Beijing 1986.

Shiliao bencao xue 食疗本草学 „Die Lehre der diätetischen Drogenkunde", von Liu Jilin, Chengdu 1987: 23.

Yinshi xuzhi „Wissenswertes über Essen und Trinken", von Jia Ming, um 1367 datiert, verfasst im Sammelwerk von Shinoda Osamu 1972: 309.

Zhongyi shiliao yingyang xue 中医食疗营养学 „Ernährungslehre und Diätetik der traditionellen chinesischen Medizin", von Shi Dianbang, Beijing 1988: 33.

Lehrmaterial

Hempen C-H. Skript: Urologie. TCM-Masterstudiengang der TU München, 2021a.

Hempen C-H, Erhardt R. Skript: Bewegungsapparat. TCM-Masterstudiengang der TU München, 2020.

Hempen C-H, Fintelmann R. Skript: HNO-Erkrankungen. TCM-Masterstudiengang der TU München, 2021.

Hempen C-H, von Hasselbach Y. Skript: Gynäkologie. TCM-Masterstudiengang der TU München, 2020.

Hempen M. Skript: Herz-Kreislauferkrankungen. TCM-Masterstudiengang der TU München, 2021b.

Mazin AK. Skript: Dermatologie. TCM-Masterstudiengang der TU München, 2019.

Nögel R. Skript: Chinesische Diätetik. TCM-Masterstudiengang der TU München, 2023.

Online-Quellen

Bundesinstitut für Risikeobewertung (BfR): https://www.bfr.bund.de
Kew Science Herbtrack: https://herbtrack.science.kew.org/
Kew Science Plants of the World Online: https://powo.science.kew.org
Marine Species: https://marinespecies.org/index.php
Trendreport 2023: https://www.nutrition-hub.de/post/trendreport-ernaehrung-10-top-trends-2023

Register

Lebensmittel, Rezepturen, allgemeines Sachwortverzeichnis

A

Aal 324
Abkochungen (Dekokte) 192
Agenzien, äußere 319
Algen/Tang 70, 305, 320, 321
- Meeresalgensalat 188
- Miso-Suppe 161
- Sushisalat 190
Alkoholische Getränke 142, 315, 323, 326
Ältere Menschen 217
Ananas 83, 304, 321, 322
- Sportler 220
Anis → Sternanis
Apfel 74, 304, 308, 321, 322
- Elixier für jadeglänzendes Antlitz 184
- Herbst 208
- Kindergarten- und Schulkinder 211
- Säuglingsalter 210
- Sommer 208
- Sportler 220
Apfelsine 75
Aprikose 308
Artischocke 305
Aubergine 64, 304, 321, 326
- Sommer 207
Austern 111, 312, 316, 321
Austernpilz 68, 302, 312
Avocado 322
- Sushisalat 190
- Tofu-Avocado-Paste 183
Azukibohne 32, 302, 304, 320
- Klärender Bohnen-Eintopf 164
- Reisbrei mit Azukibohnen 159
- Stillschwäche 216

B

Bambussprossen 311
Banane 84, 304, 321, 322
- Sommer 208
- Sportler 220
Barsch 107, 302, 324
Birne 73, 304, 308, 311, 320, 321, 322
- Brei mit Birne 151
- Herbst 208
- Kindergarten- und Schulkinder 211
- Säuglingsalter 210
- Sommer 208
- Sportler 220
Blattsalat 321
Bocksdornfrucht 90, 312, 316
- Frauen 213
- Juwelentee für die Augen 201
- Menstruationszyklus/Kinderwunsch 213
- Schwangerschaft 215
- Wechseljahre 217
Bohneneintopf → Klärender Bohneneintopf
Brauntang 70, 314
- Miso-Suppe 161
Brei, Grundrezept 149, 303
- Getreideflocken 150
- Getreideschrot 150
- Ganze Getreidekörner 149
- Morgens 206
- Pikante Abwandlungen 155
- Süße Abwandlungen 151
Brei mit Birne 151, 308, 311, 320, 322
Brei mit Frühlingszwiebel und Ingwer 156, 309, 311, 323, 324
Brei mit geröstetem Sesam 154, 312, 316
Brei mit Kürbis und Ingwer 158, 311, 320
Brei mit Longanen 152, 318
Brei mit Mandelmus 153, 308, 322
Brei mit Spinatblättern 157, 304, 312, 314, 321, 322
Brotaufstriche 183
Buchweizen 21, 302, 303, 304, 306, 320, 321
- Breie Grundrezept 149
Butter 116, 308, 322

C

Champignon 68, 302
- Stillschwäche 216
Chicorée 305
Chili 51, 306, 309, 320, 323, 325
Chinakohl 61, 304, 308, 321, 322
- Sommer 207
Chinesische Dattel → Jujubenfrucht
Chinesische Diätetik → Diätetik, chinesische
Chinesischer Lauch 47, 306, 315, 323, 325, 326
- Ältere Menschen 218

– Chinesischer Lauch mit Walnüssen 169
– Menstruationszyklus/Kinderwunsch 213
– Winter 208
Chinesischer Lauch mit Walnüssen 169, 307, 315, 323
Chrysanthemenblüten 145, 310, 314, 321, 324
– Abends 207
– Jugendliche 212
– Juwelentee für die Augen 201
– Drachenbrunnentee mit Chrysanthemenblüten 202
Compliance 337

D
Darm-Hirn-Achse 329
Darmmikrobiom 329
Dekokte 192
Dekokt aus Karotte, Wasserkastanie und Koriander 196, 304, 306, 310, 321
Dekokt aus Löwenzahn 199, 314, 321
Dekokt aus Löwenzahn und Maisgriffel 198, 305, 320, 321
Dekokt mit frischem Ingwer und getrockneter Mandarinenschale 194, 303, 309, 311, 320, 324
Dekokt mit Frühlingszwiebeln. Ingwer und braunem Zucker 193, 309, 323, 324
Dekokt mit Weizen, chinesischen Datteln und Longanen 192, 318
Diätetik, chinesische
– Grundzüge 328
– Diätküche, kulinarische (*Yaoshan*) 7
– Ernährungstherapie 9
– Teil der chinesischen Medizin 10
– Vergleich westliche Ernährungsmedizin 328
– Volkstümliches Wissen 7
– wissenschaftliche Evidenz 338
Dinkel 17, 302, 320, 323
– Breie Grundrezept 149
– Säuglingsalter 210
– Wochenbett/Stillzeit 216
Drachenbrunnentee mit Chrysanthemenblüten 202, 310, 314, 321, 324

E
Ei → Hühnerei
Eingelegter Tofu 172, 305, 320, 321, 322
Elixier für jadeglänzendes Antlitz 184, 308, 322
Entenfleisch 96, 302, 304, 308, 316, 321
Epigenetik 329
Erbse 34, 302, 320, 322
– Stillschwäche 216
Erdnuss 36, 302, 308, 322
– Hühnerfleisch mit gebratenem Lauch und Erdnüssen 173
– Wochenbett/Stillzeit 216
Erdnussöl 322
Ernährungsanamnese 335
Ernährungsberatung 338
Ernährungsberatungsgespräch 335
Ernährungsmedizin, westliche
– Darm-Hirn-Achse 329
– westliche, Darmmikrobiom 329
– Epigenetik 329
– Genetik 329
– Paradigmenwechsel 329
– Vergleich, chinesische Diätetik 327
Ernährungstherapie 338
Ernährungstherapiegespräch 335
Ernährungsverhalten 336
Essig 131, 306, 326

F
Fasan 318
Fasten 333
Feige 86, 302, 308, 322
– Stillschwäche 216
Fenchelknolle 58, 302, 306, 313, 315, 323, 324, 325
– Kindergarten- und Schulkinder 211
– Säuglingsalter 210
– Winter 208
Fenchelsamen 59, 306, 313, 315, 323, 325
– Menstruationszyklus/Kinderwunsch 213
Fette 134
Fiederweißdornbeeren 146, 306, 326
– Grüner Tee mit Mandarinenschale und Fiederweißdornbeeren 203
– Wochenbett/Stillzeit 216
Fisch 104, 105
Fischgerichte 176
Fleisch 92
Fleischgerichte 173
Frauen 212
Frischkäse 117, 308, 322
Früchte 72
Frühlingszwiebel 48, 309, 323, 324, 325
– Brei mit Frühlingszwiebeln und Ingwer 156
– Dekokt mit Frühlingszwiebeln. Ingwer und braunem Zucker 193
– Frühling 207
– Glasnudelsalat mit Hühnerfleisch 186
– Miso-Suppe 161
– Teigtaschen 181
Funktionskreisbezug, Lebensmittel 6

G
Garnele 109, 315, 323
– Stillschwäche 216
– Teigtaschen 181
– Winter 208
Geflügel 92

Geflügelgerichte 173
Gemüse 45
Gemüse-Allerlei 167, 303
Gemüsegerichte 167
Genetik 329
Genussmittel 137
Gerste 20, 302, 303, 304, 306, 321
- Breie Grundrezept 149
Geschmacksrichtung (*sapor*)
- Lebensmittel 5
- Veränderung 5
Getränke 192
Getreide 14, 15
Getreide (gekeimt) 306, 321
Getreidebreie → Breie
Gewürze 121
Gewürznelke 125, 306, 315, 323
- Ältere Menschen 218
- Winter 208
Glasnudelsalat mit Hühnerfleisch 186, 304, 321
Gojibeere → Bocksdornfrüchte
Grüner Tee 138, 304, 305, 306, 310, 311, 320, 321, 324
- Drachenbrunnentee mit Chrysanthemenblüten 202
- Frühling 207
- Grüner Tee mit Mandarinenschale und Fiederweißdornbeeren 203
- Jugendliche 212
- Juwelentee für die Augen 201
Grüner Tee mit Mandarinenschale und Fiederweißdornbeeren 203, 305, 306, 320, 326
Gurke 67, 304, 305, 321
- Sommer 207
- Sportler 220

H

Hafer 22, 302, 306, 318
- Breie Grundrezept 149
- Säuglingsalter 210
Hasen-/ Kaninchenfleisch 103, 302, 312, 314, 321
Hauptgerichte 167
Hering 106, 302, 323
Herz, Funktionskreis 317
Hiobstränensamen 27, 304, 311, 320, 321
Hirschfleisch 99, 315, 323
- Ältere Menschen 218
- Menstruationszyklus/Kinderwunsch 213
Hirse 23, 232
- Breie Grundrezept 149
- Kolbenhirse 23, 315, 316, 321
- Rispenhirse 24, 302
- Säuglingsalter 210
- Wochenbett/Stillzeit 216
Honig 120, 302, 308, 322
- Brei mit Birne 151
Hühnerei 95, 322
- Eigelb 316, 318
- Eiweiß 308, 321
- Schwangerschaft 215
- Wochenbett/Stillzeit 216
Hühnerfleisch 93, 302, 315, 316, 323
- Frauen 213
- Glasnudelsalat mit Hühnerfleisch 186
- Hühnerfleisch mit gebratenem Lauch und Erdnüssen 173
- Kräftigende Hühnersuppe 162
- Säuglingsalter 210
- Schwangerschaft 215
- Winter 208
- Wochenbett/Stillzeit 216
Hühnerfleisch mit gebratenem Lauch und Erdnüssen 173, 315
Hühnerleber 94, 312
Hühnerniere 316
Hühnersuppe → Kräftigende Hühnersuppe
Hülsenfrüchte 28

I/J

Ingwer 52, 302, 306, 309, 311, 320, 323, 324, 325
- Brei mit Frühlingszwiebeln und Ingwer 156
- Brei mit Kürbis und Ingwer 158
- Dekokt mit frischem Ingwer und getrockneter Mandarinenschale 194
- Dekokt mit Frühlingszwiebeln, Ingwer und braunem Zucker 193
- Frühling 207
- Miso-Suppe 161
- Schwangerschaftsübelkeit 215
- Sushisalat 190
Japanaprikose 81, 308, 312, 322
Joghurt 115, 308, 321, 322
Judasohr 68, 308
Jugendliche 211
Jujubenfrucht 91, 302, 318
- Wochenbett/Stillzeit 216
- Dekokt mit Weizen, chinesischen Datteln und Longanen 192
- Ältere Menschen 218
Juwelentee für die Augen 201, 312, 316, 324

K

Kaffee 140, 317, 323
- Morgens 206
Kakao 141, 317
Kaninchenfleisch → Hasenfleisch
Kardamom 128, 306, 311, 320, 323, 325

Karotte 55, 302, 306, 308, 312, 321
- Dekokt aus Karotte, Wasserkastanie und Koriander 196
- Frühling 207
- Glasnudelsalat mit Hühnerfleisch 186
- Kindergarten- und Schulkinder 211
- Kräftigende Hühnersuppe 162
- Meeresalgensalat 188
- Säuglingsalter 210
- Schwangerschaft 215
- Teigtaschen 179
Karpfen 105, 302, 305, 320
- Stillschwäche 216
Kartoffel 56, 302
- Kindergarten- und Schulkinder 211
- Säuglingsalter 210
Kastanie → Maroni
Kinder 208
Kindergartenkinder 210
Kinderwunsch 213
Kiwi 321
Klärender Bohnen-Eintopf 164, 305, 320
Kleinkindalter 209
Knoblauch 50, 302, 306, 311, 320, 323, 325
- Gemüse-Allerlei 167
- Meeresalgensalat 188
- Schwangerschaft 215
Kokosnuss 308, 322
Kolbenhirse 23, 315, 316, 321
Koriander 53, 302, 309, 311, 323, 324
- Dekokt aus Karotte, Wasserkastanie und Koriander 196
- Glasnudelsalat mit Hühnerfleisch 186
- Sushisalat 190
Kräftigende Hühnersuppe 162, 303, 315, 323
Krebs 110, 321, 326
Kuhmilch 113, 304, 308, 318, 321, 322
Kumquat 78, 306, 311, 313, 320, 325, 326
- Menstruationszyklus/Kinderwunsch 213
Kürbis 66, 302, 305, 320
- Brei mit Kürbis und Ingwer 158
- Herbst 208
- Kindergarten- und Schulkinder 211
- Säuglingsalter 210
Kurkuma 129, 306, 313, 320, 323, 325, 326
- Menstruationszyklus/Kinderwunsch 213

L

Lamm-/Ziegenfleisch 98, 302, 315, 323
- Lammfleisch mit Rettich 175
- Winter 208
Lammfleisch mit Rettich 175, 315, 323
Languste 109
Lauch, chinesischer → Chinesischer Lauch
Lauch, Hühnerfleisch mit gebratenem Lauch und Erdnüssen 173
Lebensmittel, energetische Qualifikation 3
Leber, Funktionskreis 312
Leinsamen 42, 308, 316, 322
- Ältere Menschen 218
- Schwangerschaft 215
- Wechseljahre 217
Litschi 312, 322
Longane 87, 318
- Ältere Menschen 218
- Brei mit Longanen 152
- Dekokt mit Weizen, chinesischen Datteln und Longanen 192
- Wechseljahre 217
- Wochenbett/Stillzeit 216
Lotossamen 44, 316, 318
- Ältere Menschen 218
- Menstruationszyklus/Kinderwunsch 213
- Wechseljahre 217
Lotoswurzel 318, 326
- Menstruationszyklus/Kinderwunsch 213
Löwenzahn 63, 304, 305, 314, 320, 321
- Dekokt aus Löwenzahn 199
- Dekokt aus Löwenzahn und Maisgriffel 198
- Jugendliche 212
Lunge, Funktionskreis 307

M

Magen, Funktionskreis 301
Mais 25, 302, 304, 306, 320
Maisgriffel 26, 320, 321
- Dekokt aus Löwenzahn und Maisgriffel 198
- Maisgriffeltee 197
Maisgriffeltee 197
Mandarine 75
Mandarinenschale 76, 306, 311, 320, 325
- Grüner Tee mit Mandarinenschale und Fiederweißdornbeeren 203
- Dekokt mit frischem Ingwer und getrockneter Mandarinenschale 194
Mandel 40, 308, 322
- Brei mit Mandelmus 153
Mango 82, 304, 320, 321
Maroni 41, 302, 315, 323
- Ältere Menschen 218
- Menstruationszyklus/Kinderwunsch 213
- Säuglingsalter 210
- Winter 208
Maulbeere 88, 312, 316, 318, 321, 322
- Ältere Menschen 218
- Frauen 213
- Menstruationszyklus/Kinderwunsch 213
- Schwangerschaft 215
- Wechseljahre 217
Meeresalgensalat 188, 305, 314, 320, 321
Meeresfrüchte 104, 108

Melone
- Sommer 208
- Sportler 220
Menstruationszyklus 213
Metabolisches Syndrom 330
Milchprodukte 112
- Schwangerschaft 215
Milz, Funktionskreis 301
Misosuppe 161, 305, 306, 309, 311, 320, 324
Misopaste 133, 302, 306, 309, 310, 324
- Misosuppe 161
Mungbohne 33, 303, 304, 318, 321
- Glasnudelsalat mit Hühnerfleisch 186
- Jugendliche 212
- Klärender Bohnen-Eintopf 164
Muskat 127, 306, 323

N/O

Nelke → Gewürznelke
Niere, Funktionskreis 315
Nüsse 36
- Herbst 208
Öle 134
Oolongtee 138, 306, 320
- Morgens 206
Orange → Apfelsine

P/Q

Paprika 51, 323
- Gemüse-Allerlei 167
Pastinake, Säuglingsalter 210
Pfeffer 122, 306, 320, 323
Pfefferminze 144, 310, 311, 313, 314, 321, 324, 325
- Frühling 207
Pfirsich 79, 322, 323, 325, 326
- Menstruationszyklus/Kinderwunsch 213
- Säuglingsalter 210
- Wochenbett/Stillzeit 216
Pflaume 80, 314, 321, 322
Phytoöstrogene 217
Pilze 68, 322
- Herbst 208
Pinienkerne 38, 308, 312, 322, 324
Pistazie 43, 302, 313, 315, 316, 323
- Menstruationszyklus/Kinderwunsch 213
Qi 325

R

Radicchio 305
Rapsöl 135, 322
Reis 18, 306, 307
- Breie Grundrezept 149
- Langkornreis 19, 302, 323
- Reisbrei mit Azukibohnen 159
- Rundkornreis 18, 302
- Säuglingsalter 210
- Wochenbett/Stillzeit 216
Reisbrei mit Azukibohnen 159, 320
Rettich 54, 304, 305, 306, 308, 310, 311, 320, 321
- Frühling 207
- Herbst 208
- Lammfleisch mit Rettich 175
Rinderleber 97, 312
Rindfleisch 97, 302, 323
- Säuglingsalter 210
- Schwangerschaft 215
- Wochenbett/Stillzeit 216
Rispenhirse 24
Rosenblüten 147, 313, 325, 326
- Menstruationszyklus/Kinderwunsch 213
- Wochenbett/Stillzeit 216
Rotalge 70, 311
- Sushisalat 190
Rucola → Löwenzahn

S

Sahne 116, 308, 322
Salate 186, 304
- Sommer 207
- Sportler 220
Salz 130, 304, 306, 316, 321
- Ältere Menschen 218
Samenfrüchte 14, 36
- Herbst 208
Saubohne 35, 302, 320
Säuglingsalter 209
Schaf-/Ziegenmilch 114, 308, 318, 322
- Wochenbett/Stillzeit 216
Schinken 102, 322
Schulkinder 210
Schwangerschaft 214
Schwangerschaftsübelkeit 215
Schwarzer Tee 138, 315, 317, 323
- Morgens 206
Schweinefleisch 100, 304, 316, 322
- Wochenbett/Stillzeit 216
Schweinefuß, Stillschwäche 216
Schweineherz 101, 317, 318
Schweineleber 101, 312
Schweineniere 316
Schweineschmalz 192, 322
Sellerie, Säuglingsalter 210
Sesam 37, 316
- Ältere Menschen 218
- Brei mit geröstetem Sesam 154
- Meeresalgensalat 188
- Menstruationszyklus/Kinderwunsch 213
- Schwangerschaft 215
- Stillschwäche 216

Sesamöl 136, 312, 316, 322
Shiitake 68, 302
Silbermorchel 68
Sojabohne 28, 304, 306, 320
Sojabohne, gelbe 29, 302
Sojabohne, schwarze Sojabohne 28, 316, 324, 326
- Klärender Bohnen-Eintopf 164
- Sojabohne, Wochenbett/Stillzeit 216
Sojamilch 31, 308, 321, 322
Sojapaste → Mispoaste
Sojasauce 132, 304, 321
Spinat 62, 304, 312, 314, 321, 322
- Brei mit Spinatblättern 157
- Frauen 213
- Frühling 207
- Schwangerschaft 215
Sportler 219
Sprossen 304, 305, 306, 314, 320, 321
- Jugendliche 212
Stangensellerie → Staudensellerie
Staudensellerie 60, 304, 305, 312, 314, 320, 321, 324
- Frühling 207
- Kräftigende Hühnersuppe 162
- Schwangerschaft 215
- Teigtaschen 179
- Tintenfisch mit Staudensellerie 176
- Wechseljahre 217
- Jugendliche 212
Sternanis 126, 306, 315, 323, 325
- Ältere Menschen 218
- Winter 208
Stillschwäche 216
Stillzeit 216
Superfood 332
Suppen 161
Sushisalat 190, 305, 311, 320, 321, 322
Süßholzwurzel 317
Süßkartoffel, Kindergarten- und Schulkinder 211
Süßkartoffel, Säuglingsalter 210
Süßungsmittel 118

T

Tang → Algen
Tee 137, 138
Teigtaschen 178, 303
- Grundrezept 178
- Garnele mit Frühlingszwiebeln 181, 315, 323
- Karottengemüse mit Staudensellerie 179, 312
Temperaturverhalten (*natura*)
- Lebensmittel 3
- Veränderung 4
Tintenfisch 108, 312, 316
- Frauen 213
- Schwangerschaft 215
- Stillschwäche 216
- Tintenfisch mit Staudensellerie 176
- Wechseljahre 217
- Wochenbett/Stillzeit 216
Tintenfisch mit Staudensellerie 176, 312
Tofu 30, 302, 303, 304, 306, 321, 322
- Eingelegter Tofu 172
- Sushisalat 190
- Tofu-Avocado-Paste 183
Tofu-Avocado-Paste 183, 304, 321, 322
Tomate 65, 304, 312, 314, 321, 322
- Frühling 207
- Gemüse-Allerlei 167
- Jugendliche 212
- Schwangerschaft 215
- Sommer 207
- Sportler 220

U/V/W

Umeboshi-Pflaume 81
Vegane Ernährung 334
Vegetarische Ernährung 334
Walnusskerne 39, 307, 315, 316, 322, 323
- Ältere Menschen 218
- Chinesischer Lauch mit Walnüssen 169
- Menstruationszyklus/Kinderwunsch 213
- Winter 208
Wasserkastanie 305
- Dekokt aus Karotte, Wasserkastanie und Koriander 196
Wassermelone 85, 304, 321, 322
Wechseljahre 216
Weintraube 89, 312, 316, 322
- Kindergarten- und Schulkinder 211
- Schwangerschaft 215
Weißmorchel 308
Weizen 15, 303, 318, 321
- Breie Grundrezept 149
- Dekokt mit Weizen, chinesischen Datteln und Longanen 192
- Gekörnter oder grob geschroteter 15
- Wechseljahre 217
- Weizenkleie 16
- Weizenkeime 17, 314, 318
- Weizenmehl 16
Wirktendenz, Lebensmittel 6
Wissenschaftliche Evidenz 338
Wochenbett 216
Würzmittel 121

X/Y/Z

Xue 326
Yamswurzel-Gemüse 170, 303, 307, 316

Yamswurzelknolle 57, 302, 307, 308, 316
- Frauen 213
- Menstruationszyklus/Kinderwunsch 213
- Schwangerschaft 215
- Wechseljahre 217
- Yamswurzel-Gemüse 170
Ziegenfleisch → Lammfleisch
Ziegenmilch → Schafmilch
Zimt 123, 306, 315, 323, 326
- Ältere Menschen 218
- Menstruationszyklus/Kinderwunsch 213
- Winter 208
Zitrone 77, 311, 320
- Schwangerschaftsübelkeit 215
Zitrusfrüchte 304, 308, 321, 322
- Schwangerschaft 215
Zucchini, Gemüse-Allerlei 167
Zucker, brauner 119, 302, 322, 323, 326
- Dekokt mit Frühlingszwiebeln, Ingwer und braunem Zucker 193
Zucker, weißer 118, 302, 322, 323
Zwiebel 49, 306, 325
- Gemüse-Allerlei 167

Krankheitsbilder und Symptome

A
ADHS 246
Adipositas 233
ADS 246
Agitiertheit 321
Akne 283
Allergische Rhinitis → Rhinitis
Alter, hohes 315, 316
Amenorrhö 260
Angina pectoris 239
Ängstlichkeit 315, 316
Antriebslosigkeit 302
Aphten 222, 303
Appetit
- gesteigerter 303
- verminderter 302, 315
- wechselnder 305
Arteriosklerose 239
Arthritis 288
Arthrose 290
Asthma bronchiale 253
Aufstoßen 226, 305
Augen
- gerötete 314
- trockene 312
Augenlidentzündungen 296

B
Bauchdruck 304
Beckenschmerzsyndrom, chronisches 271, 274
Benommenheit 319
Bindegewebsschwäche 235, 302
Bindehautentzündung 293
Blähungen 305, 313
Blasenentzündung 274
Blasenschmerzen 274
Blasenschwäche 271
Blasentzündungen 274
Blässe 307, 315, 317, 323
Blepharitis → Augenlidentzündungen
Blutdruckstörungen 235, 238, 314
- zu niedrig 238
- - zu hoch 235
Blutungen 303, 321
Bronchitis 253
Burnout 246

C
Cholezystitis 222
Chronic pelvic pain syndrome → Beckenschmerzsyndrom
Colitis ulcerosa 228
Colon irritabile → Reizdarm
CRPS 292

D
Darmerkrankung, entzündliche 228
Degenerative Erkrankungen 290
Degenerative Gelenkerkrankung 290
Depressive Verstimmungen 246
Deprimiertheit 325
Dermatitis, periorale 283
Druckgefühl auf der Brust 313
Durchblutungsstörungen 239
Durchfall 228, 315
Durst
- nächtlicher 316
- vermehrter 303, 308, 321, 322
- verminderter 302
Dysenterie 228
Dysmenorrhö 260, 326
Dysphagie 222

E
Ekzeme 279
– atopisches 279
– dyshidrotisches 283
– endogenes 279
– Kontaktekzem 279
– Neurodermitis 279
– seborrhisch 279
Endometriose 260
Entzündlichkeiten 304
Enuresis → Harninkontinenz
Erektile Dysfunktion 276
Ergrauen, frühes 316
Erkältung 253, 309
Erkältungsneigung 251
Erschöpfung, tiefe 316
Erschöpfungssymptomatik 246

F
Fettstoffwechselstörung 233
Fieber 253, 310
Frakturen 292
Frieren → Kälteempfinden
Furunkel 283
Fußsohlen, heiße 316

G
Gastritis → Magenentzündung 222
Gastroösophageale Refluxerkrankung (GERD) 222
Gedächtnisschwäche 316
Gedunsenheit → Schwellungen
Gefäßablagerungen 319
Gerstenkorn (Hordeolum) 296
Gesicht, rotes 314
Gicht 233, 288
Glaukom 299
Gliederschmerzen 310, 323
Globusgefühl 222
Grippaler Infekt 253
Grübelneigung 302

H
Haarausfall 316
Hagelkorn (Chalazion) 296
Halskratzen 310
Hämatome 292
Hämorrhoiden 228, 230
Handflächen, heiße 316
Harninkontinenz 271
Harnwegsinfekt 274
Hausstaubmilbenallergie → Rhinitis, allergische
Haustierallergie → Rhinitis, allergische
Haut
– Entzündlichkeiten 304
– Trockenheit 308, 322
Heiserkeit → Stimme, heißere
Hepatitis 222
Hepatopathie 222
Herzneurose 239
Herzrasen 316, 318
Herzrhythmusstörungen 239, 317
Herzschmerzen 239
Herzschwäche 239
Heuschnupfen 251, 257
Hiatushernie 222
Husten 397, 308, 310
Hypermenorrhö 260
Hypertonie → Blutdruckstörungen
Hypomenorrhö 260, 312
Hypotonie→ Blutdruckstörungen

I/J
Impetigo 283
Impotenz 276
Infekt 251
– grippaler 310
Infektanfälligkeit 251, 307
Infertilität 263
– männliche 276
Inkontinenz 271, 315
Irritable Bowel Syndrome (IBS) 226
Juckreiz 322

K/L
Kälteaversion 323
Kälteempfinden 309, 307, 315
Karies 303
Keratokonjunktivitis epidemica 293
Kinderwunsch 263
Klimakterisches Syndrom 266
Kloßgefühl 325
Kollagene Kolitis 228
Konjunktivitis → Bindehautentzündung
Kopfschmerzen 242, 310, 314, 323
Koronare Herzkrankheit (KHK) 239
Kraftlosigkeit 302
Krampfadern 239
Kurzatmigkeit 307, 317
Laryngitis → grippaler
Lebensmittelvergiftung 228
Lethargie 319
Lymphknoten, vergrößerte 310

M
M. Menière 242
Magenentzündung (Gastritis) 222, 303
Magengeschwür 222, 303
Makuladegeneration, altersabhängige (AMD)
– neovaskuläre („feuchte") AMD 297
– nichtneovaskuläre („trockene") AMD 297
Malabsorptionssyndrom 228

Maldigestionssyndrom 228
Mehlallergie → Rhinitis, allergische
Menopausensyndrom → Wechseljahrsbeschwerden
Menstruationsstörungen 260, 312, 313, 325, 326
Metabolisches Syndrom 233
Meteorismus 222, 226
Migräne 242
Miktion, verminderte 322
Mittelohrentzündung 253
Morbus Crohn 228
Müdigkeit 317
Mundgeruch 233, 303, 304
Mundgeschmack, bitterer 314
Muskelkrämpfe 312
Muskelschwäche 312
Myome 260

N
Nachtblindheit 312
Nachtschweiße 316
Nägel, trockene, spröde 312
Nahrungsmittelunverträglichkeiten (NMU) 222, 226, 228, 230, 302, 305
Narbenschmerzen 292
Nase, verstopfte 309, 310
Nasenatmung, erschwerte 310
Nasenbluten 314
Nervosität 318
Nesselsucht (Urtikaria) 285
Neurasthenien 246
Neurodermitis. *siehe* Ekzeme
Niesen 310
Nykturie 271

O
OAT-Syndrom 276
Obstipation → Verstopfung
Ödeme → Schwellungen
Okuläre Hypertension → Glaukom
Osteoporose 290
Ovarialzysten 260

P
Palpitationen → Herzrhythmusstörungen
Panikattacken 318
Pankreatitis 222
Parästhesien 312
PCO-Syndrom 260
Pelvic inflammatory disease 260
Pharyngitis 253
Pneumonie 253
Pollinose 251, 257
Postmenopause 266
Postpartale Depression 268
Posttraumatische Schmerzen 290
Prämenstruelles Syndrom 260, 313, 325
Prostataentzündung 274
Pseudarthrose 292
Psoriasis → Schuppenflechte

R
Rachen, gereizter 308
Refluxerkrankung 222
Regelstörungen 260
Reizbarkeit 313, 325
Reizblase 271, 274, 313
Reizdarm 226, 228
Reizdarmsyndrom 226, 230
Reizmagen 222
Rheumatische Erkrankungen 288, 290
Rheumatoide Arthritis 288, 290
Rhinitis, allergische 253, 257
– perenniale 257
– saisonale 257
Rhinitis, vasmomotorische 257
Rhinophym 283
Rosazea 283
Rückenschwäche, lumbal 315

S
Schlafstörung 246, 312, 316, 318
Schleimhäute trockene 308, 322
Schluckauf 222, 305
– chronische 292
– im Flankenbereich 313
– postoperative 292
– starke, lokalisierte 323, 326
– ziehende 324, 325
Schuppenflechte 279
Schüttelfrost → Kälteempfinden
Schwäche in Hüften und Knien 316
Schwächegefühl 315, 317
Schwangerschaftsübelkeit 215
Schweißlosigkeit 309, 323
Schwellungen 304, 319
Schweregefühl 304, 319
Schwindel 242, 314, 316
Schwitzneigung 307, 310, 317
Sekrete
– gelblich 310
– helle, klare 309
– riechende 304
– trübe 319
Sicca-Syndrom 293
Sicht, verschwommene 312
Sinusitis 253, 310
Sodbrennen 222, 303, 305
Spannungen, abdominelle 313
Spannungsgefühle 325
Spannungskopfschmerz 242, 313
Steifigkeit 323

Stillschwäche 216, 268
Stimme
- heisere 308
- schwache 307
Stoffwechselstörungen 233
Stomatitis 222
Stuhl
- schmierige, riechende 304
- trockener 303, 322
- weiche 302

T

Teilnahmslosigkeit 317
Temperautur, subfebrile 304
Thrombosen 239
Tinnitus 314
Tonsillen, vergrößerte 310
Tonsillitis 253
Traumen, → Verletzungen
Tubenkatarrh 253, 310
Tumorbildungen 319

U

Übelkeit 304, 305
Unausgeglichenheit 325
Unruhe 303, 314, 316, 318
Urethritis 274
Urininkontinenz → Harninkontinenz
Urtikaria (Nesselsucht) 285

V

Varikosis 239
Verdauungsschwäche 302
Verfrorenheit 317
Vergesslichkeit 318
Verletzungen 292
Verschleimung 310, 319
Verstopfung 230, 303, 304
Verspannungen 313, 324
Völlegefühl 226, 304, 305, 310, 319

W/Z

Wechseljahrsbeschwerden 266
Zahnfleischbluten 303
Zerrungen 292
Zugluftempfindlichkeit 309
Zystitis → Blasenentzündung

Chinesische Symptomkonfigurationen und Differenzialdiagnosen

A

Äußere Agenzien 319
- Feuchtigkeit 319
- Glut 320
- Kälte 322
- Schleim 319
- Sommerhitze 320
- Trockenheit 321
- Wind 323
Aufsteigen des Yang des Fk Leber 243, 246, 267

D/E

Disharmonie der Fk Milz und Magen 286
Emporschlagendes Yang
- des Fk Leber 236
- innerer Wind 300
Energetische Schwäche des
- Qi des Fk Herz 241, 248, 269, 278, 317
- Qi des Fk Lunge 232, 251, 256, 258, 307
- Qi des Fk Magen 222
- Qi des Fk Milz 222, 226, 229, 232, 233, 238, 248, 252, 256, 259, 269, 271, 278, 282, 298, 302
- Qi des Fk Niere 238, 241, 252, 256, 275, 277, 298
- Qi und Xue 245
- Qi und Yang 290
- Struktivpotential 265, 316, 297
- Xue 238, 262, 266, 268, 281, 287
- Xue des Fk Herz 241, 268, 269, 278
- Xue des Fk Leber 259, 295, 299, 312
- Xue und Yin 232, 291
- Yang des Fk Milz 226, 230, 233, 262, 298
- Yang des Fk Niere 230, 233, 241, 245, 250, 259, 262, 265, 267, 271, 275, 277, 298, 315
- Yang des Fk Herz 241, 317
- Yin 232, 268, 291, 297
- Yin des Fk Herz 241, 249, 268, 317
- Yin des Fk Leber 237, 249, 259, 263, 295, 297, 299, 312
- Yin des Fk Lunge 256, 258, 295, 308
- Yin des Fk Magen 223, 227
- Yin des Fk Niere 237, 241, 245, 249, 259, 263, 265, 266, 272, 295, 297, 299, 316
Epidemische, toxische Schrägläufigkeiten 294

F

Feuchtigkeit 244, 264, 289, 300, 319
Feuchtigkeit und Schleim 244, 300
- im Fk Lunge 310
Feuchtigkeit-Hitze 224, 229, 273, 274, 276, 282, 283
- im Fk Milz und Magen 294, 296, 304
Feuchtigkeit-Kälte 228, 274

G/H

Glut 285, 320
- im Fk Herz 240, 247
- im Fk Leber 236, 243, 247, 258, 314
- im Fk Magen 224
Herz, Fk 316
Hitze 254, 280, 290
- aufgrund von energetischer Schwäche des Yin des Fk Niere 267, 276, 278, 298
- im Fk Dickdarm 230
- im Fk Dünndarm 230
- im Fk Herz 275
- im Fk Leber 275, 294
- im Fk Lunge 283
- im Fk Magen 224, 234, 303
- im Xue 280, 284, 286

K/L/M

Kälte 289, 323
- im Fk Magen 225
Leber, Fk 311
- bezwingt Fk Milz 229
Lunge, Fk 307
Magen, Fk 301
Milz, Fk 301

N/Q

Nahrungsmittelstagnationen 223, 227, 231, 237, 247, 282, 305
Niere, Fk 314
Qi 325

S/T

Schleim 240, 244, 248, 254, 285, 296, 300, 319
Sommerhitze 228, 320
Stagnation des Qi 325
- des Fk Leber 225, 226, 231, 234, 235, 243, 246, 255, 261, 263, 269, 272, 275, 277, 299, 313
Stase Xue 225, 232, 234, 236, 239, 244, 261, 264, 273, 277, 281, 299, 326
Trockenheit 322

W/X

Wind 242, 280, 289, 324
- in der Oberfläche 257
Wind-Hitze 253, 257, 285, 293, 296
- im Fk Lunge 309
Wind-Kälte 253, 286
- im Fk Lunge 309
Xue 325
Xue-Stase → Stase Xue

Zu Beginn der 1980er-Jahre zeichnete sich mit dem wirtschaftlichen Aufschwung in der chinesischen Bevölkerung ein zunehmendes Interesse an gutem und gesundem Essen ab, und dies sowohl in ländlichen als auch in städtischen Gebieten. Dies führte unter anderem zur Gründung der „kulinarischen Diätküche" und ihren *Yaoshan*-Restaurants, deren Entwicklung in den frühen 1980er-Jahren mit wenigen Restaurants begann (Engelhardt 1998). Sie erreichte ihren Höhepunkt in den Jahren 1990 bis 1993.

Auch heute noch gibt es in ganz China, v. a. jedoch in größeren Städten, *Yaoshan*-Restaurants. Inzwischen bieten jedoch auch zahlreiche „normale" Restaurants, Bars und Teehäuser einige *Yaoshan*-Gerichte oder die äußerst populären *Yaoshan*-Weine an (➢ Abb. 4). Es haben also viele *Yaoshan*-Rezepte Eingang in die alltäglichen Essensgewohnheiten gefunden.

Im Zuge dieser spektakulären Entwicklung der *Yaoshan*-Restaurants zu einem wichtigen ökonomischen Faktor haben sich Motivation und Zielgruppe geändert. In den 1980ern ging es in den *Yaoshan*-Restaurants noch darum, Teil einer allgemeinen, grundlegenden Gesundheitsversorgung zu sein und insbesondere den Kranken, Alten und Schwachen eine adäquate Ernährung zu ermöglichen. Mit ihrer zunehmenden Verbreitung und dem wirtschaftlichen Aufschwung Chinas wurden die Gerichte jedoch immer raffinierter, die Zutaten immer ausgesuchter und die Preise immer höher.

Zugleich änderten sich die Erwartungen an die „kulinarische Diätküche" *Yaoshan*: Die Gerichte sollten nicht mehr nur „stark und groß" machen wie in den frühen 1980ern, sondern nun wollten die Gäste durch die diätetischen Maßnahmen „schlank und schlau" werden sowie ein langes Leben erreichen. Darüber hinaus spielen in diesem Zusammenhang bei Männern die Steigerung der Potenz (Farquhar 2002) und neuerdings bei Frauen auch kosmetische Wirkung und Schönheit sowie Gewichtsreduktion eine immer wichtigere Rolle.

Ein besonderes Kennzeichen dieser kommerziell sehr erfolgreichen „Diätküche" ist der Umstand, dass bei der Zubereitung der häufig sehr aufwändigen und raffinierten Gerichte sowohl Lebens- als auch Arzneimittel verwendet werden. Dabei bedarf es für die Zubereitung der meisten Arzneimittel spezieller Aufbereitungsmethoden, um die Schmackhaftigkeit der Speisen zu gewährleisten.

Nach dem ursprünglichen Konzept der *Yaoshan*-Restaurants sollte in jedem Restaurant ein TCM-Arzt sitzen (der sog. „Arzt in der Halle" 坐堂醫生), um bei jedem Gast eine Diagnose vorzunehmen und ihn bei der Auswahl der Gerichte entsprechend zu beraten (➢ Abb. 5). Leider gibt es keinerlei statistische Anhaltspunkte dazu, wie weit dieses Konzept tatsächlich in die Praxis umgesetzt wird. Aber unter allen *Yaoshan*-Restaurants, die wir bisher besucht haben, war nur eines mit einem extra dafür bestellten Arzt.

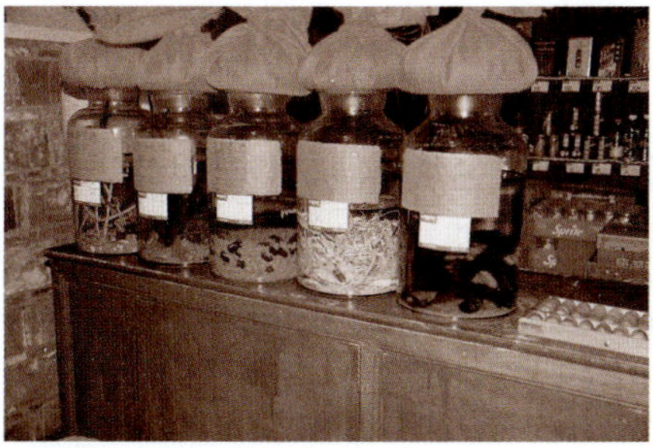

Abb. 4 Yaoshan-Weine

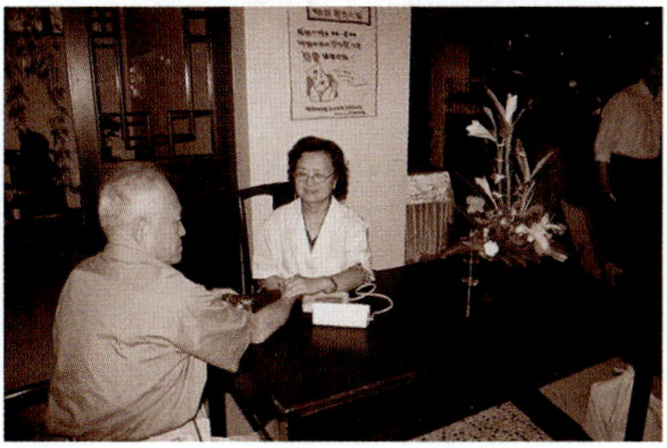

Abb. 5 Yaoshan-Ärztin

Die Aussagen über Temperaturverhalten, Geschmacksrichtung, Wirkrichtung und Funktionskreisbezug eines Nahrungsmittels sind wichtige Bausteine im Gesamtgefüge der chinesischen Medizin und ermöglichen eine genaue Abstimmung auf andere Therapieverfahren.

1.4 Formen der chinesischen Diätetik

Sehr grob lassen sich folgende Formen der chinesischen Diätetik im heutigen China unterscheiden.

1.4.1 Volkstümliches diätetisches Wissen

Zunächst ist die volkstümliche Ebene zu nennen, die in allen Bevölkerungsschichten Chinas weit verbreitet ist. Sie bedient sich meistens nur wenig differenzierter diagnostischer Methoden und unterscheidet lediglich zwischen „Kälte" *(algor, han)* und „Hitze" *(calor, re)* sowie energetischer Schwäche *(depletio, xu)* und energetischer Überladung *(repletio, shi)*. Das volkstümliche diätetische Wissen basiert bei den Lebensmittelbeschreibungen v. a. auf mündlicher Überlieferung. Das heißt, bezüglich der Wirkbeschreibungen der einzelnen Lebensmittel (Temperaturverhalten [*natura*, *xing*] und Geschmacksrichtungen [*sapor*, *wei*], s. u.) gibt es keine konkreten Festlegungen, vielmehr können sie z. B. regional stark variieren.

Ein weiteres Kennzeichen dieser Art der Diätetik sind einfache Zubereitungsformen, darunter viele Gesundheitssuppen. Am ehesten lässt sich diese Ebene des diätetischen Wissens mit unseren altbewährten Hausmitteln vergleichen. Allerdings ist sie in China deutlich weiter verbreitet und blickt auf eine relativ ungebrochene Tradition zurück.

ZU BEACHTEN

Kennzeichen des volkstümlich diätetischen Wissens sind:
- weit verbreitet
- wenig differenzierte Diagnostik
- insbesondere auf mündlicher Überlieferung basierend
- einfache Zubereitungsformen
- vergleichbar mit unseren Hausmitteln

1.4.2 „Kulinarische Diätküche" *Yaoshan* 藥膳 und ihre Restaurants

Als zweite Ebene kann eine Ausrichtung bezeichnet werden, für die v. a. die seit inzwischen über 40 Jahren sehr populären und kommerziell erfolgreichen diätetischen Restaurants (*Yaoshan*-Restaurants) charakteristisch sind.

1.3.3 Wirktendenz

Die Wirktendenz gibt an, ob ein Lebensmittel emporhebend, absenkend, an der Oberfläche oder in der Tiefe wirkt. Sie wird zwar zum Teil bereits durch die Geschmacksrichtung *(sapor, wei)* definiert, ist aber noch differenzierter als diese.

ZU BEACHTEN

- **Emporhebende** Nahrungsmittel sind durch ein **schwaches Qi** gekennzeichnet (d. h. sie haben ein schwaches Temperaturverhalten *[natura, xing]*), verhindern das Eindringen von schrägläufigen (heteropathischen, *xie*) Prozessen in die Tiefe und heben das körpereigene Qi nach außen. Sie sind in der Regel warm und scharf. Ein typischer Vertreter ist die Frühlingszwiebel, die das Qi nach außen bringt und durch ihre erwärmende Wirkung gegen „Kälte" *(algor, han)* schützt.
- **An der Oberfläche** wirkende Lebensmittel sind durch ein **kräftiges Qi** gekennzeichnet (d. h. sie haben ein kräftiges Temperaturverhalten) und wirken sehr weit außen. Aus diesem Grund sind sie scharf. Typische Vertreter sind Pfeffer, Zimt, Gewürznelken und alle Gewürze, die scharf und heiß sind und dadurch bis in die Oberfläche wirken.
- **Absenkende,** nach unten führende Nahrungsmittel, sind durch eine **schwache Geschmacksrichtung** gekennzeichnet, die von süß bis salzig reichen kann. Ihr Temperaturverhalten ist in der Regel kühl oder neutral. Beispiele hierfür sind Erdnussöl, Spinat und Sojabohne. All diese Nahrungsmittel haben eine gewisse Schwere, führen hinab und binden.
- **In der Tiefe** wirkende Nahrungsmittel sind durch eine **kräftige Geschmacksrichtung** gekennzeichnet. Sie sind v. a. bitter und salzig und meistens kalt bis kühl. Krebse sind ein in der Tiefe wirkendes Mittel.

1.3.4 Funktionskreisbezug

Der Funktionskreis- oder Leitbahnbezug gibt Aufschluss darüber, in welchem Funktionskreis bzw. in welcher Leitbahn das Lebensmittel seine Wirkung entfaltet. Dieser Bezug wird zum einen durch das Temperaturverhalten *(natura, xing)* angegeben: Warme und heiße Nahrungsmittel wirken eher auf die Yang-Aspekte, also auf das Yang des Fk „Herz", des Fk „Niere", des Fk „Leber" und des Fk „Milz" *(yang cardiale, renale, hepatici et lienale, xin shen gan pi yang)* sowie auf das Qi des Fk „Lunge" *(qi pulmonale, feiqi)*. Kühle bis warme Mittel wirken verstärkt auf die „Mitte" (Fk „Milz" und „Magen", *oo. lienalis et stomachi, pi wei*), und die kühlen und kalten bis neutralen Lebensmittel wirken v. a. auf die Yin-Bereiche wie das Yin des Fk „Lunge", des Fk „Leber", des Fk „Niere" und des Fk „Magen" *(yin pulmonale, hepatici, renale et stomachi, fei gan shen wei yin)*. In Hinblick auf die Geschmacksrichtungen *(sapor, wei)* bestehen folgende, in der ➤ Tabelle wiedergegebene, Funktionskreisbezüge

Geschmacksrichtung (*sapor, wei*)	Funktionskreisbezug
scharf	Fk „Lunge" *(o. pulmonalis, fei)*
süß	Fk „Milz" *(o. lienalis, pi)*
neutral	Fk „Milz" *(o. lienalis, pi)*
sauer	Fk „Leber" *(o. hepaticus, gan)*
bitter	Fk „Herz" *(o. cardialis, xin)*
salzig	Fk „Niere" *(o. renalis, shen)*

1.3.2 Geschmacksrichtung (*sapor, wei* 味)

Die Geschmacksrichtung gibt darüber Auskunft, in welcher Schicht ein Nahrungsmittel wirksam ist. Im Vergleich zum Temperaturverhalten ist die Geschmacksrichtung eines Nahrungsmittels stabil und durch Zubereitungsarten kaum veränderbar (s. u.). Aufgrund dieses stabilen und festgelegten Charakters wird die Geschmacksrichtung Yin zugeordnet.

Die Geschmacksrichtung bezieht sich zwar im Wesentlichen auf das menschliche Geschmacksempfinden, gibt aber in der chinesischen Ernährungstherapie v. a. Aufschluss darüber, in welcher Schicht ein Lebensmittel wirksam ist (➤ Abb. 3). Aus diesem Grund wird z. B. der Gurke eine süße Geschmacksrichtung zugeschrieben, obwohl sie nicht süß schmeckt; vielmehr wird damit zum Ausdruck gebracht, dass sie eine Säfte *(jinye)* spendende und stützende Wirkung hat.

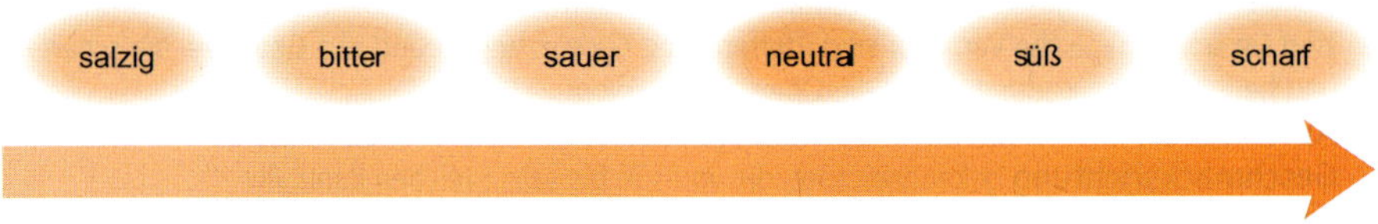

Abb. 3 Die sechs Geschmacksrichtungen in ihrer Tiefenwirkung

ZU BEACHTEN

Die **Geschmacksrichtungen** reichen von scharf bis salzig:

- **Scharf** entfaltet, löst, öffnet, mobilisiert die aktive Energie, wirkt an der Oberfläche (unter Umständen auch schweißtreibend). Typische Beispiele sind Chili, Ingwer, Fenchel, Rettich, Pfeffer.
- **Süß** spendet Säfte *(jinye)*, stützt, zieht Wasser an, spendet aktive Energie, reguliert, harmonisiert, puffert. Hierunter fallen fast alle Getreide- und Bohnenarten, Früchte und zahlreiche Fleischarten.
- **Neutral** reguliert den Flüssigkeitshaushalt, regt die Ausscheidungen an. Beispiele sind Kürbisarten und Pilze.
- **Sauer** adstringiert, zieht zusammen, erhält Säfte, raut auf, stopft. Beispiele sind Zitrone, Pampelmuse, Essig, Litschi, Weintraube und Fasan.
- **Bitter** trocknet, raut auf, schlägt nieder, bindet die Säfte, klärt, drainiert. Als typische Beispiele gelten Löwenzahn, Sellerie, Salat und Schweineleber.
- **Salzig** erzeugt Säfte, zieht Wasser an, hält und sammelt Säfte, befeuchtet, senkt ab, laxiert, erweicht, löst. Beispiele sind Algen, Ente, Taube, Schwein, Tintenfisch, Krebs und Sojabohne.

Die folgende Tabelle zeigt die Veränderung der Geschmacksrichtung durch die Zubereitung.

Veränderung in Richtung	Maßnahme
erwärmende Maßnahmen	Kochen, Garen, Backen führen generell zu einer Zunahme und Konzentration der Süße. So werden Gemüse- oder Obstsorten, die in rohem Zustand sauer sind, süßer, wenn sie gekocht oder zu Kompott verarbeitet werden
kühlen und keimen	führt häufig zu einer salzigen Geschmacksrichtung
konservieren (Pökeln, in Alkohol Einlegen etc.)	führt je nach Art der verwendeten Konservierungsstoffe zu einer entsprechenden Veränderung der Geschmacksrichtung
industrielle Raffinierung	Zunahme der Süße

- **Neutrale Nahrungsmittel** vereinigen kalte und warme Aspekte in sich: Sie spenden und erhalten Säfte *(jinye)* und stellen aktive Energie in gut zu verarbeitendem Maß bereit. Neutral sind zum Beispiel Hafer, Mais, Karotte, Kartoffel und viele Bohnenarten.

Da jedes Nahrungsmittel über ein eindeutiges Temperaturverhalten verfügt, gilt bei seiner Anwendung der klinische Leitsatz: „Kühles wärme man, Warmes kühle man". Das heißt,

- dass man bei einer „Kälte"-Symptomatik *(algor, han)* (verminderte Dynamik und Hemmung des Qi-Flusses, die sich z. B. durch Neigung zu Durchfall, Wärmebedürfnis, Durstlosigkeit äußert) warme oder heiße Nahrungsmittel zu sich nehmen sollte,
- bei einer „Hitze"-Symptomatik *(calor, re)* (übermäßige Beschleunigung der Dynamik des Qi-Flusses, die sich z. B. in allgemeiner Unruhe, vermehrtem Durst, Verstopfung äußert) dagegen kühle oder kalte.

Da das Temperaturverhalten eines Nahrungsmittels eine aktive energetische Äußerung widerspiegelt, entspricht es dem Yang-Aspekt. Es sagt etwas über die Dynamik eines Nahrungsmittels aus und ist durch unterschiedliche Zubereitungsarten wie Kochen etc. leicht veränderbar.

Veränderung durch unterschiedliche Zubereitungsarten

Veränderung in Richtung	Maßnahme
Kälte	kühlen (Eisfach, Eis/Sorbet, Eiswürfel)
Kühle	in kaltem Wasser einweichen, quellen, keimen lassen
leichte Wärme	Sirup, Kompott, Brei/Püree/Mus, zerkleinern oder reiben (Apfel, Karotte)
deutliche Wärme	kochen, dünsten, dämpfen, schmoren, blanchieren
Wärme bis Hitze	grillen/rösten, lange braten, frittieren, in Fett oder Wein schmoren, in Alkohol einlegen je länger der Erwärmungsprozess andauert, desto stärker ist die Tendenz zu warmem Temperaturverhalten *(natura, xing)*

Veränderungen durch Konservierung

Veränderung in Richtung	Maßnahme
Kühle	kühlen, in Salz, Sojasauce oder Öl einlegen
neutral bis leichte Wärme	Fermentation, Gärung, Teigherstellung
Wärme	in Essig oder Wein einlegen
Hitze	in hochprozentigen Alkohol einlegen

Veränderungen durch industrielle Bearbeitung

Veränderung in Richtung	Maßnahme
Wärme	mahlen (Getreidemehl), schälen, polieren (Reis, Getreide)
deutliche Wärme bis Hitze	Raffinierung (Auszugsmehl), Zuckerraffinierung bei gleichzeitiger Trocknung

dasselbe Ordnungsschema zugrunde, auf dem auch die chinesische Diagnostik und die anderen Therapieverfahren wie Akupunktur und v. a. die Arzneimitteltherapie aufbauen. In seinem grundlegenden Werk zur Ernährungstherapie, das in seinen „Rezepturen, die tausend Goldstücke wert sind" (*Qianjin fang*, Kap. 26) enthalten ist, äußert sich Sun Simiao bereits im Jahre 650 über den Stellenwert der Diätetik innerhalb der chinesischen Medizin: „*Wer nichts von der richtigen Anwendung von Lebensmitteln versteht, dem wird es nicht gelingen, sein Leben zu erhalten. Wer sich nicht darüber im Klaren ist, wann Arzneimittel zu meiden sind, dem wird es nicht gelingen, Krankheiten zu beseitigen. … Denn mit Lebensmitteln kann man Qi und Xue stützen und dadurch Schrägläufigkeiten (Heteropathien, xie) austreiben, die Funktionskreise festigen, die geistigen Kräfte erfreuen und den Willen stärken. Wer in der Lage ist, mit Lebensmitteln krankhafte Entgleisungen auszugleichen, Emotionen zu besänftigen und Krankheiten zu vertreiben, der darf mit Recht von sich behaupten, das ärztliche Handwerk gut zu beherrschen.*"

1.3 Energetische Qualifikation der Lebensmittel

In der chinesischen Diätetik wird die Wirkung eines Lebensmittels nach den folgenden, auch in drogenkundlichen Beschreibungen verwendeten, Kriterien definiert (Engelhardt und Hempen 2006).

1.3.1 Temperaturverhalten (*natura, xing* 性)

Das Temperaturverhalten (*natura, xing* 性), das von kalt bis heiß reicht, gibt Aufschluss über die energetische Dynamik eines Lebensmittels. Es zeigt an, ob ein Lebensmittel das Qi stark oder leicht bewegt bzw. verlangsamt oder hemmt (➤ Abb. 2). Diese Angaben gelten grundsätzlich für das Lebensmittel im Rohzustand. Auf die möglichen Veränderungen durch unterschiedliche Zubereitungsmethoden wird später genauer eingegangen.

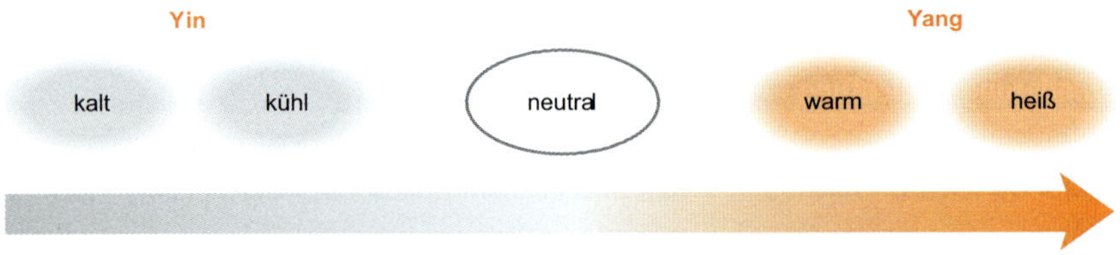

Abb. 2 Die Abstufung des Temperaturverhaltens

ZU BEACHTEN

- **Kalte oder kühle Nahrungsmittel** stellen Säfte *(jinye)* bereit, verlangsamen die energetischen Prozesse, verfestigen, sammeln und senken ab. Banane und Wassermelone werden z. B. als kalt qualifiziert, Spinat, Birne und Gurke als kühl.
- **Heiße oder warme Nahrungsmittel** sind dagegen reich an aktiver Energie; sie dynamisieren, lösen, zerstreuen, beschleunigen und heben empor. Zum Beispiel gelten Chili und Pfeffer als heiß, Zwiebel, Ingwer, Rindfleisch und Pfirsiche als warm.

3.5 Brotaufstriche ... 183
3.6 Salate ... 186
3.7 Getränke und Dekokte ... 192

4 Gesunde Ernährung und Prävention ... 205
4.1 Allgemeine Richtlinien und Empfehlungen ... 205
4.2 Ernährungsempfehlungen für die verschiedenen Tageszeiten ... 206
4.2.1 Morgens ... 206
4.2.2 Mittags ... 206
4.2.3 Abends ... 207
4.3 Ernährungsempfehlungen für die verschiedenen Jahreszeiten ... 207
4.3.1 Frühling ... 207
4.3.2 Sommer ... 207
4.3.3 Herbst ... 208
4.3.4 Winter ... 208
4.4 Kinder ... 208
4.4.1 Säuglings- und Kleinkindalter ... 209
4.4.2 Kindergarten- und Schulkinder ... 210
4.4.3 Jugendliche ... 211
4.5 Frauen ... 212
4.5.1 Menstruationszyklus und Kinderwunsch ... 213
4.5.2 Schwangerschaft ... 214
4.5.3 Wochenbett und Stillzeit ... 216
4.5.4 Wechseljahre ... 216
4.6 Ältere Menschen ... 217
4.7 Sportler ... 219

5 Diätetik bei häufigen Beschwerde- und Krankheitsbildern ... 221
5.1 Gastrointestinale und Stoffwechselstörungen ... 221
5.1.1 Speiseröhre, Magen und Oberbauch ... 222
5.1.2 Reizdarmsyndrom ... 226
5.1.3 Durchfall ... 228
5.1.4 Obstipation ... 230
5.1.5 Adipositas und (Fett-)Stoffwechselstörungen ... 233
5.2 Kardiovaskuläre Erkrankungen ... 235
5.2.1 Blutdruckstörungen ... 235
5.2.2 Herzrhythmusstörungen und Herzschmerzen ... 239
5.3 Kopfschmerzen (und Schwindel) ... 242
5.3.1 Repletive Störungen ... 242
5.3.2 Depletive Störungen ... 245
5.4 Schlafstörungen und Erschöpfungssymptomatik ... 246
5.4.1 Repletive Störungen ... 246
5.4.2 Depletive Störungen ... 248
5.5 HNO-ärztliche Erkrankungen ... 251
5.5.1 Infektanfälligkeit ... 251
5.5.2 Infektionen und Atemwegserkrankungen ... 253

Inhaltsverzeichnis

1 Einführung in die Chinesische Diätetik 1
1.1 Einleitung 1
1.2 Enge Verbindung zwischen Ernährung und Gesundheit 1
1.3 Energetische Qualifikation der Lebensmittel 3
1.3.1 Temperaturverhalten (*natura, xing* 性) 3
1.3.2 Geschmacksrichtung (*sapor, wei* 味) 5
1.3.3 Wirktendenz 6
1.3.4 Funktionskreisbezug 6
1.4 Formen der chinesischen Diätetik 7
1.4.1 Volkstümliches diätetisches Wissen 7
1.4.2 „Kulinarische Diätküche" *Yaoshan* 藥膳 und ihre Restaurants 7
1.4.3 „Ernährungstherapie" (*shiliao* 食療 oder *shizhi* 食治) 9
1.4.4 Diätetik als Teil der chinesischen Medizin 10

2 Einzelmittel 13
2.1 Zur Auswahl und Darstellung der Nahrungsmittel 13
2.2 Getreide und Samenfrüchte 14
2.2.1 Getreide 15
2.2.2 Hülsenfrüchte 28
2.2.3 Nüsse und andere Samenfrüchte 36
2.3 Gemüse 45
2.4 Früchte 72
2.5 Fleisch und Geflügel 92
2.6 Fisch und Meeresfrüchte 104
2.6.1 Fisch 105
2.6.2 Meeresfrüchte 108
2.7 Milchprodukte, Gewürze, Genussmittel und Sonstiges 112
2.7.1 Milchprodukte 112
2.7.2 Süßungsmittel 118
2.7.3 Gewürze und Würzmittel 121
2.7.4 Öle und Fette 134
2.7.5 Genussmittel und Tees 137

3 Rezepte 149
3.1 Breie 149
3.1.1 Grundrezepte Breie 149
3.1.2 Süße Abwandlungen 151
3.1.3 Pikante Abwandlungen 155
3.2 Suppen 161
3.3 Hauptgerichte 167
3.3.1 Gemüse 167
3.3.2 Fleisch und Geflügel 173
3.3.3 Fisch 176
3.4 Teigtaschen 178

wann das Gericht zu empfehlen ist. Die „Angaben zur Einnahme" sollen helfen, die Wirkung zu optimieren und unerwünschte Nebenwirkungen zu vermeiden.

Bei Lebensmitteln, die auch als chinesische Arzneimittel verwendet werden, sind die Höchstdosierungen angegeben. Lebensmittel, zu deren Wirkung keine Angaben aus chinesischen Primärquellen vorliegen, wurden aufgrund ihrer Ähnlichkeit mit vergleichbaren Mitteln bewertet und werden als „interpoliert" gekennzeichnet (z. B. bei Erdbeere, Himbeere, Avocado).

Dieses Buch versteht sich als Ergänzungsband zu dem bereits 1997 erschienenen Werk *Chinesische Diätetik*. Dort finden Sie eine noch größere Vielfalt an Lebensmitteln, die nach den qualitativen Kriterien der chinesischen Medizin ausführlich beschrieben werden. Außerdem gibt es dort weiterführende Angaben zu den theoretischen Hintergründen sowie zur Praxis der chinesischen Diätetik. Ähnliches gilt für das Buch *Rezepte der chinesischen Diätetik,* in dem weitere Rezepturen zu finden sind.

Fehler gefunden?

An unsere Inhalte haben wir sehr hohe Ansprüche. Trotz aller Sorgfalt kann es jedoch passieren, dass sich ein Fehler einschleicht oder fachlich-inhaltliche Aktualisierungen notwendig geworden sind.
Sobald ein relevanter Fehler entdeckt wird, stellen wir eine Korrektur zur Verfügung. Mit diesem QR-Code gelingt der schnelle Zugriff.

https://else4.de/978-3-437-55841-2

Wir sind dankbar für jeden Hinweis, der uns hilft, dieses Werk zu verbessern. Bitte richten Sie Ihre Anregungen, Lob und Kritik an folgende E-Mail-Adresse: kundendienst@elsevier.com

Benutzerhinweise

Grundsätzlich gibt es verschiedene Möglichkeiten, sich diesem Buch zu nähern und es zu verwenden.

Möchte man die chinesische Diätetik gezielt anhand einer Diagnose gemäß der Chinesischen Medizin einsetzen, lässt sich dies nach westlichen Fachgebieten geordnet, über die in Kapitel 5 aufgeführten häufigen Beschwerde- und Krankheitsbilder vornehmen. Die diätetischen Empfehlungen für wichtige Symptomkonfigurationen und Diagnosen der Chinesischen Medizin sind im Kapitel 6 aufgeführt.

Eine weitere Möglichkeit besteht darin, sich anhand der Register zu orientieren. Die drei Register sind wie folgt unterteilt:

- Lebensmittel, Rezepte und allgemeines Sachwortverzeichnis
- Krankheitsbilder und Symptome
- Chinesische Symptomkonfigurationen und Differenzialdiagnosen

Anhand von Beschwerden (z.B. Husten) oder westlichen Diagnosen (z.B. Akne) kann man sich über das Register „Krankheitsbilder und Symptome“ (Anhang) einer chinesischen Differenzialdiagnose annähern und die geeigneten Lebensmittel und Rezepte auffinden. Ist die chinesische Diagnose bekannt, lassen sich über das Register „Chinesische Symptomkonfigurationen und Differenzialdiagnosen“ (Anhang) die entsprechenden Seitenzahlen auffinden und so die geeigneten Lebensmittel und Rezepte suchen. Beide Register beziehen sich ausschließlich auf das Kapitel 5 und 6.

Die unbefangenste Herangehensweise ist es schließlich, im Kapitel 2 die Wirkungen der Einzelmittel zu studieren oder wie in einem Kochbuch in den Rezepten im Kapitel 3 zu blättern und sich die kulinarisch ansprechenden Gerichte herauszusuchen, um dann deren Wirkweise nachzulesen. Alle Lebensmittel und Rezepte sind im Register „Lebensmittel, Rezepte und allgemeines Sachwortverzeichnis“ aufgelistet.

Sowohl bei Krankheiten und Beschwerdebilder als auch bei Lebensmittelbeschreibungen und Rezepten werden in Tabellen- und teilweise auch in Textform die Symptome und Beschwerden aufgeführt, die mithilfe dieses Lebensmittels/dieser Rezeptur gebessert werden könnten. Die dort angegebenen spezifischen diagnostischen Befunde der Chinesischen Medizin, wie der Zungen- und Pulsbefund, helfen zu überprüfen, ob das Rezept dem jeweiligen individuellen Zustand gerecht wird.

Je genauer der individuelle Zustand den Angaben in der Beschreibung des Gerichtes entspricht, umso besser wird die Wirkung sein. Umgekehrt sei darauf hingewiesen, dass bei westlichen Diagnosen, wie z.B. Bluthochdruck, aus Sicht der chinesischen Medizin unterschiedliche Differenzialdiagnosen und Therapieprinzipien zugrunde liegen können. Ganz allgemein gilt, dass dieses Buch keine ärztliche Abklärung ersetzen kann, Beschwerden und Krankheiten sollen deshalb entsprechend abgeklärt werden.

Um die praktische Anwendung zu erleichtern, wurde in den Übersichtstabellen versucht, die wesentlichen Charakteristika eines Lebensmittels oder Gerichts wie Funktionskreisbezug oder Wirkung in ihrer Ausprägung darzustellen:

+ mäßige Ausprägung
++ mittlere Ausprägung
+++deutliche Ausprägung

Bei den Rezepturen dient die Rubrik „Erläuterungen“ dem tieferen Verständnis der Wirkung des jeweiligen Gerichts im Sinne der chinesischen Medizin. Die Angaben unter der Rubrik „Wirkung“ sowie die Tabellen ermöglichen eine schnelle Orientierung,

Im 6. Kapitel des vorliegenden Buches werden häufige Differenzialdiagnosen bzw. Symptomkonfigurationen nach der Chinesischen Medizin sowie ihre Symptomatik, Therapieprinzipien und bewährte diätetische Empfehlungen gesondert dargestellt. Die Ausführungen zu den Störungen in den Funktionskreisen beginnen mit den beiden Mitten-Funktionskreise (Fk „Milz“ und „Magen“, *oo. lienalis et stomachi, pi wei*), die zentral für die tägliche Ernährung sind. Die tabellarische Darstellung soll einer guten Übersichtlichkeit und Verständlichkeit dienen und eine praktische Hilfe für die gezielte Anwendung sein.

Der Leitfaden schließt mit dem 7. Kapitel zur Praxis der chinesischen Diätetik, in dem die Komplementarität der chinesischen und westlichen Ernährungslehre beleuchtet wird. Außerdem werden die aktuelle Studienlage und moderne Ernährungstrends wie Superfoods, Fasten, vegetarische und vegane Ernährung vorgestellt.

Im Anhang finden sich drei Register. Das erste listet alle Lebensmittel, Rezepte und allgemeine Stichpunkte auf. Es folgt das Register für westliche Krankheitsbilder und Symptome. Das dritte Register umfasst die chinesischen Diagnosen.

Aufgrund der Uneinheitlichkeit der Terminologie für die Chinesische Medizin im deutschsprachigen Raum und der daraus resultierenden Unschärfe der Begriffe haben wir uns dazu entschlossen, für die wichtigsten chinesischen Fachbegriffe sowohl eine deutsche Übersetzung als auch den lateinischen Begriff zu verwenden und zusätzlich die chinesische *Pinyin*-Umschrift anzugeben.

Zur Realisation dieses Buches haben viele beigetragen. Wir danken zunächst Prof. Carl-Hermann Hempen als einem Pionier auf dem Gebiet der Chinesischen Medizin sowie Barbara Nosse, die als erfahrene Köchin sämtliche Rezepte ausprobiert und an unsere hiesigen Essgewohnheiten angepasst hat. Bei der Materialsuche und der Erschließung der Texte haben uns unsere chinesischen Freunde und Kollegen Prof. Fan Jiayong (Universität für TCM, Chengdu) und Prof. Fang Chunyang (Akademie für TCM, Hangzhou) wertvolle Hilfe geleistet. Außerdem danken wir dem Elsevier-Verlag und hier insbesondere Frau Annekathrin Sichling und Frau Laura Eichhorn für ihre Unterstützung und Geduld.

München, im Dezember 2024
Ute Engelhardt
Rainer Nögel
Patricia Krinninger

Adressen

Dr. phil. Ute Engelhardt
Elisabethstr. 11
80796 München
Deutschland

Dr. med. Rainer Nögel
Franz-Joseph-Straße 38
80801 München
Deutschland

Dr. rer. nat. Patricia Krinninger
Franz-Joseph-Straße 38
80801 München
Deutschland

Vorwort

Dieser Leitfaden möchte sowohl für Ärztinnen und Ärzte, für TCM-Therapeutinnen und TCM-Therapeuten als auch für interessierte Laien als praktisches Nachschlagewerk im klinischen Alltag dienen und zugleich einen anschaulichen Einblick in die chinesische Diätetik vermitteln, die neben Akupunktur, Arzneimitteltherapie, Qigong, Taiji und der chinesischen Massage Tuina ein wichtiger Bestandteil der chinesischen Medizin ist. Nach dem bereits 1997 erschienenen Lehrbuch *Chinesische Diätetik*, das in Zusammenarbeit mit Prof. Carl-Hermann Hempen entstanden ist und sich in Deutschland als Pionier- und Standardwerk zu diesem Thema etabliert hat, und nach dem 2009 publizierten Buch *Rezepte der chinesischen Diätetik* wollen wir mit diesem Leitfaden die praktische Anwendung der chinesischen Diätetik noch stärker in den Mittelpunkt rücken. Dazu wird detailliert dargestellt, wie sich häufige und wichtige Krankheitsbilder nach der chinesischen Medizin diätetisch behandeln lassen und welche Lebensmittel und Rezepte als milde Therapeutika hierfür besonders geeignet sind.

Im 1. Kapitel des Leitfadens werden kurz die Grundlagen der chinesischen Diätetik dargelegt. Besonders hervorzuheben ist dabei die energetische Qualifikation eines jeden Lebensmittels, die auch der Qualifikation der Arzneimittel in der chinesischen Medizin entspricht. Zudem wird der besondere Stellenwert der Diätetik innerhalb der TCM genauer beleuchtet.

Im 2. Kapitel haben wir aus der Vielzahl der Lebensmittel, die in China in den diätetischen Drogenkunden seit Jahrhunderten bis heute beschrieben werden, für dieses Buch eine Auswahl von 105 Einzelmitteln getroffen, die nach ihrer Herkunft geordnet (z.B. Getreide, Gemüse) und durch Untergruppen auf insgesamt 124 Einträge erweitert wurden. Ihre tabellarische Darstellung mit einer differenzierteren Abstufung ihrer Wirkung soll einer besseren Übersichtlichkeit und Verständlichkeit dienen und bei der gezielten klinischen Anwendung praktische Hilfe leisten.

Das 3. Kapitel umfasst etwa 40 Rezepte, die je nach ihrer Darreichungsform in verschiedene Kapitel aufgegliedert werden, wie z.B. Suppen, Hauptgerichte, Salate sowie Getränke und Dekokte. Jedes Rezept enthält eine genaue Anleitung zur Zubereitung, ergänzt durch eine Zusammenfassung seiner Wirkung in tabellarischer Form sowie Indikationen und Angaben zur Einnahme, die eine schnelle Orientierung ermöglicht. Den Schwerpunkt in der klinischen Praxis bilden hier v.a. die vielfältigen Breie und Dekokte.

Das 4. Kapitel widmet sich der gesunden Ernährung im Allgemeinen mit besonderer Hervorhebung einer empfehlenswerten Diätetik für Kinder sowie für Frauen mit Kinderwunsch, in der Schwangerschaft, Wochenbett und Stillzeit sowie in den Wechseljahren. Auch wird der Diätetik im Alter und bei Sportlern ein wichtiger Stellenwert eingeräumt.

Das Kernstück dieses Leitfadens bildet das 5. Kapitel. Hier werden häufig auftretende Beschwerde- und Krankheitsbilder nach der chinesischen Differenzialdiagnose und ihrer Symptomatik aufgeführt sowie die Therapieprinzipien und diätetischen Empfehlungen detailliert dargestellt. Wir haben hauptsächlich allgemeine und weit verbreitete Erkrankungen und Beschwerden ausgewählt, bei denen sich die Anwendung der chinesischen Diätetik bewährt hat (z.B. Appetitlosigkeit, Erkältungskrankheiten). Es wurden jedoch auch Krankheitsbilder aufgenommen, bei denen westliche klinische Studien die Wirksamkeit der Chinesischen Medizin belegen (z.B. Schmerzen des Bewegungsapparates, Allergien oder Migräne).

Elsevier GmbH, Bernhard-Wicki-Str. 5, 80636 München, Deutschland
Wir freuen uns über Ihr Feedback und Ihre Anregungen an kundendienst@elsevier.com

ISBN 978-3-437-55841-2 eISBN 978-3-437-09741-6

Aus Gründen der Barrierefreiheit sind die Bilder in elektronischen Ausgaben dieses Buches mit Alt-Text-Beschreibungen (Alternativ-Text) versehen, die von Elsevier bereitgestellt werden. Mehr Informationen erhalten Sie unter https://www.elsevier.com/about/accessibility.
Elsevier nimmt eine neutrale Position in Bezug auf territoriale Meinungsverschiedenheiten oder Zuständigkeitsansprüche in seinen veröffentlichten Inhalten ein, einschließlich Landkarten und institutionellen Zugehörigkeiten.

Wichtiger Hinweis Die medizinischen Wissenschaften unterliegen einem sehr schnellen Wissenszuwachs. Der stetige Wandel von Methoden, Wirkstoffen und Erkenntnissen ist allen an diesem Werk Beteiligten bewusst. Sowohl der Verlag als auch die Autorinnen und Autoren und alle, die an der Entstehung dieses Werkes beteiligt waren, haben große Sorgfalt darauf verwandt, dass die Angaben zu Methoden, Anweisungen, Produkten, Anwendungen oder Konzepten dem aktuellen Wissensstand zum Zeitpunkt der Fertigstellung des Werkes entsprechen.
Der Verlag kann jedoch keine Gewähr für Angaben zu Dosierung und Applikationsformen übernehmen. Es sollte stets eine unabhängige und sorgfältige Überprüfung von Diagnosen und Arzneimitteldosierungen sowie möglicher Kontraindikationen erfolgen. Jede Dosierung oder Applikation liegt in der Verantwortung der Anwenderin oder des Anwenders. Die Elsevier GmbH, die Autorinnen und Autoren und alle, die an der Entstehung des Werkes mitgewirkt haben, können keinerlei Haftung in Bezug auf jegliche Verletzung und/oder Schäden an Personen oder Eigentum, im Rahmen von Produkthaftung, Fahrlässigkeit oder anderweitig übernehmen.

Für die Vollständigkeit und Auswahl der aufgeführten Medikamente übernimmt der Verlag keine Gewähr.
Geschützte Warennamen (Warenzeichen) werden in der Regel besonders kenntlich gemacht (®). Aus dem Fehlen eines solchen Hinweises kann jedoch nicht automatisch geschlossen werden, dass es sich um einen freien Warennamen handelt.

Bibliografische Information der Deutschen Nationalbibliothek
Die Deutsche Nationalbibliothek verzeichnet diese Publikation in der Deutschen Nationalbibliografie; detaillierte bibliografische Daten sind im Internet über https://www.dnb.de abrufbar.

25 26 27 28 29 5 4 3 2 1

In ihren Veröffentlichungen verfolgt die Elsevier GmbH das Ziel, genderneutrale Formulierungen für Personengruppen zu verwenden. Um jedoch den Textfluss nicht zu stören sowie die gestalterische Freiheit nicht einzuschränken, wurden bisweilen Kompromisse eingegangen. Selbstverständlich sind **immer alle Geschlechter** gemeint.

Planung: Laura Eichhorn; Projektmanagement: Annekathrin Sichling
Redaktion: Christel Hämmerle
Rechteklärung: L. Neulinger, Ottobrunn
Herstellung: Dietmar Radünz, Leipzig
Satz: STRAIVE, Puducherry/Indien
Druck und Bindung: Drukarnia Dimograf Sp. z o. o., Bielsko-Biała/Polen
Abbildungen: Zeichnungen: Henriette Rintelen, Velbert; Fotos: Gudrun Kaiser
Umschlaggestaltung: SpieszDesign, Neu-Ulm
Titelfotografie: oben links, oben rechts, unten rechts: © colourbox.de; unten links: © norikko - stock.adobe.com

Aktuelle Informationen finden Sie im Internet unter www.elsevier.de

Ute Engelhardt, Rainer Nögel, Patricia Krinninger

Leitfaden
Chinesische Diätetik

ELSEVIER